神经肌肉正畸学临床指南

Neuromuscular Orthodontics A Clinical Guide

神经肌肉正畸学
Neuromuscular Orthodontics

临床指南
A Clinical Guide

编著 ［意］法比奥·萨瓦斯塔诺
（Fabio Savastano）

主审 李永明

主译 廖崇珊 刘伟才

北方联合出版传媒（集团）股份有限公司
辽宁科学技术出版社

图文编辑

张　浩　刘玉卿　肖　艳　刘　菲　康　鹤　王静雅　纪凤薇　杨　洋　戴　军　张军林

图书在版编目（CIP）数据

神经肌肉正畸学临床指南 / (意) 法比奥・萨瓦斯塔诺 (Fabio Savastano) 编著；廖崇珊，刘伟才主译. -- 沈阳：辽宁科学技术出版社，2025. 6. -- ISBN 978-7-5591-4117-0

Ⅰ. R783.5

中国国家版本馆CIP数据核字第2025AQ6408号

出版发行：辽宁科学技术出版社
（地址：沈阳市和平区十一纬路25号　邮编：110003）
印 刷 者：深圳市福圣印刷有限公司
经 销 者：各地新华书店
幅面尺寸：170mm×240mm
印　　张：21
插　　页：4
字　　数：420 千字
出版时间：2025 年 6 月第 1 版
印刷时间：2025 年 6 月第 1 次印刷
出 品 人：陈　刚
责任编辑：杨晓宇
封面设计：袁　舒
版式设计：袁　舒
责任校对：李　硕

书　　号：ISBN 978-7-5591-4117-0
定　　价：398.00 元

投稿热线：024-23280336
邮购热线：024-23280336
E-mail: irisin0120@163.com / cyclonechen@126.com
http://www.lnkj.com.cn

关注辽科口腔好书　　咨询客服

就这样，我从此变成了一个“疯人”。

在“疯狂”中，我找寻到了自由和安宁的感觉——孤寂的自由感，以及不被世人理解而产生的那份安宁感。因为那些理解我们的人会给我们带来束缚。

Kahlil Gibran

译文摘自《纪伯伦经典诗文鉴赏：爱，不占有也不被占有》（张玲英译）

谨将此书献给我的妻子Ilaria。她点亮了我的生命、激发了我的激情，并在这段旅程中给予我无限的鼓励与支持。

审译者名单

Reviewer & Translators

主　审

李永明

上海市同济口腔医院（同济大学附属口腔医院）

主　译

廖崇珊

上海市同济口腔医院（同济大学附属口腔医院）

刘伟才

上海市同济口腔医院（同济大学附属口腔医院）

译　者

董长春

上海市同济口腔医院（同济大学附属口腔医院）

王　拯

上海市同济口腔医院（同济大学附属口腔医院）

李凤茹

上海市同济口腔医院（同济大学附属口腔医院）

乔亚南

上海市同济口腔医院（同济大学附属口腔医院）

韩高峰

上海同口名盛口腔门诊部

赵彦惠

上海同口名一口腔门诊部

主审简介

Reviewer

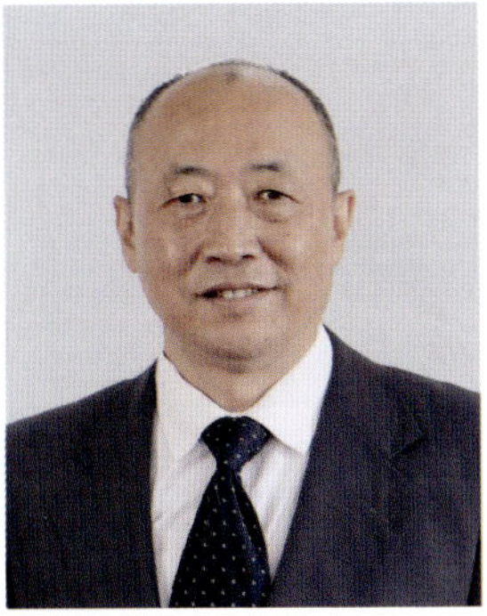

李永明

上海市同济口腔医院（同济大学附属口腔医院）主任医师，教授，博士研究生导师。中华口腔医学会口腔正畸专业委员会常务委员；上海市口腔医学会口腔正畸专业委员会主任委员；中国医师协会睡眠医学口腔专业组委员。《中华口腔正畸学杂志》编委。

长期从事口腔正畸生物力学及颅颌面形态与上气道功能方面的研究。

主译简介
Chief Translators

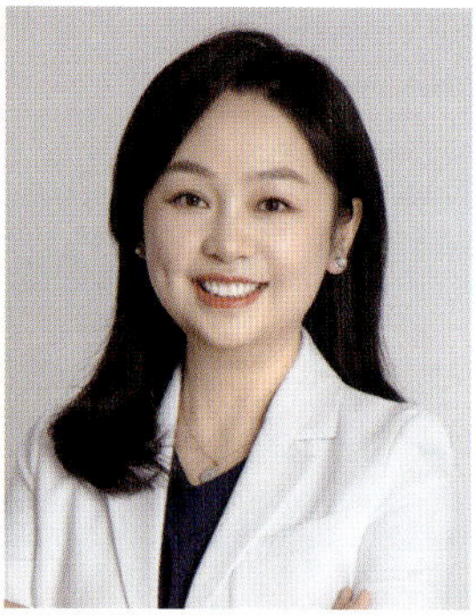

廖崇珊

香港大学牙学院口腔正畸学博士，上海市同济口腔医院（同济大学附属口腔医院）主治医师，香港大学名誉助理教授。中国香港特别行政区政府奖学金评审委员会委员。英国爱丁堡皇家外科学院口腔正畸专科Fellow。美国加利福尼亚大学洛杉矶分校（UCLA）访问学者；中华口腔医学会口腔正畸专业委员会青年委员、青年讲师；上海市口腔医学会口腔正畸专业委员会委员兼秘书；中国科普作家协会医学科普创作专家委员会委员。科普中国品牌“达医晓户”《齿生相伴》杂志主编，人民卫生出版社规划建设《全国公立医院高质量发展·人卫标准临床专科知识库》参编。

曾获上海市“浦江人才”、上海市“医苑新星”青年人才，中华口腔医学会口腔正畸专业委员会青年人才。主持含国家自然科学基金面上项目、青年项目在内的12项课题。发表SCI收录论文20余篇。拥有国家授权专利7项。获国际牙科研究协会（IADR）Joseph Lister 研究奖、Bernard Sarnat研究提名奖；获评“同济大学优秀指导教师”5次。

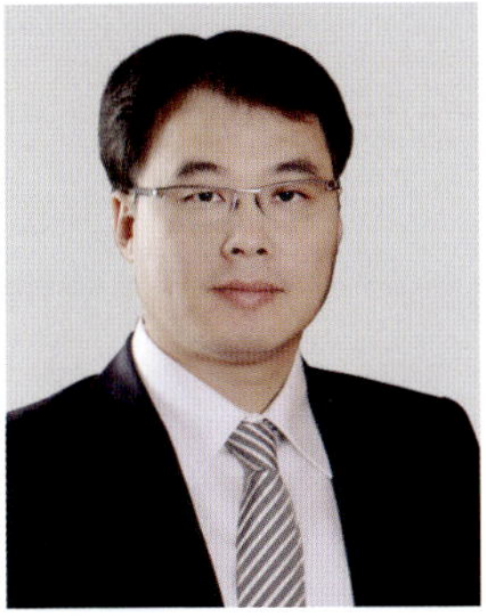

刘伟才

四川大学华西口腔医学院口腔修复学博士，上海市同济口腔医院（同济大学附属口腔医院）主任医师，同济大学口腔医学院教授、博士研究生导师。上海市同济口腔医院（同济大学附属口腔医院）数字化口腔诊疗中心主任、口腔技工工艺教研室主任。中华口腔医学会口腔修复学专业委员会常务委员，中华口腔医学会口腔美学专业委员会常务委员；CSDDI副主任委员；中华医学会医学美学与美容学分会美容牙科学组副组长；上海市口腔医学会理事，上海市口腔医学会口腔修复学专业委员会主任委员。《中华口腔医学杂志》《口腔医学》编委。

中文版序言

Foreword

神经肌肉正畸学将牙齿、肌肉（相关神经）、颞下颌关节以及上气道视为一个相互依存的整体，正畸治疗的目标是重建患者口颌系统的健康，并维持其长期稳定性。由Fabio Savastano教授编著的《神经肌肉正畸学临床指南》引起了口腔正畸医生的广泛关注。本书从神经肌肉的角度引入息止殆间隙的基本概念，讲述了神经肌肉正畸学的基本原理，强调了下颌在放松和去适应后休息位的重要性。通过阐述“传统正畸”和“神经肌肉正畸”之间的术语差别，表明正畸的诊断和治疗不能只关注骨骼及牙齿的参数而忽视神经肌肉正畸的基石——功能动力学。在随后的章节里，作者深入探讨了神经肌肉正畸特有的治疗目标，重新审视了口颌系统的功能解剖学，并详细介绍了经皮神经电刺激和表面肌电图的实际应用。同时，通过展示一系列详细的病例报告，为读者提供了丰富的神经肌肉正畸实践临床病例解读，使读者能够全面了解神经肌肉诊断及治疗技术。此外，本书还探讨了正畸、吞咽、功能和姿势之间的共生关系，强调了神经肌肉正畸所倡导的整体方法。目前，正畸医生对神经肌肉正畸的认识相对匮乏，但却非常关注和渴望探索新的治疗方法，从而为患者提供高质量的治疗。本书为对此领域感兴趣的正畸医生提供了不可或缺的参考资料。

由廖崇珊博士率领的翻译团队是一支年富力强、充满活力的青年博士团队，他们既接受过系统的传统正畸临床训练，具有较扎实、丰富的正畸临床经验，同时又极富创新与探索精神，曾多次参与本书英文版相关内容的学术交流活动，对内容有较深入的理解和体会。希望能够将原著内容真实地传达给寻求拓展正畸视野和关注神经肌肉正畸的口腔医生。

李永明
2025年1月

中文版前言

Preface

欣逢2025年新春佳节之际，我们无比激动地向中国正畸学界隆重推出《神经肌肉正畸学临床指南》。在这个快速发展的时代，正畸学作为一门集医学、美学与生物力学于一体的学科，正经历着前所未有的变革。传统的正畸治疗理念逐渐融入了更多现代元素，其中，神经肌肉正畸学便是这一变革中的璀璨明珠。我有幸作为本书主译，与团队共同努力，历时1年翻译并校稿，旨在将这部具有里程碑意义的著作及其前沿理论引入中国，为中国的正畸医生和学者提供新视角与新思路。

本书由意大利著名正畸专家Fabio Savastano教授编著，英文版于2023年问世，迅速在国际正畸学界引起了广泛关注。本书不仅是对传统正畸学的一次重要补充，更是对传统正畸治疗理念的一次深刻挑战。它引导我们从神经、肌肉、筋膜、关节等多个维度重新审视正畸治疗。此外，本书的理念打破了传统正畸学对咬合的静态认知，将其视为口颌系统的动态特征。Fabio Savastano教授提出，将下颌生理性休息位作为诊断程序的中心焦点，通过超低频经皮神经电刺激（ULF-TENS）刺激下颌骨的非自主运动，达到理想的肌中心位置，是这一变革性方法的核心所在。

本书通过详尽的阐述与生动的病例，向我们展示了神经肌肉正畸学如何将口腔、颌面乃至全身作为一个有机整体来考虑，如何通过调整牙齿排列与咬合关系来影响并改善患者的肌功能、关节状态乃至整体姿态。此外，本书还深入探讨了吞咽模式、舌功能异常、阻塞性睡眠呼吸暂停综合征等广大口腔正畸医生关心的话题，并提出了针对性的治疗策略。因此，本书不仅是一种治疗方法的革新，更是一种理念的升华，为追求更高质量的治疗效果提供了新思路。在翻译过程中，我们深刻感受到了本书的独特魅力和深远意义。它不仅需要我们掌握先进的技术和设备，还需要我们具备敏锐的洞察力和创新思维，能够从患者的角度出发，综合考虑其生理、心理和社会需求，制订个性化的治疗方案。

过去，人们对正畸治疗美学改善的追求往往将外观置于最佳功能之上，忽视了正畸治疗的另一目标——预防未来功能性问题并保障长期口腔健康。真正的质量往往需要时间、投资和努力，而正畸医生作为儿童健康成长的守护者，更应承担起提供高质量治疗的责任，这也是我们团队决定翻译本书的初心。期待能够为中国正畸医生在神经肌肉正畸学领域带来新的启示和动力，为患者提供更优质、高效的治疗服务。同时，也希望本书能够成为促进国际正畸学交流的桥梁，为中国正畸学的发展尽一份力。

最后，我要感谢团队成员，是他们的辛勤付出和无私奉献，才使得本书中文版能够顺利问世。感谢李永明教授花费大量时间为我们校稿，感谢刘伟才教授提出的宝贵意见，同时也要感谢我院正畸科青年医生翻译团队、学生审校团队的高效与精益求精，感谢所有参与出版工作成员的辛勤付出。由衷感谢Fabio Savastano教授将他的宝贵著作托付给我们翻译。团队力求准确传达原著的精髓，同时结合中国正畸学的实际情况，对部分内容进行了适当调整和补充，以期更好地服务于广大正畸医生和学者。让我们携手共进，为中国正畸学的未来发展贡献自己的力量！

廖崇珊

2025年1月

前言
Preface

神经肌肉口腔医学多年来一直是广泛讨论的热点话题，吸引了口腔医学专业人员和研究人员的关注。1967年，该领域先驱伯纳德·扬克尔森（Bernard Jankelson）博士为这一创新方法奠定了基础。当时，实施这种方法所需的技术仅限于少数人，但经过多年的发展，如今已被全世界的口腔医生普遍使用。自创立以来，神经肌肉牙科学在伯纳德·扬克尔森（Bernard Jankelson）博士提出的卓越理念及不断发展的技术推动下，经历了显著的变革。这催生了一种现代化、符合生理学的牙科实践方法，与传统方法截然不同。

这种范式转变的核心是确定下颌生理性休息位作为任何诊断程序的核心点。从这个位置开始，通过超低频经皮神经电刺激（ULF-TENS）产生的电脉冲刺激下颌的非自主运动，从而实现理想的中心位，即肌中心（Myocentric）。将口颌系统的肌肉作为构建新的䶗关系的基础，标志着这种变革性方法的起源。过去30年来，成功的神经肌肉治疗产生了重大影响，无疑验证了这一方法的可行性并使其发生了革命性变化，永远地改变了我们对牙科领域的理解和认识。事实上，功能性牙科课程的激增以及口腔医学界对“肌肉（Muscular）”和“肌（Muscles）”等相关术语的使用频率呈指数级增长，都清楚地证明了这些成就对口腔医学界所产生的深远影响。

将䶗视为口颌系统的一个动态组成部分而非静态特征的理念深深吸引了我，以至于1991年我开始将神经肌肉学原理应用于口腔正畸学，并使用Myotronics® K5-AR研究我的病例。当时，没有个人计算机的便利和现成的技术，这是一个非常复杂的过程。作为一名开拓者，我发现自己有些孤立无援，面临着这种突破性方法带来的挑战。我仍然清晰地记得，当第一次使用下颌运动轨迹描记系统和TENS，看到初步诊断结果时自己的反应。这些结果与我所学的传统口腔正畸学如此不同，令我惊叹。我不理解为什么当时的牙科和正畸学界如此不愿承认神经肌肉学概念的变革性影响。这让我为患者感到难过，也对同事感到失望。

在过去几十年里，受到社交媒体带来的革命性变化的影响，人们对高质量治疗的需求日益增长。大量信息的涌入，以及虚假信息的迅速传播，很快影响了我们的临床实践和治疗决策。不惜一切代价追求美学改善，催生了牙科和正畸学领域的新理念，这些理念往往优先考虑外观而不是最佳功能。虽然这种需求促使人们关注生理性治疗知识，但也强调了美学作为某些治疗的唯一目标。然而，提供真正卓越的口腔正畸治疗需要遵循一个基本原则：治疗目标应侧重于预防未来的功能障碍问题，而不仅仅是追求短期的美学效果。最重要的不仅是立竿见影的结果，还有患者多年后的口腔健康状况。

尽管目前普遍倾向于快速、便宜和便捷的解决方案，但真正的高质量往往需要时间、投资和努力。口腔正畸学常涉及儿童，他们代表着社会的未来，提供高质量治疗的责任落在正畸医生的肩上。没有其他牙科专业需要如此精细和高难度的操作。神经肌肉学理论通过揭示严重殆异常隐藏的生理需求来简化治疗，还强调了去了解每位患者独特特征以实现最佳治疗校准的重要性。

本书旨在为那些有兴趣探索一种新的治疗方法，更重要的是一种新的诊断方法的正畸医生提供指导。虽然书中提供了部分解释，但建议读者对下颌运动轨迹描记有一定的了解。值得一提的是，掌握下颌扫描技术只能通过特定的设备和经验丰富的教师指导来实现。

感谢我的父亲Rau、兄弟Alex，感谢我的家人、朋友和导师，是他们成就了今天的我，让我对自己的工作充满热情，并对每天遇到的一切都充满好奇。

Fabio Savastano

于意大利阿尔本加

致谢

Acknowledgments

编写本书是一项极具挑战性的任务，远比我最初预想的要困难得多。这是一段漫长而艰辛的旅程，充满了辩论和碰撞。

感谢我亲爱的朋友Piero Silvestrini Biavati，在整个过程中，他既是我的导师，又是我的朋友和兄弟。他激发了我的热情，教会了我质疑所见之事并检验自己的信念。

感谢我的同事Ira L. Shapira、Prabu Raman、Curtis Westersund、Stanislav Blum、Florin Constantinescu和Konstantin Ronkin，他们不断的灵感激发了我的好奇心，促使我更加深入地开展研究。感谢Barry Cooper和Norman Randall Thomas，他们的开创性研究点燃了我对这个领域的热情。此外，我还要缅怀Luigi Balercia，虽然他已离我们而去，但在我学习运动功能学的初期，他给予了我重要的指导。

衷心感谢Alison Wolf，她相信我的项目，并为我提供了坚定不移的支持，使本书得以出版。没有她，本书就不会成功。

对于我的女儿Giulia和儿子Filippo，我非常感谢他们理解我牺牲了家庭时间和空间来完成本书。他们坚定不移的支持是无价的。

向我了不起的妻子Ilaria致以最真挚的感谢，她一直是我生活中的榜样。她的朴素、务实和无尽的爱是我不断前进的灵感源泉。

最后，感谢所有支持我的想法并为我提供表达机会的朋友、医生和同事。他们的鼓励和信任对本书的形成至关重要。

感谢你们所有人参与这段非凡的旅程。

Fabio Savastano

目录

Contents

扫码查看
参考文献

神经肌肉口腔医学中的息止殆间隙（Freeway Space，FWS）

Freeway Space (FWS) in Neuromuscular Dentistry

1

根据美国口腔修复学会1968年发布的《Nomenclature Committee of Prosthetic Terms》，垂直距离（Vertical Dimension，VD）被明确定义为“在面部中线区域任意选取的上下两个解剖标志点之间的垂直向线性距离测量值”（图1.1）。

图1.1 垂直距离测量示意图。

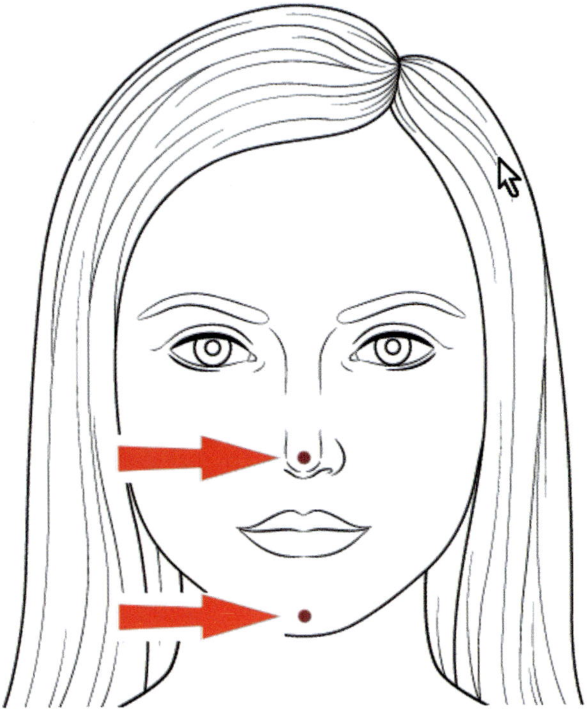

F. Savastano, *Neuromuscular Orthodontics*,
https://doi.org/10.1007/978-3-031-41295-0_1

垂直距离测量是通过计算软组织上特定标志点之间的距离来实现的，这一测量方法在口腔修复和正畸治疗中具有重要应用价值，能够准确评估患者垂直咬合关系的改变情况。在理想状态下，当从正中𬌗位［Centric Occlusion，CO；也可以理解为牙尖交错位（Inter-Cuspal Position，ICP）］测量的标志点间垂直距离增加时，后牙区将呈现相应的咬合空间变化。具体而言，如果上下颌切牙间VD增加3mm，磨牙区域的VD将相应增加约1mm，这一变化呈现出近似1：3的比例关系。

神经肌肉正畸学（Neuromuscular Orthodontics，NO）对CO的垂直变化关注较少，而侧重于对下颌休息位（Resting Position of the Mandible）的研究。下颌休息位是指下颌姿势肌群放松和去适应（解除咬合适应性）后的生理性静止位置。在临床实践中，虽然存在多种诱导下颌姿势肌群放松的技术，但神经肌肉口腔医学领域仅认可经皮神经电刺激（Transcutaneous Electrical Nerve Stimulator，TENS）这一标准化方法。该方法需配合使用特制的咬合间介质，以避免吞咽时的牙齿接触。在后续章节中，我们将对“去适应”进行更详细的解释。

下颌处于休息状态的时间约占人类生命周期的90%，在此状态下，上下牙弓之间维持着一个重要的生理间隙——息止𬌗间隙（Freeway Space，FWS）。这一间隙具有三维空间特征，其大小会随着肌张力的动态变化及相应的肌肉适应性调整而发生改变。值得注意的是，在吞咽过程中，咀嚼肌群会根据ICP的咬合关系进行精确的适应性调节。ICP通过神经反馈机制引导中枢神经系统（Central Nervous System，CNS）在非功能状态下将下颌定位至最佳生理位置，即习惯性休息位（Habitual Rest Position，HRP）。这一位置具有重要的临床意义，因为从HRP到ICP的闭合运动路径最符合生物力学原理，能够最大限度地降低肌肉做功。

VD的传统测量方法主要局限于前牙区的一维测量，通常指牙尖交错位前部VD，也可通过软组织测量来评估面部下1/3的高度。然而，息止𬌗间隙的提出极大地拓展了垂直距离的概念内涵，使其从单一维度发展为包含多维度空间关系的综合评估体系：不仅包括前部VD，还纳入了后部VD（需注意左右磨牙区可能存在不对称性）、水平向距离以及上下牙弓的矢状向关系。这一扩展意味着当经皮神经电刺激器（TENS）诱导肌肉达到完全放松状态时，下颌的生理性休息位在横向和矢状向上可能与其习惯性休息位存在显著差异。

息止𬌗间隙是肌张力动态平衡的产物，反映了口颌系统为适应ICP和吞咽功能所需达到的生理性调节范围。鉴于ICP主要存在于吞咽这一短暂的功能性状态中，口颌系统会建立最优化的休息位（Rest Position，RP），作为下颌运动的生理起始点，以确保达到ICP时的能量消耗最小化。这一调节机制不仅涉及吞咽功能的实现，还包括建立避免牙齿过早接触的复杂闭合路径。此外，中枢神经系统还可能通过调节颅颈姿势来优化下颌休息位（也称为下颌姿势位）。因此，习惯性休息位本质上是一个动态的生理适应参数，反映了休息状态下的VD特征[1-3]。

尽管VD的改变对患者张口和闭口运动的影响相对明确，但在应用TENS进行神经肌肉治疗后，上下颌咬合关系的变化往往具有不可预测性。TENS治疗过程中，咬合接触中断不仅会显著影响局部咀嚼肌的功能状态，还会引发中枢神经系统的适应性改变。这种改变主要表现为牙周组织传入神经信号的显著减少或暂时性缺失，而这些信号正是中枢神经系统精确定位下颌空间位置的关键信息来源。这种机制类似于中枢神经系统暂时丧失了对下颌骨精确位置的感知能力，因为维持空间定位所需的持续性神经兴奋传导被中断[4]。研究表明，持续45分钟的TENS治疗可显著降低肌张力水平，同时增加肌肉纤维的长度。这种状态下获得的下颌位置称为生理性休息位（Physiologic Rest Position，PRP），其显著特征是完全独立于咬合影响。PRP代表了最理想的肌肉休息位置，以此为起点执行各项口腔功能可实现最大的能量利用效率。这一现象符合生物系统普遍遵循的能量最优化原则，即所有生理系统都倾向于以最低能耗维持最佳功能状态[5]。值得注意的是，下颌休息位的确定是咬合关系与颅颈姿势共同作用的结果。尽管HRP是长期适应性改变的结果，但在特定咬合状态下，它仍然代表了最节能的PRP。

通过TENS和咬合介质实现肌肉去适应后，PRP不仅反映了理想的颅颌面矫形关系，同时也确定了髁突–关节窝的生理性位置关系。这一关系可通过两种方法进行记录：一是在完整的K7®评估系统中使用咬合硅橡胶进行精确记录；二是采用“TENS/Aqualizer®”技术进行近似记录（详见后续章节）。这种咬合记录技术不仅能够准确反映息止𬌗间隙的三维特征，还能用于𬌗架模型的精确转移，通过面弓系统实现上颌与下颌PRP关系的可视化，为临床医生提供可靠的咬合调整依据，从而有效降低患者的肌肉适应性负荷。咬合调整应当遵循“以肌肉需求为导向”的基本原则，而不是让肌肉被动适应人为设定的咬合关系。从理论上讲，任何咬合系统都存在一定程度的生理性异常，虽然肌肉能够在短期内通过适应性改变来满足功能需求，但长期的功能代偿可能导致病理性改变，这种改变不仅表现在功能运动时，也可能出现在非功能状态（如磨牙症）中。临床研究表明，忽视肌肉需求的正畸治疗往往伴随较高的复发率。这种复发本质上是咬合系统对肌肉需求的生理性应答反应。值得注意的是，在不当的正畸治疗结果被强行保持时，复发机制不仅涉及咬合关系的改变，还可能引发颞下颌关节（Temporomandibular Joint，TMJ）的解剖结构病理性改变，包括关节炎及相关疾病的产生。

在正常人群中，HRP与ICP之间的垂直距离通常维持在2～4mm[6-7]，这一数值范围已被口腔医学界广泛认可并作为临床参考标准。然而，考虑到肌张力存在显著的个体差异性，临床医生在评估时应充分考虑患者特定的肌肉长度、面部形态特征以及颅颈姿势等因素，而不应简单地将所有病例纳入统一标准。值得注意的是，研究表明息止𬌗间隙与面部形态学特征之间存在一定的相关性[8]，这一发现使得传统“2～4mm”标准的普适性受到质疑，提示我们需要建立更加个体化的评估体系。

在长面型骨性开𬌗患者中，通常观察不到息止𬌗间隙。如果在此类患者中测量到牙弓间存在间隙，这往往提示头部后伸姿势激活了降下颌肌群，从而导致上下颌分离。从生理学角度来看，息止𬌗间隙的存在具有重要的临床意义：它不仅能够避免牙齿的持续性接触，还能避免中枢神经系统持续地从最外周系统接收传入信号。需要特别指出的是，骨性开𬌗是一个包含多种骨骼特征分级的复杂临床诊断，不能简单地等同于无咬合间隙的长面综合征。通过生物电仪器的精确评估，我们可以在保持正常头部姿势的骨性开𬌗患者中发现可记录的息止𬌗间隙。然而，当患者完全缺乏息止𬌗间隙时，神经肌肉口腔医学的临床应用确实存在一定局限性。尽管如此，该技术在监测息止𬌗间隙的动态形成过程中仍具有重要价值。VD与息止𬌗间隙之间存在密切的相互作用关系：在开𬌗病例中，适当降低VD不仅有助于建立生理性息止𬌗间隙，还能有效减少颅颈区域的代偿性改变。

下颌姿势肌肉的完全去适应是指该肌群得到充分放松。这一生理过程可能导致后垂直距离（Posterior Vertical Dimension，PVD）和前垂直距离（Anterior Vertical Dimension，AVD）出现定量性增加，这一现象与未使用TENS进行肌肉放松时所观察到的结果存在显著差异。图1.2～图1.5展示了多个典型病例。

当规范应用TENS技术进行姿势肌放松时，所获得的下颌休息位被定义为生理性休息位（Physiological Rest Position，PRP），也可简称为RP。需要特别指出的是，PRP与HRP存在本质区别：HRP是指在未施加TENS干预的情况下，个体长期

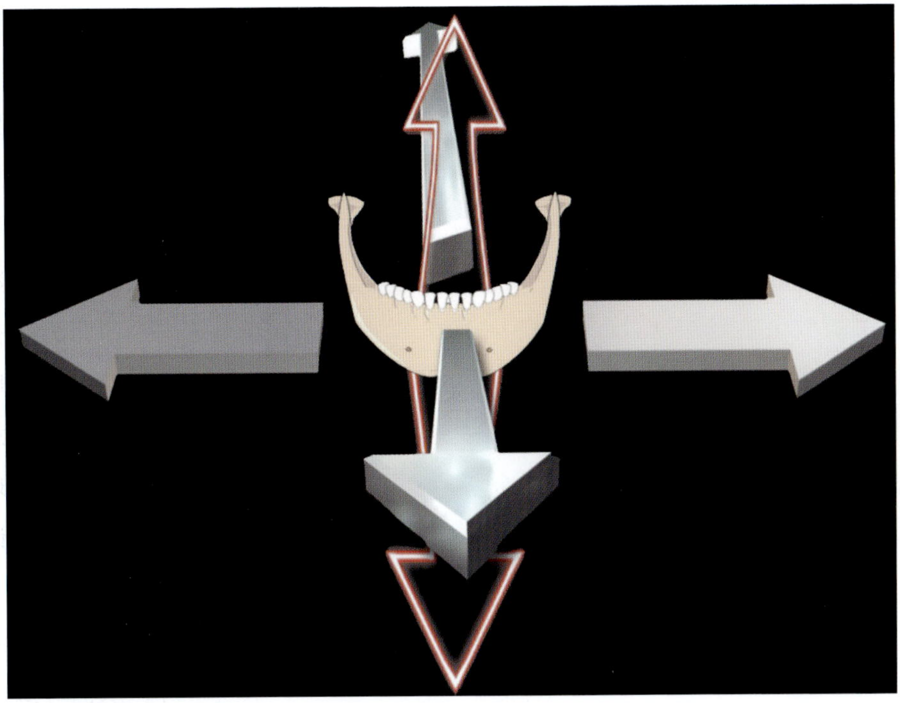

图1.2 应用TENS后的下颌位置：关键点在于考虑肌肉去适应后的下颌位置，可以通过三维空间中的任意方向或组合方向进行引导和调整。相对于上颌，下颌的扭转和不对称定位是较为常见的现象。

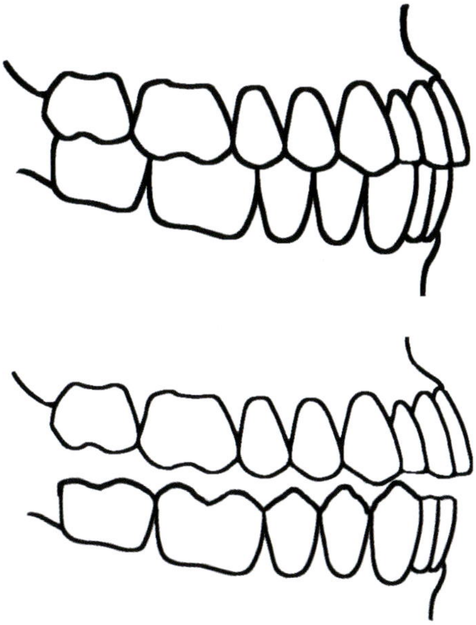

图1.3 正常Ⅰ类咬合在应用TENS后的下颌位置变化。左图为ICP的侧视图，右图为TENS应用后的侧视图：后部垂直息止殆间隙的增加量可能与前部垂直增加量不成比例。

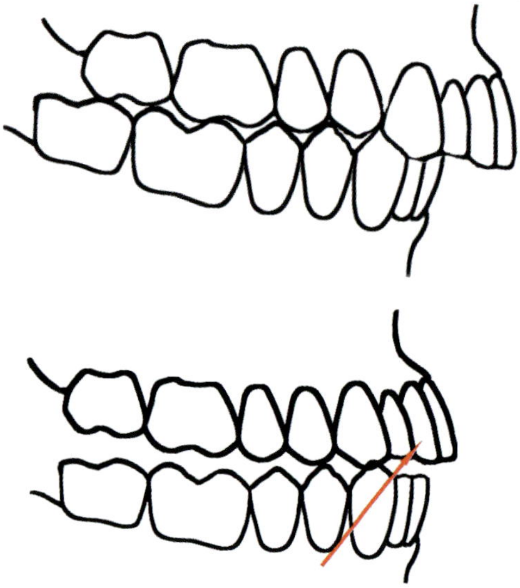

图1.4　应用TENS后的下颌位置（Ⅱ类咬合）。应用TENS前后的侧视图：下颌以2：1的比例向下和向前移动（垂直向移动量为2，前后向移动量为1）。当息止𬌗间隙处于正常或略高于正常范围时，这一比例被认为是理想的。图中红色线表示下颌向Ⅰ类咬合闭合的大致路径。

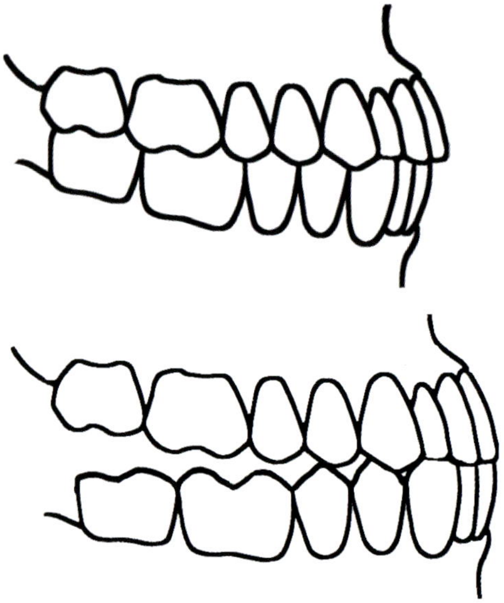

图1.5　应用TENS后的下颌位置（Ⅰ类咬合）。应用TENS前后的侧视图：AVD仅发生轻微变化，而PVD则出现显著改变。这种模式在TMD患者中较为常见。

维持的习惯性下颌休息位置。

如前所述，将下颌休息位应用于𬌗架的安装，提供了一种无须观察下颌在CO的错位情况即可评估错𬌗畸形的方法。这一理念具有重要的临床意义。当前，大多数口腔医生所采用的正畸诊断方法在概念上存在偏差，因为其诊断基础建立在错𬌗畸形之上。相比之下，神经肌肉正畸学的诊断程序采用了截然不同的思路，其以准确的下颌休息位作为诊断起点。通过下颌重新定位所确定的肌中心位（Muscular Centric Position），代表了治疗结束时理想的ICP。

这种无须依赖牙齿咬合即可展现上下牙弓关系的新方法，为口腔医生提供了一种全新的视角来直观评估错𬌗畸形。医生认识到，与当前的CO相比，肌肉的需求存在显著差异，而这一新方法能够清晰地展示支持新的神经肌肉中心位［即肌中心（Myocentric）］所需的牙齿矫正方案。在某些情况下，通过伸长牙齿来矫正息止𬌗间隙可能需要付出较大的努力；然而，在其他情况下，息止𬌗间隙的重要性相对较低，从而为更精细的调整（如牙齿转矩和牙弓扩展）提供更大的操作空间。这些调整均可通过准确的TENS咬合记录和/或完整的K7®诊断程序得以可视化呈现。

笔者与Piero Silvestrini博士已对结合Aqualizer®（一种临时诊断夹板）进行TENS治疗的应用开展了大量实验研究。如果无咬合介质的辅助，神经肌肉TENS治疗将无法有效实施。神经肌肉口腔医学诊断的核心目标在于消除咀嚼肌的条件反射（即实现去适应）。阻断向中枢神经系统的信息传入是治疗过程中至关重要的环节，而这一步骤必须依赖咬合介质（即在口内放置蜡片、其他材料或装置）来阻断咬合接触才能完成。在TENS治疗过程中，任何意外的咬合接触都会立即引发肌肉适应性反应，从而导致治疗结束时出现错误的RP，进而影响最终的下颌定位。特别需要注意的是，在TENS治疗结束后的40分钟，当咬合介质从患者口腔中取出时，必须格外谨慎。如果患者在此时不慎发生咬合接触，则此前记录的咬合数据将完全失效，无法作为后续治疗的参考依据。

在记录下颌休息位（生理位）时所获得的咬合记录即息止𬌗间隙。这一间隙反映了下颌处于生理休息状态时上下牙弓之间的垂直距离，是咬合间隙的具体量化表现，同时也代表了颅颌系统的功能关系。

部分医生为了节省时间和成本，选择不使用咬合介质，并指导患者在TENS治疗期间主动避免牙齿接触。这种做法存在严重错误，原因显而易见：患者在放松期间应以最自然的生理状态进行吞咽，这一过程对于表达吞咽相关的所有生理反射至关重要。当患者使用Aqualizer®时，其下颌运动和吞咽过程均能保持“正常”状态，这意味着自主吞咽过程不会受到任何干扰或中断[9]。如果要求患者刻意保持上下牙弓分离，则会迫使其采用非自然的吞咽模式，即舌头位于牙齿之间。此外，经过40分钟的紧张状态后，患者可能会感到疲劳、烦躁，或仅仅因为疏忽而忘记保持牙弓分离，这显著增加了牙齿意外接触的风险。依赖患者的自觉性来确保牙齿不接触是不切实际的，因为无法实时监控患者每一秒的依从性。因此，咬合介质在这一过程中是不可或缺的。

Aqualizer®提供3种尺寸规格，其选择应基于对面部形态、功能及头颅侧位X线片的全面临床评估。所选尺寸绝不应超过临床测得的息止殆间隙。如果对较小数值的息止殆间隙存在任何不确定性，建议优先选用最薄的Aqualizer®型号。即使表面肌电图（s-EMG）数值在5分钟内已显著下降，仍建议持续进行TENS治疗至少40分钟。除Aqualizer®外，其他常用的咬合介质还包括蜡片或棉卷。例如，Kerr®公司的Occlusal Indicator®蜡质材料（双层涂覆于咬合面）是一种被广泛认可且行之有效的方法。部分医生也会选择使用棉卷，将其裁剪后放置于磨牙区咬合面上。然而，在此类情况下进行TENS脉冲治疗时，可能会因垂直髁突牵拉而产生杠杆效应，从而干扰正常的吞咽动作。笔者尚未采用过此类方法，因此无法提供相关实践经验。

以下是对息止殆间隙概念的3个核心要点的总结：

要点1

存在两种休息位。

1. 习惯性休息位（HRP）。这是未经过放松处理（未应用TENS）受试者的下颌休息位。该位置会因头部姿势、生理状态、压力水平等因素而发生变化。它是中枢神经系统对口腔颌面系统本体感觉输入的直接反应。
2. 生理性休息位（PRP或RP）。这是在下颌姿势肌肉充分放松后获得的位置，可通过表面肌电图（s-EMG）进行监测。后续章节将详细探讨如何实现下颌姿势肌肉的放松。该位置同样受到姿势紧张程度、视角、压力及生理状态的影响。生理性休息位对于准确的诊断、治疗及随访至关重要。需要注意的是，TMJ的内部紊乱（ID）可能会成为确定这一理想休息位的障碍。PRP的形成可能是中枢神经系统本体感觉输入降低的结果，也可能是完美咬合治疗的最终目标。

要点2

息止殆间隙具有三维特性。

要直观呈现这一间隙，必须通过记录上下牙弓之间的咬合关系来实现，通常使用快凝硅橡胶或慢凝特定丙烯酸树脂来完成咬合记录。这种咬合记录可用于在𬌗架上安装牙模，从而清晰展示神经肌肉不协调的程度。

要点3

与习惯性休息位（HRP）和生理性休息位（PRP）类似，息止𬌗间隙也可分为习惯性和生理性两种类型。

在神经肌肉正畸学中，息止𬌗间隙具有重要的临床意义，原因如下：通常情况下，习惯性息止𬌗间隙（或咬合间隙）在垂直方向上的范围为1.5～2mm[10-14]。对于大多数人而言，下颌位置的去适应会导致临床上显著不同的息止𬌗间隙和休息位。从运动学角度来看，垂直方向上的开口测量称为垂直息止𬌗间隙。这一测量是从下颌切牙边缘开始，直至最大牙尖交错位的休息位为止的。研究表明，大多数人在应用TENS后会出现更大的息止𬌗间隙，而在少数人群（约4.8%）中，息止𬌗间隙则会减少[15]。健康受试者的测量结果显示，息止𬌗间隙的平均增加范围为0.8～0.9mm，甚至可能高达8mm或更多。需要注意的是，息止𬌗间隙本身并不直接指示神经肌肉紊乱，但它可以作为评估口颌系统耐受范围的重要参考指标。

确定息止𬌗间隙的大小在临床治疗中具有重要意义。例如，如果通过TENS测试发现患者的息止𬌗间隙仅为1.5mm，则医生应避免采用任何可能导致牙齿伸长的正畸治疗手段，例如某些功能性矫治器的使用。在许多开𬌗病例中，由于不当的正畸或修复干预，息止𬌗间隙进一步缩小，这种情况通常伴随颅颈区域的严重姿势代偿（如头部过度后伸、颈部疼痛等）。息止𬌗间隙的减少或消失不仅会加剧患者已有的颞下颌关节紊乱（TMD），还可能增加其罹患新的TMJ病变的风险。

使用树脂或快凝硅橡胶记录生理性息止𬌗间隙（P-FWS），能够直观地展现治疗结束时下颌休息位的理想位置。PRP具有更深层次的临床意义：髁突（作为下颌骨的一部分）会根据肌肉的需求在关节窝中重新定位。在Ⅱ类错𬌗病例（尤其是下颌后缩类型）以及大多数TMD病例中，通过TENS去适应后，髁突通常会在关节窝中重新定位至更低且更靠前的位置。盘前移位（ADD）是TMJ最常见的内部结构紊乱，常伴随疼痛、关节弹响以及下颌运动功能障碍[16-20]。ADD是髁突后脱位的直接结果。当正确应用TENS时，由此产生的髁突位置在理论上能够有效预防ADD的发生。神经肌肉正畸学的核心目标之一是预防TMD，因此确定新的下颌位置通常涉及将髁突重新定位至更靠前和向下的位置，这对于恢复口颌系统的功能平衡具有重要意义。

关于Ⅰ类、Ⅱ类和Ⅲ类咬合在正中殆位（CO）中髁突位置的研究已有大量文献报道[21-28]。这些来自不同学者的研究一致指出，Ⅱ类咬合常伴随髁突的前移位[22,27-32]。然而，由于这些研究在确定髁突定位时采用了不同的方法，其结果难以直接比较。值得注意的是，大多数Ⅱ类咬合是位置性而非骨性的，这一点在临床中有时较难理解。事实上，从神经肌肉的角度来看，Ⅱ类咬合中髁突的前移位可以通过息止殆间隙过大（通常超过5mm）来解释：在使用TENS时，髁突会向下和向前移动（下颌随之向前移动），其特征是相对于矢状向的前移，髁突后部表现出更显著的垂直下降和旋转。根据一般关节运动学规律，应用TENS后，髁突向下和向前移动的比例通常为2：1。然而，在息止殆间隙过大的情况下，这一比例可能被打破，接近3：1甚至更高，从而实现显著的后垂直高度增加和矢状关系改善。此外，并非所有研究都支持Ⅱ类咬合中髁突前移位的观点，也有研究表明存在髁突后移位的情况[33-35]。Ⅱ类咬合/TMD与髁突后移位之间可能存在直接关联[16]，而髁突后移位与TMD之间也存在密切联系[18-19]。在TMD早期阶段，当关节内存在错位且盘前移位未复位（髁突后间隙减小）时，可以观察到髁突后移位的现象[36]。因此，应用TENS/Aqualizer®记录的息止殆间隙及相关数据，本质上反映了颅骨-髁突-下颌之间的功能关系。从概念上讲，这一点至关重要，因为它将髁突的位置作为错殆诊断和治疗的核心组成部分，强调了髁突位置在口颌系统功能平衡中的重要性。

息止殆间隙：一个“功能性空间”

在进行全口或局部修复治疗时，如果需要增加垂直距离（VD），且治疗结束后的息止殆间隙保持在1～2mm（此处指应用TENS实现肌肉去适应后的神经肌肉状态），通常不会引发显著问题。然而，如果修复体完全占据了可用的息止殆间隙，患者的第一反应将是头部后伸（以代偿缺失的息止殆间隙）[37-38]。如果这种伸展不足以恢复功能性息止殆间隙，则可能导致头部过度后伸，进而引发持续性颈部疼痛和TMJ压力。

从功能角度来看，骨性开𬌗常与呼吸问题相关，同时存在头部后伸这一功能性代偿机制，其息止𬌗间隙往往极小甚至缺失[38-44]。成人开𬌗的严重程度存在较大差异。在程度较轻的情况下，轻微的头部后伸即可确保一定的息止𬌗间隙，并避免在习惯性下颌休息位时出现牙齿接触。这类患者可能无明显开𬌗表现，且吞咽功能正常。然而，随着开𬌗严重程度的增加，头部后伸可能不足以产生足够的息止𬌗间隙。如前所述，这些患者常伴随TMJ疼痛、TMJ关节炎、颈椎骨关节炎以及TMD[45-48]。他们的牙齿开𬌗会妨碍正常吞咽，从而进一步加剧错𬌗畸形。在正颌手术中，如果未正确且充分地进行上颌内收，术后可能出现咬合困难和开𬌗加重，这是对息止𬌗间隙丧失的直接反应。因此，息止𬌗间隙对于维持口颌系统正常功能具有至关重要的意义。

另外，骨性深覆𬌗通常表现为息止𬌗间隙的显著增加。息止𬌗间隙越大，口颌系统对咬合变化的适应能力就越强。这种额外的息止𬌗间隙为错𬌗畸形的矫治提供了更多的可能性，例如功能性矫治器的使用或修复治疗的实施。这类错𬌗的共同特征是下颌位置的矫正由肌肉需求主导，其中𬌗平面的调整、特定牙齿的伸长或修复体的增高等操作均可作为治疗选择[49]。大多数寻求修复治疗或𬌗位重建的患者都属于息止𬌗间隙过大的群体，这为治疗提供了更大的可操作性。

随着时间的推移，垂直距离（VD）的持续减少（即息止𬌗间隙的增加）可能由多种因素引起，包括牙齿磨损、紧咬牙习惯和医源性因素（如修复桥体高度降低或其他不当的牙科操作）。对于医生而言，在安装固定桥时减少后牙支持不仅操作更为简便、快捷，也更容易被患者接受。对于长期缺乏修复体支持的患者，突然增加后牙支持需要重新激活咬肌和颞肌的功能。这一过程不仅需要进行精细的咬合平衡调整，还对修复体的制作精度提出了更高的要求。

骨性深覆𬌗很难改善，仅能通过正颌手术实现骨骼结构的调整。具有深覆𬌗特征的青少年在生长发育过程中会持续表现出这一特征。早期的阻断性治疗可能在一定程度上减轻骨骼畸形的严重程度。长期以来，一个备受关注的问题是：在乳牙期进行修复体增高是否能够部分缓解骨性深覆𬌗的发展。对于严重深覆𬌗儿童的阻断性正畸治疗，不仅需要关注减少息止𬌗间隙和增加下面部高度，更重要的是确保下颌的发育不受上颌牙列的阻碍。总体而言，骨性深覆𬌗的个体在其一生中会表现出过度的息止𬌗间隙，这给临床治疗带来了独特的挑战。

去适应后获得的息止殆间隙是功能耐受性的定量体现。深覆殆个体的解剖特征通常表现为关节窝宽大、髁突较大以及关节间隙较宽，这些特征表明其口颌系统具有较高的功能耐受性。相反，骨性开殆个体的髁突较薄、关节间隙狭窄、关节空间有限，且髁突形态细长，显得较为脆弱[50–51]。成人开殆患者的锥形束CT（CBCT）检查常可发现因骨关节炎导致的髁突形态改变[44,52–53]。因此，将息止殆间隙定义为“耐受性”指标具有显著的临床意义。

一方面，对于息止殆间隙较小的患者，必须采取极为谨慎的治疗策略，避免进一步减少这一间隙；同时，需识别那些通过头部后伸来代偿最小功能间隙需求的患者。另一方面，骨性深覆殆的解剖结构决定了其较高的功能耐受性，这使得为深覆殆患者进行修复桥体替换或种植体植入通常更为容易。然而，这类患者常伴随颈椎前凸的头前倾姿势，这是对息止殆间隙过大的一种代偿性反应[54–55]。通过减少过多的息止殆间隙，医生可以有效改善患者的头前倾姿势[37,56–60]，从而优化其整体姿势和口颌功能。

在骨性开殆与骨性深覆殆之间，是骨骼结构正常的个体，息止殆间隙处于生理范围内，即使在最不利的情况下，也仅表现为轻微的代偿性头部姿势。在临床评估中，应用TENS通常会使习惯性息止殆间隙在垂直向增加几毫米，同时伴随下颌位置的适应性改变。

息止殆间隙与咬合关系

要全面理解息止殆间隙的本质，必须将其与牙齿咬合分开考虑。多项关于咬合力和肌电图的研究结果存在不一致性，这主要是因为这些研究通常基于咬合关系（如安氏分类）对患者进行分组。安氏分类仅以ICP时的上下牙列咬合关系为依据，缺乏对形态学特征或口颌系统肌功能的全面评估。试图将咬合关系、颅颈姿势和身体姿势联系起来的研究往往难以得出明确结论。相关文献因其局限性而受到科学界的批评，因此不值得过多讨论。

如果要从身体姿势与口颌系统的关系研究中得出有价值的结论，应重点关注那些将身体姿势（尤其是颅颈姿势）与颅面形态联系起来的研究，而非单纯基于咬合关系的研究。姿势与形态之间的联系表明，姿势与息止殆间隙之间存在直接关联，而息止殆间隙又与下颌的休息位密切相关。在使用神经肌肉矫治器时，可以立即观察到姿势的变化，其中吞咽动作发生在ICP的肌中心位置[61]。因此，颅面形态与息止殆间隙之间存在重要的功能联系。严重的骨性开殆患者通常缺乏息止殆间隙，而严重的骨性深覆殆患者则表现出过度的息止殆间隙。息止殆间隙的记录（即咬合记录）反映了下颌相对于颅骨的矫形关系，因此它不仅仅是牙弓关系的简单体现。那些试图将咬合关系与姿势联系起来却未考虑垂直关系的研究，往往会得出错误结论。另外，神经肌肉口腔医学的医生在日常全面运动学评估中测量息止殆间隙时发现，过多的息止殆间隙是骨性深覆殆个体的典型特征，且这些个体通常伴有颈椎前凸的姿势倾向。通过正畸或其他口腔治疗改变息止殆间隙，可以显著改善头颈和身体姿势[55,60–61]。由于涉及过多变量，咬合与息止殆间隙之间的直接关系难以明确界定。这种关系更多地体现在下颌姿势（生理性休息位）与息止殆间隙之间的相互作用，以及它们与颅颈姿势（甚至整体身体姿势）的关联。

廖崇珊

建立通用语言 2

Creating a Common Language

如果您是一名初涉神经肌肉诊断与治疗领域的正畸医生，您需要了解，尽管笔者接受过系统的传统正畸学教育并熟练掌握相关专业术语，但在论述过程中仍会使用神经肌肉口腔医学领域的特定术语。为确保学术交流的准确性和有效性，我们有必要在咬合学、形态学及功能学等专业术语体系上达成共识，建立统一的学术话语体系。

头颅侧位X线片

头颅侧位X线片作为正畸诊断的重要影像学检查手段，常规拍摄位置为最大牙尖交错位，即正中殆位（centric occlusion，CO）。除常规头影测量分析外，临床医生应具备全面解读影像学特征的能力，以获取更多诊断信息。具体而言，鼻咽部淋巴组织的增生肥大可提示上气道阻塞及口呼吸可能，而蝶鞍形态异常则可能与内分泌系统疾病相关，这些发现值得临床医生深入探究。在正畸诊断过程中，建议将头影测量数据分析与颅面骨骼形态学特征进行系统性整合，以实现更精准的诊断评估。

头影测量学

传统正畸学长期以来将头影测量分析作为诊断和治疗决策的核心依据，并发

F. Savastano, *Neuromuscular Orthodontics*,
https://doi.org/10.1007/978-3-031-41295-0_2

展出多种分析方法用于预测颅面生长趋势及错𬌗畸形的发展[11]。头颅侧位X线片的拍摄通常在非生理性头部姿势下完成，其测量分析主要依赖于专业头影测量软件[22]。然而，头影测量分析存在明显的操作者依赖性，这可能导致显著的测量偏差[3-7]。考虑到头影测量学的精度通常以毫米级为单位，当不同操作者间的测量结果差异超过1mm时，其可重复性和可靠性将受到严重影响[8-9]。尽管部分学者认为这种差异在临床治疗中的影响可以忽略[10-11]，但学术界对此的争议始终存在。值得注意的是，不同的头影测量分析方法可能导致截然不同的诊断结论[12]，而常用的重叠分析法在结果评估方面也存在诸多争议[13]。

从神经肌肉正畸学的视角来看，问题的关键并非在于头影测量描记的绝对精确性（在操作规范的前提下），而在于如何从测量数据中提取有价值的临床信息以指导治疗决策。基于此，笔者推荐采用比例性头影测量分析方法替代线性测量方法。其中，Sassouni提出的Archial分析法[14-16]因其能够有效识别面部结构的不协调性，且操作简便、重复性好，已成为功能正畸学领域广泛应用的重要分析方法（图2.1）。

通常来说，正畸医生通过头影测量分析和牙颌模型评估，分析患者在最大牙尖交错位下的咬合状态，并据此对错𬌗畸形进行分类诊断。临床医生能够基于患者的骨骼类型（骨性分类）、上下颌骨在垂直向（垂直骨面型）及水平向（矢状骨面型）的空间关系进行评估。该方法不仅能够精确计算切牙与颅颌骨参考平

图2.1　Sassouni头影测量分析法。

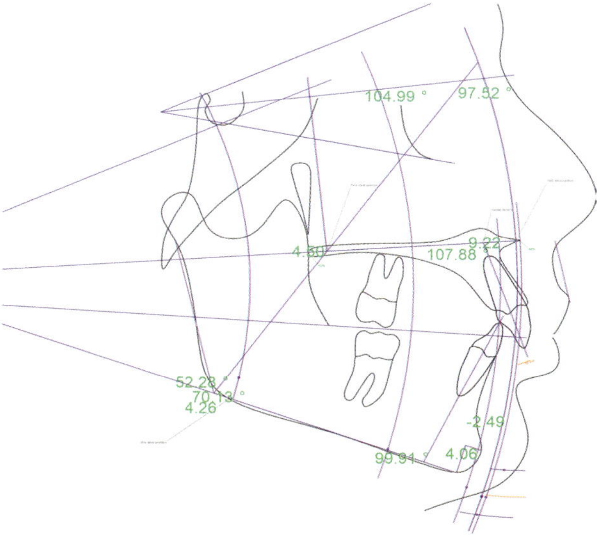

面之间的倾斜角度，还可量化前牙覆盖等矢状向不调的程度，同时也能直观地观察和测量覆㕮关系。此外，头影测量分析还包含一系列特定参数，如各解剖标志点间的线性距离测量、角度测量及其代数和，以及非解剖参考点之间的距离测量等，这些参数构成了不同头影测量分析方法的特征性指标体系。

在临床实践中，骨骼分类的概念常被误解，因其与正中㕮位（CO）的牙列关系密切相关。然而，研究表明，正中咬合在24小时内仅维持约17分钟，主要出现在吞咽或主动紧咬牙等短暂功能状态。值得注意的是，头颅侧位X线片作为静态影像学检查，无法提供肌功能状态、颞下颌关节（TMJ）完整性或吞咽功能等动态信息。传统正畸学过度依赖头影测量分析，往往忽视了全面的临床功能评估。因此，头颅侧位X线片的测量结果应作为临床检查和生物电功能诊断的辅助验证手段，而非独立的诊断依据。如果以正中㕮位作为诊断起点，实质上意味着将错㕮状态作为诊断基准，这种思维方式可能导致经验不足的正畸医生产生误判。

当前，口腔医学教育体系仍过度强调静态咬合关系。我们的正畸专科培训主要基于Andrews博士提出的咬合六要素理论[17]，其治疗目标聚焦于美观改善，认为

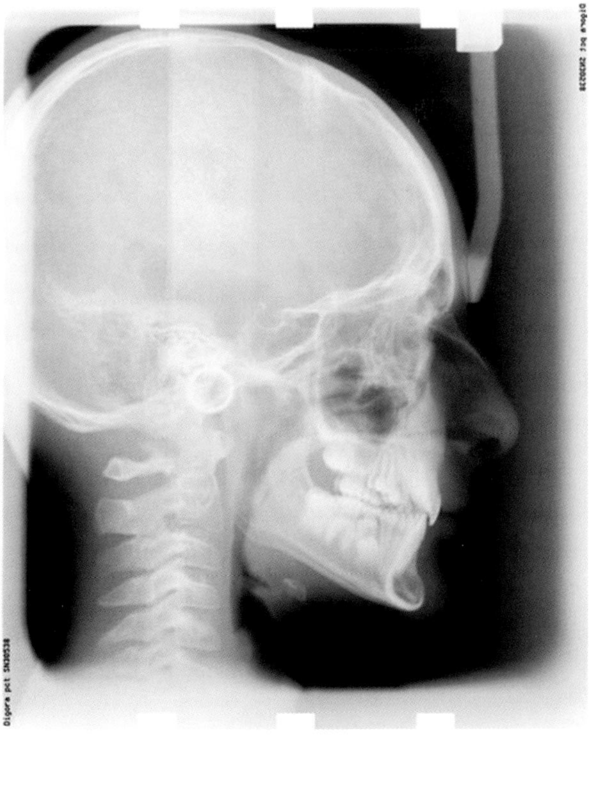

图2.2 多位资深正畸专家在分析该头颅侧位X线片后，均诊断为轻度Ⅱ类错㕮伴轻度深覆㕮。然而，从神经肌肉学的视角分析，此病例实质上属于Ⅲ类错㕮，有过大的息止㕮间隙，即传统意义上的深覆㕮表现。值得注意的是，Witt分析法的测量值均在正常参考范围内[18]。这种诊断分歧可能导致严重的临床后果：基于Ⅱ类错㕮的诊断而实施的上牙弓远中移动治疗，可能引发明显的正畸治疗复发和颞下颌关节功能障碍。此病例将在后续章节中深入探讨。

图2.3　Ⅱ类错𬌗伴深覆盖。几位经验丰富的正畸医生建议采用上颌远中移动和口外牵引（Extraoral Traction，EOT）等治疗方法。然而，基于神经肌肉正畸学的诊断，此病例应归类为**骨性Ⅰ类错𬌗**。下颌处于远中位置，其大小与年龄、性别及颅底相匹配。由于上颌狭窄和后部息止𬌗间隙过大，无法使下颌处于更靠前的位置。因此，这是一个**位置性Ⅱ类错𬌗**。

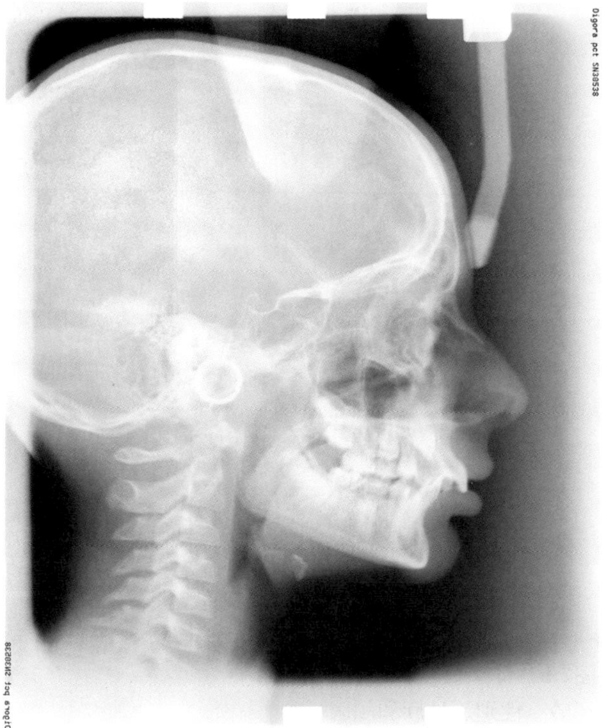

图2.4　牙性Ⅲ类和骨性Ⅲ类错𬌗患者。下颌骨长度显著超出基于年龄、性别、颅底形态及种族特征的正常预期范围[19-20]。我们无法通过常规正畸治疗手段减少下颌骨的总长度，任何尝试缩短下颌骨的操作都可能造成颞下颌关节的不可逆损伤。对于此类骨性Ⅲ类病例，临床治疗的核心策略应聚焦于改善上颌骨的长度和横向不足。如果息止𬌗间隙过大，可以选择通过牙齿伸长来减小，进而减少矢状向差异。

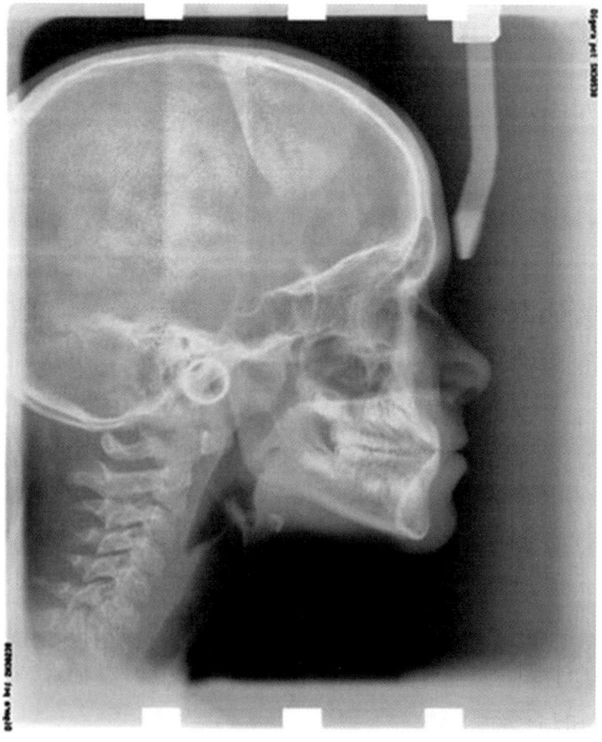

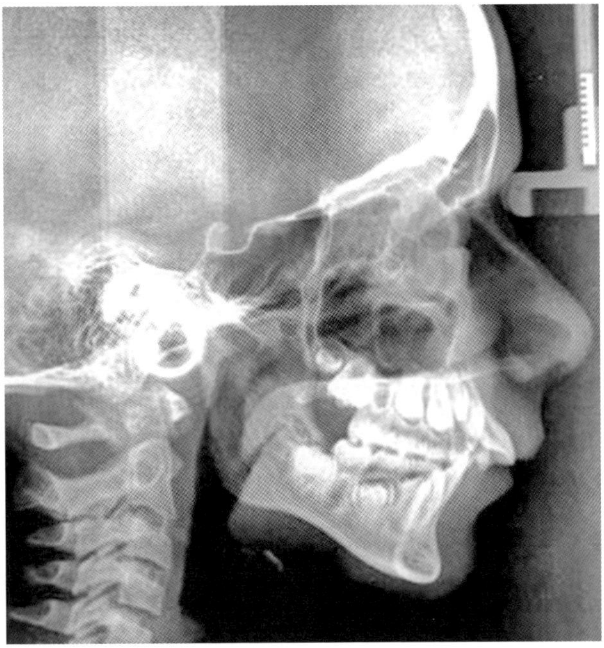

图2.5 Ⅱ类骨性错殆畸形伴小下颌。临床医生可参考权威正畸教科书中的各项表格，了解基于年龄、性别、种族和颅底特征的正常下颌骨长度范围。根据统计学分析，当测量值低于第6百分位时提示下颌骨发育不足，而超过第94百分位则表明下颌骨过度发育[19-21]。骨性小下颌与位置性Ⅱ类错殆存在本质区别。此外，前牙开殆病例需特别注意Spee曲线的补偿机制。本病例不属于息止殆间隙过大的类型，相反，表现为息止殆间隙不足。治疗策略方面，严重骨性Ⅱ类病例通常需要正颌手术；而轻度骨性Ⅱ类病例可尝试代偿性治疗，如上牙列压低和少量远中移动，这种治疗可改善矢状向关系，但对侧貌改善有限。

通过建立理想的咬合接触和牙列整齐度即可确保功能协调及低复发率。然而，神经肌肉正畸学采用截然不同的诊断起点——下颌姿势位（Postural Position），这种理念的转变自然将治疗重点转向肌功能协调和TMJ健康，而非单纯追求Ⅰ类咬合关系。这种转变反映了现代正畸学从形态导向向功能导向的发展趋势。

图2.2～图2.5展示了典型头颅侧位X线片案例，并详细阐释了传统正畸学与神经肌肉正畸学在影像解读方面的差异。神经肌肉正畸医生特别关注下颌骨在垂直向和矢状向的功能性重新定位，并采用独特的诊断术语体系。这种差异源于神经肌肉诊断学着眼于动态咬合系统的功能评估，而非局限于静态咬合关系。在神经肌肉正畸学的理论框架中，吞咽机制中的静态咬合仅具有限的诊断价值，这一认知与传统正畸学形成了鲜明对比。

表2.1总结了经典正畸诊断术语与神经肌肉正畸诊断术语在概念阐释上的差异。该表简要对比了传统头影测量分析中的骨性/牙性诊断与神经肌肉正畸学的功能性解读之间的区别。

神经肌肉正畸学（Neuromuscular Orthodontics）本质上是一种以功能为导向的正畸治疗理念，其核心在于对口腔颌面部功能状态的动态监测与调控。在诊断过程中，笔者避免使用“深覆𬌗”等静态形态学描述术语，转而采用功能性诊断表述，如“息止𬌗间隙（Freeway Space）过大”。这种表述方式不仅准确描述了功能异常，同时隐含了治疗目标，例如通过矫正“减少息止𬌗间隙”来实现功能重建。神经肌肉诊断学发展了一系列特征性术语，其中“前壁（Front Wall）咬合”用于描述因上颌前部限制导致的下颌运动受阻现象，其典型特征包括上切牙转矩不足或上颌前部牙槽骨发育不足。这种咬合异常广泛存在于各类错𬌗畸形中，尤其在安氏Ⅱ类2分类错𬌗患者中表现显著，是神经肌肉诊断学关注的核心临床问题之一。

头颅侧位X线片还为临床正畸医生提供了其他诊断信息。当采用自然头位拍摄时，该影像可有效提示呼吸问题及颈椎问题[22-23]。此外，头颅侧位X线片还能辅助诊断牙齿阻生、第三磨牙异位、颌骨囊肿等常见病变，在特定情况下甚至可以发现颌面部肿瘤等严重病理性改变[24]。

在正畸领域引入新术语体系面临诸多挑战，这要求临床医生从功能生理学而非静态咬合的角度理解神经肌肉诊断过程。尽管全面、系统的临床检查是医疗程序的核心环节，但目前仍有相当比例的正畸医生过度依赖头影测量分析作为治疗

表2.1 基于神经肌肉学理论的正畸诊断术语重构

头影测量分析	神经肌肉正畸学
骨性/牙性Ⅰ类	1. 可能是理想的Ⅰ类骨骼和咬合 2. 可能是完美咬合但功能异常的患者，实际为功能性Ⅲ类，即下颌/髁突被迫远中移位（MFD）
骨性/牙性Ⅱ类	可能是骨性Ⅱ类（相比同年龄性别的正常范围，下颌骨长度偏短），或位置性Ⅱ类（骨性正常，𬌗关系异常） 95%为位置性Ⅱ类
骨性/牙性Ⅲ类	可能是位置性Ⅲ类（下颌骨正常但位置偏前） 在神经肌肉正畸学中，只有下颌骨长度超过正常范围，且上颌正常或短于正常时，才被视为骨性Ⅲ类
开𬌗	息止𬌗间隙减少或无息止𬌗间隙
深覆𬌗	息止𬌗间隙减少过多

计划制订的主要依据[25-26]。虽然从教学角度而言，以头影测量解读作为正畸诊断的起点具有合理性，但其作为治疗决策必要环节的临床价值仍存在争议。有研究表明，医生的临床经验结合牙颌模型分析和曲面断层片评估所获得的信息，可能已足以支持大多数正畸病例的诊断[27-29]，而头影测量的临床效度仍缺乏充分证据支持[7,30]。

错𬌗畸形的分类与正畸治疗的临床指征之间存在显著相关性，然而社会对正畸治疗的需求评估不应局限于静态咬合问题。英国正畸学会与国家卫生服务体系联合制定了正畸治疗需求指数（Index of Orthodontic Treatment Need，IOTN），主要基于牙列排列和头影测量参数进行评估。值得注意的是，该指数在前3个等级中均未涉及口腔颌面部功能障碍，仅在严重错𬌗畸形的第四级中有所提及[31-32]。这种分级体系存在明显局限性，未能充分考虑那些牙列不齐程度较轻但伴有显著TMD的患者群体。从公共卫生角度而言，国家医疗体系应将预防性干预作为首要目标，而非仅关注已出现明显错𬌗畸形的病例。

基于上述讨论，本章的核心目标在于构建传统正畸学与神经肌肉正畸学之间的对话桥梁，建立统一的诊断术语体系。以下将系统总结本章涉及的关键诊断概念和术语。

诊断概念1

颅颌关系的重要性

通过牙性和骨性分类来定义咬合关系，类似于在正中𬌗位（CO）拍摄的静态照片，仅能反映牙尖交错位（ICP）时的颌骨空间关系，而无法提供有关功能生理和美学协调性的关键信息。临床医生需要深入探究患者潜在的功能特征。CO状态强制下颌处于闭合位，此时肌肉系统会根据咬合需求进行适应性调整。虽然肌肉能够通过暂时适应维持口颌系统的基本功能（如吞咽和咀嚼），但这种适应的可持续性值得深入探讨。当CO状态的下颌位置偏离生理位置时，由中枢神经系统调控的肌肉系统会逐渐表现出对错𬌗畸形的适应性改变。其中，牙齿磨损面的形成就是神经肌肉系统试图克服限制下颌生理性定位咬合干扰的代偿表现。又如，下颌过度生长可能导致下切牙舌向倾斜来维持关节功能，这是牙齿作为被动结构对抗骨性不调的第一道防线。

急性咬合干扰可能诱发回避性运动模式并形成新的神经肌肉记忆，但长期存在的错𬌗畸形难以持续维持这种肌肉代偿模式，除非在牙列咬合面上出现病理性代偿征象，即非生理性磨损和适应性改变，这将进一步加剧错𬌗程度。所以，牙列拥挤和牙齿错位往往是错𬌗畸形及肌肉适应性改变的共同结果。当肌肉系统无法适应ICP状态下的下颌位置（特别是在吞咽过程中）时，就会导致正畸治疗后复发。临床常见伴有下前牙异常磨耗的年轻或成人患者，这种现象提示其神经肌肉系统正在努力克服咬合干扰，试图在吞咽过程中建立更符合生理的下颌位置。因此，临床评估应更加关注颅颌系统的功能协调关系，而非局限于静态的骨骼关系分析。这种功能关系的评估应在消除运动限制和确保肌肉放松的条件下进行，以获得真实的生理参数。

诊断概念2

前后向关系

在三维空间分析中，颅颌面的垂直向与前后向（矢状向）维度存在密切的生物力学关联。这一相互关系是正畸医生必须掌握的核心诊断概念：前牙垂直高度（AVD）的变化将导致下颌相对于上颌的矢状向（AP）关系发生改变。具体而言，当前牙区垂直高度增加时，下颌将发生向后下方的旋转，从而增加前牙覆盖；反之，当面部垂直高度降低时，下颌将向前上方位移，导致前牙覆盖减小。

诊断概念3

垂直向关系

“骨性开𬌗”的诊断应严格限定于具有典型下颌骨解剖特征及特定面部结构特征的病例（可采用Bjork头影测量方法）。在进行实际测量之前，我们不应预先考虑息止𬌗间隙不足的情况。功能性矫治主要适用于正常覆𬌗或深覆𬌗病例，因为在开𬌗病例中实施牙伸长可能通过进一步打开咬合而加重错𬌗畸形。然而，除严重骨性开𬌗外，多数患者仍保留一定的息止𬌗间隙，这为功能性矫治器和下颌重新定位提供了治疗空间。此外，全面的诊断和治疗设计必须纳入上颌骨形态、颅底角度及前面部高度的评估。

与之相对，深覆𬌗以过大的息止𬌗间隙为特征性表现。骨骼形态学特征在此类病例中具有重要诊断价值。需要注意的是，个体的生长模式难以通过正畸治疗发生根本性改变，因此即使在治疗后，过大的息止𬌗间隙仍可能持续存在。神经肌肉正畸治疗的目标是通过牙伸长来改善过大的息止𬌗间隙，但治疗效果往往受限于固有的骨骼差异。在理想情况下，通过牙伸长治疗可有效预防或控制息止𬌗间隙的进一步增大。

诊断概念4

横向关系与扩弓

牙弓横向不调是大多数错𬌗畸形的常见特征。这种不协调可能源于上颌骨发育不足，也可能由下颌骨过度发育所致。鉴于下颌骨的横向矫正通常需要外科手术干预，试图通过正畸手段减小下颌骨宽度缺乏临床可行性。因此，上颌扩弓成为大多数错𬌗畸形治疗的必要手段。从神经肌肉正畸学的视角来看，上颌扩弓应在严格控制牙齿转矩/倾斜度的前提下，通过打开腭中缝来实现[33-37]。当错𬌗畸形是由上颌骨发育不足引起时，往往需要更大程度的骨性扩展。在扩弓装置的选择上，固定式上腭扩弓器［如上颌快速扩弓（Rapid Palatal Expander，RPE）］是首选治疗方案；相比之下，可摘式扩弓器可能导致上颌前磨牙和磨牙的转矩丧失，产生以牙性倾斜为主的假性扩展，而非真正的骨性扩宽。基于现有临床证据，笔者对可摘式扩弓装置持保留态度，建议临床医生参考相关循证医学文献，以制订更科学的治疗方案。

廖崇珊

神经肌肉理论与口颌系统三角：神经肌肉正畸学的治疗目标

3

Neuromuscular Theory and the Stomatognathic Triad: Treatment Objectives in Neuromuscular Orthodontics

关于错𬌗畸形的研究已经有非常多的文献发表。正畸课堂上所教授的正畸学专科课程把Andrews博士提出的正常𬌗的6个关键定义为良好咬合的标准[1]。任何不满足这个标准条件的咬合被定义为错𬌗畸形。这个在牙尖交错位（ICP）的咬合，即正中𬌗，差不多只在吞咽时会出现，24小时中只存在约17.5分钟[2]。

正畸的最终目标是在矫治结束时达到良好咬合的6个关键，同时我们仍然被教导要根据ICP咬合时牙尖吻合的分析来判断结果。多数发表的文章注重咬合接触及早接触、近远中轴倾、转矩、支抗和牙列排齐。如今正畸学的主要目标仍然是实现Ⅰ类咬合关系，或者在上颌前磨牙拔除的病例中实现Ⅱ类咬合关系。ICP时牙齿咬合关系的分析仍被认为是鉴别复发主要原因的最佳方法。矫治结束后的生长和异常功能习惯可能导致复发，但通常情况下，人们关注的焦点仍然是不稳定的牙尖交错[3-9]。一些研究者发现并列举了几个导致正畸复发的重要原因，如牙弓长度和拔牙。这在某种程度上将正畸医生划分为主张扩弓者及主张非扩弓者、反对拔牙者及支持拔牙者。如果神经肌肉正畸学所坚持的在ICP应该有正确吞咽的观点是正确的，我们就应该始终确保治疗过程中也考虑舌的因素。时代在发展，错𬌗畸形的病因也应该得到更新。似乎环境因素随着时间的推移不断变化，如饮食、过敏、用药等产生着比以前更大的影响[10-12]。因此，上颌发育不足的病例增加了，这种现象的出现使正畸矫治更支持扩弓，而对拔牙矫治提出了质疑。对于需要进行阻断性治疗的个体，正确的呼吸和头位姿势有助于错𬌗畸形的改善与个人形态的改变。

F. Savastano, *Neuromuscular Orthodontics*,
https://doi.org/10.1007/978-3-031-41295-0_3

神经肌肉模型中所包含的咀嚼肌在咬合平衡中的作用经常容易被忽视。咀嚼肌可以被视为口颌系统的引擎，并对咬合需求做出适应性改变。然而，文献中对“咬合”的解释在过去20年左右的时间里已经发生了变化。文献现在专门用“静态咬合”来描述，这巧妙地避免了与“平衡功能咬合”混淆。在某种程度上，学术界已经认识到良好的静态咬合可能无法保证口腔颌面系统的良好功能。此外，口颌面肌功能的重要性越来越受人们重视，这一点通过很多种表面肌电测量系统上市便能够体现出来。

随着直丝弓技术和镍钛丝在正畸专业领域中的应用，预成托槽的设计理念似乎专注于“锁定”下牙弓，减小上颌前牙和尖牙的转矩。这种理念同时也认为复发可能是由于缺乏上牙弓对下牙弓的“咬合控制”。笔者还观察到，一些按照头影测量和理想咬合的6个关键要求完成得很好的病例，在治疗期间或结束后出现了TMJ弹响；尤其是根据正畸专科教学和传统正畸逻辑，选择了上牙弓远移的Ⅱ类病例。观察矫治完成的患者，发现他们的牙齿咬合关系完美，却伴随着TMJ弹响或TMD，这使得我们对“诊断标准”产生了质疑。回想一下，在20世纪90年代初，我们还没有像今天这样的互联网，医生基本上依靠出版物和电话来寻求临床病例的对策。为了保持医生知识的更新，需要订阅一些正畸科学期刊。许多期刊文章声称咬合与TMD几乎没有关系[13-19]。正畸学界为医疗事故问题辩护。这对正畸医生来说是个好消息，但对患者来说却是坏消息。包括笔者在内的有些正畸医生，在某种程度上对患者在接受正畸治疗后出现TMJ疼痛或TMD是负有责任的，即使我们执行了规范的治疗程序。此外，在正畸诊断及随访期间关注儿童或成人TMJ问题也不是常规诊疗流程。但是，还是有一些有担当的专业人士尝试将咬合问题和TMD联系起来[20-26]。直到1997年，Barry Cooper博士才开始采取谨慎的方法来解决咬合问题和TMJ功能障碍[27]。

那么，什么是正畸治疗后的复发呢？复发主要是口颌面肌肉的问题。肌肉不接受在吞咽和ICP时咬合所限定的下颌位置。就是这么简单。当治疗结束后出现复发时，是因为忽视了肌肉的需求。将一个Ⅱ类咬合矫治为Ⅰ类咬合，然后在6个月的保持期后又回到Ⅱ类咬合，显然是在诊断中遗漏了某些东西。口周肌的功能被遗漏了，这个观点很久以前就已经被提出[28]，错误的口周肌功能是复发的最主要原因[29]。

为了更好地理解神经肌肉理论，我们应该考虑口颌系统三角：肌肉–TMJ–牙齿（图3.1）。

神经肌肉牙科学中口颌系统三角的概念并没有更新。牙齿一直被认为是主导，而颞下颌关节和肌肉则是适应于咬合的。这是正确的，也将继续如此，因为这一理论是从修复学中被提出并发展起来的。全口重建或多颗种植体创造了一个“不可移动”或“无法适应”的咬合关系。肌肉和TMJ别无选择，只能被动性地适应。尽管这个观点可能会引起一些质疑（如桥折裂、种植失败等），但多数人能够接受个体能够适应其所能适应范围之内的错𬌗畸形这一观点（即肌肉可以在个体适应范围之内对咬合做出适应性改变）。在神经肌肉正畸学中，认为肌肉是被动适应元素的观点是站不住脚的。正畸医生可以移动牙齿，从而改变颞下颌关节内的解剖关系，但无法改变肌肉附着和功能（除非进行手术）。正畸干预只能重新定位下颌（和颞下颌关节），并以此为起点移动牙齿。因此，唯一能够创造口颌系统三角和谐的可能性就是服从肌肉需求。牙齿是被动元素，能够相互咬合在一起，并因此补偿肌肉需求，这一点在日常诊疗中都可以看到（图3.2和图3.3）。承认牙齿位置需要顺应功能需求，反过来讲，等同于承认当排齐的牙齿没有使下颌位置满足功能需求、没有使息止𬌗间隙得到改善时会导致一系列反应，即肌源性复发。当牙齿排列没有满足肌功能性咬合时，口周肌组织及随后的TMJ能够在各自的适应范围内适应这种差异。当上颌和下颌之间的矢状关系无法通过下牙弓的牙性代偿弥补时，髁突向后移位是颞下颌关节内最常见的症状之一。这时，临床医生通常可以检测到TMJ的开口弹响。

TMJ-咀嚼肌-牙齿，这个三联体代表了一个独特功能性整体，它不是独立于解剖环境之外的，而是与其他身体功能融合在一起，在某种意义上是不可分割的。牙周膜感受刺激并将信号输入到中枢神经系统（CNS），经过大脑皮层的处理后，

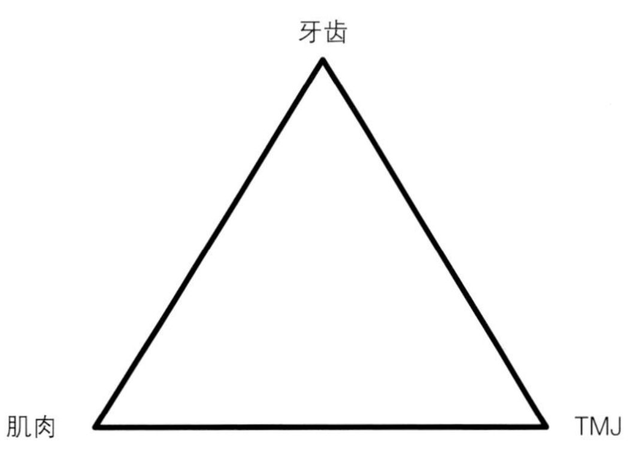

图3.1 神经肌肉理论中的口颌系统三角。

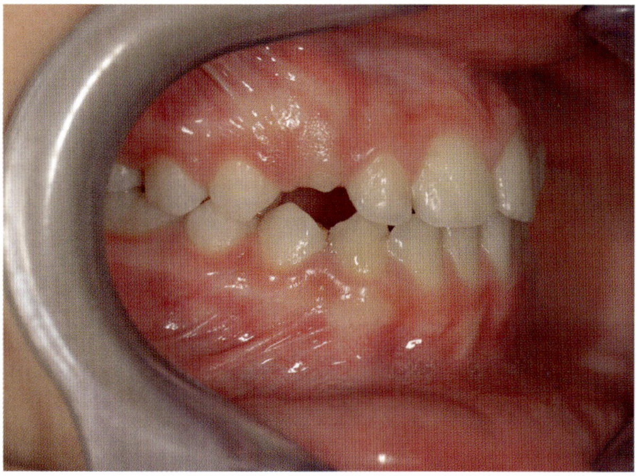

图3.2 骨性Ⅲ类中的Ⅲ类咬合。下切牙发生舌倾以代偿下颌发育及肌肉所引导的下颌姿势位。

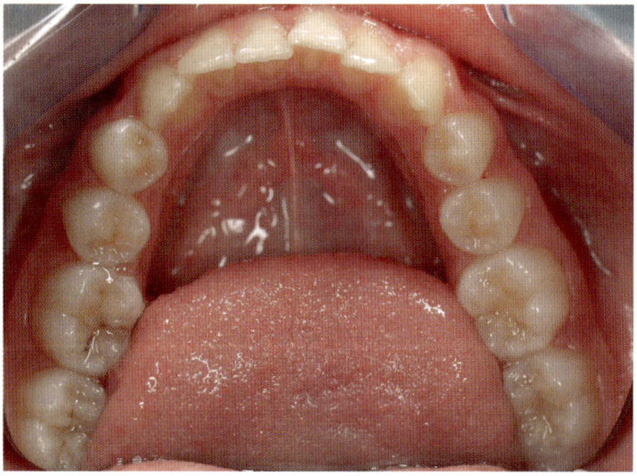

图3.3 下切牙代偿表现。关节弹响是TMJ关节代偿的一种明显征象（未展示）。

调控咀嚼肌的精细协调活动。

翼外肌、咬肌、颧下颌肌和颞肌都直接连接到关节盘（图3.4和图3.5）[30-33]。这些解剖特征可能并不一定主动调节关节盘位置，但却参与了髁突/关节盘系统协调性的调控。这些肌肉也是维持下颌姿势位的肌肉，它们的调节是通过源自TMJ、肌肉、肌腱和筋膜的感觉信号输入到CNS综合处理来完成的[34]。CNS通过平衡各种传出信号作用于特定肌肉来执行口腔生理任务。有些动作（如吞咽），是受有意识神经调控及中枢神经系统自主运动神经调控的；而其他动作（如咀嚼、说话和咬合），都是被精细调控的有意识活动，不需要自主神经参与，而是依靠肌肉记忆[35-36]。这个系统像是一个复杂的交响乐团，其中每种乐器都有特定精细的角色。

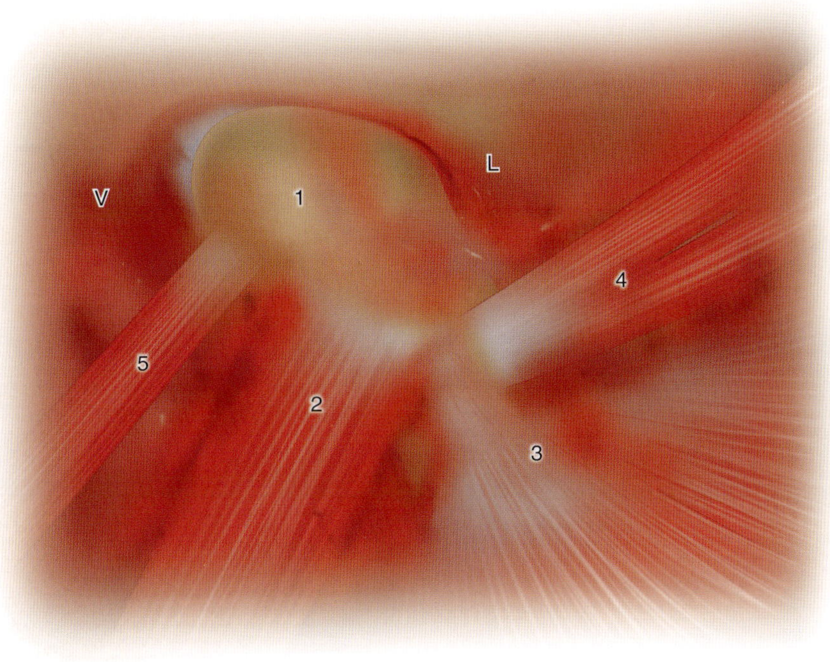

图3.4　颞下颌关节顶部入路视图。1：关节盘；2：咬肌；3：颞肌；4：翼外肌；5：髑下颌肌；V：外侧；L：舌侧。

图3.5　关节盘前结构。1：肌肉附着点；2：咬肌；3：颞肌；4：翼外肌；5：关节盘。

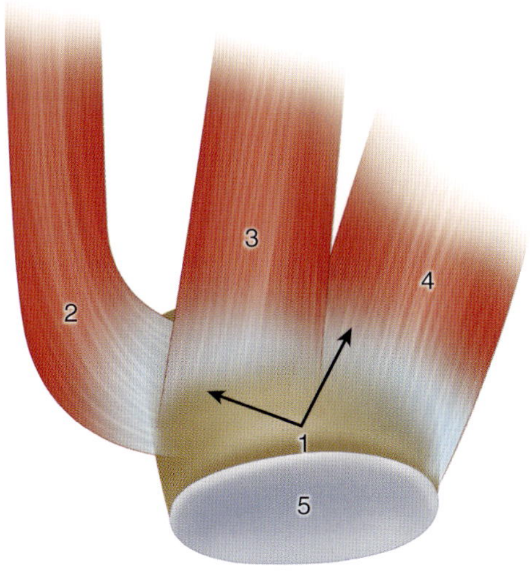

正中𬌗（牙齿）代表了一个精确且可重复的下颌（骨骼）位置。这个位置也反映了特定的髁突/关节窝的关系。正中𬌗表示当垂直距离最小时牙齿处于最大牙尖交错关系。ICP是很重要的，通常出现在正确吞咽时。在存在错𬌗畸形时，吞咽运动所涉及的肌肉会进行代偿性适应，因为吞咽对个体的生存是必需的。舌头在这一过程中扮演着重要的角色，它会根据现有的错𬌗畸形来调整姿势和吞咽行为。舌头的功能在适应错𬌗畸形方面起着重要作用。在伴有深覆盖或开𬌗的Ⅱ类错𬌗中经常会有继发性的吐舌行为。这些是适应性的神经肌肉模式，通常在错𬌗纠正后消失。

正畸学过多地关注了口颌系统三角中的顶点：牙齿。在牙科学校，很少有关于咀嚼肌和咀嚼肌在咬合及复发中作用的课程。现在是时候让正畸学课程在其正畸检查诊断内容中加入肌肉生理学和TMJ功能了。

以神经肌肉为中心的理论像是那些倡导以功能为主的正畸医生的“复仇”。这种整体观点使口腔医生将口腔颅面三角置于中心地位，将其置于人体之内而非之外。从这一概念而来的牙科学/正畸学多学科综合治疗包括医学专家重新建立姿势位下肌张力的平衡，以及重塑因错𬌗畸形而改变的肌功能（也称为继发性病理改变）。在有些病例中，医学专家会鉴别导致错𬌗畸形和TMJ病理性改变的原发性功能障碍（也称为原发性病理改变）。在真实病例中，大多数复杂的错𬌗/姿势畸形病因包含原发性和继发性因素。因此，诊断的准确性与医生的敏感性和专业能力有关，同时也与计算机化姿势分析有关（Computerized Postural Analysis）。儿童和青少年通常没有重要的姿势问题，常会发生误诊。

从口周肌检查分析过程中所能够获得的信息是非常广泛的。s-EMG可以定量和定性地解释肌肉对咬合的适应性改变；这在ND中称为适应（Accommodation）[36]。使用功能性矫治器（如Frankel矫治器）的目的是直接作用于肌肉组织（改变下颌位置）以减少适应：咬合分离是获得新的肌功能的第一个步骤。因此，治疗的目标是通过治疗建立一个神经肌肉下颌位（NMP），在这个位置上肌肉的适应程度最小。像Frankel 2这样的功能性矫治器将引导生长发育期患者达到理想的牙齿咬合。因此，正畸医生能够用这种方法改善咬合，而使神经肌肉系统中的适应最小。Frankel矫治器的构造是基于对PRP的咬合记录，而不是如正畸文献中描述的那样使用蜡进行下颌前伸咬合记录。当咬合重建正确且患者戴用足够时间时，咬合和面型的改变会是非常显著的。

从神经肌肉的角度来看，无论牙齿的位置和排列如何，只要肌肉平衡没有达到，或者舌位、舌功能不正确，就会出现错𬌗畸形[37]。我们每个人都在某种程度上存在错𬌗畸形，也都有一定程度的适应性代偿。理想的神经肌肉咬合是指没有任何肌肉代偿的咬合且有理想的吞咽过程。因此，神经肌肉咬合的概念确实包括静态咬合的内容，但它更强调将咬合定义为生理性的动态平衡结果。理解了口周肌与TMJ功能、姿势及其相关因素的重要性，同时将这些分析纳入正畸矫治诊断分析中，我们便将正畸提高到一个更高的水平。保护TMJ功能、改正不良吞咽习惯、改正颅-颈部姿势、改正呼吸相关问题等，均应该被包含在正畸矫治方案设计之中。

正如我们所说，每个人在某种程度上都有错𬌗畸形，同时每个人在一定程度上都有所适应。

神经肌肉正畸对于口颌系统的治疗目标：

1. 减少肌肉适应。
2. 重新建立正确的吞咽模式。
3. 保护TMJ功能。
4. 实现Ⅰ类咬合关系（在可能的情况下）。

可以通过针对肌轨迹（Myotrajectory）和肌中心（Myocentric）的治疗来减少肌肉适应。如果应用得当，舌周环境将会得到改善，从而重新建立正确的吞咽模式。在舌周环境未得到改善的情况下，尝试建立正确的吞咽模式是浪费时间的（“形态-功能”理论）。大多数舌功能异常都是继发于上颌骨异常使舌功能空间不足所引起的。由于上颌发育不足是错𬌗畸形的主要原因之一，因此改善舌功能空间和改善覆盖是两个主要治疗目标。“形态-功能”理论在很多方面都是一个永恒的难题。骨性开𬌗和牙性开𬌗总是伴随着舌前伸。这种已经持续较长时间的骨性畸形是否已经排除了改正吞咽习惯的可能性？原发性舌功能障碍（长期难以纠正的）是否可能是其他慢性病的继发性结果？严重错𬌗是否会因为要适应某种周围环境而影响正常吞咽的中枢激活回路？也许我们永远也不会知道这些问题的答案。然而，以下思考是必需的：首先，异常的功能改善多发生在患者的幼年，功能改善的效果随开始治疗时患者年龄的增加而减弱。纠正严重错𬌗畸形越晚，获得功能和形态方面永久性改正的机会就越小。错䄂畸形的矫治本质上是对形态的矫正。当形态矫正后，会自发地发生功能改善。这也符合现代观点：只要创造合适的条件，机体总会发生自主和自发的愈合过程。有时有必要对患者进行指导以消除其副功能运动，但总体而言，功能改善发生在形态矫正之后，而正确的功能对形态有维持作用[38]。其次，如果我们认识到吞咽行为可能是最重要的口腔功能之一，那么我们则认同了神经肌肉理论应该是正畸诊断和治疗的基础。这一点通过临床和生物电研究得到解释，在这些研究中，接受矫形治疗的TMD患者吞咽能力显著提高。吞咽仍然是决定平衡咬合的关键因素。与普通人群相比，TMD患者中吞咽困难和不良舌习惯的发生率更高[39-40]。如果可以将TMD视为口腔颌面部功能紊乱的表征，吞咽功能异常则是影响口腔颌面部功能稳态的关键。因此，减少肌肉适应（目标1）并重新建立正确的吞咽模式（目标2）可以保护TMJ功能（目标3）。如前所述，从解剖结构上来讲，TMJ是与咀嚼肌相互联系的，反过来讲，与下颌姿势相关的一些咀嚼肌也附着在关节盘上。关节盘和髁突的协调必须在某种程度上与附着在其上的肌肉相关联。最后，Ⅰ类咬合应该建立在口周肌功能平衡的前提条件下（目标4）。如果有上下颌骨差异不允许同时满足口周肌平衡和Ⅰ类咬合，则应该建立其他类型的咬合以满足前3个治疗目标。

减少适应应该建立在一个新的下颌休息位（Mandibular Reset Position）上。从这个生理性休息位开始，计算机（或医生）可以利用TENS绘制神经肌肉轨迹。就在这个神经肌肉轨迹上，医生可以确定肌中心（图3.6）。

肌中心（理想的神经肌肉轨迹中心）是在肌轨迹上确定的。在成人病例中制作矫治器或进行全口咬合重建时更容易，而在正畸治疗中则较为困难。正畸治疗通常是针对生长发育期的患者，与修复治疗相比，正畸治疗中牙齿移动非常缓慢。正畸治疗甚至包含矫形治疗。肌中心在生长发育过程中并不是一个稳定和恒定的点。在生长发育过程中，由于颅面发育的变化，不仅包括骨骼，还包括软组织和筋膜，都将导致计算出的理想肌中心位置发生变化。身体生长及颅颈姿势的连续调整也会影响肌中心位置的变化。通过多次记录肌中心绘制出的路径可以表示生长发育个体的下颌生长方向。而在成人中，牙齿磨损、副功能运动和牙齿缺失也可以改变肌中心相对于CO的位置。例如，牙齿缺失后出现的错䄂畸形将导致肌中心难以预测。我们每个人对牙齿缺失这种特定刺激的反应都是不同的。因此，在神经肌肉正畸学中，肌中心并不是神经肌肉正畸学中每个病例一定要达到

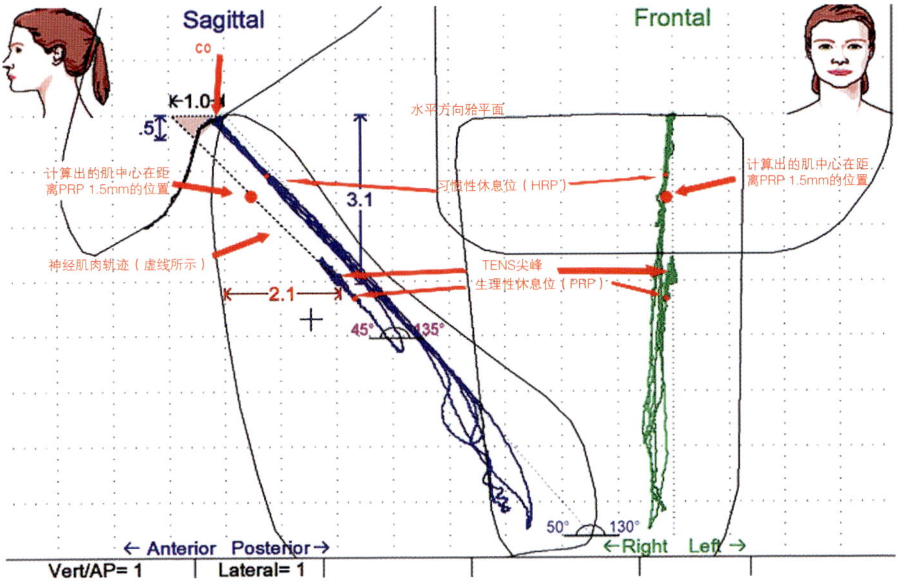

图3.6 扫描5追踪。从生理性休息位（PRP）注意TENS尖峰（长度约1mm）。从尖峰开始，计算机绘制了代表神经肌肉轨迹的虚线。在垂直于PRP 1.5～2.0mm的位置上，计算出肌中心位于神经肌肉轨迹上。习惯性的闭合路径经过习惯性休息位（HRP）。Sagittal：矢状面；Frontal：冠状面；Anterior：前；Posterior：后；Right：右；Left：左；Vert：垂直向；AP：前后向；Lateral：侧向。

的治疗目标。在生长期患者中，肌中心可以作为口周肌引导咬合的指标，同时也可为治疗提供方向。

生长发育完成可考虑作为正畸治疗的终点。正畸治疗后复发的原因之一是治疗后预期和非预期的下颌生长。神经肌肉正畸学的优势在于，通过特定的生物肌电学研究，定量地可视化下颌相对于ICP的位置差异。医生可以利用这一优势来预判下颌位置改变、髁突后移的风险。从这个角度来看，在成人治疗期间维持TMD位置更容易实现，因为生长已经停止。对于正畸患者，如果是男性需要随访直至21岁，如果是女性则需随访至15岁。对于有生长潜力的患者，正畸治疗没有捷径可走。只有当所有支持结构的生长完全停止时，咬合才是最终的。

实际情况是，在肌中心上创建理想咬合存在一些限制。这存在于当颅面形态，例如颌骨关系不调，限制了对神经肌肉进行干预，使医生只能选择达到一个最可接受的咬合的时候。在另外一些情况下，颌骨差异过于严重，无法接受神经肌肉所决定的下颌位置，因此需要神经肌肉牙科和肌中心咬合记录来指导正颌手术术前正畸治疗。口腔闭合的理想路径称为肌轨迹。在许多正畸治疗病例中，很难减少息止殆间隙，因此肌轨迹仍然是正畸治疗下颌再定位最重要的目标，因为肌中心总是根据肌轨迹来计算的。以严重骨性深覆殆为例，在治疗结束时达到接近或者与肌轨迹重叠的习惯性闭合路径，并且有足够的息止殆间隙，仍然是最佳的治疗选择。简单来说，没有一种正畸方法可以通过将骨性深覆殆或骨性开殆转变为正常颌骨形态，同时有理想的息止殆间隙。

涉及其他系统的治疗目标：

1. 改善颅颈姿势。
2. 改善呼吸/减少睡眠相关呼吸障碍（SDB）。
3. 提高视力。

改善颅颈姿势可以通过以下2点措施来实现：

1. 通过改善下颌姿势位，使其位于或尽量靠近肌中心。颅颈姿势与面部形态有关[41–47]，而面部形态与息止殆间隙（息止殆间隙的减少/增加通常与骨性开殆和深覆殆的严重程度相关）有关。神经肌肉角度的正畸目标包括改善息止殆间隙和将下颌重新定位在肌轨迹上，因此正确应用神经肌肉正畸治疗程序会带来颅颈姿势的改善。当没有息止殆间隙且存在头部前伸时，如慢性口呼吸患者发展成骨性/牙性开殆，重建息止殆间隙（当然还包括治疗呼吸道问题）能够明显改善颅颈姿势代偿[41,48]。在接下来的章节中，我们将讨论Ⅱ类错殆伴深覆盖。这些错殆畸形大多数表现为下颌骨长度正常和下颌后缩。功能性矫治前导下颌，多数情况下能够通过减少头部前倾和改善颈椎曲度来改善颈椎脊柱姿势问题[49]。其他一些研究在探究不同治疗方法对颈椎曲度变化的影响时给出了不同的结果，但这些研究并未根据下颌形态或垂直发育特征给出患者筛选标准，而是以第一磨牙的咬合关系进行分类。正如前文所说，这些研究的筛选标准是无法接受的。
2. 物理疗法[50–52]。骨科治疗在脊柱康复治疗中起到非常重要的作用，对于TMD患者也同样重要[53–55]。尽管并非所有研究者都同意TMD与颈椎姿势改变之间存在关联[56-58]，但普遍认为物理治疗对TMD治疗有积极影响。从形态学的角度来看，骨性开𬌗的患者从物理治疗中获益最多，因为颌面部疼痛多发生在这种骨面型中[59]。

改善呼吸状况并减少睡眠相关呼吸障碍是神经肌肉正畸诊断和治疗中的一大问题。在进行正畸治疗之前，必须进行全面的耳鼻喉科评估。此外，笔者为大多数正畸患者实施了家庭睡眠分析，使用了外周动脉调搏（Peripheral Arterial Tone-Tonemetry，PAT）技术辅助诊断。这是一种无创且非常简单的家用检测方法，可用于睡眠相关的呼吸问题[60]。尽管此技术说明里表示它主要适用于12岁及以上的患者，但笔者也扩大了此技术的适用范围，用来筛查12岁以下的儿童患者。这是一个阻断儿童严重呼吸障碍的绝佳机会。当PAT技术设备在儿童中报告高AHI值时，有必要将这些患者转介给肺科医生或睡眠专家进行医院多导睡眠图检查，他们的诊断仍然是呼吸系统受损诊断的金标准。这项技术也有助于监测腺样体切除术和扁桃体切除术后的情况。PAT技术是监测儿童患者在RPE或其他正畸治疗后呼吸改善情况的一种非常好的筛查方法。

功能性矫治器前导下颌可以改善呼吸。治疗结果的稳定性取决于以下几个因素。首先，可以用前导下颌的功能性矫治器来治疗功能性Ⅱ类错𬌗畸形* [61-66]。几乎所有接受治疗的患者中，头颅侧位X线片和其他评估方法中气道的增加表明了呼吸情况一定程度的改善[67-70]。RPE应该在下颌前导之前进行，并且RPE也能改善OSAS患者的呼吸状况[71-75]。非拔牙矫治对改善呼吸的优势在于这种治疗方式更符合生理需求，而那些通过拔牙或上颌远移来减少覆盖的疗法则不是。其次，功能性矫治器通常设计成增加后部垂直高度，即减小后部颌间距离。在功能性下颌前移过程中，垂直向咬合打开正逐渐被视为使用可摘戴矫治器减少OSAS的最有效方法[76-77]。对于非正畸下颌前移装置（MAD）治疗阻塞性睡眠呼吸暂停综合征（OSAS）而言，减少矢状向前移的幅度是一个积极的改进，因为可以避免造成颞下颌关节的附带损伤。

* 骨性Ⅱ类通常在正畸学中指的是颌骨基底的关系不协调，很少考虑上颌和下颌的整体发育。因此，在神经肌肉正畸学中，功能性Ⅱ类占Ⅱ类深覆盖和Ⅱ类2分类错𬌗的大多数，只有极少数病例为骨性Ⅱ类，即在考虑年龄、性别及颅底发育的情况下为真性下颌发育过小。在功能性Ⅱ类错𬌗中，上颌的矢状位置通常是正常的。

提高视力是口腔颌面系统神经肌肉平衡的另一个结果。医生应该认识到视力变化可能影响颅颈姿势[78-79]，这进一步增加了个体的姿势影响因素的复杂性，同时也使得鉴别原发性影响因素变得更加复杂。识别伴有多种症状的严重身体姿势改变的首要致病因素是一个复杂的过程。这是因为所有生理系统都倾向于对机体发生的任何错误进行代偿，从某种意义上说，代偿是生物系统（身体）自发愈合的反应。因此，建议与其他专家合作，完成一个从神经肌肉角度出发的完善诊断。

董长春

功能解剖学更新 4

Updates on Functional Anatomy

解剖学总是能够为我们提供取之不尽的知识，颅面颈部区域解剖学的新进展同样给我们带来惊喜。最近，在颞下颌关节及其周围区域发现了新的肌肉结构。鉴于此，用最新观点对我们复杂的身体运动机制进行阐释是有必要的。本章将对此进行初步阐述，以充分理解这些解剖学和功能特征的细微差别。

颞下颌关节

颞下颌关节（TMJ）是一个非常特殊的关节（图4.1）。它的两个骨性组成部分，即下颌关节窝和下颌骨髁突由关节盘分隔开来。关节盘通过后韧带连接到双板区域和关节窝的后部。关节盘将颞下颌关节分成两部分，并创造了两个不同的滑动表面，第一个（上部）与下颌关节窝（滑动）相接，第二个（下部）与下颌骨髁突（转动）相接。骨骼的关节面被纤维软骨覆盖，而不是像身体其他关节那样的透明软骨。在前方，关节盘连接到翼外肌的上份，而翼外肌的下份则直接连接到髁突头部。关节盘的中心较薄，外侧边缘较厚。这种解剖结构有利于髁突在开口运动中的滑动和旋转运动。在这些运动过程中，髁突始终与关节盘的中间带保持接触。关节盘由致密的纤维结缔组织构成，并附着于TMJ的外侧和内侧。

关节囊使TMJ的各个组织结构形成一个紧固的整体。关节囊从颞下颌关节窝上部延伸至髁突下方，包裹了关节盘后组织和翼外肌上头的附着点。关节囊内的滑

F. Savastano, *Neuromuscular Orthodontics*,
https://doi.org/10.1007/978-3-031-41295-0_4

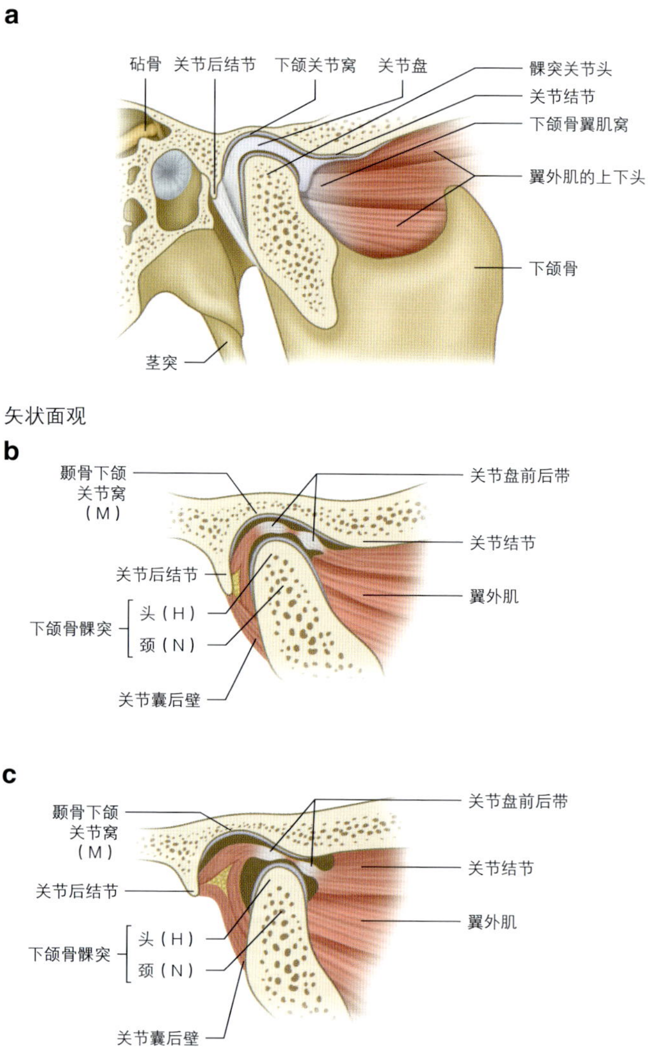

图4.1　颞下颌关节解剖。从上至下分别为：（a）ICP的矢状面观；（b）ICP时的解剖；（c）张口时的解剖。

液对关节有润滑作用。这一点对于TMJ的功能非常重要，有假说认为关节润滑减少可能是引起TMD的一个重要因素[1]。

关节窝的前部和髁突具有改建能力。这些骨呈海绵状的特性使其在形态学上具有形态改建的能力。关节窝的后部没有纤维软骨覆盖，而双板区富含神经和血管组织，这表明这部分关节表面不是专门用于功能活动，在解剖学上不适合承受功能性负荷。滑膜覆盖了TMJ囊的内表面，滑膜由内皮细胞组成，对关节组成成分具有润滑和营养的作用。关节囊的部分纤维插入关节盘内，对髁突具有稳定作用。

最新的研究证明，翼外肌不是唯一与关节盘相连的肌肉，咬肌和颞肌也能够通过关节盘前带直接与关节盘相连。此外，颧下颌肌似乎也能够连接到关节盘[2–5]（图4.2）。

在检查关节盘前带时，人们会发现关节盘前带内侧连接翼外肌，前方连接颞肌，中外侧连接咬肌，外侧连接颧颞肌。这种错综复杂的解剖学联系引起了生理学家之间关于这些肌肉在关节盘的协调和在颞下颌关节功能运动中贡献的争议（表4.1）。

颞下颌肌（Glenomandibular Muscle）起自髁突头部，止于关节窝的内侧和远端。这块肌肉的功能和意义尚不明确，但它可能在控制髁突位置方面发挥作用，尤其是在髁突转动–滑动运动后。由于其他肌肉都不具有这种功能，如果只有关节盘后带负责关节盘复位过程，那这块肌肉的作用将是非同寻常的[6]。

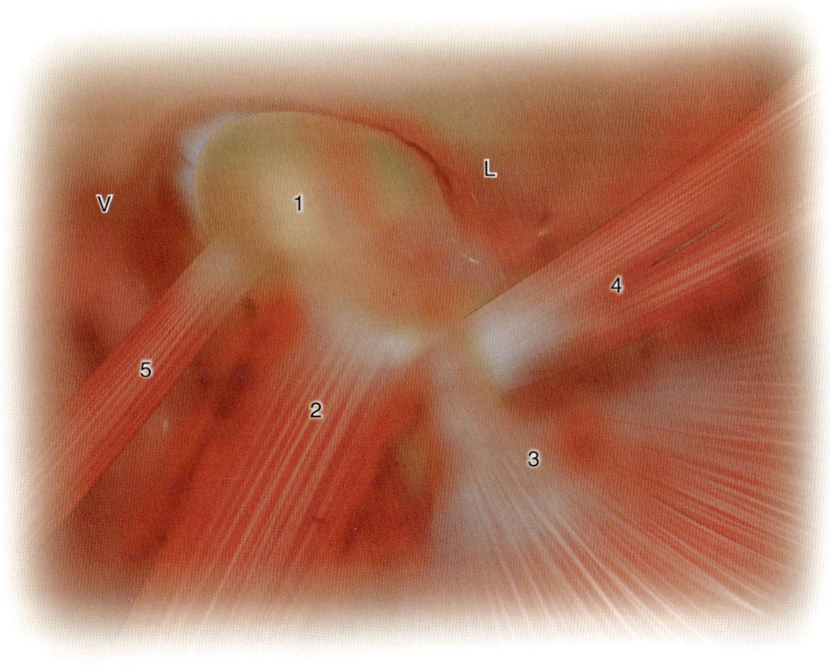

图4.2 关节盘上的肌肉附着点。前带连接到：1：翼外肌；2：颞肌；3：咬肌；4：颧颞肌；L：内侧；V：外侧。关节盘呈浅蓝色。（经许可转载自Simplified treatment in Gnathology, the Global Occlusion Method, author Dr. Piero Silvestrini, ©Edra 2019）

表4.1　附着在TMJ上的肌肉及其功能

肌肉名称	主要作用
颞肌	闭口和下颌后退
咬肌	垂直闭口
翼外肌	髁突前移和/或对侧侧向运动
翼下颌韧带	髁突重新定位
蝶下颌韧带	垂直悬挂
颞肌前部	未定义
颧下颌肌	下颌的侧向运动

肌肉覆盖下颌骨的各个面，蝶下颌韧带（或颞肌的深部束）起源于腭骨椎突的前表面，并终止于下颌骨内侧面和翼肌粗隆[7]。根据最近的研究，这块肌肉是颞肌的一部分，它的纤维呈更垂直的方向走行，与咬肌一起发挥咀嚼作用[8]；它的功能可能是减轻颞肌收缩时拉下颌向后的效应。

肌肉及其功能

下颌骨下的肌肉系统主要负责通过与舌骨的附着来降低和后退下颌。

舌骨上肌群

舌骨上肌群包括二腹肌、颏舌骨肌、茎突舌骨肌和下颌舌骨肌。二腹肌通过颞骨乳突连接下颌骨到舌骨再到颅骨（表4.2）。

茎突舌骨肌也通过茎突连接到颅骨，这对茎突下颌韧带和茎突舌骨韧带有重要影响，有些病例中这些韧带有可能发生病理性钙化。在舌骨上的附着包括舌肌，如舌骨舌肌、颏舌肌和软骨舌肌。舌外肌肉系统还包括腭舌肌和茎突舌肌。前者起自腭筋膜，是吞咽时降低软腭以及抬高舌根的肌肉；而后者则起自颞骨茎突，也参与吞咽运动。颏舌肌仍然是唯一的一块伸舌肌，舌骨舌肌是一块降舌肌。舌头的神经支配包括3种纤维类型：运动纤维、特殊感觉纤维（味觉）和一般感觉纤维（感觉）。除了腭舌肌由迷走神经（第Ⅹ对脑神经）支配外，舌下神经（第Ⅻ对脑神经）为舌头所有肌肉提供运动神经支配。舌前2/3的味觉通过面神经（第Ⅶ对脑神经）的鼓索以及三叉神经（第Ⅴ对脑神经）传递，舌后1/3通过舌咽神经（第Ⅸ对脑神经）传递味觉/感觉。舌根：通过喉上神经（迷走神经，第Ⅹ对脑神经）传递味觉/感觉。

舌骨下肌群

甲状舌骨肌、肩胛舌骨肌和胸锁甲状肌（胸骨甲状肌）都是降舌骨肌。以锁骨为附着点，胸锁甲状肌通过乳突附着到颅骨上。以上所有肌肉相互交织并相互作用，共同调节颅骨–下颌骨–舌骨–胸骨肩胛链的运动（表4.3）。

舌

舌的解剖结构复杂，它承担了口腔颌面系统最重要的功能：吞咽。表4.4和表4.5简要描述了舌肌及其神经支配。

舌外肌群伸展到舌组织外部，其重要性在于它将舌体锚定在舌周围的骨骼结构上。舌内肌群能够改变舌的形状，并负责舌的定位。

表4.2 舌骨上肌群名称、起点、止点及神经支配总结

肌肉名称	起点	止点	神经支配
二腹肌（前腹）	下颌骨二腹肌窝	中间腱	三叉神经下颌支（下颌舌骨肌神经，三叉神经第三分支）
二腹肌（后腹）	颞骨乳突切迹	中间腱	面神经（CN Ⅶ）
颏舌骨肌	下颌骨联合下颏棘	舌骨	含第一颈神经的舌下神经（CN Ⅻ）
茎突舌骨肌	颞骨茎突	舌骨	面神经（CN Ⅶ）
下颌舌骨肌	下颌骨舌骨线	舌骨	三叉神经下颌支（下颌舌骨肌神经，三叉神经第三分支）

表4.3 舌骨下肌群名称、起点、止点及神经支配总结

肌肉名称	起点	止点	神经支配
胸骨舌骨肌	胸骨柄、锁骨以及胸锁后韧带	舌骨下缘内侧	颈袢（C1–C3）
胸骨甲状肌	胸骨柄后面及第一肋软骨	甲状软骨斜线	颈袢（C1–C3）
甲状舌骨肌	甲状腺软骨	舌骨体下缘及舌骨大角	颈1脊神经（舌下神经）
肩胛舌骨肌（上腹）	中间腱	舌骨	颈袢上根（C1）
肩胛舌骨肌（下腹）	肩胛骨上缘	中间腱	颈袢（C1–C3）

表4.4 舌内肌总结

肌肉名称	起点	止点	血液供应	神经支配
舌上纵肌	舌中隔，舌后部	舌尖/前外侧缘	舌动脉分支（颈外动脉）	舌下神经（CN Ⅻ）
舌下纵肌	舌根	舌尖	舌动脉分支（颈外动脉）	舌下神经（CN Ⅻ）
舌横肌	舌中隔	舌侧缘	舌动脉分支（颈外动脉）	舌下神经（CN Ⅻ）
舌垂直肌	舌根，颏舌肌	舌腱膜	舌动脉分支（颈外动脉）	舌下神经（CN Ⅻ）

表4.5 舌外肌总结

肌肉名称	起点	止点	血液供应	神经支配
颏舌肌	下颌骨的上颏棘	舌背、舌腱膜、舌骨	舌动脉、下颌下动脉、面动脉	舌下神经（CN Ⅻ）
舌骨舌肌	舌骨体，舌骨大角	舌的下部/腹侧部分	舌动脉、下颌下动脉、面动脉	舌下神经（CN Ⅻ）
茎突舌肌	颞骨的茎突	下纵肌/舌下肌	舌动脉、下颌下动脉、面动脉	舌下神经（CN Ⅻ）
腭舌肌	腭腱膜	舌的侧缘，与舌内肌混合	面动脉的腭支、咽动脉	迷走神经（CN Ⅹ）

舌外肌群具有非常复杂的功能。颏舌肌降低并使舌头伸出，而舌骨舌肌则降低和使舌头缩回。茎突舌肌和腭舌肌更像提升器一样起作用。腭舌肌还有咽部闭合作用，对于吞咽过程非常重要，因为它负责在食物进入食管后封闭口腔。这块肌肉也是舌外肌群中唯一由迷走神经支配的肌肉。已经证明，对舌下神经的电刺激能够间接地作用于这块肌肉而增加腭后空间，因此，它可能是治疗阻塞性睡眠呼吸暂停综合征（OSAS）的重要肌肉[9]。

筋膜系统

筋膜是一种可解剖的结缔组织聚合体组成的鞘膜，它附着、包裹和界定肌肉、骨骼、器官、血管、神经[10]。筋膜系统代表了身体结构的隐藏部分。我们经常试图从解剖特征来理解和解释功能，但这种尝试往往失败，因为我们倾向于把人体分解成各个部分。这是对肌肉骨骼系统的分割，同时将整体运动分解为单一运动，这使我们无法从更广泛的视角来看待和理解一个协调而复杂的运动[11]。肌肉骨骼系统是如此复杂，以至于改变其中任何一部分都可能影响整个机体的功能[12]。因此，应该用一种更加整体的方法来理解人体的功能和运动。

一般来说，筋膜主要分为3类（表4.6和图4.3）：

- 深筋膜：如肌腱和韧带，或腱膜。非常致密且强韧
- 中筋膜：如内脏筋膜
- 浅筋膜：存在于表皮之下，质地疏松，所以被认为是疏松筋膜

深颈筋膜通常被划分为浅层、中层和深层。浅层附着在下颌骨体的下缘，向后附着在乳突和枕骨上，其下方部分连接到胸骨、锁骨、肩胛骨和舌骨。中层在两个肩胛舌骨肌之间伸展，向上在舌骨和胸骨之间，向下到胸廓。深层附着在上方的枕骨上，侧面附着在颈椎上。后筋膜分布到咽部、喉部和食管。

头颈部解剖学之所以有趣，是因为它有助于我们理解牙科和口腔外科治疗对更远解剖区域可能产生的影响。起自舌下的前部深筋膜的附着点向上延伸至肺部，向下延伸至骨盆，再向下经过腿部后部，一直延伸到足弓，然后结缔组织分布到拇长屈肌。这不仅证实了我们对整个身体应该作为一个整体来考虑的观点，同时也引发了关于成人舌系带延长手术效果的有趣讨论。当在成人中解决舌系带问题后，患者头痛/颈部痛的症状马上得到持续缓解的例子并不罕见。

筋膜系统是一个复杂的张力网络，它包裹着器官、血管、神经以及人体的几乎所有内容。这种张力网络成分与压缩成分（骨骼）一起，构成了人体的生物张力完整性模型[13]。生物张力完整性模型代表了一种现代的生物解剖结构解释模型，

表4.6 波士顿筋膜组织命名法（由Huijing和Langevin在2009年提出的术语）

术语分类	中文翻译
Superficial fascia	浅筋膜，皮肤的最下层
Deep fascia	深筋膜，环绕内部器官
Intramuscular septa	肌间隔，肌肉之间的组织
Interosseal membrane	骨间膜，骨头之间的组织
Dense connective tissue	致密结缔组织，密集排列，不规则
Areolar connective tissue	蜂窝结缔组织，非密集排列，位于皮肤和深筋膜之间
Epimysium	肌外膜，围绕肌纤维
Intra-extra-muscular aponeurosis	肌内、肌外腱膜，多层组织
Endomysium	肌内膜，显微镜下纤维，蜂窝状结构
Neurovascular tract	神经血管束，血液、淋巴和血管
Periost	骨膜，围绕骨头的组织

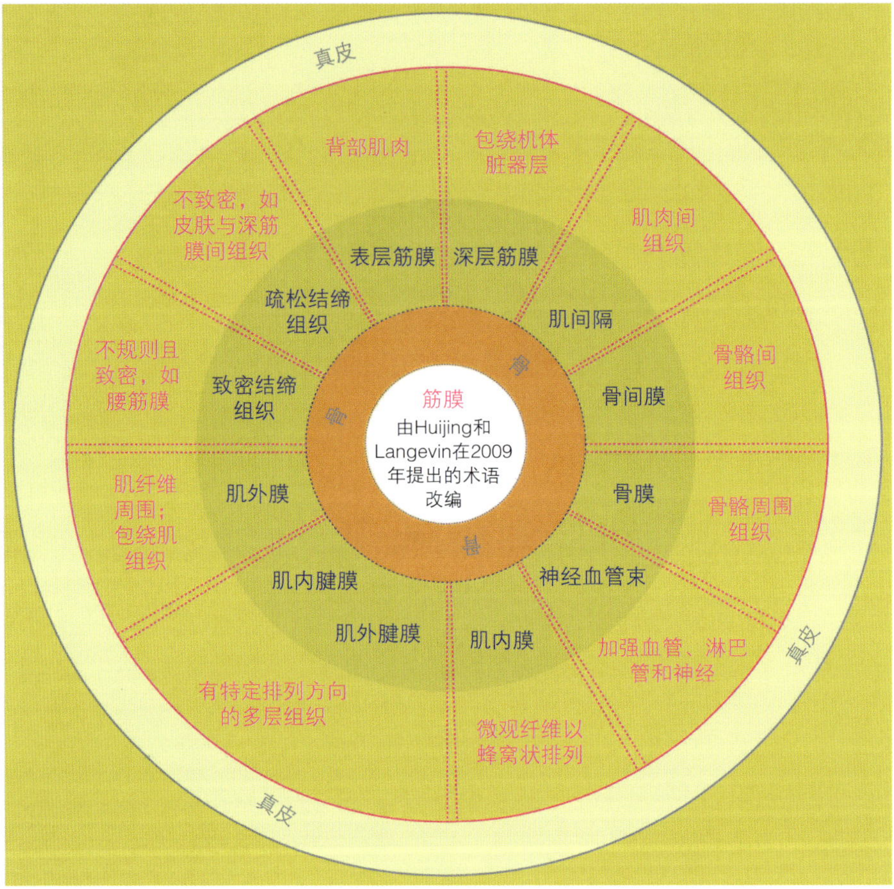

图4.3　筋膜圆形图（由Joanne Avison绘制），收录于《Yoga Fascia Anatomy & Movement》第2版（2021，Handspring Publishing，Edinburgh）。该作品更新包括了对Huijing和Langevin的适应性修改，同时参考了间质和真皮（由Neil Theise博士添加）以及骨骼（由临床解剖学家John Sharkey和解剖学与胚胎学荣休副教授Jaap van der Wal博士提供）的内容，2024年出版的《Myofascial Magic in Action》（Handspring / Singing Dragon，Edinburgh）。（经许可可转载自Art of Contemporary Yoga Ltd）

它可以将功能和结构融合到一起，是对机体功能的更高程度的理解。人类身体由骨骼构成，而“软组织悬挂其上”的古老概念应该为生物结构的新视角让路。

筋膜系统，一个经常被忽视但至关重要的解剖组成部分，在医学领域长期被低估。它作为包裹肌肉和其他解剖结构的“鞘”，促进了肌肉组织之间平滑无阻力的滑动，从而增强了它们适应各种运动需求的能力。此外，这种肌肉和肌肉群的包裹通过限制肌肉形状的过度变化防止了肌肉力量的耗散。这导致了一种机械增强或机械包裹，有利于将力量转向特定解剖部位来执行特定的任务和功能。

将TMJ视为杠杆系统的观念也应该被视为过时的。生物张力完整性和最新的TMJ功能解剖学观点应该能够解释TMJ负荷方面未得到解释的一些临床现象[14]。事实上，关节窝主要由薄骨组成，并不是设计来承受重大压缩力的解剖结构。这将我们引向牙科中另一个长期的辩论，即如何定义正常的TMJ负荷。生长发育的刺激来自正常的功能性负荷，但与关节结构的过度超载可能导致关节退行性变的力量不同，功能性负荷是正常解剖结构与平衡的肌功能相结合的产物[15]。就像运动员举重时习惯于在背部举起数百千克而不会对膝盖和其他关节造成任何损害一样，TMJ负荷也是如此。人体天生具有抗压负载能力，这种能力超出了其所构成的单个解剖结构负载能力的逻辑总和。生物张力完整性模型通过展示这些力量是在整个结构中分布，而不是单个解剖部分，为功能性负荷提供了一个合理的解释。当然，杠杆系统解释会导致TMJ的过度负荷，但这种观点现在应该被更正。

对过度负荷的理解仍然是一个推理，但偶尔可以观察到，过度负荷能够导致关节退化，这种退化似乎与任何明显的肌肉病理或咬合病理无关[14]。从咬合的角度来看，过度负荷和随后对TMJ结构的损害是由错𬌗畸形引起的变化造成的，这种错𬌗畸形改变了下颌相对于上颌的空间关系，因此将负荷分配到特定部位而不是功能性实体。这超出了结构的耐受性，导致退行性反应。

筋膜机械感受器对肌肉系统张力变化非常重要。其他参与的受体，如帕西尼受体，对本体感觉反馈和运动感知[16]很重要。筋膜内的高尔基肌腱受体只有在肌肉收缩时才会被激活[17]，这可能解释了为什么超低频经皮电神经刺激（ULF-TENS）在降低肌肉张力方面是有效的。高尔基受体在肌腱中的比例不到10%，其余90%位于肌腱膜、囊、韧带和肌腱结合处。帕西尼（Pacini）/帕西尼型（Paciniform）小体和鲁菲尼（Ruffini）小体在肌腱连接处的数量比在肌肉中多，类似于高尔基腱器官（Golgi Tendon Organ）这些机械感受器对压力变化更敏感，也在咬肌中被发现。最丰富的筋膜内机械感受器是间质Ⅲ型和Ⅳ型。它们构成了人体最大的感觉器官，并向中枢神经系统（CNS）发送了最多的传入感觉。这意味着肌筋膜组织是负责所有传入的最重要的器官。早在1974年进行的研究表明，颞肌、咬肌和舌骨下肌筋膜中的Ⅲ型与Ⅳ型受体显示出对下颌运动和筋膜及皮肤的拉伸“反应”；此外，“还有下颌位置和运动的感觉”[18]。

这就构成了一个复杂的感官网络，而中枢神经系统（CNS）对运动反应的复杂性远远超出了单一肌肉的激活。相反，运动系统的功能单元是运动单元。这些运动单元可以被激活并微调以进行非常精确的运动。甚至可以激活单个运动单元[19]。筋膜系统非常活跃，虽然通过刺激这些感受器来减少僵硬度和放松肌肉的手法治疗是明确的，但可以假设通过ULF-TENS激活高尔基受体降低肌肉张力。同时，间质类型Ⅲ和Ⅳ的终止激活可能导致局部血流的增加。自主神经系统（ANS）可能通过TGF-beta1信号通路与筋膜僵硬度相关联，这是一种转化生长因子，控制着许多细胞反应，可能直接作用于筋膜肌成纤维细胞[20-21]（图4.4和图4.5）。

对人体解剖结构需要有更现代的视角。将身体视为机械对象的传统概念必须被一个神经生物学模型所取代，在该模型中，身体被视为一个自我调节的生物系统，涉及非线性系统动力学、复杂性和自创生[20-21]。这一观点对诊断和治疗的影响，改变了神经肌肉牙科医生在处理与咬合相关问题时的态度，这与传统的处理方式不同。结构与功能之间的区别变得不那么明显，神经系统现在被纳入治疗方式中。单纯地解决问题的工作方式逐渐减少，转而更加支持“增强”自然存在于每个人体内的自我调节过程。为了支持正畸治疗的功能性方法，我们还需要什么？将口颌系统视为自我调节生物系统的一部分的概念，意味着我们不仅要在正畸牙齿移动中应用较小的力量，更重要的是引导咬合和功能到达一个点，在这个点上，这些自我调节的力量足以稳定咬合和相关功能。

筋膜系统的重要性不容忽视，必须被视为活跃地对肌肉运动起调节作用的实体。如果是这样，通过ULF-TENS进行肌肉去适应后获得的下颌休息位置就是肌肉

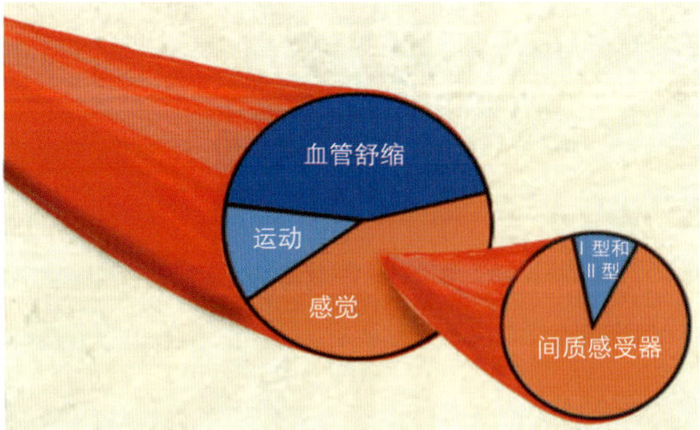

图4.4 在典型的肌肉神经中，感觉神经元几乎是运动神经元的3倍。注意，只有一小部分感觉信息来自肌梭的Ⅰ型和Ⅱ型感受器——高尔基感受器、帕西尼感受器和鲁菲尼感受器。大部分感觉输入来自Ⅲ型和Ⅳ型感受器，或称为间质感受器，这些感受器与自主神经系统密切相关。（来源：“Fascia as a Sensory Organ” A Target of Myofascial Manipulation Robert Schleip, Ph.D，经许可转载自www.somatics.de）

感受器类型	首选位置	反应的特定刺激	刺激的已知结果
高尔基感受器 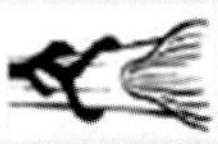 Ⅰb型	• 肌腱结合处 • 腱膜附着区 • 外周关节韧带 • 关节囊	高尔基腱器官： 对肌肉收缩反应 其他高尔基感受器可能 仅对强拉伸有反应	相关横纹运动 纤维的张力减少
帕西尼感受器 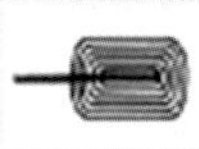 Ⅱ型	• 肌腱结合处 • 深层囊层 • 脊柱韧带 • 包裹肌肉组织	快速压力变化和振动	用作运动控制的 本体感觉反馈（运动感知）
鲁菲尼感受器 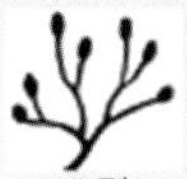 Ⅱ型	• 外周关节韧带 • 硬脑膜 • 外囊层 • 其他与常规伸展 相关的组织	类似帕西尼， 但也对持续压力有反应 特别对切线力 （侧向伸展）敏感	抑制交感活动
间质感受器 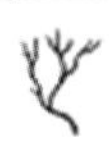 Ⅲ型 & Ⅳ型	• 最丰富的感受器类型， 几乎无处不在，甚至在 骨骼内 • 在骨膜中的密度最高	快速和持续的压力变化 50%是高阈值单元 50%是低阈值单元	血管舒张变化 以及明显的血浆外渗

图4.5 筋膜中的机械感受器。（经许可转载自Schleip R 2003: Fascial plasticity–a new neurobiological explanation. Journal of Bodywork and Movement Therapies 7(1):11–19 and 7(2):104–116. With friendly permission of www.somatics.de）

张力降低和相关筋膜反应的结果。因此，在这方面，ULF–TENS仍然不可替代，并且必须在尽可能降低牙齿/牙周本体感知的环境中应用。减少或消除所有可能到中枢神经系统的传入信号会降低下颌运动感知，并增加功能记忆的丧失。

来自舌头的传入刺激也很复杂。三叉神经的下颌分支（CN Ⅴ，第三分支）传导来自舌背侧和舌侧部的冲动。面神经（CN Ⅶ）的分支传导特殊的味觉信号。迷走神经传导来自舌根部的感觉刺激，而舌咽神经传导来自舌轮廓乳头的感觉信号。向中枢神经系统传入的感觉信号能够激活和调节吞咽的级联反应运动。这些刺激改变吞咽强度，触发蠕动，并引发下意识的咽部吞咽[22]。一些感觉输入可以诱导皮层反射，这很重要，因为可以证明外周治疗刺激可以增强、调节或改变吞咽障碍[23]。口内刺激是外源性治疗措施尝试施加的具有特定特征的感觉输入。例如，Froggy Mouth®器械用于使婴儿吞咽向成人吞咽的晚期过渡正常化。这个器械施加口腔刺激，可以增加突触产生，并刺激皮层和皮层下通路以促进这种过渡[24]。其他感觉输入可以刺激伤害感受器，如粘接于上下颌切牙的舌刺用于治疗前伸舌。这些治疗效果的好坏与刺激的持续时间/是否中断直接相关。总会有个体反应差异，因此并不能保证所有治疗成功。重要的是，无论如何，在口腔环境中对任何刺激都有本体感知反应，这可以为吞咽行为障碍带来积极的结果。吞咽本身就是一系列复杂的事件，改变外周刺激以纠正舌前伸或与姿势相关的异常可能是帮助重建舌功能而实现正确吞咽的有效措施。需要进一步的研究来支持这些治疗在自发吞咽唾液及相关问题中纠正吞咽缺陷的有效性。唾液的自发吞咽是对周围刺激的一种更皮层下的反应，例如唾液的积累。

因此，要得出关于传入口腔刺激到中枢神经系统神经通路重要性的结论，这对神经肌肉临床医生来说是个感兴趣的领域，必须强调任何能够改善吞咽的口内刺激都是朝着治疗目标迈出的积极一步，而且由于这种刺激的有效持续时间未知，因此应尽可能延长。此外，这些刺激可能来自伤害感受器，或者仅仅是刺激本体感知，以增加舌位/姿势的立体感知。舌位是错𬌗畸形的一个基本因素，因此应该积极地加以解决[25-27]。关于不良舌位的定义一直存在一些争议，但一般来说，在休息时，舌头不应与上下切牙有任何接触。舌休息位置应该与颅骨，即上下颌骨复合体的固定部分相关。上颌骨的解剖结构显然是为了容纳这个器官而设计的。

董长春

经皮神经电刺激（TENS）和表面肌电图：咬合记录和骨性不调的重要辅助诊断工具

5

Transcutaneous Electrical Nerve Stimulator (TENS) and Surface Electromyography: Important Diagnostic Aids for Bite Registration and Skeletal Discrepancies

经皮神经电刺激

经皮神经电刺激（TENS）应用是口腔科治疗一般肌肉骨骼疼痛广泛认可的方法[1-6]。我们特别关注探索超低频经皮神经电刺激（ULF-TENS）的诊断应用。虽然其他类型的TENS已被用于治疗颞颌关节疼痛和肌筋膜疼痛综合征等疾病，但ULF-TENS的独特性在于它采用高强度和非常低频的电流（类似于针灸的电流），使之成为治疗颅面部疼痛的有效工具[5-6]。值得注意的是，传统的TENS采用低强度和高频率的电流，而增强TENS则采用高强度和高频率的电流。科学界已经接受了ULF-TENS的临床疗效和实用性，将其用途总结为以下5点：

1. 颞下颌关节疼痛治疗。
2. 减轻与肌肉痉挛相关的症状。
3. 放松肌肉并促进血液循环。
4. 用于咬合记录。
5. 用于义齿印模。

毋庸置疑，ULF-TENS对于颞下颌关节相关疼痛的治疗效果显著，这可能是该设备广受欢迎的重要原因之一。在使用过程中，可以通过表面肌电图（s-EMG）

F. Savastano, *Neuromuscular Orthodontics*,
https://doi.org/10.1007/978-3-031-41295-0_5

对其进行有效监测[5-19]。ULF-TENS对于TMD以及与口颌系统相关的肌肉痉挛的管理同样表现出色。**J5®Dental TENS**（Myotronics，USA）设备在不存在肌肉痉挛的情况下，对于缓解与颞下颌紊乱相关的疼痛尤为适用。当我们谈论由肌肉引发的疼痛时，称为肌痛。其原因可能与动脉血管的收缩有关，这种收缩会导致血流减少，同时代谢废物的蓄积也可能是一个重要因素。因此，肌痛通常伴随着慢性肌肉运动过度和随之而来的肌肉疲劳。由超负荷运动和副功能运动引起的下颌功能活动往往会产生疼痛。这种疼痛可能源于咀嚼肌的肌功能障碍，进而导致下颌运动范围的减少。中枢神经系统在此过程中可能起着调控肌功能变化的作用。肌肉张力增高，即肌肉紧张度的增加，是这一系列变化的一个表现。而肌肉痉挛，则是由于咬合突然改变或肌肉急性创伤导致痛觉传导增加而产生的生理反应。这种拮抗肌的反应实际上是对受伤肌肉和相邻解剖结构的一种保护机制。它通过减弱肌功能、缩短肌肉长度来减轻疼痛，从而减少可能引起疼痛的运动。这可以被视为中枢神经系统的自我保护效应，为功能活动开启了一种**回避模式**，从而增加了日常的口颌肌肉适应性水平。简而言之，肌肉痉挛是一种保护性的拮抗肌收缩反应。ULF-TENS在那些肌肉长度并未明显缩短，但肌肉张力需要放松的情况下显得特别有用。同时，ULF-TENS对慢性疼痛的疗效也已经得到了证实[1,20]。

肌肉痉挛的特征在于某些运动单位中枢激活的持续增强，这通常伴随着肌肉长度的减少，可能是长时间肌肉僵直的后果。肌肉痉挛表现为肌群或肌肉突然、短暂且频繁的疼痛性收缩，其诱因可能包括过度使用、疲劳、脱水或电解质失衡等。这些痉挛可能自发产生，也可作为对体力活动或运动的反应。它们不仅可能带来剧烈疼痛，还可能导致受影响的肌肉出现不自主的抽搐或痉挛现象。在某些情况下，肌肉痉挛甚至可能引发急性咬合错乱。特别是当痉挛影响到颞肌或咬肌时，会导致开口受限，并伴有急性持续性的疼痛症状。鉴于上述，ULF-TENS疗法，这一常与情绪压力治疗相关联的方法，被视为**预防肌肉痉挛**的重要手段。值得注意的是，表面肌电信号的增加与肌肉痉挛之间的直接关联并不显著[21-22]，因此，将表面肌电图作为肌肉痉挛的诊断辅助工具，其有效性是值得商榷的。在肌肉痉挛发生时，ATP储备可能被迅速耗尽，导致没有足够的能量来分离肌动蛋白和肌球蛋白微丝。此时，缺氧条件会刺激无氧代谢途径以合成ATP，但这一过程会产生乳酸等有害副产物。这些有害副产物的蓄积不仅会引起疼痛，还会进一步损害肌功能。因此，在解决导致肌肉痉挛的潜在病因之前，持续反复的病理性疼痛可能会不断加剧肌功能的恶化。

其他治疗方法中，局部麻醉注射常被用于缓解疼痛。长时间的肌肉痉挛如果未得到妥善处理，可能诱发肌炎，即肌肉组织的炎症反应。在肌炎状态下，疼痛不仅限于功能障碍，更会持续存在，并伴随炎症常见的热、红、肿、痛及功能障碍等症状。值得注意的是，肌炎常被视为一种由中枢神经系统介导的慢性肌痛状态。关于ULF-TENS疗法在肌肉痉挛和肌炎期间的使用，笔者持保留态度，因缺乏确凿证据表明其有效性。考虑到任何形式的肌肉激活在炎症期都可能加剧疼痛，并且肌肉组织在发炎时可能已大量消耗能量储备（如ATP），因此强行激活肌纤维似乎并不合理。相比之下，休息和抗炎药物被视为更为稳妥的治疗选择。同时，控制情绪压力也至关重要，因为它可能是诱发或加剧肌肉痉挛和肌炎的一个因素。如果肌炎由病毒或细菌感染所致，治疗则主要聚焦于使用抗病毒或抗生素药物以消除病原体。因此，准确诊断肌肉状态并充分了解ULF-TENS在缓解疼痛方面的局限性，对于制订有效治疗计划至关重要。当颞下颌关节疼痛和肌肉痉挛源于关节绞锁（如开口受限）或锁定（如张口度减少）时，笔者建议避免使用ULF-TENS。这是因为在此情况下，关节盘可能干扰髁突的正常运动，而ULF-TENS过程中咬肌和颞肌的激活可能会拉伸附着于关节盘后部的组织，从而引发疼痛。这种疼痛不仅可能源于盘后组织，还可能涉及周围肌肉，并对肌肉放松产生不利影响。

肌筋膜疼痛通常指的是那些不仅局限于肌肉，还涉及肌筋膜触发点及其相关结构（如肌腱和韧带）区域的疼痛体验[23]。这种疼痛往往与肌肉痉挛和中枢性痛觉过敏有着千丝万缕的联系。尽管对肌筋膜触发点的治疗及其确切存在性仍存争议，但已有学者对ULF-TENS在治疗此类疼痛中的潜在作用给出了可能的解释[24]，而另一些学者则更倾向于使用高频TENS作为扳机点疼痛的治疗手段[25]。

ULF-TENS的疗效并不直接依赖于肌肉过度收缩的缓解。实际上，如前所述，疼痛往往与肌肉的过度劳损密切相关。在ULF-TENS的应用中，升颌肌群的节律性激活扮演了类似“泵”的角色，有效促进了血流循环，进而减少了代谢废物的积累[26-27]。然而，当前多数关于TENS治疗颅面部疼痛的研究，均未能充分诊断肌肉的初始生理或病理状态，这直接导致了在验证ULF-TENS对非感染性肌炎和肌肉痉挛疗效方面缺乏坚实证据。慢性肌炎则是一个由未得到及时控制的有害因素通过中枢介导而发展的过程，这些有害因素在触诊或功能活动中会显著加剧痛觉过敏。值得注意的是，现有报道在病例收集上可能更侧重于症状描述，而非基于体征或客观数据的深入分析，这在一定程度上限制了我们对ULF-TENS疗效的全面理解。

J5® Dental TENS（Myotronics，USA）作为一种ULF-TENS设备，在牙科领域的应用正日益广泛。该技术在神经肌肉诊断过程中扮演着重要角色，其核心功能在于减少或消除由中枢神经系统（CNS）介导的下颌适应性调节。这一目标的实现依赖于在特定解剖位置——第Ⅴ对颅神经（三叉神经）和第Ⅶ对颅神经（面神经）穿行的冠状切迹（位于喙突与髁突之间的区域）——精确放置电极。通过电刺激，J5® Dental TENS能够激活由第Ⅴ和第Ⅶ对颅神经支配的肌群，翼外肌便是其中之一。这种精准的神经传导刺激对于评估和治疗相关病症至关重要。表5.1详细记录了当电极分别置于冠状切迹及"Prabu"点时，ULF-TENS应用所展现的具体效果与优势为临床操作提供了有力的数据支持[28]。

使用Aqualizer®类型的咬合板在咬合、吞咽或其他下颌运动期间，能够有效阻断来自牙周膜向中枢神经系统传递的神经冲动，这是至关重要的。ULF-TENS技术通过减少过度的肌肉活动并促进肌肉放松[13,29]，成为应用此咬合板的另一重要辅助手段，尤其是在肌肉已处于相对松弛状态且EMG信号较低的情境下。在神经肌肉咬合记录[30]以及肌轨迹和肌中心的确定过程中[6-9,31-33]，ULF-TENS对于肌肉的"去程式化"或放松状态起到了不可或缺的作用。此外，日益增多的研究证据表明，TENS技术（包括ULF-TENS）在治疗TMD方面具有显著疗效，这主要得益于其能够有效调整颈椎位置[28,34-35]。这一发现尤为重要，它不仅拓宽了ULF-TENS在颅面区域的应用范围，还强化了其在TMD及非TMD患者姿势康复中的潜力[36]。然而，关于TMD患者颈椎姿势变化的有效性，学术界存在不同观点：一些研究未能明确显示颈椎姿势的显著改善[37-38]，而另一些则报告了正相关关系[39]。这一分歧凸显了问

表5.1　ULF-TENS影响三叉神经（Ⅴ）、面神经（Ⅶ）和副神经（Ⅺ）所支配的肌肉

三叉神经（Ⅴ）下颌支	面神经（Ⅶ）	副神经（Ⅺ）
咬肌	鼻部肌肉	胸锁乳突肌（运动神经元位于第一和第二颈椎间）
颞肌	颊肌	斜方肌（运动神经元位于第三和第四颈椎间）
翼内肌	笑肌	软腭、喉和咽部的运动控制
翼外肌	口轮匝肌	
腭帆张肌	下唇/颏肌	
下颌舌骨肌	颈阔肌	
二腹肌前腹	二腹肌后腹	

题的复杂性，需要进一步深入研究。鉴于神经肌肉矫形治疗在显著改善TMD患者关节疼痛、弹响及颈部疼痛方面的成效，且该治疗往往伴随着颅颈姿势的积极调整，我们可以合理推测，颈椎姿势的矫正与TMD的体征和症状之间存在着紧密的联系[40-41]。

口腔神经肌肉学领域的核心目标之一，是确定生理性休息位（PRP），即一个不受咬合干扰的自然休息状态。为实现这一目标，存在多种技术和方法，旨在放松咀嚼肌群，使下颌得以进入理想的休息状态。当进行吞咽或正中殆位时，牙齿初次接触会触发牙周膜、肌肉、肌腱及筋膜中的感受器，向中枢神经系统发送神经信号，进而调节下颌姿势肌肉的活动，使下颌自动调整至**习惯性休息位**（HRP）。这一位置是中枢神经系统根据长期咬合习惯与需求，通过精细调节所确立的下颌最佳“起始点”，以确保高效执行如吞咽等日常功能活动。在此过程中，部分升颌肌保持轻度激活状态，以维持约2mm的适宜息止殆间隙，这是保障下颌稳定与功能效率的关键。肌肉记忆在此发挥着至关重要的作用，它通过形成适应咬合需求的功能性调整，减少了不必要的能量消耗，从而促进了口腔系统的整体健康与舒适。

Piero Silvestrini博士和笔者在使用ULF-TENS进行去程式化过程中测试了几种咬合介质，包括Aqualizer®[42-43]。Aqualizer®显著改变了肌肉放松的质量和速度，并简化了整个去程式化过程。随机选择的患者中，超过90%在使用了20分钟的TENS/Aqualizer®后，其s-EMG输出正常。即使肌肉已经充分放松，也会使用40分钟ULF-TENS，因为TENS对于包裹和支撑下颌组织（筋膜、韧带和肌腱）的作用不能通过s-EMG监测到。按照说明书的步骤使用ULF-TENS能改变上颌/下颌的关系。这与此前一些研究结论相反，因此按照TENS/Aqualizer®推荐的治疗步骤或指南还需要进一步研究。文献中已详尽地描述了使用ULF-TENS和蜡作为牙齿咬合介质进行咬合记录的步骤[7-8,17,33,44]。

Myotronics公司的J5® Dental TENS系统配备了4个刺激通道，每侧成对设置且均可独立调控。其独特优势在于能够同步刺激三叉神经（颅神经Ⅴ）和面神经（颅神经Ⅶ），以及颈部和上肩区域的肌肉。这一设计融入了ULF-TENS的最新技术成果，通过增加2个额外通道，显著提升了TENS装置的性能（图5.1～图5.3）。

在本书中，我们不会深入探讨使用ULF-TENS技术来获取全口可摘义齿印模的具体程序及其重要性。但值得一提的是，这些印模的独特之处并不仅仅局限于对

图5.1 侧方电极安置及与J5 Myomonitor®（Myotronics，Seattle，USA）的连接。

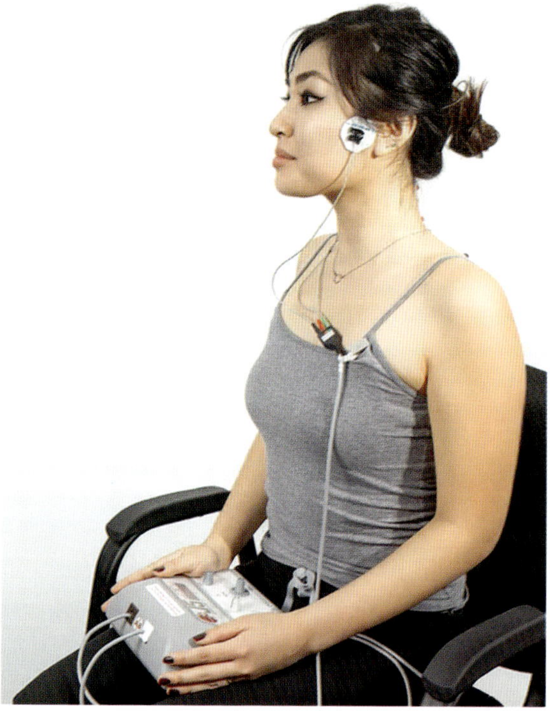

图5.2 接上图示后方电极的安置。

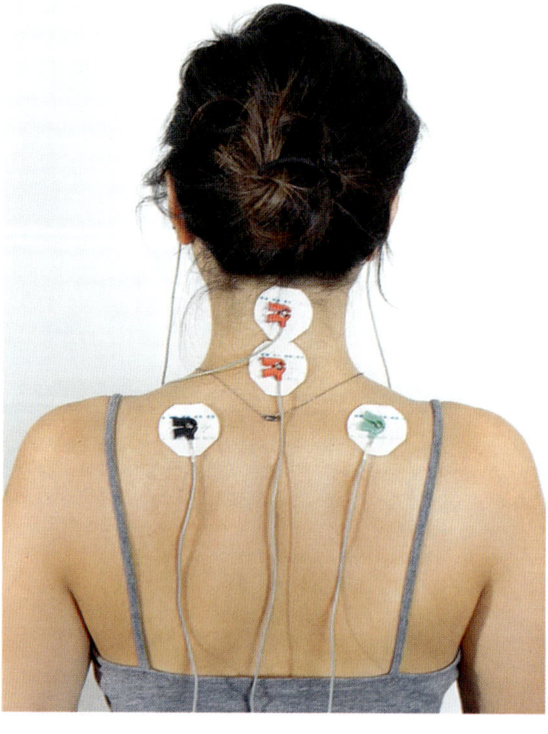

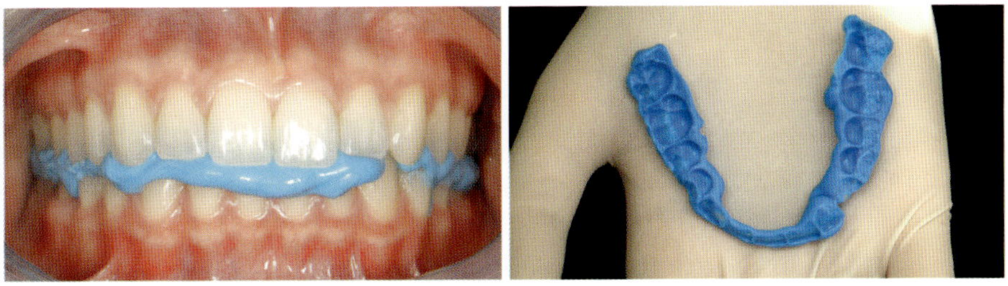

图5.3 左图：口内硅橡胶咬合记录；右图：硬化的咬合记录。

牙齿和口内静态结构的记录，更重要的是，它们能够捕捉到肌肉的“印记”，这种特性显著提升了最终口腔模型的精确度和质量。

咬合记录技术的步骤

以下步骤同时适用于全面的**K7®诊断指南**和“仅TENS”咬合记录技术。尽管“仅TENS”技术因缺乏肌运动图控制而要求操作者具备特定的技能和经验，但两者均被视为有效的诊断与记录手段。笔者强烈推荐采用Myoprint®及其类似技术进行咬合记录，即便这些方法正逐渐面临其他新型材料/技术的挑战与替代。关于头部姿势的重要性，前文已有所阐述，患者在接受记录时应保持舒适且挺直的坐姿，并借助镜子来确保头部处于自然放松的姿态。

1. 使用90%酒精**彻底清洁皮肤**，并严格按照规格要求将电极贴附到位。
2. **将Aqualizer®轻柔地插入患者口内**。Aqualizer®的尺寸和高度应由临床从业者根据患者的具体临床情况灵活确定。在不确定最佳体积时，应倾向于选择最小的尺寸，以避免垫子体积过大而占据全部息止𬌗间隙。对于骨性不调导致的深覆𬌗患者，这一点尤为明显，但对于存在轻微开𬌗倾向的患者，判断则更为复杂。因此，在所有诊断流程中纳入侧位片检查，有助于更准确地评估息止𬌗间隙。一般而言，骨骼的形态特征能为评估息止𬌗间隙提供有价值的线索。
3. 如果执行“仅TENS”技术，**应引导患者放松，让下颌在重力作用下自然下垂**。随后，启动J5®设备，并将强度初始设置为零。接着，在选定的颅神经Ⅴ和Ⅶ（冠状切迹附近）对应的刺激通道上，逐渐增大刺激强度。为确认刺激强度的适宜性，可将手指轻置于患者下切牙上，感受下颌在脉冲作用下的轻微上抬。

临床操作中，下颌运动的检查与测量主要依赖手指的触感。如果采用K7®诊断系统进行全面诊断，则需等待扫描9（静息状态下的s-EMG）完成记录与存储后，再进行ULF-TENS的应用。此时，你可以选择任何合适的扫描模式来监测ULF-TENS作用下的下颌运动。扫描期间观察到的峰值应足以支持后续肌肉轨迹的计算（0.5～0.7mm）。一旦设定好强度，即可开始检查患者。随着患者逐渐放松，可能需适时降低刺激阈值，此过程可能需要多次调整。在完成约45分钟的TENS治疗后，即可准备进行咬合记录。

4. **咬合记录时，**对于“仅TENS”程序，需使用长镊子轻轻夹住Aqualizer®并缓慢牵拉以使其滑出。在此之前，务必提醒患者想象你不在场，并尽量避免下颌的任何主动运动（如开口），以配合取出Aqualizer®。在降低TENS强度的同时，告知患者在取出Aqualizer®后切勿吞咽口水，且牙齿之间不得有任何接触。如果怀疑患者可能因无意中开口而未能达到理想的肌肉放松状态（PRP），可逐渐增加TENS强度直至观察到轻微的下颌运动。随后，等待直至患者自然恢复至过度开口后的肌肉休息位置（PRP）。如果在此过程中患者因任何原因发生上下颌牙齿接触，则需重新使用Aqualizer®进行放松处理。值得注意的是，重新建立肌肉放松状态可能只需短暂的牙齿接触，但下颌的去程式化过程则相对耗时较长。

当你感觉到患者已经恢复到生理性休息位（PRP）时，应迅速而精确地注射适量的记录材料（如硅橡胶），仅用于捕捉并记录前牙的分离状态，并确保其固定。随后，关闭TENS设备，并在接下来的1～2mm咬合范围内，轻轻用手托住患者的下颌，给予其必要的支撑。这段时间应足以让所使用的硅橡胶材料充分硬化。由于快速固化的硅橡胶通常具有约30秒的操作窗口，因此它是此步骤中的首选材料。一旦硅橡胶凝固，指示患者轻轻开口，然后通过在硅橡胶导板的侧面追加硅橡胶，并引导患者咬合在已硬化的前牙咬合面上，从而完成咬合记录。或者，也可以选择采用全口咬合注射/准备的方法，使用低黏度且工作时间较长的丙烯酸树脂，如Myoprint®或Blue Sapphire™等品牌。由于这些树脂会经历一个弹性阶段，因此在利用ULF-TENS使患者肌肉放松后，可移除Aqualizer®（假设它是一种辅助设备或工具），并指导患者尽量张大嘴巴。此时，在树脂尚处于柔软的弹性状态时，迅速而准确地将树脂放置在下颌的咬合面上。随后，逐步增强ULF-TENS的脉冲强度，直至观察到大约2mm的下颌运动。这一过程中，树脂材料会记录下牙弓之间的精确关系，形成独特的印记。对于仅依赖TENS技术的操作而言，这种记录方式依然是确保精度的最佳方法。当患者感到丙烯酸树脂的温度逐渐升高至难以忍受时，应立即停止操作，并在对其进行必要的修剪后，将记录设置于全新的模型上。

在K7®诊断系统中，下颌记录的肌轨迹步骤具有独特性。这一流程的核心在于，必须首先确保第十次扫描显示Aqualizer®结合ULF-TENS程序已成功实现肌肉的充分放松，之后方可进行第四次或第五次扫描（即咬合记录）。简而言之，肌中心位置是基于肌轨迹计算得出的，它标志着新的咬合中心点。在记录肌中心时，会采用硅橡胶作为记录材料，并引导患者在此新确立的肌中心位置上完成咬合。这一过程可通过计算机屏幕上的实时视觉反馈进行精确控制，或者通过手动方式逐步引导患者到达目标位置。采用K7®系统进行肌中心记录的优势显而易见。首先，它允许操作者直接验证咬合记录的准确性。其次，这一技术能够确保所制作的矫治器与咬合记录保持高度一致，这种一致性不仅体现在Articulator（殆架）上的模拟，更能在实际佩戴中体现。此外，K7®系统还支持同时记录咬合扫描和程序，为后续的评估与调整提供了极大的便利。相比之下，“仅TENS”技术则无法提供如此全面且精准的记录与验证手段（图5.3）。

关于K7®系统使用过程中最为普遍接受的咬合记录技术，有几个要点值得深入探讨。在进行第四次或第五次扫描时（即咬合记录的前置阶段），我们会指导患者咬合至正中殆位（CO）并进行轻微叩齿，以确保ICP的准确确定，随后规划出前伸运动的边界。这一过程实质上是帮助患者重新适应其肌功能。尽管这一流程作为标准操作，能够即时分析出CO相对于后牙接触点（PRP）的位置关系。但是，它无法有效控制从闭合到CO之前及之后，后牙区垂直向空间或位置的变化。这意味着，即便在肌中心记录中我们确保了下颌的矢状位置准确无误，但后部的垂直息止殆间隙仍有可能受到不利影响。换句话说，该记录技术主要聚焦于肌轨迹上的垂直向分离情况，而并不能全面保障下颌在三维方向上的精确对齐。为解决这一问题，我们推荐重新应用Aqualizer®并进行几分钟的张力释放操作，以降低后部垂直高度及下颌扭矩记录在记录过程中受损的风险。这种咬合记录方式在神经肌肉治疗领域内获得了广泛的认可，虽然它已足够满足正畸诊断的基本需求，但关于是否仅凭再次使用几分钟的TENS和咬合介质就能恢复理想的后部垂直息止殆间隙，达到与45分钟ULF-TENS应用后相同的效果，这一点在学术界仍存在争议。因此，在使用K7®系统进行理想的肌中心咬合记录时，最佳实践应是在至少完成45分钟的TENS和Aqualizer®应用，并通过相关扫描检查确认无误之后，再进行后续的咬合记录步骤：

（1）进行扫描4/5时，首先需从患者口中取出Aqualizer®，随后引导患者放松至扫描4所记录的水平状态。

（2）在进行扫描5的过程中，务必确认至少观察到1～1.5mm的TENS峰值信号，随后关闭TENS装置。紧接着，按下空格键以终止扫描5的记录过程。

（3）指导患者轻柔地移动至您预先设定的、位于TENS峰值位置的肌轨迹（此时计算机尚未进行具体计算），或者如果需要更多操作空间，可依据肌轨迹上计算的肌中心位置进行视觉上的精准定位。此步骤同样适用于正面视图的调整。

（4）仅对前牙区注射硅橡胶。待前牙硅橡胶固化后，无须让患者开口，即可在其余牙齿上继续涂抹硅橡胶，以完成整个牙弓的咬合关系记录。此过程中，请保持前牙上的硅橡胶引导不变。待所有硅橡胶完全硬化后，小心取出，并立即重新将Aqualizer®插回患者口中。随后，重新开启TENS以维持患者的放松状态，并按照既定流程重复进行扫描4/5的操作。此阶段需特别关注前伸边界及尖牙关系的精确设计。

（5）通过完整的4/5扫描结果，仔细核查咬合记录所确定的下颌位置。该位置应精确位于肌轨迹上，并与所选择的肌中心点吻合。

上述描述的咬合记录技术应被视为达成肌中心精准记录目标的最佳路径，同时确保不干扰后部垂直高度的维持。对最近完成的颅颌记录进行详尽复查至关重要，因为这一严谨的验证步骤是保障记录达到最高精确度水平的基石。采用K7®系统，则是唯一能够测量并直观展示肌中心相对于ICP的方法。

“仅TENS”技术，在专家手中，是一种高效、经济且迅速的咬合记录手段，但操作时需充分认识到其局限性。

1. 肌中心的获取严格依赖于TENS脉冲的存在。如果脉冲无法检测，则应避免使用硅橡胶。此时，Bosworth®的Sapphire™印模材料成为理想选择，其恰当的混合状态能展现出持久的弹性，适应下颌运动并精确记录牙齿印模，从而在神经肌肉轨迹上实现高度可重复的记录。在专家操作下，误差通常控制在1mm以内。硅橡胶则因需患者根据脉冲指示调整张口度，操作复杂，因此不推荐。
2. 验证记录准确性是一大挑战。部分医生尝试通过肌力测试来评估咬合记录[45–48]，但这些方法的有效性尚未得到科学验证。鉴于神经肌肉牙科强调神经肌肉轨迹与肌中心的精确性，肌力测试作为精确检查手段显得力有未逮。相反，它或可作为一种快速判断咬合记录是否适应个体生理结构的辅助手段[49–51]。
3. 树脂材料在口内的应用可能引起患者不适，如不良气味及树脂固化时的温度升高。因此，需精准把握树脂的黏丝期，及时完成记录转移至牙模，并通过简单修整去除多余材料。

特别地，“仅TENS”技术在儿童诊断性咬合记录及PRP记录中展现出巨大价值，有助于功能性神经肌肉重定位器或SAVA1装置的制作。

表面肌电图

近年来，独立的表面肌电图（s–EMG）仪器在牙科诊所中迅速普及，价格实惠和营销激烈是主要原因。然而，这些仪器在检测和表示肌肉电活动方面并未带来显著的科学进步。缺乏重要文献支持独立使用s–EMG来分析动态咬合。不过，s–EMG在正畸学和TMD相关问题的处理中已被证明是有用的[48–49,52]，尤其是与咬合追踪仪器结合使用时。

K7®评估系统，作为临床医生和研究人员的得力工具，集成了8个通道表面肌电图与下颌运动轨迹描记模块。值得注意的是，表面肌电图不宜单独用于殆分析，而应合理地与计算机辅助下颌扫描（CMS）相结合。肌电图本质上是一种技术，用于检测、记录并图像化展示肌肉的电活动。在肌肉活动过程中，其机械功能依赖于ATP作为能量来源。ATP的用途广泛，不仅限于肌肉活动，还涉及化学成分的合成及细胞成分的跨膜传递。具体到肌肉收缩这一机械活动，它是由肌动蛋白与肌球蛋白这两种关键肌肉蛋白质的相互作用所驱动的，并伴随着ATP向ADP转化以释放能量。这一系列复杂反应的核心触发点是动作电位，它由电刺激引起的细胞膜去极化所引发。这些刺激可能源自肌纤维的自发活动、反射机制，甚至包括非自主性的肌肉激活情况，如心脏的自然收缩。动作电位的产生随即触发Ca^{2+}的释放，这一过程激活了肌球蛋白的ATP酶活性，从而启动了肌肉的收缩过程。

细胞膜具有半透性，确保细胞内外的成分得以持续交换。这一过程中，特定离子受到膜的限制，难以穿越，而其余离子则能顺畅通行，由此形成了静息膜电位差。钠-钾泵在细胞膜上发挥着关键作用，通过维持Na^+、K^+、Cl^-在细胞内外的不同浓度梯度，确保了细胞内呈负电位，而细胞外则维持正电位，这一状态是细胞内外电位差异的基础。静息电位稳定在约-85mV，此时多数Na^+通道处于关闭状态。当细胞膜去极化达到特定阈值时，将触发动作电位的产生，激活Na^+通道。这一过程要求至少20mV的电位差变化，以确保肌纤维仅在受到足够刺激时做出反应。值得注意的是，不同类型的细胞拥有不同的静息电位水平，例如骨骼肌细胞约为-95mV，神经元则介于-70～-60mV，而平滑肌细胞的静息电位相对较低，约为-60mV。如果刺激持续作用于细胞膜，导致持续去极化且缺乏充分的静息恢复阶段，则细胞兴奋性将逐渐降低。外部K^+浓度的上升会进一步促进膜的去极化，表现为动作电位阈值降低、峰值减小及持续时间延长。在极端情况下，如果刺激持续不断，动作电位的产生将不再遵循“全或无”的原则，而是根据刺激强度进行幅度和输出的分级调整。最终，肌纤维将完全丧失兴奋性。

我们在此不深入探讨肌肉的生理机制，但需明确的是，动作电位实质上是一种电流，它以波浪的形式，在肌肉纤维或神经上传递至身体的各个部分。这一传递过程始于某一特定起点，并沿着肌肉纤维的方向逐步扩展。去极化是触发动作电位的关键步骤，随后这股电流便严格遵循纤维的走向传播，不偏离其他方向。因此，在进行表面肌电图（s-EMG）检测时，双极表面电极的放置位置至关重要，必须精确地沿着或平行于肌肉纤维的走向。图5.4清晰地描绘了这一系列关联事件。

肌肉在休息状态下，其内部仍持续存在微弱的电活动，这一现象与肌纤维面对刺激时所展现的“全或无”反应特性形成了鲜明对比。具体来说，肌肉张力是通过肌肉中众多肌纤维的持续、交替激活来维持的，这些肌纤维保持着接近完全收缩的状态，直至接近疲劳。这种交替激活的模式是维持肌肉张力恒定，进而保持肌肉长度不变的关键机制。值得注意的是，肌肉张力的稳定受到诸多因素的微

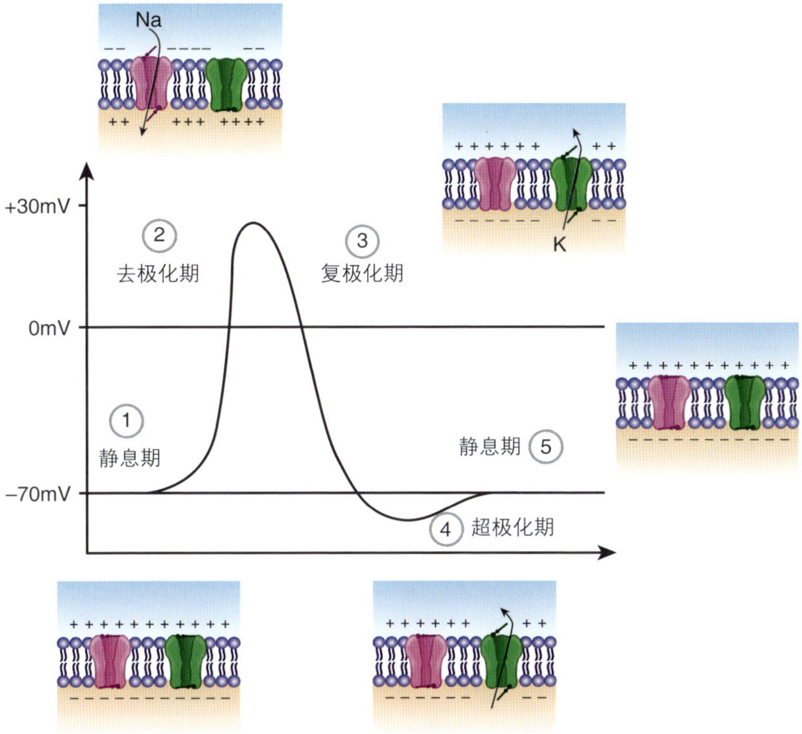

图5.4 动作电位及其与电压门控离子通道的关系。具体过程如下：①静息：在此阶段，Na^+和K^+离子通道均处于关闭状态，维持细胞内外电势差的平衡。②去极化（动作电位起始阶段）：当细胞受到足够强度的刺激时，Na^+通道被激活并开放，允许Na^+顺浓度梯度内流，导致膜电位迅速去极化。这一过程持续进行，直至膜电位达到阈值水平，从而触发一个完整的动作电位。③复极化：随着膜电位达到峰值，Na^+通道因电压依赖性而迅速失活并关闭。同时，K^+通道完全开启，K^+离子顺浓度梯度外流，使膜电位逐渐恢复到更负的水平，即复极化过程。④超极化：在复极化后期，K^+通道保持全开状态，进一步促进K^+外流，导致膜电位比静息时更负，即超极化。随后，K^+通道逐渐关闭至部分开启但伴有漏电的状态，这一过程为细胞恢复到下一个静息状态做准备。⑤再次进入静息状态：最终，K^+通道的活动减弱，膜电位稳定在负值水平，Na^+和K^+通道均恢复关闭状态，细胞回到初始的静息状态，等待下一次刺激的到来。（经许可转载自Energy Production Bahar Hazal Yalçınkaya, ... Mustafa Özilgen Bayram Yılmaz, in Comprehensive Energy Systems, 2018 A 3.15.4.1.2.）

颞肌	1.5 ~ 2.5 μV
咬肌	1.0 ~ 2.0 μV
颞肌后份	1.5 ~ 2.5 μV
下颌下肌	1.5 ~ 2.5 μV
胸锁乳突肌	1.5 ~ 2.5 μV

妙影响，这些因素跨越了从心理/情感状态到有意识调节的广泛领域。诸多关于咀嚼系统肌肉张力与TMD之间潜在联系的研究，进一步凸显了这些因素的不可忽视性[54-58]。在评估静息状态下的肌肉张力时，我们参照了一组经过广泛验证的肌电图标准数据，这些数据包含了一系列公认的关键参数[58-59]：

s-EMG作为K7®诊断系统的一个重要组成部分，包含一个前置放大器。此前置放大器的一端与K7®中央单元紧密相连，另一端则巧妙地通过8个通道电缆与患者的表面电极相接，从而实现了数据的传输与监测（图5.5）。

扫描模式，如扫描9，设定为在限定的时间窗口内持续捕捉并记录肌肉的肌电图（EMG）信号输出。这种模式既适用于衡量咀嚼肌在静止状态下的基础输出（即肌肉的自然张力），也适用于监测和分析在执行功能性任务时肌肉的动态输出。

图5.6展示了扫描9的一个示例。

通过调整EMG增益（即信号放大的程度），我们能够更深入地洞察EMG记录的全貌，捕捉到更多细节。图5.7所展示的是与图5.2相同的扫描9场景，不过此

图5.5 展示了s-EMG前置放大器与患者的8个通道之间的连接情况，这些通道正在同时测试多个关键肌肉的活动，包括颞肌、咬肌及颏下肌。

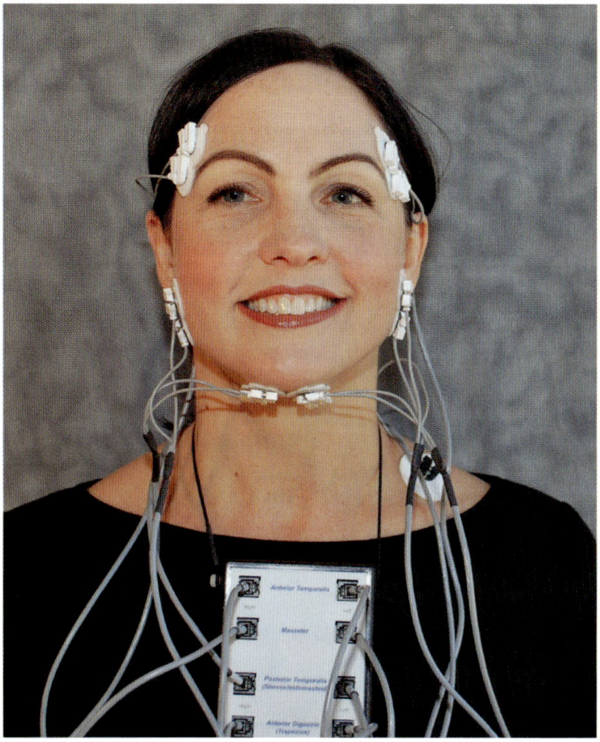

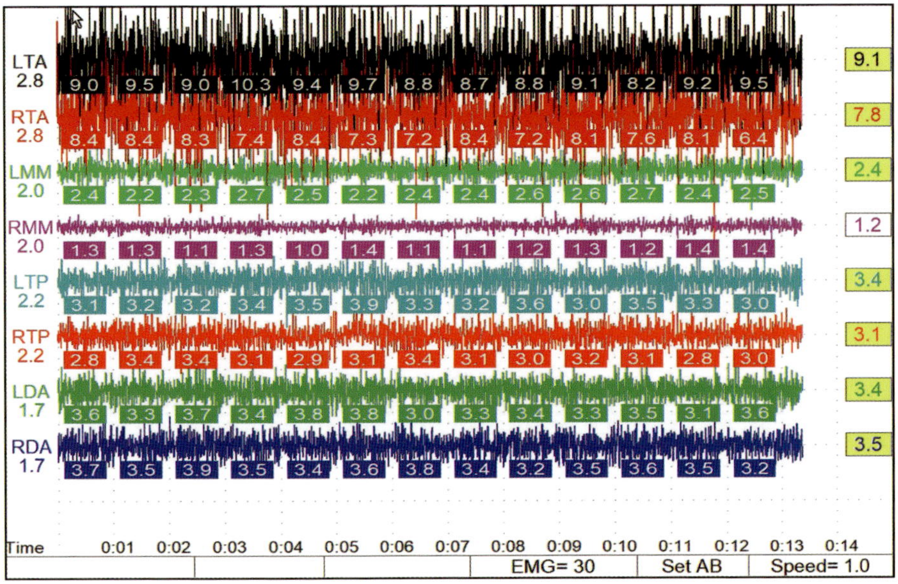

图5.6 扫描9的示例。使用8个通道对4块肌肉进行双边测试。左侧显示了肌肉名称，下方是用户可调整的平均电压限制（μV）。右侧显示了总体结果。几乎所有肌肉的值都高于其正常平均水平，除了右侧咬肌。屏幕底部显示了时间指示，每个虚线方格代表1秒，总共记录了14秒。注意右下角速度增益设为1.0；其他增益用于EMG和肌肉预设。LTA：左侧颞肌前部；RTA：右侧颞肌前部；LMM：左侧咬肌；RMM：右侧咬肌；LTP：左侧颞肌后部；RTP：右侧颞肌后部；LDA：左侧二腹肌前部（左颏下）；RDA：右侧二腹肌前部（右颏下）；Time：时间；EMG：肌电图；Set：设置；Speed：速度。

时已将EMG增益精细地设置为100μV/格，一般而言，颞肌前部与颞肌后部的静息活动水平上升，往往预示着后牙支撑力减弱及下颌骨后退（远中咬合）的病理状态。此外，在某些情况下，这些肌肉较高的静息水平也可能与面部单侧疼痛相关联。特别是在Ⅱ类错船病例中，当后牙支撑丧失成为错船的主要诱因时，颞肌的静息活动水平会显著上升。相较于颞肌，咬肌在维持姿势方面的作用较小，因此，在进行如最大自主收缩（MVC）等功能评估时，对咬肌的考察显得尤为重要（如扫描11所示）[60]。而颞肌的后部区域则与姿势问题有着更为紧密的关联，其静息活动水平的增加常伴随后头痛症状。另外，二腹肌紧密地与一系列下颌下肌群（涵盖胸锁乳突肌、下颌舌骨肌及舌下肌）相关联，这一群组因此常统一称为下颌下肌。研究资料表明，在个体进行自主性后退的动作时，这些下颌下肌很可能会被激活，暗示了它们在调节下颌矢状位置上的重要作用[61]。特别值得注意的是，在面临吞咽障碍或是唇肌张力减弱等问题的开船患者中，这些肌肉的静息活动水平会

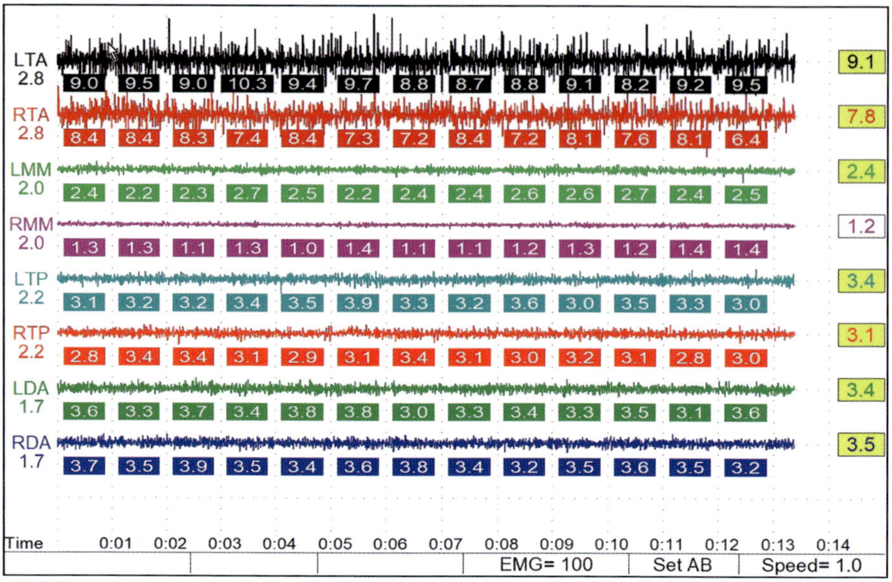

图5.7　与图5.2相同的肌电图记录，但增益设置为每格100μV。LTA：左侧颞肌前部；RTA：右侧颞肌前部；LMM：左侧咬肌；RMM：右侧咬肌；LTP：左侧颞肌后部；RTP：右侧颞肌后部；LDA：左侧二腹肌前腹部（左颏下）；RDA：右侧二腹肌前腹部（右颏下）；Time：时间；EMG：肌电图；Set：设置；Speed：速度。

呈现上升的趋势。因此，通过肌电图对这些肌肉进行详细评估，对于我们深入探究吞咽障碍的病理过程及机制具有极其重要的价值[62-66]。

s-EMG记录并非K7®诊断系统的孤立功能，而是能够灵活融入其他扫描流程中，为临床医生呈现至关重要的信息。这一功能以EMG监视模式呈现，实现对肌肉电信号输出的实时、不间断监测。s-EMG的应用远不止于测量静息状态下的肌肉张力，它还广泛用于评估肌肉在功能性活动中的总体表现，例如在ICP（肌电图咬合力测定）中的最大自主收缩（MVC）测试，以及在棉球咬合测试中的表现。图5.8具体展示了扫描11中的一项功能测试实例，该测试针对天然牙咬合与棉球咬合两种条件进行。在进行棉球测试时，重要的是确保棉球被双侧放置，且精准定位于第二前磨牙与第一磨牙咬合面的中心区域。然而，如果患者存在牙齿缺失情况，则棉球测试可能不适用，需根据具体情况调整测试方案。

扫描11可以应用于几乎任何功能活动，并同时评估参与工作的多块肌肉。该扫描通过应用滤波器于原始肌电图输出来执行，以便于图形的表示和解释。精确的生理肌肉激活序列是至关重要的。如前所述，咬肌不能像颞肌那样被视为姿势肌。

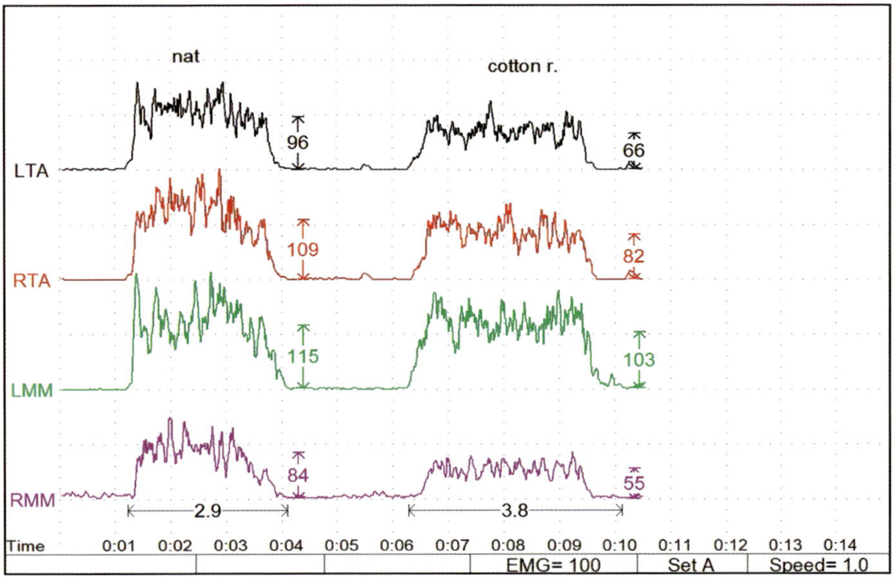

图5.8 扫描11采用扫描模式，在位于ICP的天然牙列上进行的功能测试，包括左侧第一次最大自主收缩（MVC）爆发，以及棉卷上的第二次最大自主收缩（MVC）爆发。LTA：左侧颞肌前部；RTA：右侧颞肌前部；LMM：左侧咬肌；RMM：右侧咬肌；Time：时间；EMG：肌电图；Set：设置；Speed：速度；nat：自然；cotton r.：棉卷。

因此，在让患者放松后，要求他们闭口并用力咬紧牙齿时，我们可以观察到颞肌和咬肌的激活顺序。理想情况下，颞肌应首先被激活，然后是咬肌。然而，如果咬肌在颞肌之前被激活，并且患者倾向于将舌头放在牙齿之间，这可能是一个正常的反应，但同时这也会导致咬合间的阻力增加。需要注意的是，与所有肌电图（EMG）评估一样，总输出量并不是最关键的特征，它应在更广泛的诊断背景下进行考虑。例如，在深咬合的咀嚼肌力量强大的患者中，如果观察到非常低的最大输出（低于50μV），这可能意味着肌肉已经疲劳。在其他情况下，当牙齿接触引发疼痛反应（如蛀牙引起的疼痛）时，表面肌电图（s-EMG）输出通常非常低，因为患者无法咬合。这些反应在TMD患者中也可能出现，他们在紧咬时因TMJ疼痛而导致髁突受限于关节凹远端。一般地，如果失去支撑，远中咬合关系在紧咬时表现为颞肌输出低和咬肌输出一般（图5.9）。这可能更多与慢性疲劳有关，而不是其他原因。

图5.9展示了一位患有TMD的儿童患者，其下颌因前牙闭锁殆问题而处于远中关系。该患者的后牙支持明显不足，且颞肌肌力不足。颞肌在维持远中关系的水

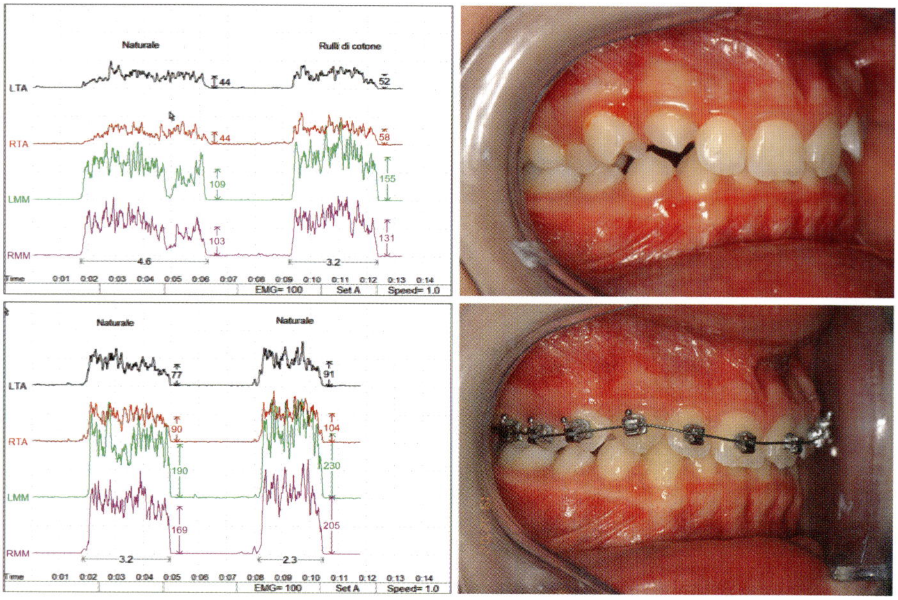

图5.9 功能测试扫描11的s-EMG读数变化。左图为EMG读数，右图为相应的咬合情况。注意，经过10个月的正畸治疗，仅对上牙弓进行了处理，以促进自发性下颌移位（SMM）。随着下颌的前移，咬合测试期间的总肌肉输出普遍得到了改善。Naturale：自然；Rulli di cotone：棉卷；LTA：左侧颞肌前部；RTA：右侧颞肌前部；LMM：左侧咬肌；RMM：右侧咬肌；Time：时间；EMG：肌电图；Set：设置；Speed：速度。

平向休息位置（HRP）及尽量避免前牙干扰方面已经显得筋疲力尽。图5.10则是另一个例子，展示了在强迫位的远中关系下出现的自发性下颌移位（SMM）。值得注意的是，仅在进行主动矫治3个月后，肌肉的活动性能就有所增加，这代表了积极的神经肌肉反应。在达到合适的神经肌肉咬合后，几个月后进行的表面肌电图（s-EMG）最终测试（使用扫描11）显示出明显的改善。在扫描11中进行的最大自主收缩（MVC）测试中，通常可以观察到，在强迫位的远中关系中，颞肌的活动较高，而咬肌的活动较低，但肌肉活动的总体模式保持不变。

这些远中错殆畸形病例的特点是在休息状态下（扫描9），颞肌的活动度高于咬肌，以避免前牙咬合早接触。颞肌的双侧激活对下颌有后移效应。休息时颞肌前部输出增加表明颞肌后部的活动也增加了，颞肌后部具有更多的水平纤维，用于下颌后移[61]。颞肌必须被视为一个功能整体，而不是像之前提出的那样被分为两部分[67]。从能量角度来看，颞肌为维持HRP付出了较大代价，起到关键性作用。

在第12章中，图12.20展示了一个骨性Ⅲ类错殆畸形病例（息止殆间隙过大，

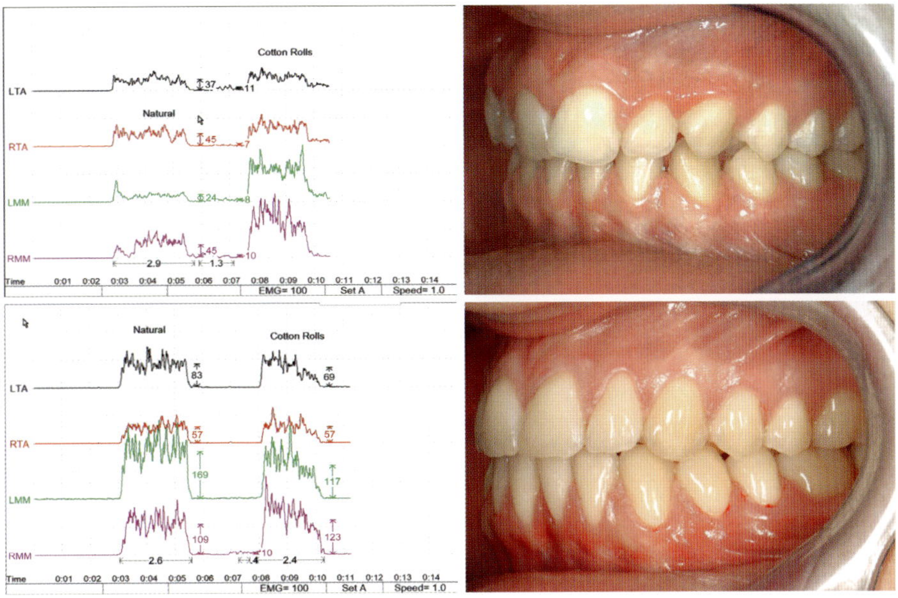

图5.10 功能测试扫描11的s-EMG读数变化。左图为EMG读数，右图为相应的咬合情况。特别值得注意的是，在治疗期间以及治疗结束时，自发性下颌移位（SMM）的变化。总体上，这些变化表明肌肉的总输出不仅有所提升，而且其平衡性也得到显著改善。Natural：自然；Cotton Rolls：棉卷；LTA：左侧颞肌前部；RTA：右侧颞肌前部；LMM：左侧咬肌；RMM：右侧咬肌；Time：时间；EMG：肌电图；Set：设置；Speed：速度。

上颌发育不足）治疗后的扫描11结果。治疗后，颞肌功能增加，这是治疗息止𬌗间隙过大的骨性Ⅲ类病例的基础且至关重要。颞肌功能的增加意味着发生了后牙伸长和𬌗平面的改变。同样在第12章中，图12.25展示了同一患者随访时的扫描11结果。此时，s-EMG输出更加平衡，并最终调整显示，咬肌相对于颞肌的活动有显著增加。尽管在正畸治疗结束时的s-EMG可能具体地提示了一些咬合/功能的改善，但固定正畸矫治器治疗后牙齿接触仍然很少。因此，在固定矫治器治疗后的几个月内，会出现对新静态咬合的功能调整，这对于吞咽至关重要。同时，咬合接触点的数量也会持续增加[68-69]。**这意味着理想的保持器不应干扰牙齿尖窝咬合关系的调整**。

扫描11聚焦于肌肉矢状向肌力、牙齿接触/解剖结构以及静态咬合之间的EMG评估。在最大自主收缩（MVC）测试的第二阶段，医生会在患者的牙弓上精心放置棉卷，以确保评估过程中不会发生牙齿之间的直接接触。此举不仅为肌肉活动提供了额外的支撑，还往往促使咬肌与颞肌的输出显著增加。这背后的原因可能是，通过消除因咬合异常（如牙齿干扰）而产生的阻力，肌肉得以更自由地发挥其功能。同时，棉卷的使用还可能引导下颌骨进行再定位，进一步影响肌肉的活动状态。然而，值得注意的是，即便在没有显著的息止𬌗间隙增加、牙齿脱离接触或明显错𬌗畸形的情况下，肌肉输出也可能因长期疲劳而未能如期增加。

在扫描11的EMG评估中，采用棉卷以消除牙齿接触的策略，可能会意外地揭示出骨骼结构中的不对称性差异。然而，笔者对于这一发现持谨慎态度，因为认识到在正畸与非正畸人群中，左右不对称性是一种普遍存在的现象，不仅限于下颌或上颌，还可能涉及整个骨骼结构[70-71]。这种轻微的不对称性足以对肌肉s-EMG输出产生影响，且有研究显示，功能性不对称甚至可能与TMD相关联[72]。综上所述，个体在功能和解剖层面上的不对称性是常态，而非异常。对于对称性的过度追求，更多时候是出于美学考量，而非生理学的必然要求。人体解剖并不总是追求绝对的对称，这一点在动物和人类内部器官的排列上体现得尤为明显，它们更多的是依据功能需求而非外观对称来布局。同样，人体在功能表现上也呈现出不对称性，如主导眼和优势手的存在。在体育发展中，我们甚至能从这种不对称中发掘出积极的特征[73]。尽管美学上倾向于双侧对称，但并非所有的不对称都能被轻易感知或测量，特别是对于咀嚼肌这类深层肌肉而言。因此，在进行s-EMG测试时，虽然追求肌肉输出的完美平衡是一个理想目标，但实际操作中并不需要苛求。肌肉平衡应以算术比例来衡量，并以百分比形式表示，通常认为左右两侧肌肉输出相差为15%～20%是可以接受的。

在临床诊断过程中，合理的做法是将年龄、性别以及定量和功能方面的因素纳入综合考量。关于EMG测试中不对称性的解读，确实存在争议。在评估面部不对称时，关键在于区分两个主要方面：一是对病理性面部不对称的直观感知；二是通过咬合、解剖结构及功能评估可量化的不对称性。这两者之间可能并不总是相互关联，即存在一种情况——面部外观上的不对称可能仅由鼻子或颏部等软组织偏差引起，这种不对称在静态或动态状态下均可被感知，但并未伴随咬合、牙槽骨或上颌显著偏斜及功能损害。此类情况多属于整形外科领域中可通过手术轻松矫正的美学问题。然而，当面部感知上的不协调主要由骨骼和牙齿缺陷引起时，情况则更为复杂[74-77]。对于正畸医生而言，区分正在生长发育的儿童与成人患者这两大患者群体至关重要，因为他们的治疗目标和方法截然不同。针对正在生长发育的儿童，治疗策略应充分利用其生长潜力和生理适应性，以预防或最小化未来可能出现的骨骼不对称。相反，成人患者则可能需要手术干预，或至少需结合下颌重新定位与牙齿修复治疗来达到最佳效果。在此过程中，正畸治疗扮演着重要角色，特别是在为成人患者准备严重的面部不对称手术及修复治疗之前，正畸治疗能够提供必要的术前准备和辅助。

生长发育期儿童的面部不对称

面部不对称的儿童应着重考虑青少年特发性关节炎[78–80]和眼性斜颈[81]的评估。头部姿势倾斜，往往是咀嚼系统为应对头部姿势变化而做出的适应性改变或补偿机制[82]。面部及牙齿不对称通常伴随着矢状面（即前后向）的差异，这些差异可归因于骨骼结构（甚至包括遗传因素）和牙齿-牙槽骨的发育问题[83–85]。在牙齿-牙槽骨不对称的情况下，虽然下颌骨的髁突初始时可能保持对称，但未经及时正畸治疗的年幼患者，其髁突可能随时间逐渐发展为骨性不对称。通过早期干预解决牙性后牙反𬌗问题，可以有效预防严重的髁突不对称发展[86–88]。当儿童出现疼痛症状时，无论面部美学不对称的程度如何，都应进行全面的功能分析，以排除TMD作为疼痛的可能来源。作为神经肌肉学专家，我们运用TENS技术来缓解肌肉紧张，并进一步探究美学与骨骼不对称之间的内在联系。需要强调的是，大多数情况下，如果非整体性的不对称，往往涉及髁突的吸收或异常现象；相比之下，单纯由下颌体或下颌支解剖结构引起的不对称则相当罕见。

成人的面部不对称

骨性开𬌗的成人群体更易罹患双侧髁突吸收及相关不对称症状[89]。除了特定的开𬌗畸形形态外，下颌的对称性变化普遍与上颌𬌗平面的倾斜紧密相关，这种倾斜可能源自骨性或牙齿-牙槽骨性因素。作为神经肌肉学专家，我们在处理非由外伤、先天疾病（如半颌过大症、半面微小症）、肿瘤等明确病理原因导致的不对称性病例时，运用TENS技术来削弱肌肉对骨骼不对称的适应性反应，进而揭示潜在的解剖结构变异。鉴于肌肉的附着点固定不变且治疗无法改变这一事实，去除姿势性肌肉的适应性反应有助于明确骨骼不对称的根源。图5.11展示了在反𬌗成年患者上正确应用TENS后，下颌骨/髁突位置发生变化的示例。这类不对称性在正畸

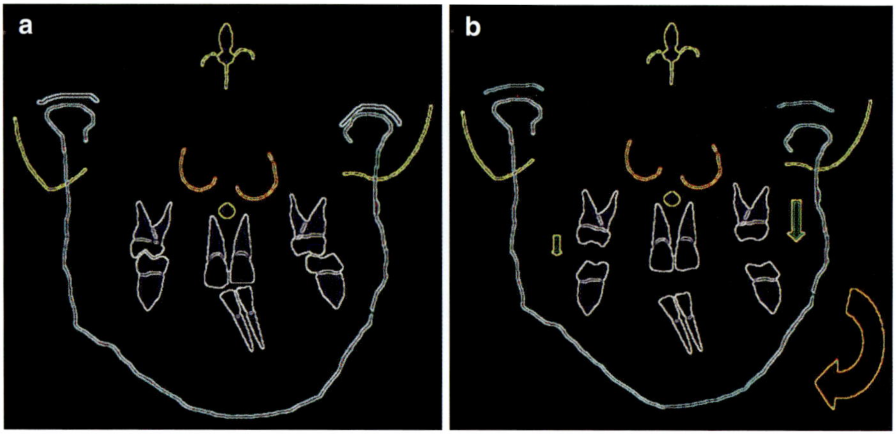

图5.11 （a，b）根据神经肌肉正畸学方法，在一位成人个体上应用TENS前后，面部骨骼不对称性的改善效果。

临床中颇为常见，治疗策略依据其严重程度可划分为单纯正畸治疗、正颌手术或修复治疗。骨骼不对称往往起始于髁突/关节窝区域，其中一个髁突可能因不明原因发育不全或被吸收，导致𬌗平面偏向一侧倾斜，并可能伴随后牙反𬌗现象。通过TENS的应用，我们可以检测受影响侧息止𬌗间隙的差异量，从而识别骨骼不对称，这对于改善美学不对称和息止𬌗间隙具有显著效果。值得注意的是，骨骼不对称的患者常伴有功能不对称，因为肌功能已适应骨骼的异常状态。在垂直距离减小的患者中，工作侧的咬肌肥大现象较为常见。在评估面部不对称时，需警惕面颊肌家族性或先天性肥大的微小可能性[90]。如果在使用ULF-TENS后，患侧垂直距离未增加，则可能是由未识别的关节盘干扰（或其他颞下颌关节内部紊乱）所致，此为TENS使用的禁忌证。在其他情况下，通过TENS获得的咬合记录可指导正畸或修复治疗，以恢复缺失的咬合和骨骼支持。当牙齿矫正足以解决问题时，单纯正畸治疗是理想选择。通过在垂直高度减少侧的牙齿上施加伸长力，调整上颌𬌗平面倾斜，实现垂直/矢状向的髁突重新定位，随时间推移，下颌将适应新的解剖结构。修复学解决方案也能在较短时间内纠正𬌗平面。此外，神经肌肉学矫治器可即时制作并用于验证下颌/髁突位置及其功能，在制定治疗决策前提供重要信息。这些“髁突分离”现象是肌肉去程式化或人为干预改变髁突位置的结果。当不对称性超出正畸（或修复）治疗的范畴时，单纯正畸治疗便不足以应对，此时需明智地规划正颌外科手术。

关于不对称性治疗，存在一些不容忽视的挑战。在排除正畸/修复轻度不对称所展现的长期稳定性这一特例后，我们不得不承认，几乎所有类型的不对称性治疗都面临着复发的风险。手术治疗、正畸治疗及修复治疗，尽管在治疗结束时能带来显著的美学改善，但在随后的定期年度复查中，复发率却呈现出逐渐攀升的趋势。目前，关于复发率的深入研究尚显不足，但现有数据表明，其范围为24%～50%[91–93]。这一现状促使我们重新审视并调整治疗目标，使之更加贴近实际，减少不必要的假设。具体而言，治疗目标应聚焦于通过掩饰性外科手术来预防术后面部不对称的复发，针对成人后牙反𬌗问题制定有效策略，以及努力改善生长期儿童的面部对称性。在矫正任何骨骼或牙槽骨不对称时，首要且核心的任务是恢复上颌𬌗平面的正确位置。这不仅对许多患者而言是合理的治疗方向，而且纠正上颌𬌗平面的倾斜应被视为矫正任何骨骼不对称的首要步骤，为后续治疗打下坚实基础。

颞下颌关节髁突过度增生是一种罕见的疾病，常导致面部不对称，因此在评估任何面部畸形时，这一病理因素不可忽视[94]。此病症应通过骨显像进行准确诊断，以避免与半面肥大、单侧小下颌或偏𬌗等其他病理情况混淆[95]。虽然这些罕见病症有时可能需要正颌外科手术的介入[96]，但我们的主要关注点在于最常见的、视觉上超出对称标准并被视为病理性的不对称现象[77]，以及与之相关的错𬌗问题，这是正畸学领域的重点研究内容。下颌移位被视为面部不对称的一个重要原因，且已有多项研究表明，单侧或双侧反𬌗能够影响颞下颌关节的对称性[86–88,97–98]。因此，对于反𬌗的矫正治疗应尽早开始于儿童期，以预防成人后颞下颌关节不对称的发生[88]。重要的是，在治疗过程中，应避免对正常垂直发育的一侧进行压入治疗以纠正上颌𬌗平面倾斜，而应优先考虑对受影响侧进行颞下颌关节的垂直牵引。这是因为受影响侧通常表现为解剖学上的髁突缩小或改变。研究表明，通过施加垂直或前后向的分力于颞下颌关节，可以促进关节表面的重塑[99–101]。相反，对髁突施加压缩力可能会刺激软骨细胞增殖，产生不利影响[102]。此外，在应用经皮神经电刺激（TENS）后，通过获取的咬合记录，可以制作功能性矫治器（特别是针对生长期患者），如Frankel矫治器或生物调节激动器。这些矫治器不仅能够维持关节的适当位置，还能在使用过程中重塑颞下颌关节的髁突[103]。它们通过调节和控制下颌运动，有助于实现更加对称的开口与闭口运动轨迹，从而促进面部整体的和谐与平衡。

图5.12～图5.18展示了一个引人关注的“家族病例”，其中首次治疗是针对

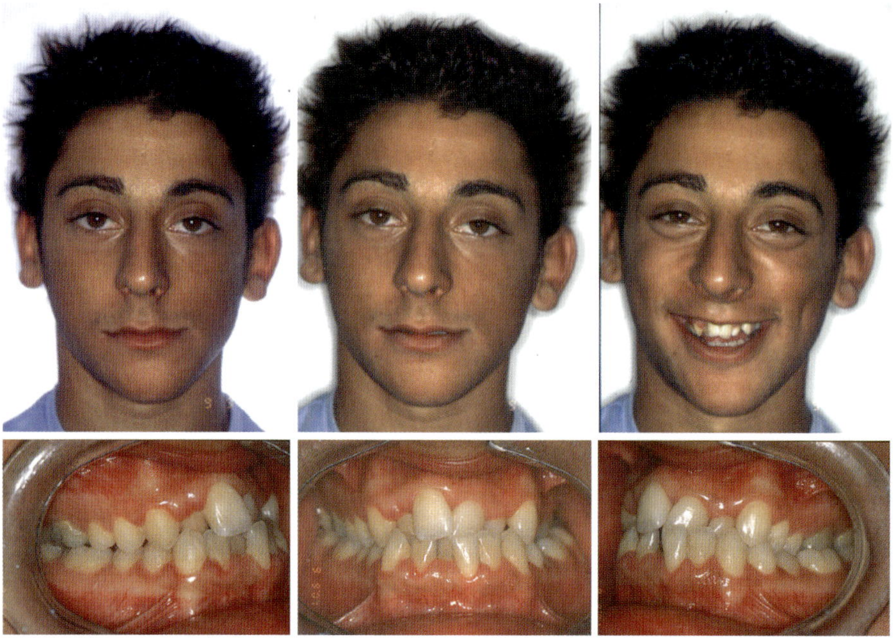

图5.12 安氏Ⅲ类错殆伴面部不对称患者初始口外及口内照，拍摄于治疗之前。上排（从左至右）：ICP时正面照、HRP时正面照、微笑时正面照。下排［从左至右（ICP时口内照）］：右侧咬合照、正面咬合照、左侧咬合照。

父亲进行的手术治疗，该父亲有3名子女。随后，对长子实施了快速腭部扩弓后的功能性治疗。至于第三个孩子，尽管年幼尚为婴儿，但已显现出下颌姿势的问题（图5.12～图5.18），具体表现为休息时下颌向左偏移。在探讨骨骼不对称的主要成因时，遗传因素无疑占据重要地位，而此家族病例很可能便是一个例证。然而，值得注意的是，此病例中婴儿的下颌姿势异常似乎更多地与习惯相关，而非单纯由其他因素导致。这不禁引发思考：下颌姿势习惯本身是否具有遗传倾向？即是否某些家族或个体更易于养成特定的下颌姿势习惯？这是一个值得进一步研究和探讨的问题。

图5.12呈现了父亲在接受外科手术与正畸矫正前的面像和口内像对比。值得注意的是，尽管在ICP时，双瞳孔平面保持正常，但一旦牙齿处于非正中关系位（即习惯性休息位），其位置会明显偏向患者的左侧（即受影响侧）。此外，口内照清晰显示了双侧后牙及侧切牙存在的反殆情况。

图5.13详细展示了手术与正畸矫正治疗完成后的最终效果。治疗的首要步骤是实施了手术辅助上颌快速扩弓（Surgically Assisted Rapid Palatal Expansion,

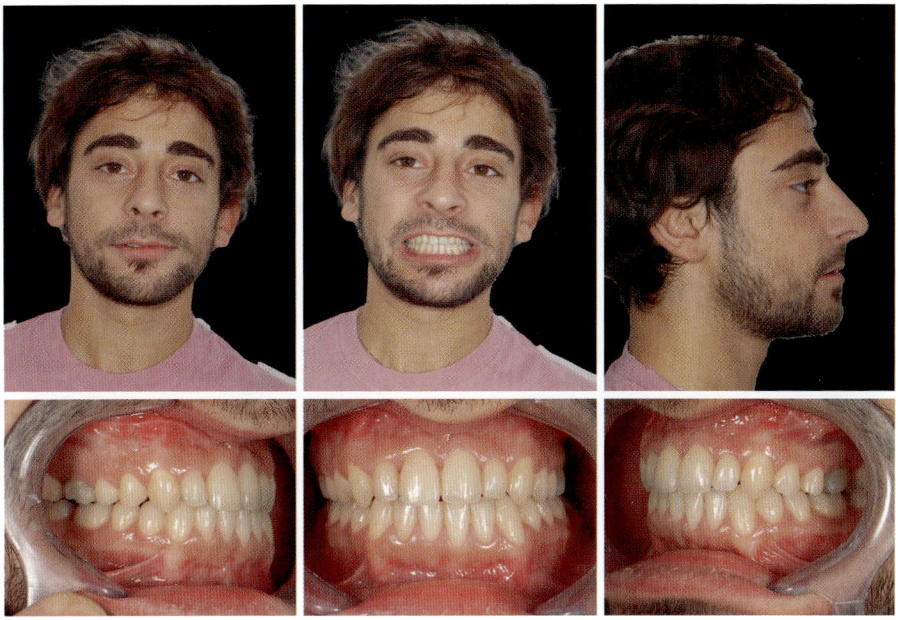

图5.13 与图5.9为同一安氏Ⅲ类面部不对称病例，正畸-正颌手术后1年恢复情况的口外照及口内照。上排（从左至右）：ICP时正面照、微笑时正面照、侧面照。下排［从左至右（ICP时口内照）］：右侧咬合照、正面咬合照、左侧咬合照。

SARPE），利用上颌快速扩弓（RPE）螺丝成功实现了上颌骨的最大宽度扩展，扩展幅度达到了10mm。尽管双颌手术取得了成功，但上颌的倾斜状况并未得到完全矫正。尽管如此，患者对治疗结果表示满意。

图5.14呈现了术后17年的面部与口内情况。但是，由于患者未能定期复诊，保持的效果相当有限。尽管面部照展示了17年后依旧令人满意的美学成果，但口内照却揭示了左侧后区第一及第二磨牙（工作侧）反𬌗的复发迹象。我们珍惜这次难得的机会，回访了这位患者，并进行了全面的K7®功能分析，其结果如图5.15所示。

图5.15详尽展示了前述患者功能分析的部分关键发现，其结果出人意料地优于预期。具体而言，扫描1展现了良好的张口度及执行功能任务的高效速度。扫描2则揭示了过大的息止𬌗间隙（达到5mm），但同时保证了3.1mm的前后向运动。值得注意的是，下颌在休息位时明显偏向右侧，偏离中线约1mm。进一步分析，扫描11揭示了自然最大咬合时颞肌与咬肌的整体活跃性良好，其中伴有细微的交叉模式，即左侧咬肌（LMM）输出略高于右侧咬肌（RMM），且右侧颞肌前部（RTA）的

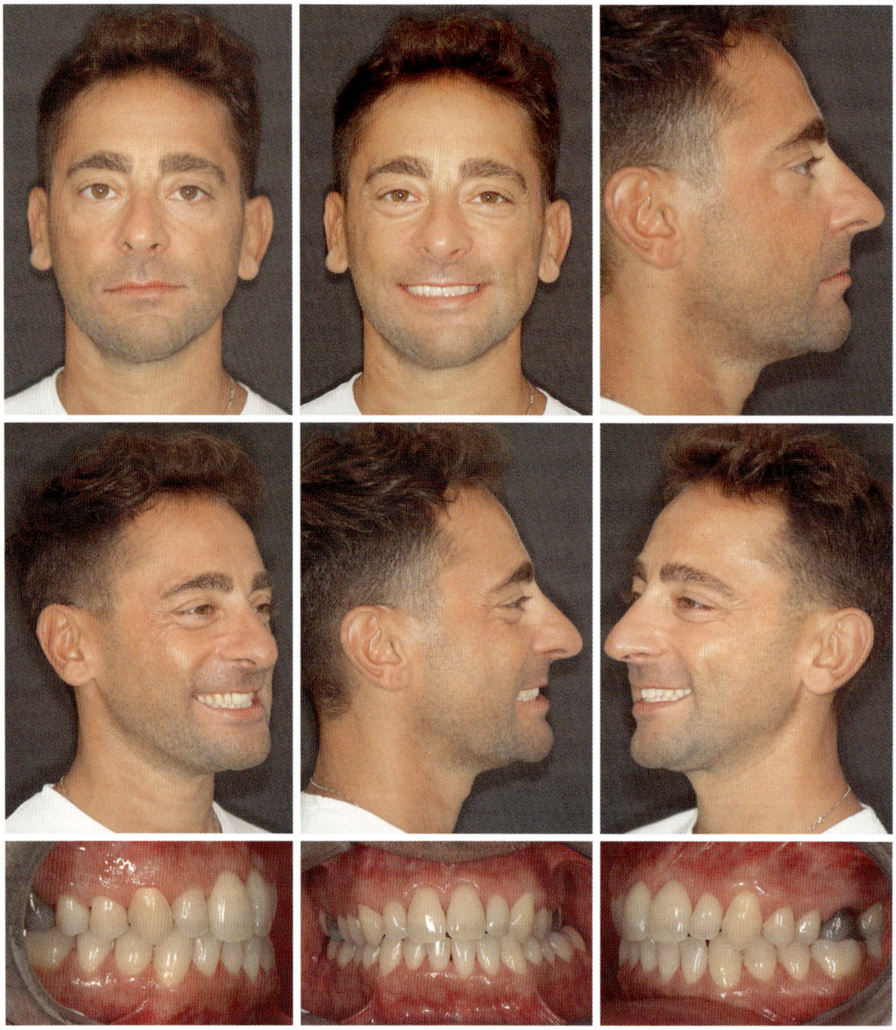

图5.14　接图5.13，骨性Ⅲ类错殆畸形伴面部不对称患者的治疗历程。详尽展示了患者在术前正畸-正颌手术长达17年后的面部照及口内照，患者在术后佩戴了为期6个月的保持器。上排（从左至右）：ICP时正面照、CO时正面微笑照、侧面照。中排（从左至右）：右侧45°侧面照、右侧面照、左侧45°侧面照。下排［从左至右（ICP时口内照）］：右侧咬合照、正面咬合照、左侧咬合照。

活动也强于左侧颞肌前部（LTA）。这一现象或可理解为系统功能稳定性随时间的推移而逐步增强的一个总体趋势，尤其是工作侧咬肌的输出超越了平衡侧[104]，这与部分文献报道相悖，后者指出在反殆情况下，工作侧咬肌活动在最大自愿咬合时通常会减少，而由颞肌前部承担更多力量以作补偿[105]。通常情况下，年轻个体为避免咬合干扰，工作侧咬肌厚度可能缩减，从而减少在最大自主收缩（MVC）

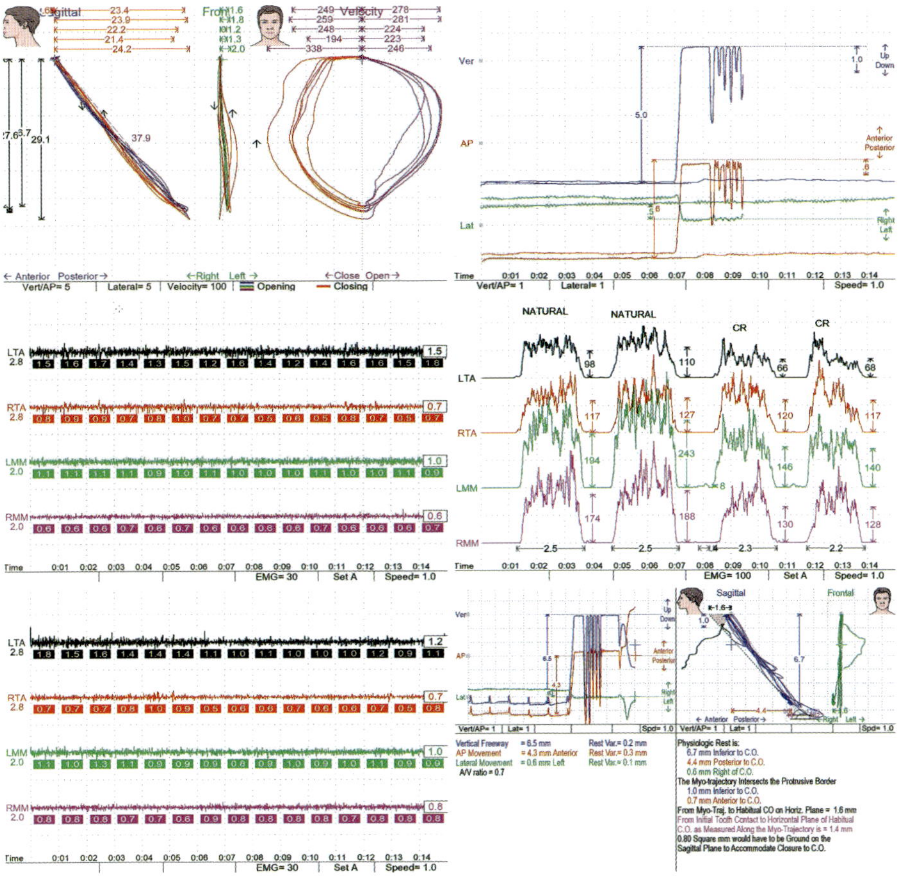

图5.15　图5.13和图5.14中患者在治疗完成后17年扫描分析的一部分。上排图：扫描1和3；中排图：扫描9和11；下排图：扫描10和4/5。NATURAL：自然；CR：棉卷；LTA：左侧颞肌前部；RTA：右侧颞肌前部；LMM：左侧咬肌；RMM：右侧咬肌；Ver(t)：垂直向；AP：前后向；Lat(eral)：侧向；Opening：开口；Closing：闭口；Time：时间；EMG：肌电图；Set：设置；Speed：速度。

时的功能参与[106]。然而，此病例中，随时间的推移，通过发育与适应性功能的双重作用，咬合逐渐得到了补偿（起初是肌功能的适应性调整，而后则是生长发育的影响），这在扫描11中表现为功能性的增强。此外，扫描4/5不仅确认了息止𬌗间隙的增大，还揭示了𬌗平面上存在1.6mm的矢状向差异。尽管患者长期无明显症状，也未曾主诉咬合问题，但历年来的全景放射学快速评估提示了右侧髁突可能存在的增生迹象。值得注意的是，在此类不对称病例中，对侧髁突常因补偿性生长机制而被激发增大（图5.16）。

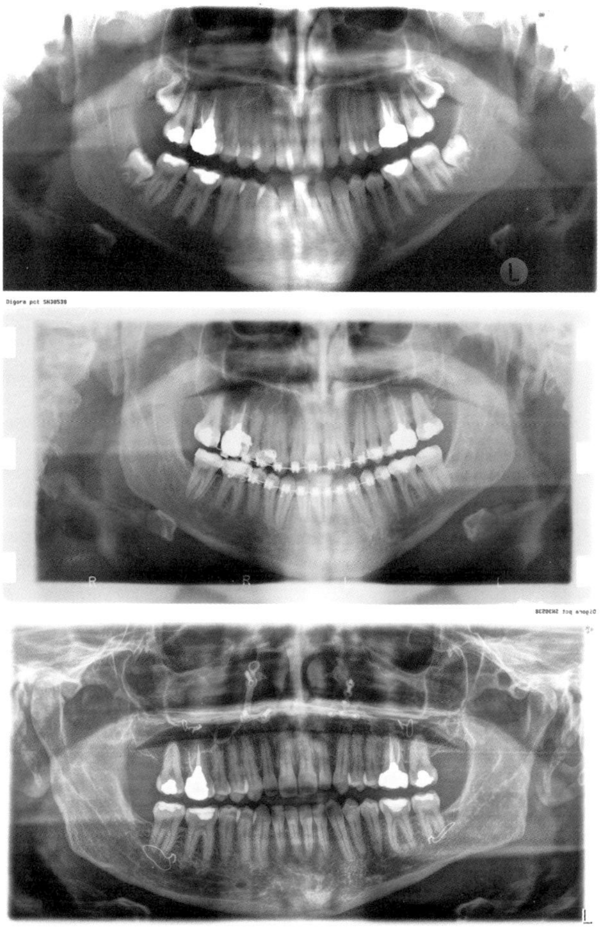

图5.16　治疗前、治疗中和治疗后17年的曲面断层片。

图5.17中的年轻男孩是图5.12～图5.14中所描述患者的儿子（直系后代），展现出骨性开牙合的Ⅲ类错牙合畸形，这可能表明此类畸形具有家族聚集性。正如之前所述，Ⅲ类错牙合患者中，骨性面部不对称的情况更为普遍。在此病例中，左侧上颌切牙和左侧上颌尖牙存在反牙合现象，而下颌则呈现向左侧的侧方偏移，伴随着上颌向受影响一侧的倾斜。这里的“受影响一侧”指的是左侧，其特征为髁突高度降低和发育不足，这直接导致了下颌向左偏移，是一个明确的骨性问题。同侧垂直距离的减少（表现为息止牙合间隙的增加）是牙槽骨对长期单侧（左侧）咀嚼习惯的功能性适应结果。这种功能动态变化不仅未能改善不对称，反而由于工作侧（左侧）在咀嚼时产生的压缩力，随着时间的推移加剧了不对称的程度。因此，在面部不对称的病例中，上颌在受影响一侧的垂直高度降低是决定咀嚼功能不对称的关键因素，进一步促进了不对称性的发展。

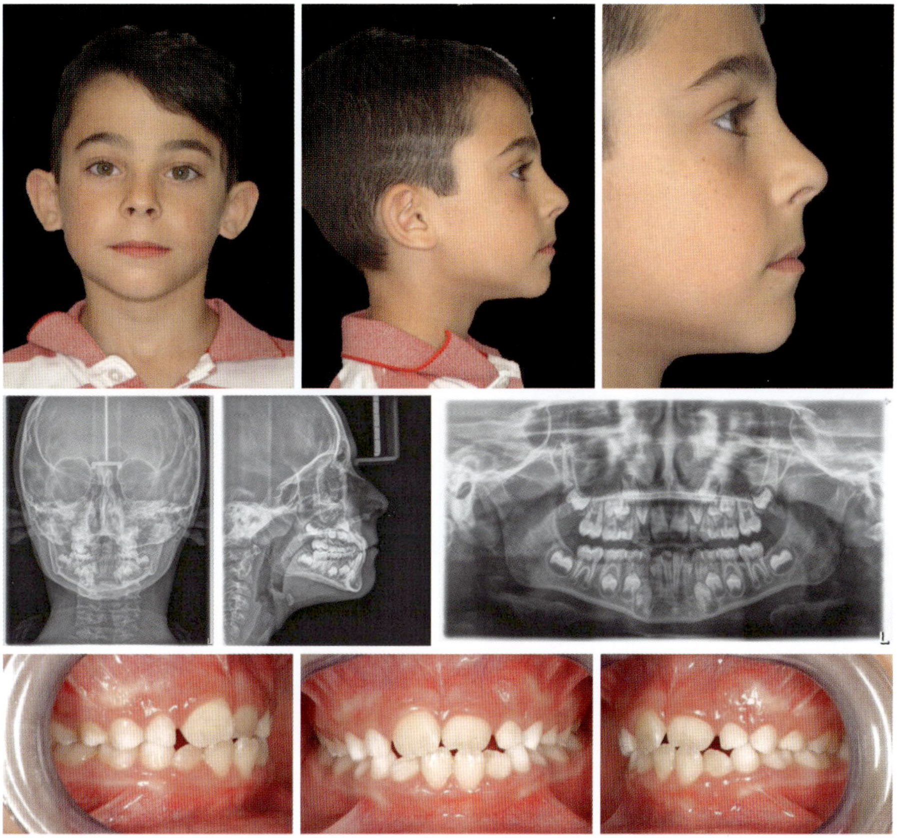

图5.17 7.5岁男性患者骨性Ⅲ类开殆伴面部不对称。治疗前的初始正面照、侧面照、口内照、头颅正位及侧位X线片、曲面断层片。上排（从左至右）：ICP时正面照和侧面照。中排（从左至右）：头颅正位X线片、头颅侧位X线片和曲面断层片。下排［从左至右（ICP时口内照）］：右侧咬合照、正面咬合照、左侧咬合照。

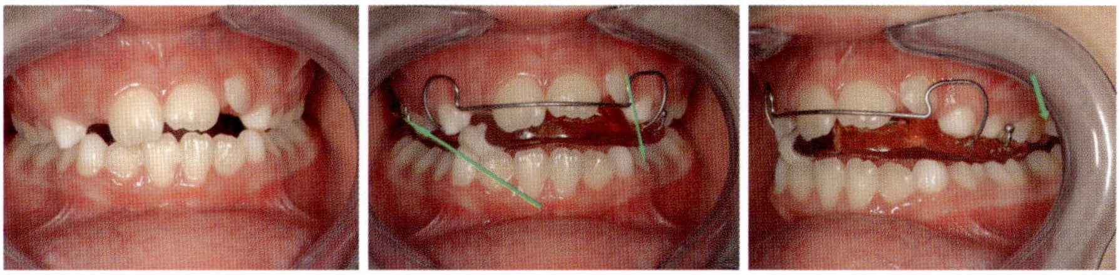

图5.18 7.5岁男性患者的口内照对比（从左至右）：未佩戴矫治器时的正面照、佩戴上颌活动矫治器后的正面照、佩戴上颌活动矫治器时的侧面照。具体治疗细节请参照正文。

图5.18展示了7.5岁患者的照片，鉴于合作情况的不确定性，特设计了一个简易的活动矫治器，旨在引导下颌在正中关系时更趋居中（图5.18右图绿色箭头）。同时，为左侧上后牙预留空间，以促进其自然伸长（图5.18右图绿色箭头）。此举

旨在通过左侧磨牙的伸长来矫正上牙弓的牙槽骨倾斜，并维持已实现的伸长，为后续前磨牙的伸长提供垂直高度的参考。患侧上颌后牙的理想伸长将有助于重新平衡并纠正上牙弓的倾斜状态。至8岁时，如图5.19所示，患者佩戴了生物调节器，并在左侧乳尖牙上添加了复合材料。此时的治疗目标有所变化，类似于功能性康复技术，旨在依据Planas的建议调整功能咀嚼角（Functional Masticatory Angle，FMA）[107–108]。复合材料增加了左侧尖牙的侧方引导角度，而右侧乳牙的选择性调磨则进一步增强了这一效果。绿色箭头指示了如何通过选择性磨削丙烯酸树脂来促进上颌磨牙的伸长，同时限制患侧下颌磨牙的伸长。图5.20展示了同一患者在未佩戴生物调节器时的口内状况。注意左侧尖牙重建带来的正面效果及其与下颌乳磨牙的适当接触。绿色箭头强调了左侧尖牙重建对实现更垂直脱位的作用，以及右侧乳牙轻微调磨对增加该侧引导角度的贡献。通过调整FMA所实现的功能性改变，有助于增加右侧的工作量，同时减轻左侧的负担。此外，根据Planas的理念，还可考虑其他治疗选择，如使用固定的丙烯酸树脂或复合材料导板。生物调节器Ⅲ的独特之处在于其设计允许根据功能需求引导和调整下颌向咬合位的运动。位于下切牙后方的树脂基托起到了引导舌头向上滑动至前牙及Coffin固定线（用于矫治器稳定）的作用，有效避免了舌头与下切牙之间的直接接触，这对于解决骨性Ⅲ类个体中常

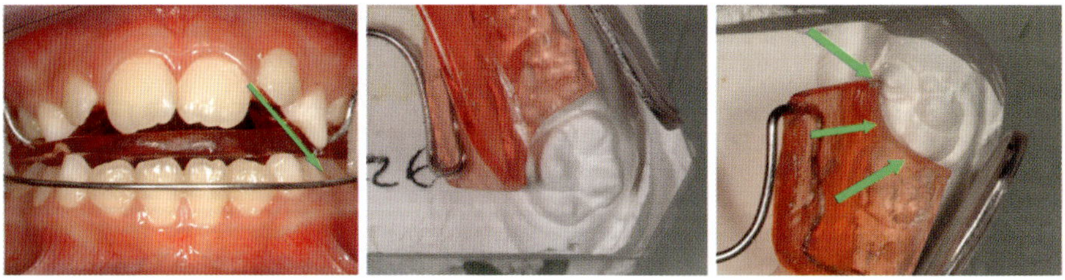

图5.19　患者8岁时的口内照，从左至右依次为佩戴Bionator Ⅲ的正面照、制作完毕的Bionator在上颌牙模的咬合面视图和在下颌牙模的咬合面视图。

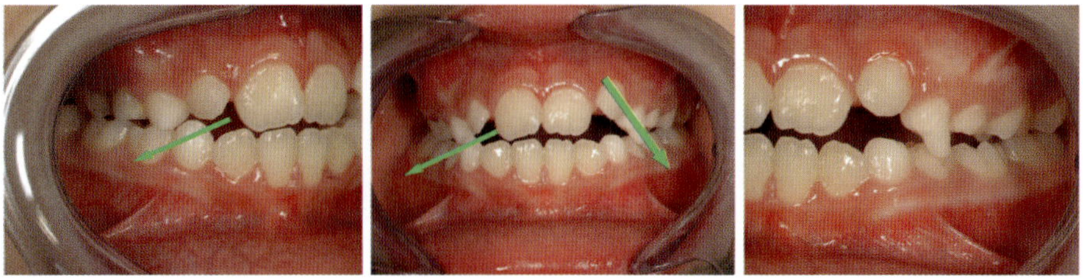

图5.20　患者8岁时的口内照，从左至右依次为右侧照、正面照、左侧照。

见的舌头姿势偏低且向前的问题尤为关键。

图5.21展示了同一患者在9.5岁时的治疗进展。此时，采用了粘接式丙烯酸树脂腭部RPE与面罩前牵引的联合疗法，旨在促进上颌骨的适当横向发育和矢状向的改善。值得注意的是，丙烯酸树脂在左侧（即受影响侧）的磨牙接触区域被特别加厚至约1mm，这一设计在初始阶段确保了右下磨牙与丙烯酸树脂之间无直接接触。然而，在轻微咬合时，两者之间的距离会自然缩小，这一微妙的变化有助于在受影响侧实现轻微的垂直颞下颌关节牵张效果。RPE在纠正不对称方面展现出的积极作用，另一重要机制在于它通常能引导下颌骨髁突向下且向前移动[109]。这一生理效应对于受影响侧尤为有利，因为它能促使髁突从原有的关节窝位置向更下、更前的位置移动，从而有助于改善该侧的下颌骨位置。有文献指出，某些情况下，受影响侧的髁突位置可能相对偏高且偏后，而RPE的应用则能有效缓解这一状况。

在患者10.5岁时，我们引入了另一款Bionator Ⅲ功能性矫治器。该矫治器要求每天佩戴至少18小时，以确保磨牙伸长的稳定性，并促进受影响一侧恒牙的选择性伸长。图5.22呈现了患者在11.5岁时的照片，从中可以清晰地观察到中线和面部对称性的显著改善。针对此类伴有不对称Ⅲ类错殆畸形，接下来的治疗步骤将涉及固定矫治器的应用。随着患者年龄的增长，其与医生的合作能力也得到了增强，这使得我们能够利用更先进的生物电仪器来评估功能方面的不对称性（图5.23）。

在图5.23中，扫描4/5（底部）展示的结果表明，对垂直向的矫治可以显著减少矢状向不调。为了优化治疗效果，应在工作侧实施不对称的伸长策略。进一步观察发现，生理性休息位（PRP）相对于正中殆位（CO）存在细微的（约0.5mm）向右偏移。鉴于此，采用固定矫治器进行干预成为必要之举，且该矫治器需具备

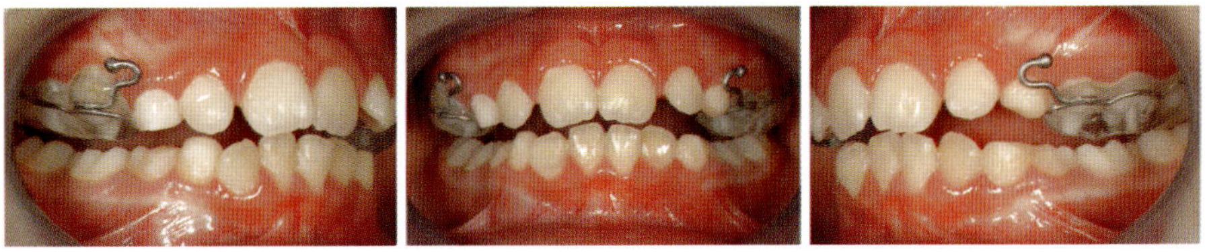

图5.21 患者9.5岁时的状况。注意，在咬合时，由于粘接式RPE左侧的丙烯酸树脂殆垫较厚，在患者左侧产生了支点效应。在CO的初始，右下第一磨牙与矫治器并无接触。随着咬合力的增加，左侧髁突会产生垂直向牵引（图中未展示）。

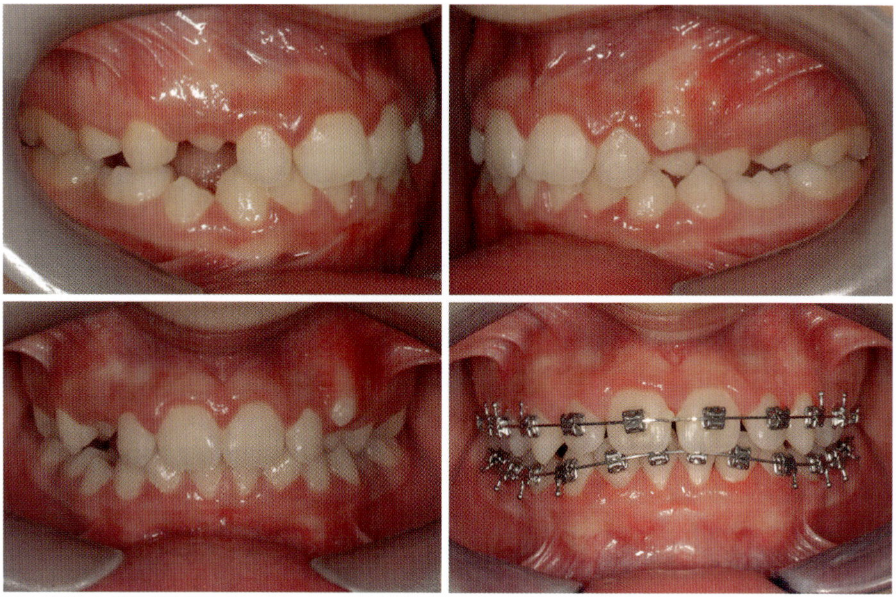

图5.22 患者11.5岁时的CO口内咬合照，以及12岁接受固定矫治的情况。

对左侧髁突进行适度牵张的功能。具体而言，矫治器应旨在校正上颌殆平面所存在的不对称性，并同时刺激左侧颞下颌关节的髁突，以期达到全面且精准的治疗效果，这无疑是当前情境下的最优解。

图5.24展示了41月龄弟弟的照片，其下颌位置看似为一种习惯性现象，而非由医学原因所致。经全家人接受耳鼻喉科医生的全面检查，确认呼吸功能均属正常。同时，也考虑了眼睛问题的可能性，但并未发现任何眼部病变或具有临床意义的病史。

在探讨面部不对称的情境中，紧咬牙时（如扫描11所示）的表面肌电图检测往往会产生复杂且不一致的结果。然而，总体来看，当垂直距离减少的一侧出现反殆时，最大自主收缩（MVC）期间的总肌肉输出通常会减少[110–111]，但并非所有研究者都认同[112]。理论上，除了反殆外，其他因素如矢状向的错殆畸形也可能影响表面肌电图的输出结果，这些畸形可能导致下颌运动受限。棉卷测试通过排除牙齿咬合，进而消除了咬合早接触和偏斜对肌肉活动的影响，通常能使肌肉输出趋于平衡状态。受影响一侧增大的息止殆间隙实际上反映了牙齿支持力的减弱，理论上这应导致该侧肌肉输出相较于未受影响侧减少。然而，由于自我补偿机制和“工作侧优先活动”带来的持续锻炼，咬肌的咬合力/输出往往会随着时间的推

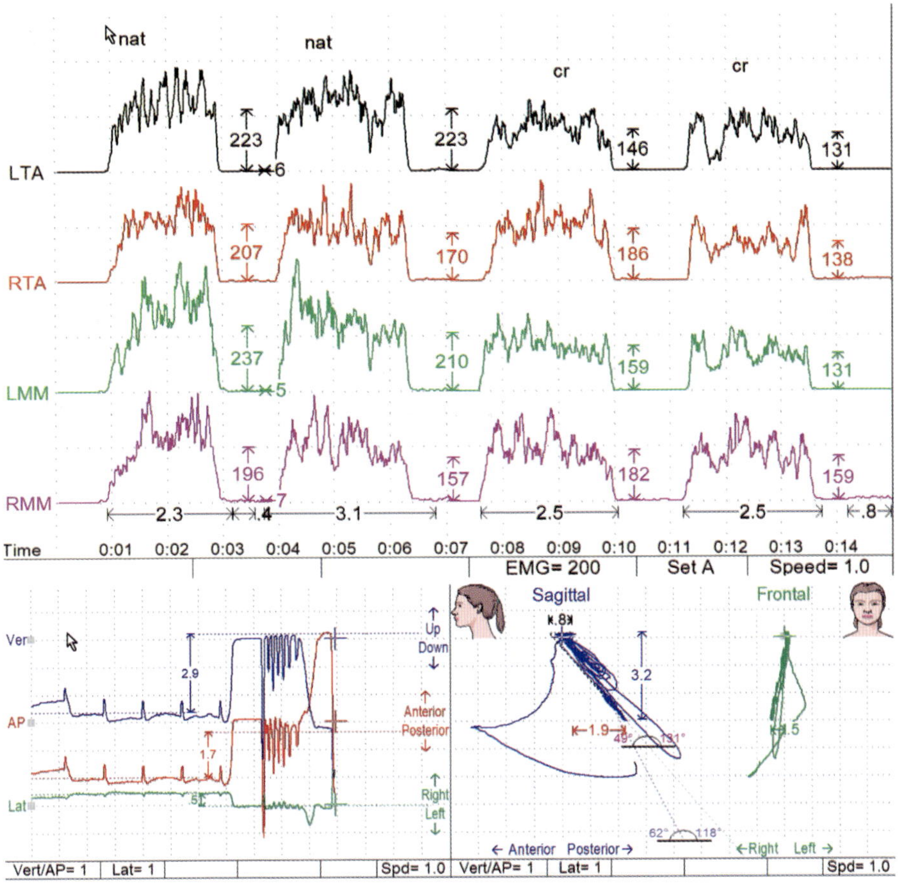

图5.23 上图：扫描11显示了咬合状态和棉卷状态（后两次爆发）下的最大自主收缩（MVC）情况。左侧咬肌和左侧颞肌的输出较高。整体而言，颞肌输出高且平衡，咬肌反应良好。下图：扫描4/5显示神经肌肉运动轨迹接近习惯性咬合路径，且总矢状向不调（0.8mm）可通过轻微牙齿伸长来校正。nat：自然；cr：棉卷；LTA：左侧颞肌前部；RTA：右侧颞肌前部；LMM：左侧咬肌；RMM：右侧咬肌；Ver(t)：垂直向；AP：前后向；Lat(eral)：侧向；Up：上；Down：下；Anterior：前；Posterior：后；Right：右；Left：左；Sagittal：矢状面；Frontal：冠状面；Time：时间；EMG：肌电图；Set：设置；Speed：速度；Spd：速度。

移而重新调整，达到新的平衡（如图5.15中的扫描11所示）。当受影响一侧存在后牙反𬌗时，它可能引发同侧牙齿的过早接触，从而在初始阶段减少肌肉的反应。一般而言，成人患者在工作侧的最大自主收缩（MVC）期间往往会表现出更高的肌肉输出水平。这些复杂的相互作用机制共同影响了面部不对称患者的肌肉活动和咬合功能。

在普遍看似正常、牙齿咬合良好且面部对称的人群中，功能性肌肉不对称

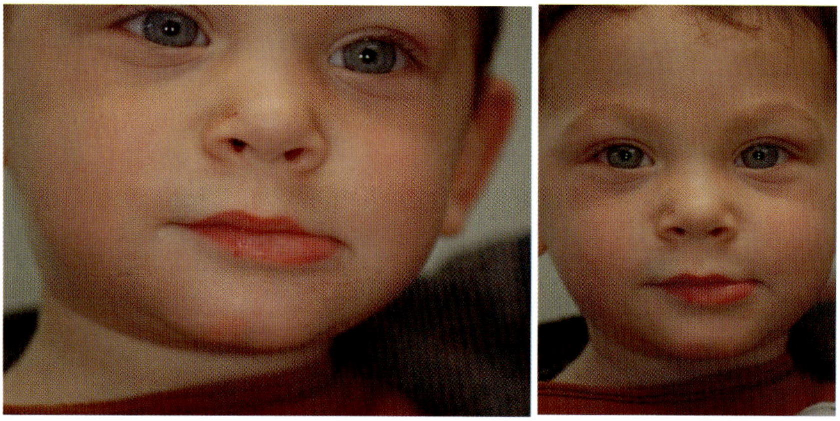

图5.24 41月龄的弟弟有功能性侧方偏䫌。

实为常态。因此，面对垂直距离丧失的情况，治疗核心应聚焦于调整上颌平面倾斜，具体通过降低受影响侧来实现。一旦上颌位置得到校正，该侧关节髁突因牵张作用有望促进髁突头形态的改善。反之，如果垂直距离在受影响侧异常增加，这往往归因于颞下颌关节活动不足（如生长发育受限）。此时，手术干预往往成为恢复的必要且唯一选择。

有时，在成人的受影响侧，咬肌的增大可通过视诊及触诊发现。特别是在垂直距离缩短的一侧，肌肉更容易缩短，这种现象常被视作肌肉肥大。值得注意的是，Newton等的一项重要病例研究提出了关于肌肉肥大性质的一系列有趣的问题。通过对相关组织的活检分析，该研究揭示了肌肉增生的现象[113]。

在扫描9中，对静息状态下肌肉的评估可能揭示非受影响侧颞肌后部（PT）的静息水平相较于受影响侧有所上升[114]。鉴于颞肌后部在下颌进行侧向及后退运动中的关键作用，其活动对于维持下颌位置的稳定性至关重要。这种静息输出张力的提升，很可能是由咀嚼与吞咽过程中对该区域功能需求的增加所致。然而，这些发现的临床诊断价值相对较低，必须结合患者的整体诊断框架进行综合考虑。值得注意的是，另有数项研究报道了与上述观察相反的肌肉静息输出情况[115-116]。

有些学者建议，在最大自主收缩（MVC）期间对表面肌电图（s-EMG）信号进行“标准化”处理，因为这类信号可能受到生物阻抗、电极位置以及肌肉形态差异等多种因素的影响[117]。Botelho等特别强调了s-EMG信号标准化的重要性，并与Ferrario等的观点相契合，均认为这一步骤至关重要。值得注意的是，这些研究均基于健康受试者（即无牙齿缺失或显著骨骼不对称的个体）展开，且未设置对照组进行比较[117-118]。因此，尽管s-EMG标准化可能具有重要意义，但在最大自主收缩（MVC）期间采用棉球等方法进行正常化处理的效果仍存疑。目前，关于s-EMG数据最佳标准化方法尚未形成普遍共识[119]。Castroflorio等的研究已经验证了s-EMG在最大自主收缩（MVC）及静息状态下使用的有效性和重复性[120-121]。在神经肌肉正畸学和牙科领域，s-EMG的应用为解决这一争议提供了新思路，因为它并非孤立的技术手段，而是作为包括咀嚼肌功能评估在内的综合诊断体系的一部分。此外，多次重复的s-EMG评估显示，在不同场合及不同操作者测试同一患者时，能够得出具有一致性的结果，这进一步增强了s-EMG在临床应用中的可靠性和价值。

在探讨面部不对称治疗的复发风险时，所有形式的不对称治疗均存在复发的可能。对于成人轻度不对称的情况，采用殆垫治疗往往能提升稳定性，并有效促进髁突的重塑过程。然而，如果未伴随上颌殆平面相应的矫正或修复治疗，成人正畸治疗的成功率将非常有限。

解决与不对称相关的一般问题，如TMD及其伴随的一般性疼痛，是至关重要的。同时，颈部疼痛也可能与姿势问题密切相关。因此，治疗的核心目标应聚焦于缓解不适与疼痛，进而提升患者的生活质量。治疗成效的关键指标包括疼痛程度的长期缓解和最初颞下颌关节不适的完全消失，这些均标志着治疗目标的成功实现。此外，治疗后的审美接受度，特别是在未来几年内的维持情况，同样不容忽视。对于儿童和青少年的治疗，预防策略占据核心地位。这一阶段的干预是有效减少未来成年时期严重骨骼不调的关键途径。值得注意的是，面部不对称不仅限于Ⅰ类骨面型，还可能伴随Ⅱ类骨面型（颌位和骨骼）及Ⅲ类骨面型出现。因此，在治疗过程中，既要关注矢状向不调（这个方向的不调常被家庭成员首先察觉），也要重视上颌骨与下颌骨的横向不调（该方向的不调虽不易被家庭成员察觉，但可由专业医生识别）。预防成人阶段更严重的不对称，依赖于儿童时期的正确正畸诊断与合理的正畸治疗程序。在此过程中，值得注意的是，某些儿童可能因特发性青少年关节炎等疾病而出现髁突发育不良或吸收，这要求在儿童时期就进行及时的识别与干预。此外，如前所述，TENS等治疗方法能迅速增加受影响侧的垂直尺寸，进一步凸显了早期治疗的必要性。另外，下颌骨的创伤，即便是小型的骨折，也可能影响生长模式，导致不对称[122]。未经治疗的单侧反𬌗同样是下颌骨不对称的诱因之一[88]。在这些情况下，功能性矫治器能够发挥重要作用，帮助纠正咬合关系，促进颌面部结构的正常发育[123-127]。

在总结牙齿相关面部不对称的诊断和治疗方案的理论依据时，我们可以考虑以下几点：

1. 具有生长潜力的年轻个体

（1）评估可能与髁突发育相关的一般病理情况。头部姿势是导致面部不对称的关键因素，可能由眼睛相关问题引起，如眼性斜颈[81]。斜颈可能是多种病理状况的结果[128]。在排除了可能影响髁突或下颌骨的一般性疾病及姿势问题后，应重点关注确定不对称的程度，并检测上颌倾斜是仅限于牙-牙槽骨性还是也包含骨性因素。

（2）用带有面弓的石膏模型上𬌗架，随后利用正位（后前位）片进行头影测量，以准确评估上颌平面的倾斜情况[129]。尽管CBCT技术具有其独特优势，但在此评估过程中，我们尽量避免使用。

（3）遵循神经肌肉正畸学原理，实施45分钟的TENS治疗。随后，在石膏模型上安装𬌗架，并借助TENS诱导下的咬合记录来评估由肌肉去适应化现象所导致的正畸矫正效果。

（4）基于这个通过TENS辅助获得的咬合记录，我们将制作功能性矫治器，或者根据需要，定制固定或可摘除的矫治器，以促进强制或自发的区域性牙齿伸长，以达到正畸目的[79]。

（5）矫正后，功能性矫治器应作为保持器使用。

2. 成年个体

（1）将带有面弓的石膏模型安装到𬌗架上，随后通过后前位头影测量方法来精确评估上颌倾斜及中线偏移情况。尽管CBCT在定位下颌和上颌解剖结构变化上极具价值，但在此评估过程中，我们可选择性地使用。针对TMD病例，磁共振成像（MRI）对于明确颞下颌关节盘的位置及质量至关重要。此外，在上𬌗架过程中，应同步进行TENS咬合记录。值得注意的是，尽管超低频经皮神经电刺激（ULF-TENS）常用于45分钟内的治疗以放松姿势性的下颌肌肉，但其效果有时可能不如预期显著。为此，建议将ULF-TENS应用与对受影响一侧进行的手动垂直牵张相结合，以增强疗效。同时，可考虑使用Aqualizer®，以实现更持久且有效的下颌牵张效果。

（2）评估其严重程度需综合考虑美学标准及咀嚼系统功能。通常，虽无绝对量化标准界定，但从美学视角出发，口角偏移超出3～4mm[75]及颏部侧向偏移约4mm[130]时，人眼可明确辨识。在条件允许下，正畸与修复性治疗应旨在恢复美学上的可接受度，并同步改善颞下颌关节功能及相关疼痛症状。经过详尽的正畸前期准备后，如果需进一步治疗，手术治疗亦属常见方案。

（3）针对非手术治疗策略，采用具有治疗性下颌位置调整功能的下颌重定位矫治器显得尤为重要。此矫治器的精准定位依赖于上下唇系带作为中线参考点，正如Silvestrini所阐述的那样[131]。此暂时且可逆的治疗方案，是评估患者适应度与接受度的理想途径。值得注意的是，下颌牙弓矫治器虽不能直接纠正上颌殆平面的倾斜问题，却能有效补偿其影响。因此，设计旨在暂时且可逆地补偿咬合面异常的矫治器时，应优先考虑固定于上颌。一旦患者的接受度得到验证，矫治器的使用可暂时中断，而后续的补偿措施及全面修复治疗，则应始终将上颌平面的矫正置于首位。

即便不常遇到，颞下颌关节的过度活动也应得到充分的重视，这主要归咎于半颌过度增生复杂性中的两种主要形式——伴有骨质增长的半颌过度增生与单纯骨长度增加的半颌过度增生之间的精确鉴别诊断，以及它们可能共存的混合形式[132]。在这些临床病例中，受影响的那一侧颌骨常展现出垂直向的过度增长，伴随殆平面的倾斜，极端情况下甚至可能在口闭合时丧失牙齿之间的正常接触。但是，目前关于此类情况的肌电图（EMG）研究文献尚显不足，难以充分支撑深入分析。至于治疗手段，手术干预通常被视为一种选择，但仅当骨扫描确认患者已进入成年期且骨骼生长已完全停止后方可考虑实施。此外，高位颞下颌切除术往往需结合其他上颌及下颌的矫正手术，以达成更为全面和有效的治疗效果。

最终，关于面部不对称治疗频繁复发的现象，目前仅存在有限几种理论解释。治疗结束后，即便是最细微的牙槽或骨性上颌平面倾斜度的不均衡残留，也会成为导致两侧垂直距离差异的关键因素。在此情境下，咬合与吞咽动作会持续倾向于向垂直距离较短的那一侧施加更大的作用力，从而加剧了不对称的状况。

鉴于工作侧将由最小垂直距离侧来定义，此举可能加剧因功能增强而诱发的上颌倾斜度上的解剖学变化。此外，复发现象被推测为是中枢神经系统为了应对未能完全通过治疗消除的预处理不对称性，所发展出的一种适应性功能机制。具体而言，我们不禁要问，适应性吞咽模式与舌头位置的调整是否构成了治疗后复发的一个潜在因素[133]？正如先前所提及的，文献中已有记载，我们原先视为受影响侧咬肌肥大的情况，实际上可能是一种增生现象。这一发现有望重塑我们对治疗不对称性问题的理解和策略。

Myotronics K7®系统采用表面肌电图（s-EMG）技术，集成了8个通道，这一设计允许系统广泛评估与口颌系统相关联，却分布于不同解剖区域的肌肉。这些肌肉在维持身体姿势中扮演着关键角色，因此显得尤为重要。众多临床医生在进行评估时，会选择检测胸锁乳突肌或斜方肌等的活动情况。

表面肌电图技术捕捉了肌肉活动的平均输出量，这一过程不可避免地受到组织脂肪层厚度及电阻特性的影响。记录结果的可变性则主要取决于电极的质量、其在肌肉上的精确定位，以及生物电信号采集设备的整体性能。在采用高质量材料并遵循标准化操作流程的前提下，所获得的结果具有高度可重复性。这些因素非但不妨碍肌电图数据的准确性，反而确保了其能够与其他业界公认的仪器分析成果进行可靠的比较。

王拯，刘伟才

使用生物电仪器的简化协议

A Simplified Protocol with the Bioelectrical Instrumentation

6

肌电K7®诊断系统由于能够定量和定性记录信息，被广泛认为是计算机辅助下颌扫描（CMS）的基准工具（图6.1）。我们的目标是标准化使用流程，以简化该系统的使用，同时尽可能保留最少信息以满足诊断大多数咬合问题的需求。

使用标准流程有几个好处。首先，提供了一个清单，帮助理解和记忆正确的扫描顺序。这对初学者尤其有利，因为他们可能会遗漏对诊断极为重要的扫描图像。其次，标准流程减少了所需的信息量，只需要操作基本功能分析所需的最少扫描次数。

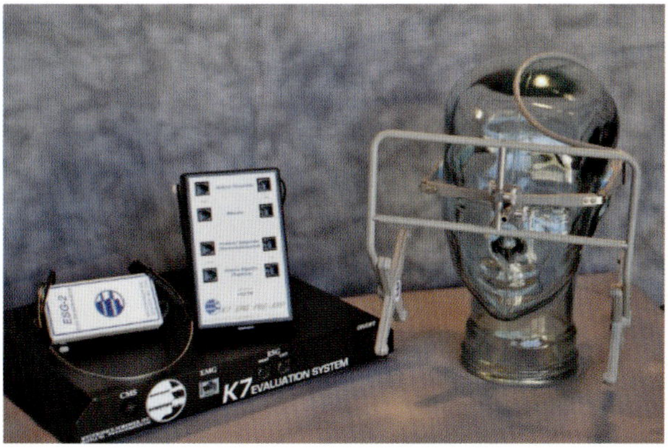

图6.1 完整的肌电K7®检测系统（Myotronics®，USA）。

F. Savastano, *Neuromuscular Orthodontics*,
https://doi.org/10.1007/978-3-031-41295-0_6

虽然使用CMS记录所有正畸患者是有益的，但不是所有正畸医生都有大量时间做这些耗时的检查。因此，选择合适的患者是至关重要的，该诊断程序通常适用于TMD高危患者和成人正畸患者。对于初学者，强烈建议他们遵循标准流程，并在有限的时间内扫描检测尽可能多的患者。

随着时间的推移，CMS的标准化方案将成为一种常规方法，并作为未来所有评估的基础。重要的是要注意，即使在一次扫描中的任何偏差或错误操作，都可能影响神经肌肉正畸诊断。随着医生对该技术越来越熟悉，他们将添加扫描，并根据特定的诊断需求进行个性化定制。这包括选择和添加肌肉用于表面肌电图（s-EMG），并根据需要合并额外的扫描。

肌电K7®诊断系统提供了大量的定量和定性信息，从业者必须有足够的知识来相应地调整选择和操作。这种生物电仪器是一个进行功能测量的强大工具，可以动态和静态评估肌功能与咬合。

通过进行随访和比较测量，医生可以评估治疗的质量，并评定治疗目标是否已经实现。需认识到持续进行CMS测量的价值，可以确保诊断的准确性和治疗计划的有效性。总之，遵守标准化流程对CMS评估的成功至关重要，随着时间的推移，从业者将基于专业知识并根据患者的特殊需求定制方案。

本章节提出的诊断方案并不局限于正畸领域，而是作为一个多功能的框架在各个领域用来评估咬合功能。它提供了先进的分析数据，可用于正畸和修复体的精细咬合评估。该系统具有高度的可定制性和适应性，可以使用表面肌电图（s-EMG）分析面部和颈部区域内的任何肌肉及其他肌肉。该系统最显著的优点之一是对肌电图和下颌骨运动的同步记录，能够对咀嚼系统功能进行细致的分析，从而为系统各个组件之间的复杂相互作用提供有价值的解释。这种实时的数据收集可以识别出其他方式可能无法检测到的细微异常和缺陷，并有助于确定解决这些问题最有效的干预措施。

此外，该系统的可变性意味着它可以应用于不同的学科和背景，使它成为不仅在正畸领域，而且适用于其他相关学科的一个有价值的工具。已证明该系统对正畸或者修复中的精细咬合调整特别有用，而这对于传统方法来说是具有挑战性的。该系统能够分析尤其是面部和颈部的任何肌肉，也可以用于其他部位，提供了口颌系统的全面评估报告，有助于得到更精确的诊断和治疗计划。

协议规范

这里描述的诊断程序仅限于扫描说明，并简要地解释了如何使用该仪器。进一步的信息可以从官方的K7®手册中检索。

所有的诊断程序被特征性地分为两部分：肌肉去程式化之前和之后。肌肉去程式化只有在咬合介质下获得，使用TENS以及咬合媒介（Aqualizer®）至少45分钟以后达到肌肉去程序化。

患者应舒适地坐着，头部姿势在自然的中立位。关于这些正确的姿势位已经有很多讨论，但是检查中让患者站起来是没有必要的，会影响检测结果。

K7®检测系统包括：

- 8个通道肌电图的肌电信号放大仪
- 记录TMJ噪音的电信号仪
- 计算机辅助下颌扫描仪

该系统可连接到任何微软计算机或笔记本电脑的USB端口。下颌运动是通过传感器阵列获得的，传感器阵列通过一种特殊的粘在下前牙的磁性材料检测下颌运动。下颌骨运动的精度可达1/10mm。由于该系统是高度可定制的，并可读取任何空间方向上的运动。扫描细目指的是有特定目标的特殊预调记录。所有的扫描都可以进行个性化的特定数据输出和增益设置。

扫描1（矢状/冠状面和速度模式）。此扫描分析开口和闭合模式。被设置为可视化下颌骨在开口和闭口时的矢状/冠状面运动与速度分析。患者在开口和闭口的同时尽可能舒服的加速运动。如图6.2右侧所示，速度分析被添加到这个扫描中。运动的速度越快，描迹的范围就越宽。

一般来说，这里描述的点线方块每边的增益为5mm，即垂直/前后向和侧向每边5mm（图6.2）。增益选择是一个放大倍数选择，可由操作者更改。对于张口度减少的患者，需要一个放大的可视图像来显示一个较小的开口/闭口模式。

扫描采取的另一种方式是扫描模式。这种形式用一种图形表示，从左到右移动的时间间隔下的实时连续记录（扫描）。使用扫描模式，如心电图一样，在一段时间内连续记录咀嚼肌的s-EMG肌电图输出数据（通过增益可调）。这种模式

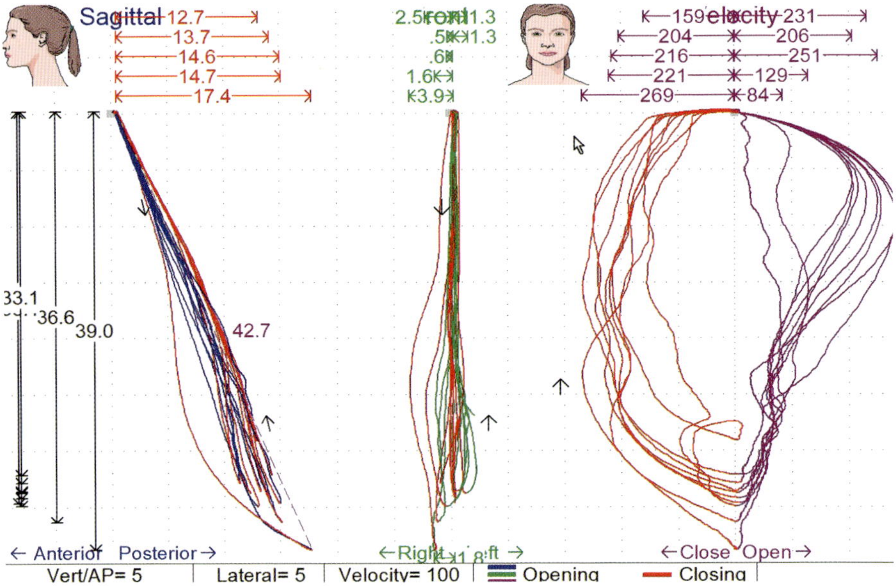

图6.2 CMS系统结合K7®评估系统的扫描1。从左到右：矢状面开口、冠状面开口、开闭口速度图。Sagittal：矢状面；Frontal：冠状面；Vert：垂直向；AP：前后向；Lateral：侧向；Velocity：速度；Open(ing)：开口；Closing/Close：闭口；Anterior：前；Posterior：后；Right：右；Left：左。

也被用于再现下颌骨运动的实时数据。扫描可以个性化显示，同时显示s-EMG数据和CMS运动。

扫描3（在TENS前的息止殆间隙）。此扫描在扫描模式下执行。由一张图显示3个记录，每个记录对应于每个方向（矢状线、冠状线和侧位线）。患者被要求放松，让下颌骨因重力而下降，在得到指示时，闭口靠近CO，然后“叩齿”以确保咬合在ICP。该扫描记录了从习惯性休息位到CO的垂直空间。它可以在非扫描模式下可视化显示，通过改变图像为矢状/冠状面，如扫描1所示。

图6.3显示了扫描3和HRP的正确操作：注意，基线（s）应该至少在监控屏幕上测试2次，并重叠以显示HRP是恒定的。如果没有“叩齿”指令以确保适当的CO，就无法完成扫描3。如果没有最后一项操作，扫描3是无用的。仪器的灵敏度设置为尽可能高的放大倍数，每边1mm。

扫描21（吞咽测试，滤波肌电图扫描模式）。此**扫描3**添加滤波肌电图用于识别患者是否用舌头在牙齿之间吞咽。患者被要求放松，然后吞下唾液，“叩齿”以确保在CO。

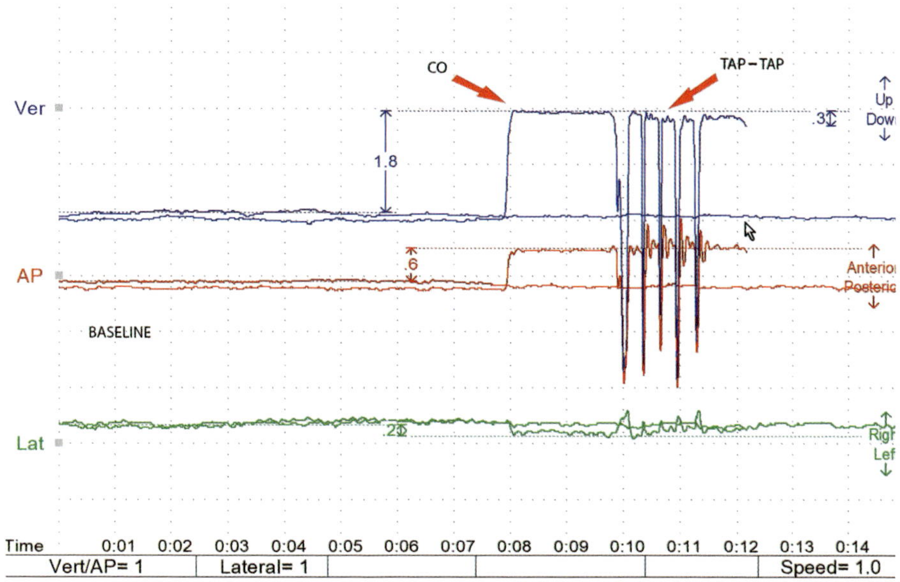

图6.3 CMS系统结合K7®评估系统的扫描3。Ver(t)：垂直向；AP：前后向；Lat(eral)：侧向；CO：正中咬合；BASELINE：基线；Time：时间；Speed：速度；Up：上；Down：下；Anterior：前；Posterior：后；Right：右；Left：左；TAP-TAP：重复闭口到CO以确保ICP。

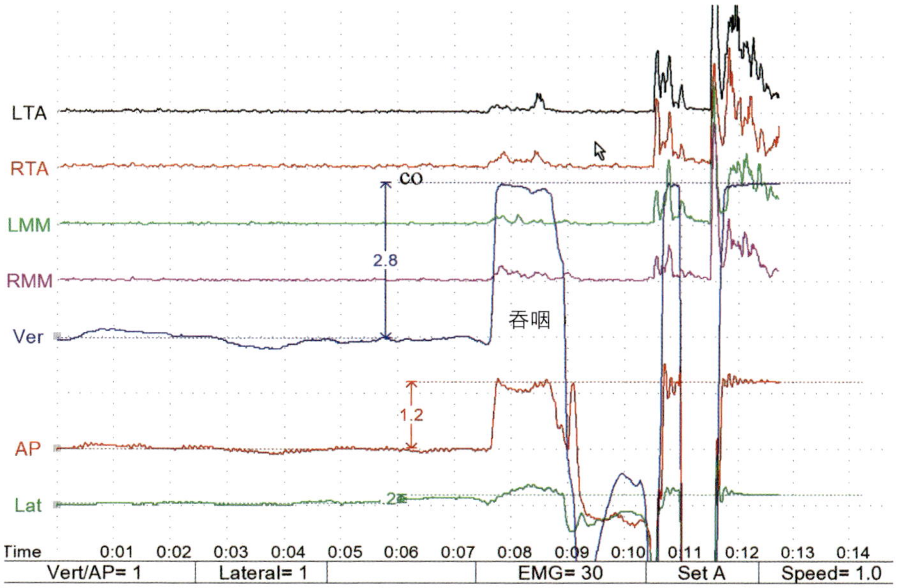

图6.4 CMS系统结合K7®评估系统的扫描21。CO：正中殆位；LTA：左颞前肌；RTA：右颞前肌；LMM：左侧咬肌；RMM：右侧咬肌；Ver(t)：垂直向；AP：前后向；Lat(eral)：侧向；Time：时间；EMG：肌电图；Set：设置；Speed：速度。CO=最大牙尖交错位（ICP）。

图6.4显示**扫描21**（扫描3+咬肌和颞肌的滤波s-EMG）。患者的吞咽模式和所涉及的能量可以通过这个扫描进行最好的评估，成为评估患者的一个关键组成部分。扫描通常从指导患者进行主动唾液吞咽（VSS）并接受自然唾液吞咽（SSS）开始进行准确的分析。为确保所获得的数据可靠，建议多次记录和保存扫描。必须进行“叩齿”来结束扫描，这意味着确保正中䶑（ICP）。没有这一步，扫描结果无法适用。

此外，还可以调整表面肌电图（s-EMG）的敏感性，以提高临床信息的识别。通过控制s-EMG的增益，可以更有把握识别吞咽过程中肌肉激活的顺序。值得注意的是，除颞肌和咬肌外，该扫描还记录了其他肌肉的活动，如二腹肌和颞肌后侧、口周肌和胸锁乳突肌。

图6.5显示**扫描11（EMG处理模式，MVC）**。在最大自主收缩（MVC）期间肌电图总输出检测，可以直接分析肌肉对错䶑畸形的反应。第一次峰值为自然牙列在ICP咬紧的最大咬合力。第二次峰值代表在棉卷上咬紧的最大咬合力。棉卷在这个测试中有两个特殊的结果：首先，增加了垂直距离，也就是说，减少了息止䶑间

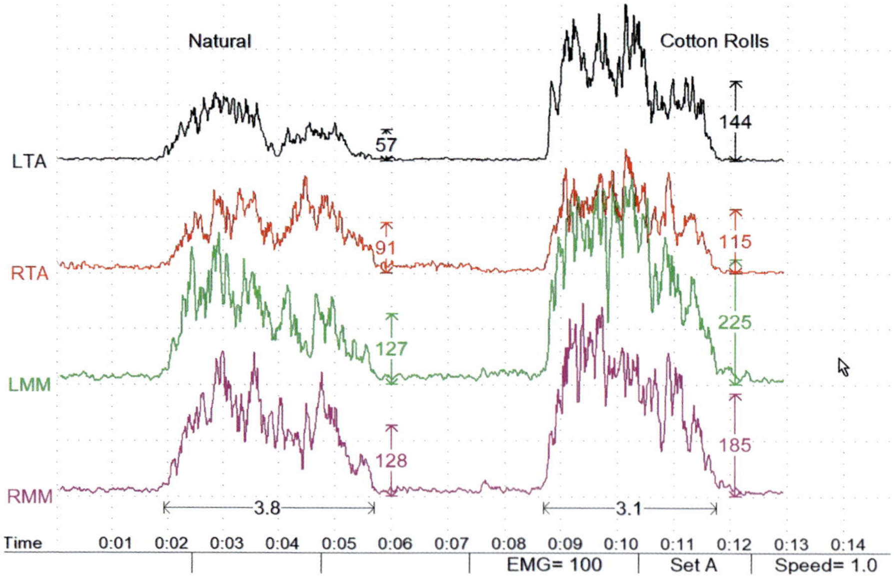

图6.5 CMS系统结合K7®评估系统的扫描11，咬紧时的s-EMG，burst 1=自然牙列的咬合位，burst 2=在牙弓之间放置着棉卷。Natural：自然；Cotton Rolls：棉卷；LTA：左颞前肌；RTA：右颞前肌；LMM：左侧咬肌；RMM：右侧咬肌；Time：时间；EMG：肌电图；Set：设置；Speed：速度。

隙。其次，解除牙齿接触，即牙齿咬合。排除了牙齿咬合，可以使肌功能性适应，而仅体现骨骼特征。即便如此，笔者也是谨慎地阐述了这个测试的重要性，并认为在棉卷上测试是一种排除牙齿接触和减少牙周本体感觉传入CNS的方法。

通常情况下，棉卷造成的垂直增加会增加表面肌电信号的总输出，特别是在深覆䶮和正常覆䶮伴有息止䶮间隙减小的个体中。有时没有真正的增益，通常棉卷试验倾向于平衡肌肉输出。这是一个与临床相关的重要信息。正确操作这个测试的难度在于确保棉卷在双侧牙弓间很好地平衡，患者对棉卷放置的位置感到舒服。一些从业者认为棉卷测试是揭示功能/解剖不对称的一种方法。

图6.6显示了**扫描9（肌肉紧张前肌电图，静止时的肌肉）**。该扫描是指颞肌前部在习惯性休息位时对咬肌和颞肌前部的肌电图检查。让患者放松，闭上眼睛。K7®系统每侧各有2个通道，可以同时评估8块肌肉。基本流程将信息量限制在了4个通道（2块肌肉），使记录更容易。使用所有通道增加了因缺乏经验而失败的可能性，因为：

1. 电极失效的可能性增加。更多的电极意味着皮肤准备、汗液和其他外部干扰更有可能影响正确数据的获得。

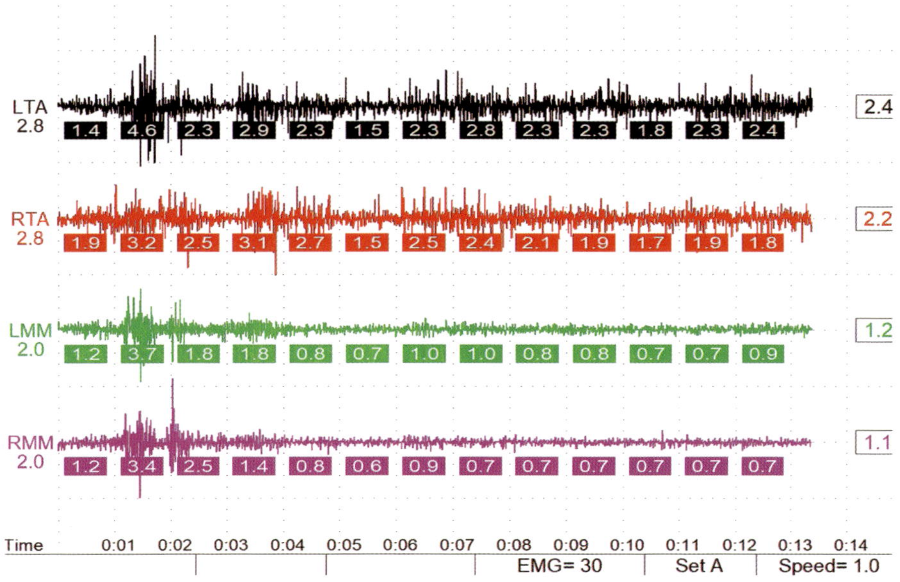

图6.6 CMS系统结合K7®评估系统的扫描9，静息时s-EMG。LTA：左颞前肌；RTA：右颞前肌；LMM：左侧咬肌；RMM：右侧咬肌；Time：时间；EMG：肌电图；Set：设置；Speed：速度。

2. 增加了电极定位错误的可能性：虽然咬肌和颞肌很容易定位，但颞后肌和SCM等定位可能更为复杂。
3. 扫描10是扫描9测试肌肉的自然变化，并且代表去程序化的s-EMG。没有经验的医生可能不知道如何识别电极故障、导线故障或仅仅因不知道如何放松特定肌肉而不能继续进行扫描4/5。

强制性使用Aqualizer®进行40分钟的ULF-TENS

图6.7显示**扫描10（应用TENS后咬肌和颞前肌休息时的肌电图）**。这些肌肉必须处在一个最小的阈值以下，才能继续进行扫描4/5。K7®系统提供了增加2个肌电通道进行4块额外肌肉测试的可能。如果45分钟后肌肉不放松，则需要增加额外的时间。

图6.8显示**扫描4/5（带有扫视/XY跟踪模式选项的分割屏幕，咬合记录扫描）**。注意"叩齿"验证殆平面和ICP。如有必要，可以添加侧方尖牙去咬合（未显示）。这个分割屏幕为操作者提供了可视化扫视模式（左），这对于测量和分析尖峰的特征以及可视化AP运动很重要。这种可视化简化了扫描5（右）中的可视

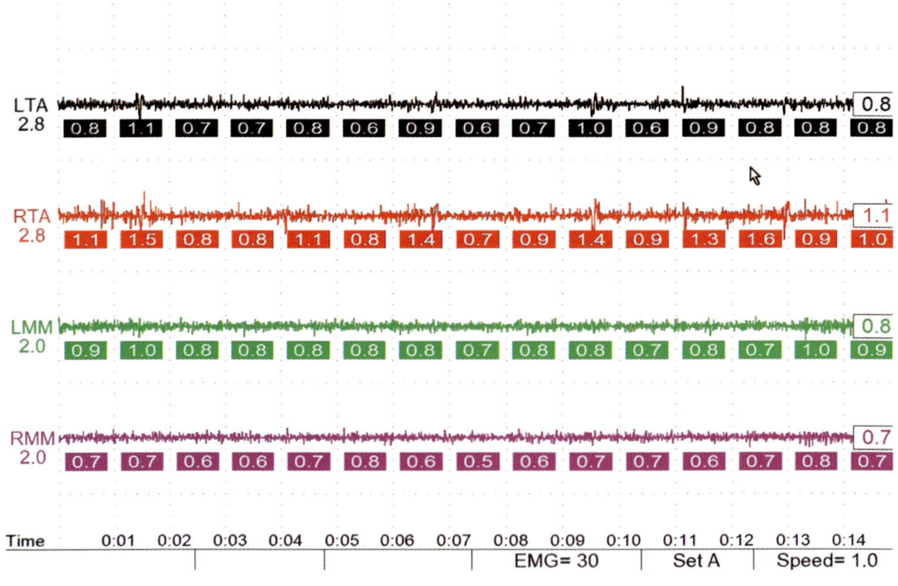

图6.7　CMS系统结合K7®评估系统的扫描10，在TENS和Aqualize®应用40分钟后的休息位s-EMG。LTA：左颞前肌；RTA：右颞前肌；LMM：左侧咬肌；RMM：右侧咬肌；Time：时间；EMG：肌电图；Set：设置；Speed：速度。

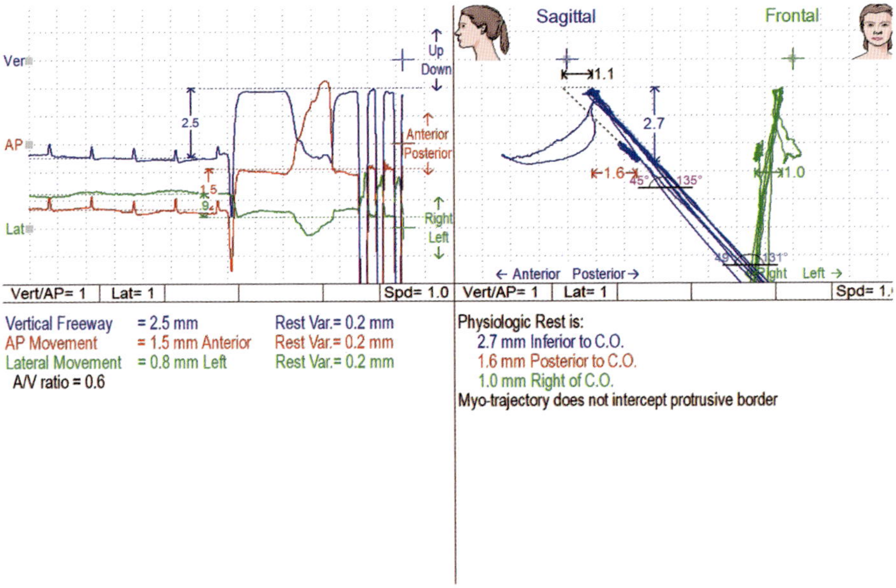

图6.8 CMS系统结合K7®评估系统的扫描4/5分屏显示。Ver(t)：垂直向；AP：前后向；Lat(eral)：侧向；CO：正中殆位；Spd：速度；Up：上；Down：下；Anterior：前；Posterior：后；Right：右；Left：左；Sagittal：矢状面；Frontal：冠状面。

化数据。一旦创建了前伸边界，计算机就会追踪肌肉的轨迹。检查由计算机生成的肌力轨迹跟踪是很重要的，因为有时计算机无法区分传感器阵列的意外振动。一旦数据保存下来，任何扫描都可以在鼠标点击下进行重新生成和重新绘制。注释和其他信息可以添加到扫描图中。

这个简化的流程可能不足以提供一个全面的解决方案来处理有经验的神经肌肉方面口腔医生遇到的所有问题。在实施治疗时，遵循特定的诊断方案是至关重要的。笔者在本流程中提出的观点是30多年生物电仪器和正畸诊断经验的结晶。尽管如此，有经验的神经肌肉口腔医生应该对不同的肌肉进行多项测试，评估各种功能任务及特定的运动，并检查反馈程序。在神经肌肉牙科的诊断或治疗计划之前，使用咬合间介质进行TENS后确定PRP是至关重要的。神经肌肉牙科诊断的主要挑战之一是确定下颌骨（和髁突）的正确位置，这是诊断程序的起点，理论上是不可忽视的。

使用正中咬合作为正畸治疗诊断的起点由来已久。头影测量学、临床检查和研究模型都依赖于正中咬合，这也是非神经肌肉诊断和错殆畸形治疗的起点。然而，值得注意的是，所有的错殆畸形都存在下颌骨位置错误。因此，考虑将可视化的下颌骨生理性肌肉位作为诊断和治疗的起点，这是合理的和更具功能意义的。

世界各地的口腔医生都在通过将下颌骨重新定位到一个更向下和更向前的位置，来成功地治疗阻塞性睡眠呼吸暂停（OSA）。这与应用TENS时所确定的位置相似。将下颌骨的生理肌肉位置纳入诊断和治疗过程中，可给错殆畸形患者更好的治疗效果。

选项

- 描述性分析
- 声学图谱

K7®诊断系统帮助医生进行一系列的计算，并可设置为自动显示。描述性分析显示了关于当前扫描的详细信息。例如，图6.9额外弹窗会显示出其他信息。

声学图谱能够记录和分析TMJ关节声音是该系统的另一个重要特征。有几种扫描方法被用来记录和分析关节的声音。这是对关节噪声的客观记录，应该经常在临床使用。扫描15与相应的CMS帮助医生完整记录关节在下颌运动期间出现的关节声音。

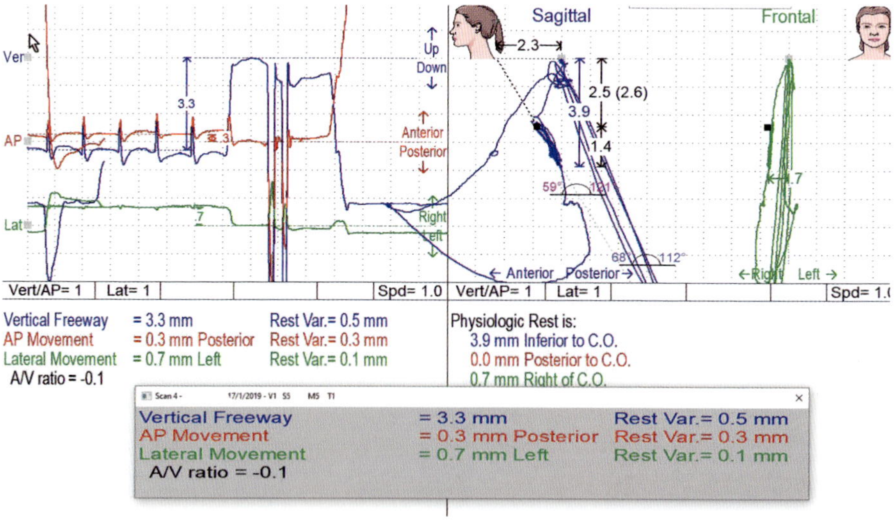

图6.9 扫描4/5分屏的描述性分析示例。Ver(t)：垂直向；AP：前后向；Lat(eral)：侧向；CO：正中殆位；Spd：速度；Up：上；Down：下；Anterior：前；Posterior：后；Right：右；Left：左；Sagittal：矢状面；Frontal：冠状面。

图6.10显示了一个使用频谱分析进行描记的示例。

K7®系统是高度可定制的，是研究和评估复杂咬合重建的一个很好的工具。CMS和相关技术丰富了我们对咬合问题的认识。这些结果引导医生进行生理性咬合矫正。因为K7®系统是一种非侵入性的诊断方法，所以可以很容易地重复进行咬合记录和随访。

扫描流程和执行的标准化的建立成为在这一专业领域的重要步骤。一个清晰的构想很容易被分享，因为对结果的解释不会令人困惑，不会引发持久的讨论。例如，没有使用咬合介质的TENS是无意义的，尽管一些“神经肌肉”牙医坚持不适用。他们扫描5的结果不能被那些细心的人接受和进行解释。

最后，本协议侧重于咀嚼肌和颞肌。如果临床观察到患者的其他主诉和体征，可以增加下颌下电极来检查吞咽障碍或增加额外的扫描，通常来讲是相当简单的。有个想法是，我们都要开始进行结果和扫描比较，以进行恰当的沟通。沟通是取得进步的第一步。

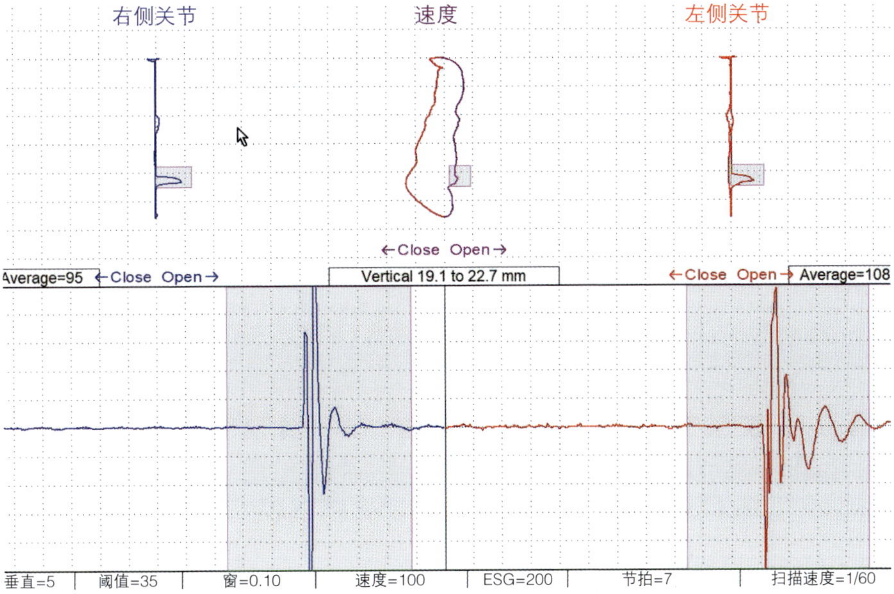

图6.10 扫描15与关节噪音的频谱分析。

赵彦惠，刘伟才

牙齿咬合关系的动态学表现

Schematic Kinesiographic Representation of Occlusal Dental Relationships

7

正畸医生都经过严格的专业训练，专注于矫治牙齿排列不齐及错殆畸形，涉及牙齿与颌骨的错位。在他们手中，由Angle医生所创立的分类系统，成为评估牙齿与颌骨咬合关系的关键工具，极大地辅助了诊断与治疗方案的制订。此外，正畸医生还利用X线头影测量技术，深入追踪患者的骨骼类型与生长方向，将错殆畸形细分为开殆、深覆殆或正常殆等类型。然而，值得注意的是，传统的正畸诊断模式往往侧重于牙齿与颌骨的静态咬合状态，这可能在一定程度上限制了对患者牙齿与骨骼系统复杂性的全面捕捉。此种诊断方法更多地聚焦于与静态咬合相关联的骨骼分析，或者可称为静态错殆畸形的解析。为了实现更加精确且全面的诊断，正畸医生需将目光投向更广阔的领域，如患者的软组织轮廓、面部美学考量，以及动态咬合的研究。

近年来，数字技术的飞速发展，为正畸医生提供了前所未有的诊断与治疗规划手段。其中，3D成像技术尤为瞩目，它能够生成患者牙齿与骨骼解剖结构的精细虚拟模型，助力医生预测治疗效果，并量身定制个性化的治疗方案。诚然，安氏分类法与头影测量技术依然是正畸诊断领域不可或缺的基石，但在此基础上，融入多元化考量因素，并充分利用先进技术，为每位患者量身打造全面且个性化的治疗策略，这是正畸医学发展的方向。

至于动态咬合的研究，则依托于计算机辅助下颌扫描（CMS）或运动成像技术得以实现。从运动学视角审视，CMS所呈现的结果，或许并不直接对应某一特定

F. Savastano, *Neuromuscular Orthodontics*,
https://doi.org/10.1007/978-3-031-41295-0_7

的咬合模式（如安氏分类）或骨骼类型特征。这背后，蕴含了对肌功能的深入探索，它借助肌电图或下颌运动记录等手段，为我们揭示了咬合过程中更为细致的神经肌肉活动规律。

“生理”下颌休息位置，即一个独立于咬合功能之外的状态，它揭示了一种非适应性的下颌姿态。与此同时，神经肌肉诊断在咬合评估的领域里，确立了一个独特的起点——**生理性休息位（RP或PHP）**，这一标准与经典正畸治疗所侧重的CO（正中𬌗位）截然不同。诚然，静态咬合（CO）的分析具有其重要性，特别是鉴于它与吞咽等生理活动的紧密联系，但神经肌肉牙医的关注焦点，则更多地聚焦于CO与RP之间所展现出的空间动态关系。值得注意的是，在经历了10次经皮神经电刺激（TENS）去程序化治疗之后，观察到原本属于Ⅱ类的咬合关系转变为更为理想的Ⅰ类咬合关系，这一现象并不罕见。此外，还需注意到，经过神经肌肉去程序化处理后，骨骼与牙齿的头影测量数据所呈现的相对空间关系，往往与去程序化之前大相径庭。这一发现，已成为神经肌肉牙科领域内广泛认同的关键结论，而专业的正畸学界拒绝承认。

在我们实施诊断程序的过程中，需要将眼光投向未来，而非局限于咬合关系本身。这一视角的转换，正是神经肌肉正畸对医学领域的深远影响。如前所述，神经肌肉诊断的核心，在于精确界定PRP与神经肌肉运动轨迹的范畴。咬合关系的形成，正是源自这一基础：确立下颌的休息位置，这一步骤至关重要，它标志着“颌骨在颅骨中的最佳位置，以最优方式适应肌功能（及随之的TMJ功能）与吞咽机制。”现代正畸医生已能重塑咬合，使之趋近于生理性休息位置，并促使这一位置与患者的习惯性休息状态相吻合。这正是符合我们**降低适应性咬合调整**的宗旨。在理想状态下，随着生长发育的停止，最大牙尖交错位（ICP）与正中关系应当达到统一。值得注意的是，笔者并未将达成Ⅰ类咬合视为神经肌肉正畸矫正的终极目标。相反，我们追求的是在维持理想的神经肌肉下颌姿态的同时，兼顾Ⅰ类咬合关系的实现。毕竟，并非所有的错𬌗畸形都能通过治疗达成完美的Ⅰ类咬合。

CMS与神经肌肉正畸方案的兴起，标志着正畸诊断与治疗领域的一次重大突破。在此背景下，我们更应聚焦于运动与肌功能的深入分析。令人欣慰的是，表面肌电图的应用正逐渐获得广大临床医生的认可，一系列研究成果反驳了部分医生的质疑[1-4]。通过功能性任务获取的客观数据，不仅可重复而且可被验证，这与主观数据（如肌肉触痛、吞咽障碍的临床评估）截然不同，后者往往受到操作者技能、专业知识及敏感性的深刻影响。

在深入理解神经肌肉正畸学原理的基础上，我们有必要重新审视错殆畸形的分类体系，以更好地描述牙弓间的功能关系。骨骼分类不应局限于头影测量的术语范畴，而应视为个体骨骼特征相对于一般人群、年龄、性别及种族背景的表达。以骨性Ⅲ类差异为例，经年龄、性别及种族匹配后，如果下颌骨长度为正常的90%，而颅底长度为正常的50%[5-8]，则两者间的差异即可作为描述特定错殆畸形类型骨骼形态学特征的依据。在医学领域，高斯曲线依然被用于界定正常与异常的边界[9]。

在本例描述中，我们特意避免使用骨骼模式，转而聚焦于基于ICP的咬合关系分析。这一做法旨在深入探索肌肉对咬合基础关系适应过程的影响。而CO（正中殆位）则成为我们评估减少适应后可能结果的理想参照点。它提供了一种直观的方法来展示下颌骨在去程序化后重新定位的各种可能性，这些在单独分析CO时往往难以察觉。通过对比下颌位置在矢状向与垂直向上的正中咬合结果，将更深刻地理解神经肌肉诊断对正畸治疗决策与实施的深远影响。神经肌肉正畸范式的兴起，正悄然改变着我们对错殆畸形的认知。在神经肌肉牙科学的术语中，“下颌压迫”（Mandibular Entrapment）、“前壁”（Front Wall）等术语频繁出现。如今，我们愈发认识到，在Ⅰ类咬合的骨骼框架下，一个看似完美的咬合关系也可能在功能上呈现出错位状态。从某种意义上说，错殆畸形正是动态咬合失败的直接后果。对于神经肌肉矫正医生而言，发布在社交媒体上的病例报告，如果非聚焦于美容效果，便失去了其应有的价值。而社会对高质量治疗与TMD管理需求的日益增长，正有力推动着正畸诊断与治疗标准的提升。

Ⅰ类咬合

图7.1和图7.2显示了Ⅰ类咬合患者扫描5的可能情况。从CO（V线）绘制一条垂直线，将有助于解释扫描5的结果。HRP及其尖峰橙色表示。“习惯性轨迹”通过CO。HRP代表了一种对咬合的调节姿势。如前所述，在使用TENS和Aqualizer®进行调整后，根据与Ⅰ类咬合相关的正畸预后因素，新的PRP的可能性用不同的颜色进行呈现。为了更简明地阐述扫描的概念，我们特意省去了关于测量与放大倍数

的细节部分。

概述ULF-TENS应用后RP可能发生的变化。橙色=习惯（在TENS 45秒前休息位以及峰值），绿色=（正畸）矫正可能，RED=神经肌肉正畸不可能。注意，由于描述的需要，橙色的峰值代表习惯性的休息位置，峰值代表习惯性的轨迹到CO。在TENS应用中，以及该过程的部分时段里，我们会观察到橙色的峰值与去

图7.1　Ⅰ类咬合关系。

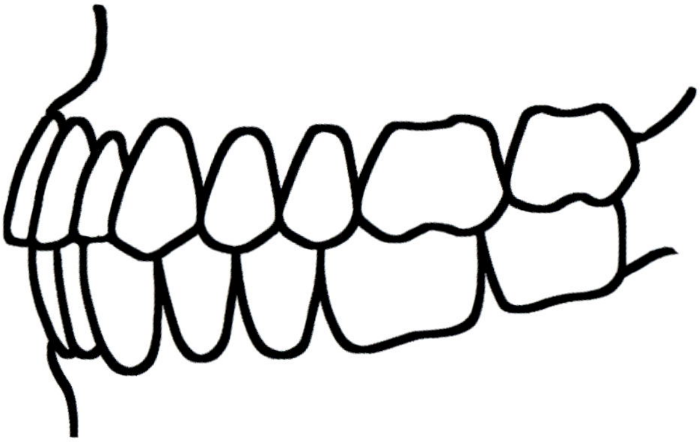

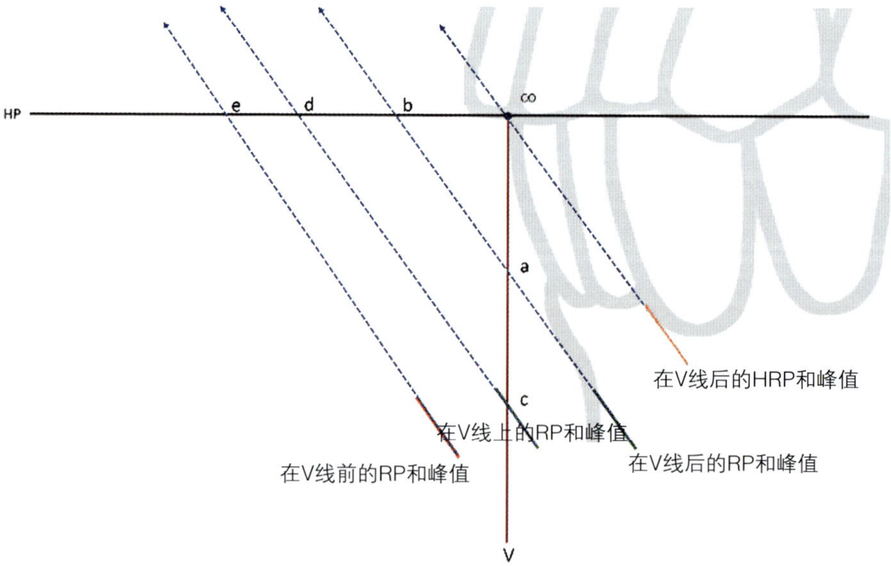

图7.2　Ⅰ类咬合关系中，通过Aqualizer®应用TENS在45秒后扫描5的示意图。蓝色虚线：神经肌肉轨迹（nt）；CO：正中𬌗位；V：从CO的垂直线（V线）；a和c，裁取V；b，d，e：截取水平𬌗平面（HP）；红色，绿色：TENS在45秒后出现峰值；橙色：模拟从HRP的闭合运动；HRP：习惯性休息位；RP：休息位/生理性休息位。

程序化的峰值发生重合或趋于接近。这其中的可能性，便是源于神经肌肉咬合现象。

带有a点和b点的绿色案例。这是典型的Ⅰ类咬合现象，其间还伴随着额外的息止𬌗间隙存在。以实例为证，设想一垂直向的4mm存在，其中在HP（水平𬌗平面）上的AP差异约达1.5mm。此咬合模式应被视为下颌骨在正中关系时的咬合状态。位于肌动轨迹之上的点，其垂直差异大约减半，它象征着我们追求的肌中心理想位置。如果上前牙延长2mm，将直接导致HP的降低，而Ⅰ类咬合关系得以维持。治疗策略方面，我们首先在a点进行咬合记录，随后利用Bionator装置将牙列前伸约2mm，以此进一步降低HP。值得注意的是，当调整后的中心位置恰好落在V线上时，Ⅰ类咬合关系将得以稳固保持。

在审视c–d线肌轨迹及其与RP的关系时，尽管存在细微的变异，预后仍旧较好（表现为绿色的峰值）。在获得一个约4.5mm的息止𬌗间隙时，我们可以采取的策略是在肌轨迹上定位肌中心点c。为确保息止𬌗间隙的空间，至少应预留1mm的余地。然而，鉴于可能需要实现上牙弓的远移（这可能涉及上前牙的转矩矫正或扩弓调整），操作难度势必会上升，因为我们追求的是肌中心达到理想的2mm距离。此外，为了预留出足够的神经肌肉轨迹空间，尤其是位于V线前方的区域，需细致规划。对于之前的例子，必要时将息止𬌗间隙增加到约3.5mm（4.5–3.5=1mm）。正畸获得的伸长越多，需要的AP矫正（前移/转矩/扩弓）就越少。

在e点中，关于HP的红色峰值以及肌轨迹的生理性休息位（RP），当前并未见有明确的正畸解决方案。当面对骨性Ⅲ类且情况不甚严重时，需要思考头姿态问题是否已影响着下颌的自然姿势位置。CMS是让患者舒适地坐在椅子上，保持自然的头部姿势。头部向前倾斜越多，RP（和HRP）就越前移。这是在进行扫描时一个非常常见的问题：去程序化后的扫描5应该和患者在分析初始时相同的头部姿势进行。患者有时会放松，坐得更低，让头向前倾斜。换言之，即使在最佳的垂直控制下，需要神经肌肉正畸矫正的红色峰值示例的AP也很大。唯有通过重新调整上颌骨的位置，正畸医生方有望达成肌中心的治疗终极目标。至于治疗终结时正中位置的确定，则完全取决于神经肌肉正畸医生的决策。在绿线峰值c–d与红线e之间，存在着众多可能的选择，尽管某些边缘病例或许无须手术干预。

示例病例

骨性Ⅲ类、牙性Ⅰ类的年轻女孩，2004年10月，12岁。图7.3显示了12岁时拍摄的口内照。注意，上尖牙区域明显缺乏空间。而下牙弓形态则相对狭窄，但最为显著的特征是下切牙向舌侧倾斜。这种舌侧倾斜现象，实际上是肌肉与骨骼相互作用的补偿性表现。为评估下颌被迫后退的程度，我们亟须实施一套全面的诊断流程。

在进行任何正畸治疗之前，均须执行详尽的诊断扫描程序。图7.4清晰呈现了应用45秒TENS技术后的扫描5结果。有关此完整扫描所代表的临床病例，我们将在

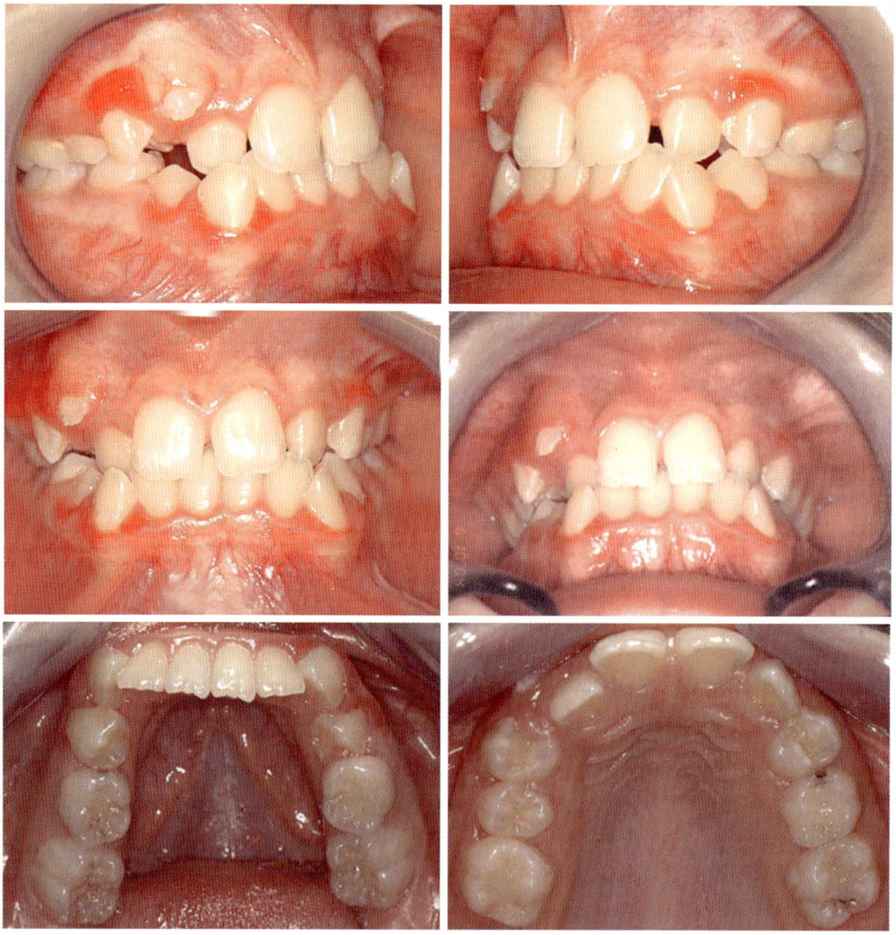

图7.3 12岁女性患者的口内照。注意，上牙弓没有空间容纳2颗尖牙。下牙弓显示了大量的牙齿补偿与下前牙舌倾。

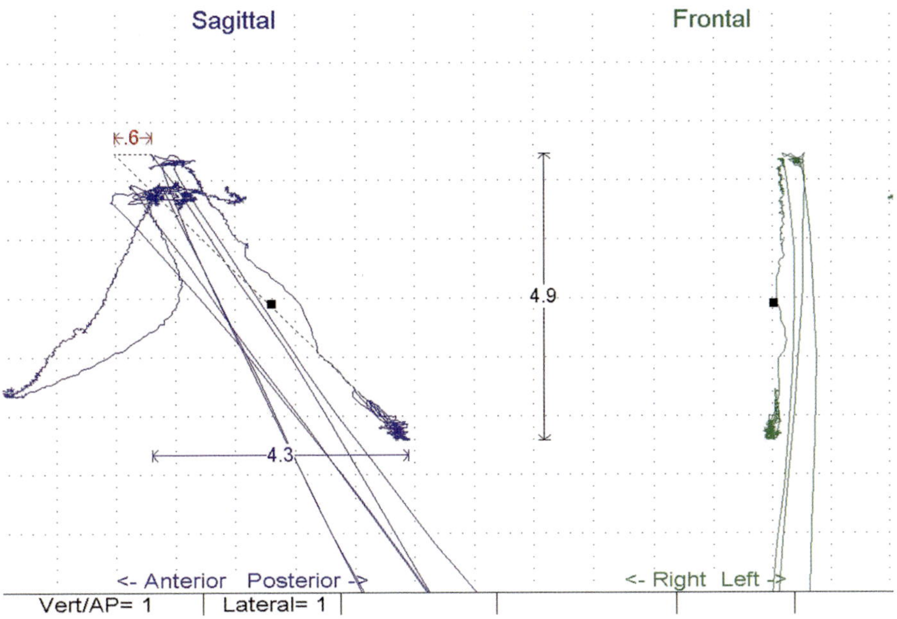

图7.4 45秒TENS扫描5。闭合时的过度力显示为传感器阵列运动引起的CO振动。Anterior：前；Posterior：后；Right：右；Left：左；Sagittal：矢状面；Frontal：冠状面；Vert：垂直向；AP：前后向；Lateral：侧向。

后续内容中做进一步深入探讨。

下切牙通过舌倾代偿了矢状面需求，并很可能挽救了TMJ功能。下颌骨的肌肉作用和骨性质迫使下前牙进行补偿，以避免关节损伤。神经肌肉轨迹阻断了HP，与下颌习惯性闭合轨迹相重叠。这显示出正畸治疗所带来的积极影响，特别是在具有额外息止殆间隙的情况下，其效果更为显著。

Ⅲ类咬合

图7.5和图7.6显示了Ⅲ类咬合患者扫描5的可能情况。带有橙色峰值的HRP和习惯性闭合轨迹代表了Ⅲ类咬合独立于正常覆盖或反覆盖。扫描5的结果可能会令人惊讶。如本例所述，右侧第一个为带有绿色峰值、与HP后面相交的神经肌肉轨迹。这在正畸学中通常被描述为一个假性Ⅲ类，其中咬合干扰使下颌骨滑动到一个Ⅲ类咬合。所有在CO的结果（图7.6）都是维持正畸矫正的积极预后因素。通常，一个轻微超出正常范畴的息止殆间隙为矫正

图7.5 Ⅲ类错殆关系。

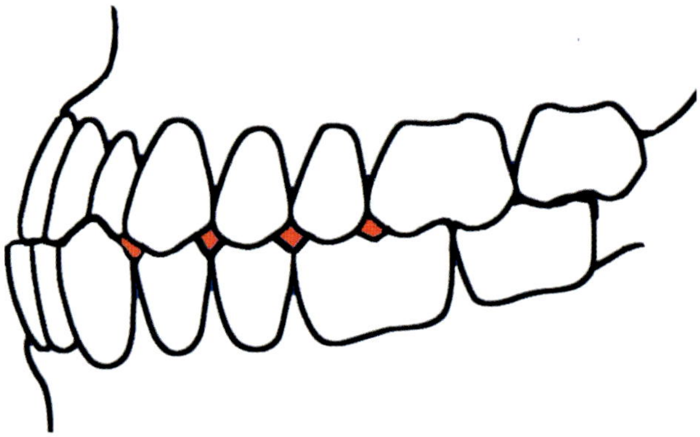

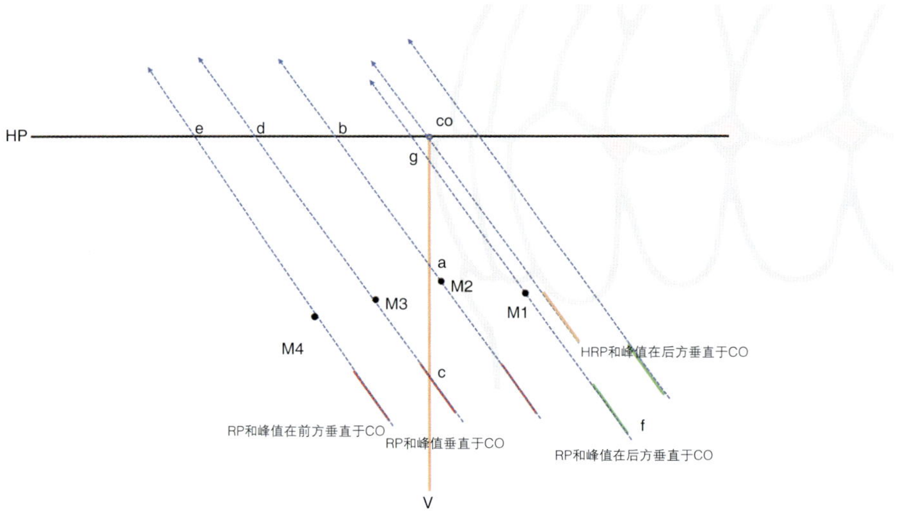

图7.6 Ⅲ类咬合关系中，通过Aqualizer®应用TENS 45秒后扫描5的示意图。蓝色虚线：神经肌肉轨迹（nt）；CO：正中殆位；V：从CO的垂直向（V线）；a和c：截取V；b，d，e：截取水平殆平面（HP）；M1–M2、M3–M4：肌中心（计算）；红色，绿色：TENS峰值；橙色：习惯运动到CO。

医生提供了额外的治疗策略空间。当患者的反覆盖情况不甚严重（或者严重程度普遍被视为只能通过手术干预来解决骨骼和咬合差异时），肌轨迹中的f–g线，其绿色峰值的存在预示着积极的预后效果。实际上，这一效果与息止殆间隙的多少密切相关；息止殆间隙越大，越容易在V线后方达到正中咬合反覆盖，这是一种新的肌肉状态。在Ⅲ类咬合病例中，前导力学的介入显著减弱甚至纠正了反覆盖（OJ）的问题（如通过面弓引导上前牙列的前移）。具体到f–g线的实例中，前牵引的幅度达到了约2mm。

通过有效的正畸治疗手段，我们可以将CO安置在肌轨迹V线后方，此时CO的新定位便是我们追求的肌中心（M1），作为治疗的核心目标。如果单纯从矢状面透视来审视，M1此刻呈现为一种理想的Ⅰ类咬合状态。在处理Ⅲ类咬合差异时，关键在沿V线后方的神经肌肉轨迹上精准定位CO，这是因为V线清晰地界定了ICP的矢状面位置及其关联。值得注意的是，即便我们成功调整了息止殆间隙（如M2至M3再至M4的变动），如果未能妥善处理a-b、c-d及c-d前的相关因素，仍可能导致不利的预后。M2点虽已后移至V线的垂直后方，但这还不足以实现理想的咬合与OJ的全面矫正。OJ的矫正程度，实则由通过升高磨牙达成的肌中心矢状面矫正量所决定。至于残留的OJ部分，可考虑通过上颌前徙（尤其是牙槽部分）来进一步改善。肌中心的确定应基于TENS峰值的考量，旨在保留最小的息止殆间隙，从而最大化OJ的正常化。应用面弓可以纠正AP向差异，但有很大的限制（根据年龄增加SNA 1°～2°），而其主要作用依赖于通过旋转上颌骨向后伸长[10-13]。如前所述，M2点可以非常接近RP，而不是由过大的息止殆间隙计算的2～3mm或更多。伸长超过4～5mm是很困难的，尤其对于正在生长的患者（这是因为如果下颌生长模式倾向于骨性深覆殆，会导致息止殆间隙）。M1-M2-M3和M4大致位于相同的水平位置上，换句话说，有相同的伸长潜力。由于Ⅲ类治疗对面弓疗法反应积极，尤其在使用RPE期间时，RPE使用过程的确有一些缺点。快速扩弓的应用总会带来息止殆间隙的减小，但也有利于髁突前复位[14]。Ⅲ类一般没有髁突后移，除非存在显著的下颌[15]运动受限。

示例病例

此病例为Ⅲ类咬合，表现为左侧上颌尖牙对下前磨牙的反覆盖，以及左下尖牙对上切牙的反覆盖。下前牙呈现出舌向的倾斜态势，这被视为骨骼发育差异的一种自然补偿机制。患者为一名正值青春期的年轻男性，处于生长发育的加速阶段。此病例展现了儿童期常见的暂时性TMD特征，伴TMJ弹响现象（图7.7）。

扫描5显示HP的矢状向差约为1mm（图7.8）。图7.6f-g线显示休息位处于V线后方是有利的结果。治疗目标包括RPE加面弓前牵引，减少覆合（OB）。

该治疗的目标在于维护TMJ的功能，并减少代偿。针对下切牙舌倾的矫正，我们借助RPE及面弓疗法，以创造充分的OJ空间。此外，在规划治疗方案时，下颌骨的生长发育也不容忽视。治疗结束后，应定期进行下颌自由度（Mandibular Freedom，MF）的监测，并将OB控制在最低水平，从而预防生长完成后咬合问题的发生。Ⅲ类咬合可能是最终咬合状态的一种表现（图7.9）。

治疗后扫描5 CMS显示神经肌肉轨迹与习惯性闭合的路径有些重叠。患者无症状（图7.10）。

治疗前后分别进行头颅正、侧位X线片拍摄，显示气道容积增加，下颌骨长度增加，骨骼Ⅲ类的头位测量指标增加（图7.11）。

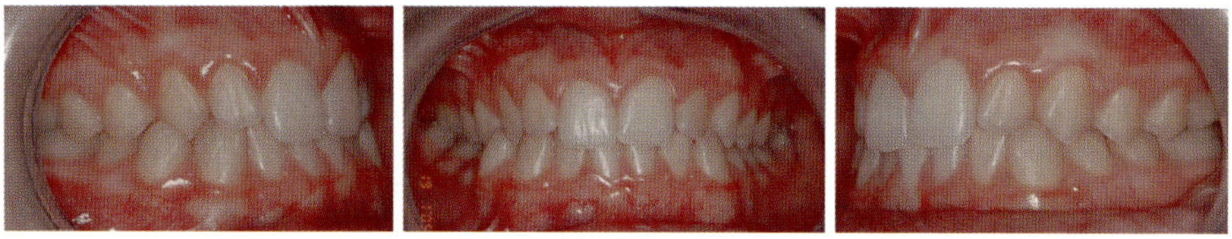

图7.7 Ⅲ类骨骼生长发育过程中的Ⅲ类咬合。患者年龄11岁。

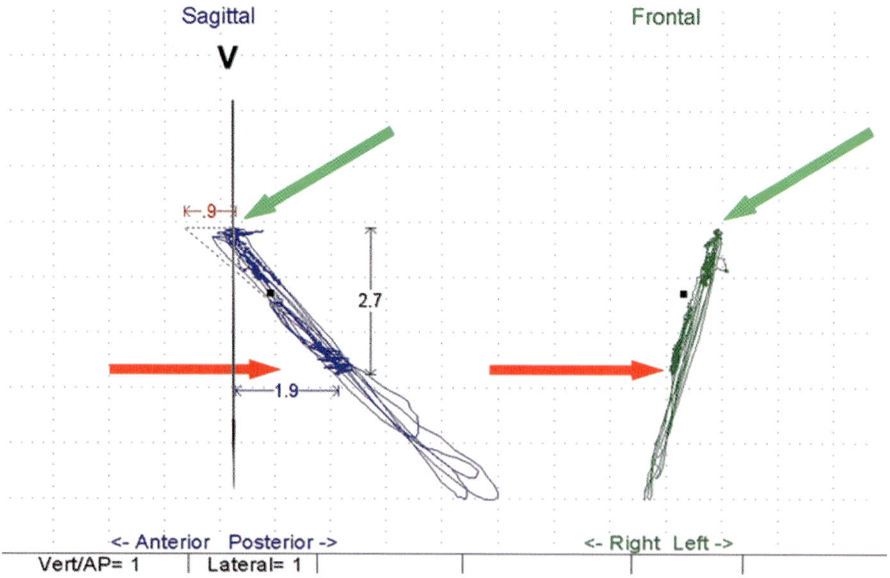

图7.8 预处理扫描5。红色箭头：RP；绿色箭头：CO。Sagittal：矢状面；Frontal：冠状面；Anterior：前；Posterior：后；Right：右；Left：左；Vert：垂直向；AP：前后向；Lateral：侧向。

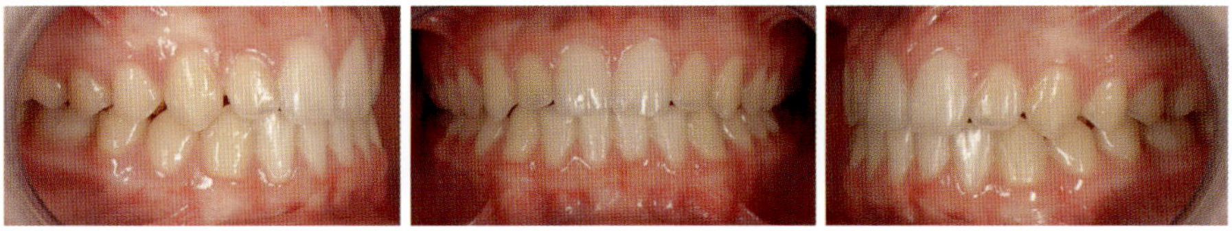

图7.9　Ⅲ类的最终咬合。

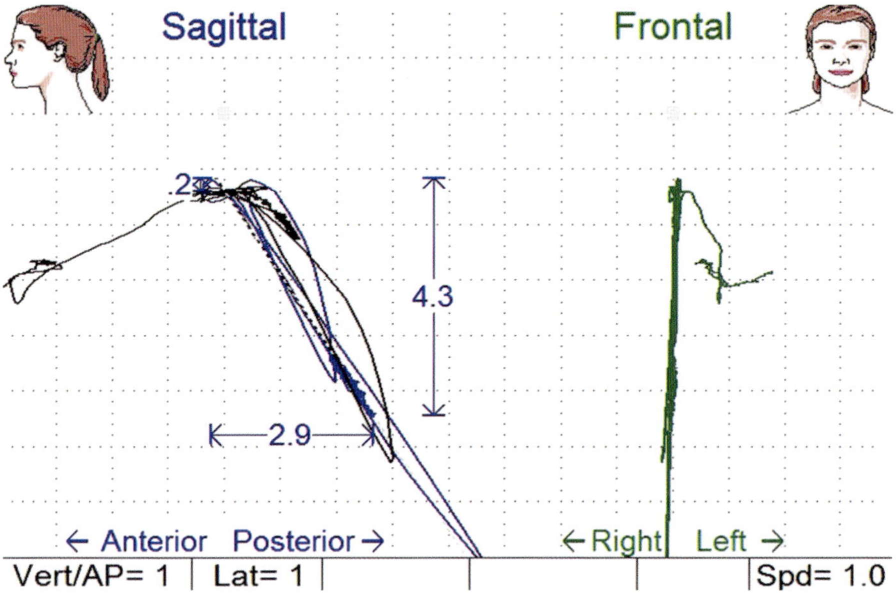

图7.10　扫描5（治疗后）显示AP差异校正和侧HRP偏倚校正。Sagittal：矢状面；Frontal：冠状面；Anterior：前；Posterior：后；Right：右；Left：左；Vert：垂直向；AP：前后向；Lat：侧向；Spd：速度。

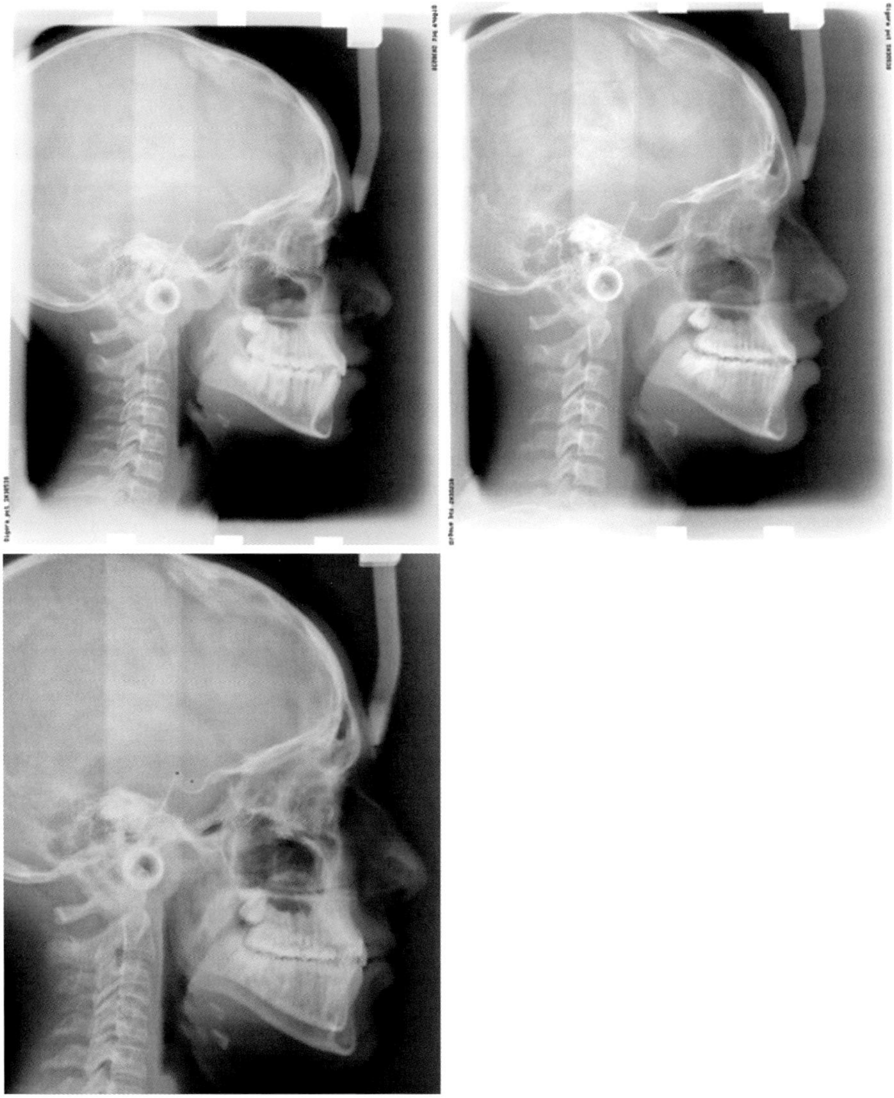

图7.11　治疗前后的头颅侧位X线片（TOP），侧位X线片显示气道增宽。侧位X线片叠加SN显示面下1/3和下颌长度增加（底部）。

Ⅱ类咬合

图7.12显示了Ⅱ类错殆的示意图，图7.13显示了Ⅱ类错殆患者扫描5的可能情况。

一种不常见的情况是TENS去程序化的f-g线。通常伴随去程序化之后1～2mm

最大息止𬌗间隙，除了上颌远移及上颌骨抑制外，似乎没有其他可能。Ⅱ类咬合的运动学和神经肌肉目标是CO相对于V线的前移。当无法实现时，上颌远移是一种正畸补偿，模拟了下颌骨相对于上颌骨更向前的位置。真正发生的是V线和CO的后退。笔者将这些病例归类为骨性Ⅱ类错𬌗。骨性Ⅱ类错𬌗，在归一化年龄、性别、种族后，基础的测量值都小于正常的下颌骨[8,16–18]。如图7.13所示，f–g线伴随着一个很小的息止𬌗间隙。骨性Ⅱ类错𬌗倾向于开𬌗的形态。

图7.12　Ⅱ类错𬌗关系。

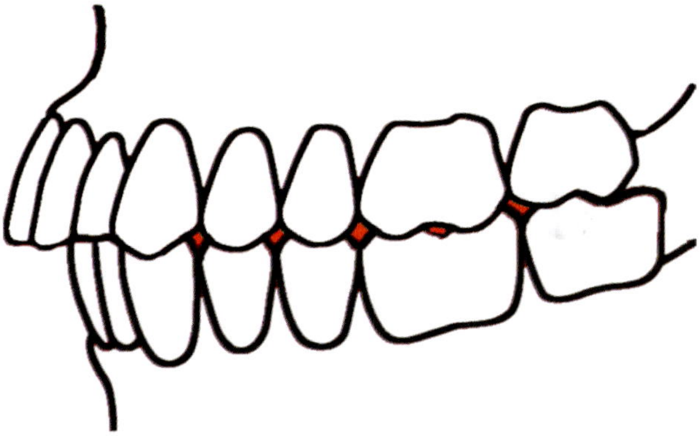

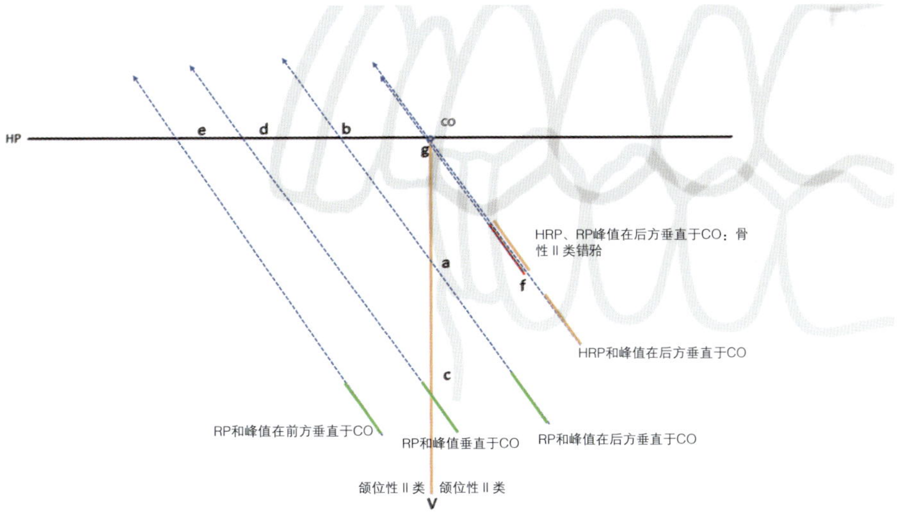

图7.13　Ⅱ类咬合关系中，通过Aqualizer®应用TENS 45秒后扫描5的示意图。蓝色虚线：神经肌肉轨迹（nt）；CO：正中𬌗位；V：从CO的垂直线（V线）；a和c：截取V；b，d，e：截取水平𬌗平面（HP）；红色和绿色：TENS峰值；橙色：模拟下颌习惯性轨迹。

在面临轻度Ⅱ类错殆与前牙Ⅰ°深覆盖的青少年患者中，肌轨迹穿越a点与b点的现象颇为普遍。从正畸治疗的专业视角出发，单纯依靠下颌的重定位与前伸，往往难以达成既定的正畸目标，即缩减OJ，实现Ⅰ类咬合标准。尽管下颌的重新定位与前伸能够促使肌中心咬合的形成，但牙弓间的相对位置却可能依旧维持在Ⅱ类状态（围绕a点）。重要的是，我们要明确认识到，下颌的前伸及肌中心的记录，并不足以完全消除AP间的差异，而真正关键的是，在a点与b点之间，构建一个稳定的肌中心关系。一旦咬合记录被应用，错殆现象便可能再度浮现。此外，对于Ⅱ类错殆中后牙段支撑丧失的情况，更需通过伸长后牙段来加以改善。

下颌生长发育过程对Ⅱ类错殆矫正效果的影响不容忽视。而在神经肌肉的轨迹上，b、d、e 3点被视为殆平面上的关键坐标。如果未从运动学的角度，对垂直息止殆间隙进行精确的记录与调整，仅依赖这3点来构建殆平面，极可能导致错误的咬合关系形成。换言之，Ⅱ类错殆的矫正，实质上是通过创建一个全新的殆平面来实现的，这一平面能够适应下颌骨在更靠前位置上的重新定位。在缺乏后牙咬合支持的情况下，CO（正中殆位）通常会自动定位于其生理上最低可用的VD（垂直距离）位置[19]。尤为值得注意的是，当咬合记录被设定在更靠前的位置时，息止殆间隙将显著增大。正是在这一动态空间中，正畸医生得以精确地确定殆平面的位置，从而实现错殆的有效矫正。

c–d线和V线前的所有RP代表了功能性正畸想要的理想轨迹。新中心的矢状面上，OJ校正的单位是毫米。显而易见，肌中心总是在V线前面，大大减少了OJ。这种错殆的纠正需要在一条理想的垂直线上计算肌中心，以建立与上牙弓的Ⅰ类关系，得到理想的OB和OJ的垂直向要求（图7.14）。息止殆间隙的减少（伸长）和上颌骨的扩弓以及下颌骨的向前重新定位有助于面部的显著改善。这些Ⅱ类病例代表了功能/神经肌肉正畸治疗达到颌骨之间的理想关系。它们代表了大多数Ⅱ类错殆，而骨性Ⅱ类占少数。值得注意的是，严重OJ且存在完全Ⅱ类牙齿咬合时，前牙突出的边缘并不一定代表上切牙的后缘。前牙的咬合分离可能以其他牙齿为代表，如前磨牙。这显然是Ⅱ类咬合，重度OJ以及上切牙唇倾。

图7.15清晰地展示了骨性Ⅱ类畸形及其通过精心设计的掩饰治疗所达成的理想效果。在这一过程中，上颌牙列的压低起到了决定性作用，促使水平殆平面（HP，标记为红色）的显著提升。鉴于Ⅱ类骨骼模式的核心特征在于下颌骨在长度与高度上的不足，矫形治疗的精髓便在于通过上牙弓的压低策略，诱导下颌骨

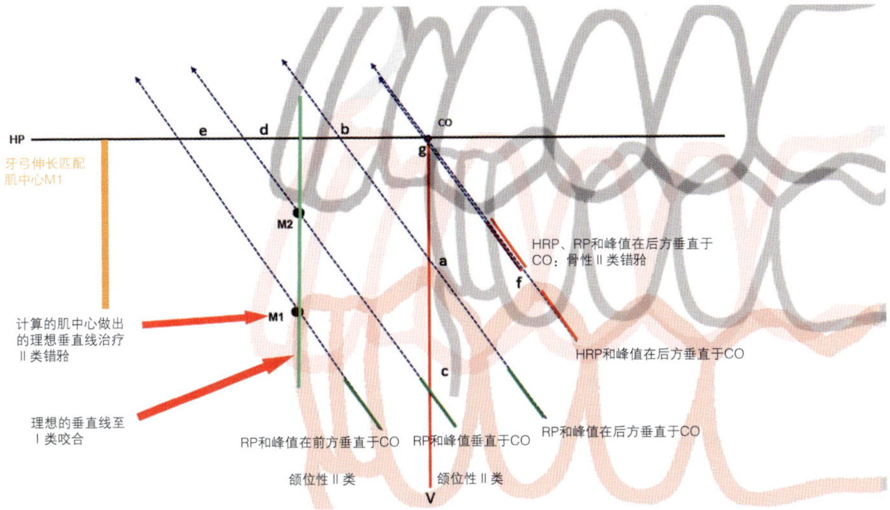

图7.14 矢状面Ⅱ类追踪示意图，计算Ⅱ类OJ矫正肌中心。注意，M1肌中心是在肌轨迹指向e和理想垂直线（绿色）上计算的，用于Ⅱ类校正和减少OJ（浅红色图）。从M1到RP的垂直测量是垂直息止殆间隙（未描述）。例如，M1中肌中心所需的伸长量用橙色表示。如果肌轨迹通过a-b线，OJ略有增加，可以在a点的V线上计算肌中心，而不需要修正OJ和Ⅰ类咬合。另一个同样有效的例子是在c-d线中通过的肌轨迹，其中肌中心是在M2中计算。HP通过牙齿伸长而降低。

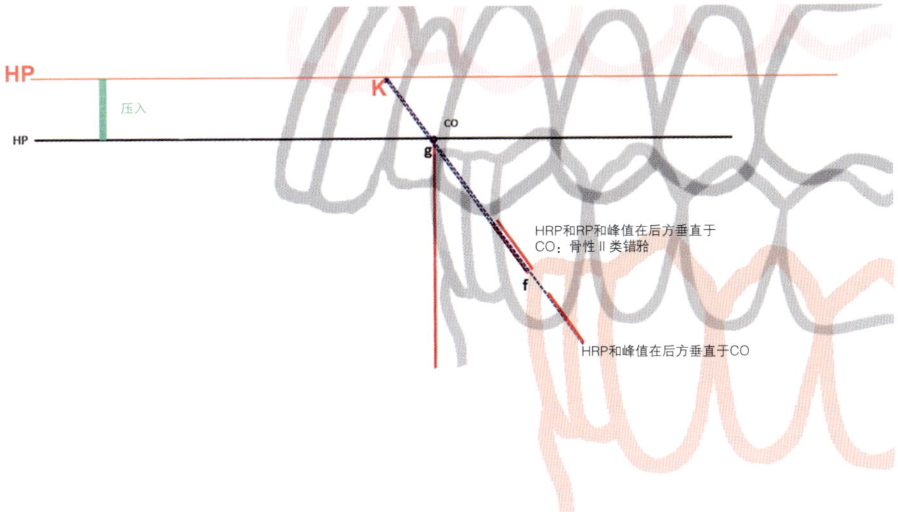

图7.15 Ⅱ类骨骼治疗的示意图。红色是矫形治疗时，上颌弓加以压入力，口腔闭合时铰链轴旋转的参考线。绿色是所需的压入量。

发生旋转，这一变化对于促进下颌在闭合时呈现更为前旋的姿态至关重要。此治疗手法往往能够有效地改善或消除原本可能存在的息止𬌗间隙不足问题。此外，为了避免后牙区域不必要的接触与压力，头部在HRP上会自然前伸，从而规避了潜在的咬合干扰。这一微妙的调整不仅优化了口腔内部的力学平衡，还显著减轻了颈椎区域可能承受的额外应力。

多种装置对上牙弓的矫形效果均表现出色。特别是Teuscher装置[20]，该装置专为功能性和骨性Ⅱ类问题设计，其独到之处在于能够灵活调整力量方向，以适用于Ⅱ类高角患者的治疗[21]。基于笔者的个人实践，当外弓以𬌗平面下方10°～15°角施加力量时，可减少磨牙的远中移动，显著增加后牙段的压入效果，有利于下颌向前旋转。此外，对于骨性Ⅱ类开𬌗的治疗，最关键的矫正策略无疑是缓和后牙𬌗平面的陡峭程度[22-24]。

这些示意图极大地增强了我们对神经肌肉去程序化后结果的理解。无论运动学分析的结果如何，进行基于视觉的静态牙咬合分析都是不可或缺的环节。牙齿排列并非总是完美无缺的，其位置深受多重因素的影响，包括但不限于肌肉需求、功能性运动以及休息状态下组织与肌肉的压力分布。因此，对吞咽功能的评估同样占据举足轻重的地位，其重要性不言而喻。观察到的任何咬合错位，都可能是牙齿为了保护TMJ并维持口颌功能而采取的一种代偿性反应的结果。牙齿作为一种被动的生理结构，随着时间的推移，通过微调肌肉位置及自然磨损来适应不断变化的肌肉需求。

针对Ⅱ类咬合，无论是否伴随深覆盖现象，其典型特征是在切牙引导接触时，下切牙易发生磨损，且此类磨损可能在夜间尤为显著[25]。牙齿咬合模式在吞咽过程中的动态接触，确实在牙尖交错位（ICP）中得到了鲜明的体现，这反映了正常的生理功能。而牙齿的磨损模式，则往往是特定错𬌗及其牙齿排列干扰的必然结果，如Ⅱ类2分类的咬合情况[26]。此外，牙齿磨损还与功能障碍、饮食习惯及全身健康状况紧密相连。在混合牙列阶段，受下颌矢状面生长的影响，此类现象可能普遍存在[27]。

以下是对运动生理学中动态咬合示意图的几点总结：

1. 息止𬌗间隙在CMS中的量化

作为一项关键的垂直测量指标，息止𬌗间隙代表了下颌牙齿从休息位置（RP）

沿水平殆平面（HP）移动至ICP接触时的垂直距离。RP至ICP的垂直间距提供了一种有效的定量诊断方法。值得注意的是，不同咬合点的牙弓间垂直间隔各异，而CMS在识别这些差异方面存在局限性，特别是在TENS去程序化后，难以精确判断哪些牙齿在咬合闭合时发生接触。因此，息止殆间隙的垂直测量成为一个快速且实用的指示器，有助于评估是否有足够的空间用于义齿修复、正畸治疗或神经肌肉重建。

2. HP：理想与现实的差距

HP，即水平殆平面，是通过ICP点计算得出的一个理想化平面，它应与地面保持平行。然而，在现实中，殆平面并非完全平坦，而是遵循Spee曲线的自然弯曲。但是，CMS无法直接测量或表示这一复杂曲线。在记录肌中心咬合时，咬合间隙后部可能会出现显著间隙，这进一步凸显了HP与真实殆平面之间的差异。尽管如此，HP仍是上颌位置重复参考平面的最佳近似方式，强调了正确传感器阵列对准与自然头部姿势对于准确诊断的重要性。

3. CMS下的下颌生理轨迹与肌中心

我们理想的治疗目标是实现习惯性与生理性下颌轨迹的重叠。CMS凭借其清晰、直观的展示，为治疗方向提供了有力的指导。肌中心是根据下颌的生理轨迹计算得出的，它代表了TENS峰值向HP的延长线，体现了一种不自主的运动模式。同时，CMS还展示了PRP（原始位置）与HRP（头部参考位置）的信息。当使用Bionator等功能性矫治器时，如果使用K7®系统，需检查下颌是否位于RP正确的位置。

4. V线：垂直参考的基石

V线，作为垂直于HP的参考线，在压入过程中扮演着至关重要的角色。它代表了殆平面垂直降低的理想路径。当牙列整体压入时，殆平面应沿着V线垂直下降。由于HP被设定为与地面平行，因此V线与HP之间的角度被设定为90°。值得注意的是，殆平面的调整并非简单的整体下降，而是需要根据具体的正畸矫正需求进行精细调控。在纠正Ⅱ类咬合错位时，深入理解殆平面倾斜度的意义尤为关键，因为单纯的下降可能无法达到理想的治疗效果。

5. 肌中心与生长模式

形态学因素在咬合过程中发挥着不容忽视的作用。肌中心的确立并非基于理想化的息止殆间隙，而是植根于个体独特的生长模式之中。随着生长发育的推进，下颌骨的形态与位置会发生一系列变化，进而影响肌中心的确定。因此，在制订治疗方案时，必须充分考虑患者的生长模式及其对肌中心位置的影响。

6. 肌轨迹由TENS峰值决定

只有TENS峰值才能用来计算HP的生理肌肉轨迹（肌轨迹）。峰值可以有一个不同的角度，相对于习惯性闭合路径的角度投射到HP上。诊断系统计算这些角度如图7.16所示。

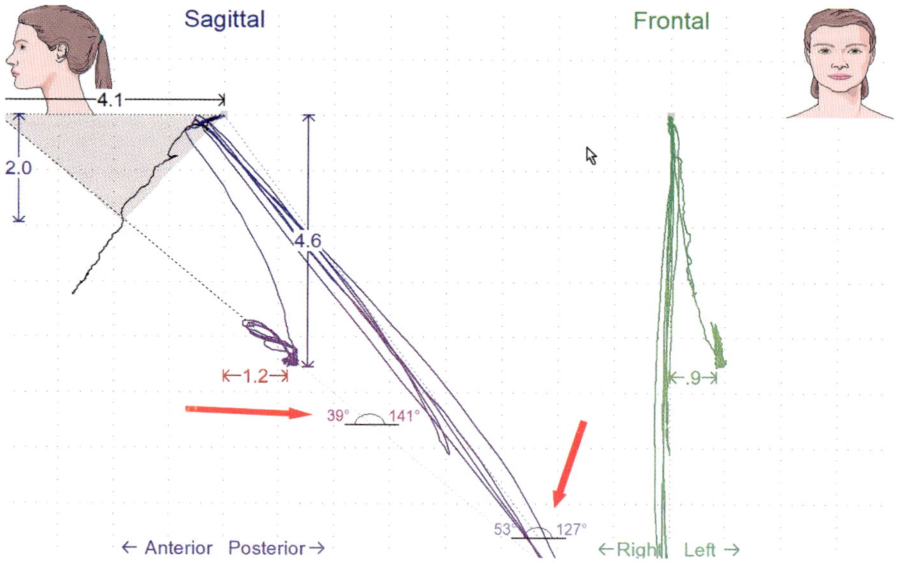

图7.16 构建的肌中心角度变化以及HP的习惯性轨迹。Sagittal：矢状面；Frontal：冠状面；Anterior：前；Posterior：后；Right：右；Left：左。

HP是计算这些角度的参考平面。图7.16显示了习惯性位置和TENS闭合路径后的角投影变化。K7®系统对TENS峰值运动的变化给出的角度演算不同于从习惯的闭合路径所确定的变化。定量评估两种测量之间的差异是另一个指标，用以评估下颌发育的严重程度。在进行扫描5次检查之前，检查头部姿势和传感器阵列对齐到真实的水平位置始终是非常重要的。

赵彦惠

8 理想的功能与理想的吞咽相关

The Ideal Function Is Linked to Ideal Swallow

吞咽是口颌系统的一项重要功能，对维持生命起着至关重要的作用。吞咽过程包括从口腔中获取食物，咀嚼成小块，与唾液混合，并通过主动和反射结合的组合动作将食物输送到食管。正常吞咽模式的任何偏离都可能引起错殆畸形[1]。持续的口腔功能障碍可导致错殆畸形，一般认为，所有舌肌功能异常都可引起错殆畸形。中枢神经系统创伤导致的中枢性吞咽障碍，以及遗传和神经肌肉疾病导致的吞咽困难，均会引发错殆畸形[2-4]。错殆畸形也见于因智力障碍、先天性或获得性脑损伤而有吐舌习惯的人群[5]。舌功能障碍在错殆畸形的发生中起重要作用。这些错殆畸形的原发病因是吐舌还是吞咽障碍，专家一直在持续讨论。一些专家认为，所有的吐舌都是由潜在原因导致的，可以采用正畸矫治联合口面肌功能治疗（OMT）。另一些专家则认为，一些舌功能障碍和吐舌可能是遗传引起的，不能通过正畸或OMT治愈[6]。简单来说，后者并不能从单纯的矫治中获益，可以被认为是一种原发性功能障碍综合征。引起吞咽的外部刺激，如唾液积聚或食物的存在，很可能不足以触发适当的舌功能，因此不能转变舌姿势改变吐舌习惯。因此，治疗这种类型吐舌习惯的预后并不乐观[7-8]。但是，临床上最常见的吐舌为继发性吐舌习惯（由于错殆畸形、呼吸问题等），在个体的生长发育过程中，可以通过正畸和OMT来纠正。在吐舌问题上，原发性和继发性舌功能障碍的分类并没有被普遍接受。虽然有些文献中描述了原发性吐舌习惯，但在OMT专家和正畸医生中盛行的观点仍然认为，所有的吐舌都具有潜在的原因，因此均可以治疗。

F. Savastano, *Neuromuscular Orthodontics*,
https://doi.org/10.1007/978-3-031-41295-0_8

正畸治疗的复发，可能因为未能解决原发性舌功能障碍，相关的文献很少。一些观察性研究证实了吐舌习惯的家族聚集特征[8]。吐舌导致错殆畸形可能的最关键因素是舌位，与舌位相对应的牙齿受到了持续压力。虽然吐舌会造成正常咬合接触的改变（从而导致错殆畸形），但并非所有吐舌患者都会出现前牙开殆（AOB）。官方数据有限，但与吞咽障碍及其他口腔功能障碍有关的未经治疗的错殆畸形发病率似乎有所增加。颌面部肌功能障碍（OMD）发病率增加的原因仍在专家之间争论不休。

根据美国发音-语言-听力协会（ASHA）网站的数据，不同人群中吐舌的发生率为33%～50.5%。在学龄前儿童和有语言发音问题的儿童中，吐舌发生率增加。OMD在TMD患者中更为常见（97.92%）。此外，ASHA网站上明确指出："目前还没有明确引发颌面部肌功能障碍的单一病因，其病因似乎是多因素的。任何导致休息时，舌头被错误放置的因素都会限制舌活动，减少或阻碍保持正常口腔休息姿势的能力，从而导致OMD。以下因素可能共存并在OMD中发挥作用：

- 由于阻塞的鼻通气道或者鼻腔结构阻塞（如扁桃体、腺样体肥大、鼻甲肥大和/或过敏，导致无法轻松吸气和呼气）导致的气道功能不全（Bueno，Grechi，Trawitzki，Anselmo-Lima，Felicio & Valera，2015）。这些因素可能导致上气道阻塞和开口姿势（Abreu，Rocha，Lamounier，& Guerra，2008；Vázquez-Nava，et al.，2006）以及不正确的吞咽模式与张口呼吸（Hanson & Mason，2003）
- 3岁以后的慢性非营养性吮吸习惯和咀嚼习惯（Sousa，et al.，2014；Poyak，2006；Zardetto，et al，2002）
- 导致舌前伸的口面部肌肉/结构异常的因素可能包括：运动神经发育延迟、上颌切牙过早脱落继发舌前伸、颌面部畸形和舌系带过短"

"运动神经发育迟缓"，此术语的定义尚不明确，因为它指向的是发育问题，而不是特定的疾病或病理过程，并且可以由遗传条件、创伤经历和未诊断的中枢神经系统缺陷等各种因素引起。认识到运动神经发育迟缓是引起舌位改变（通常伴有吐舌）的病因，为使用OMT、正畸治疗、手术或耳鼻喉（ENT）治疗等方法，治疗吐舌习惯的失败提供了更广泛的解释。换句话说，不能排除患者存在遗传、原发性或内源性舌功能障碍，可能是导致各种治疗后复发的潜在原因。

一般在出生1年内进行运动神经发育不足的评估[9]。在生长期的轻度运动神经发育迟缓，是否能造成长大后的持续吐舌？如果儿童在协调口腔和面部肌肉方面遇到问题，他们是否会发展出持续至成年的代偿模式？这些模式可能会影响他们吞咽、说话和休息舌头的方式。美国精神病学协会表明，一般人群中高达6%的儿童有轻度到中度的运动功能障碍[10-11]。即使不是所有的吐舌都会造成AOB，但有研究指出，32.3%的“神经障碍”患者存在AOB[12]。AOB并不是吐舌的唯一特征，也存在其他错骀，如非AOB的上下切牙唇倾伴随间隙和下颌后缩伴随严重深覆盖[13]。

正常吞咽

正常吞咽通常分为3个阶段：口腔期、咽部期和食管期[14]。口腔期又称为主动期，由有意识的吞咽动作启动。在这一阶段，舌头和其他口腔肌肉在准备可吞咽的食物的过程中发挥作用。

而咽部期则被认为是一种反射反应，包括咽肌和喉肌在内的几块肌肉被激活，从而启动吞咽。这一阶段在人类中持续0.6～1.0秒，并且在所有哺乳动物中持续时间是恒定的。最后，食管期涉及食物团从咽部到胃的运输。与咽部期相比，这一阶段较慢且简单，由躯体神经系统和自主神经系统共同控制。食管期可持续10秒或更长时间。为了便于理解，通常将吞咽分为两个主要时期：口咽期和食管期。了解吞咽过程中涉及的肌肉运动过程，有助于医生识别吞咽障碍[15-16]（表8.1）。

表8.1　吞咽的口咽期

口腔（主动）	咽部（反射反应）
↓	↓
1. 主动 2. 挤压食团至硬腭 3. 收缩唇部/颊部 4. 触发咽部期 5. 三叉神经/舌咽神经/迷走神经 6. 食团触发咽后反射	1. 保护呼吸道远离上腭。喉部抬高 2. 舌向后推动食团，通过咽部到达食管 3. 食管上方括约肌放松并打开使食团移动到食管

吞咽的复杂性超出了本书的范围，但是理解口咽期过程和使用s-EMG进行神经肌肉分析对口腔医生很关键。评估、诊断和治疗吞咽障碍对于维持口腔及全身健康至关重要。中枢神经系统病变可导致严重的吞咽困难和吞咽障碍，s-EMG/CMS分析可以帮助医生发现舌功能障碍的早期迹象。具备神经肌肉观念的口腔医生应积极寻找和治疗常见的吞咽障碍，以确保患者实现最佳的口腔功能。吞咽障碍对身体姿势、步态及平衡的影响已被充分证实，体现了处理这些问题的重要性。因此，具有神经肌肉观念的口腔医生应具备评估和治疗吞咽障碍的相关知识，并将这些知识应用到临床实践中[17-21]。舌位对全身肌肉力量和肌肉输出量非常重要[22]。因此，在包括身体运动在内的各种活动中，舌位是决定全身肌功能的一个重要因素。可见，正常的舌体功能对正常的咬合和颅面形态发育起着至关重要的作用。在临床评估中考虑舌位和舌体功能的重要性再怎么强调也不为过。医疗专业人员将舌位和舌体功能纳入临床考量，可以更加准确、有效地进行临床评估和治疗[23-26]。

生物电仪器在神经肌肉口腔医学的应用为研究吞咽障碍，尤其是吐舌提供了一种有效的方法。s-EMG是常用的检测方法。通过CMS来评估吞咽功能也很重要，因为它增加了对吞咽过程及下颌位置变化的理解。

从正畸的角度来看，正畸治疗的稳定性与吞咽功能密切相关。如果在正畸治疗过程中起关键作用的舌头不能正常发挥功能，就无法实现稳定和平衡的咬合。改变舌头的位置，如向下、向前或侧向的姿势位，会显著影响牙齿咬合，可能导致下牙列间隙、前牙开𬌗或侧方开𬌗。

包括s-EMG在内的多导扫描是通过要求患者吞咽唾液（VSS=主动唾液吞咽）和试图捕捉无意识的唾液吞咽（SSS=自然唾液吞咽）来进行的。用于正畸评估吞咽功能的分析可以分为两类：一类是唇功能不足伴随牙列开𬌗；另一类是唇自主功能正常，且没有前牙开𬌗。在第一类中当然包括唇自主功能不足，但没有AOB的病例。上短唇可以出现在咬合良好的个体中。与非AOB患者相比，AOB患者口周肌肉组织的s-EMG分析并不重要。因为在正常吞咽过程中，口周肌肉组织要么是不活跃的，要么是在吞咽唾液时轻微激活。然而，当存在唇功能不全伴随前牙开𬌗时，由于唇功能活跃是防止食物离开口腔的必要条件，口周肌肉在吞咽过程中始终处于激活状态。如当要求患者喝水时，口周肌肉组织也会被激活，因为这是防止液体从口腔溢出的必要的自发反应。因此，有必要同时使用唾液或小食团来评估口周肌肉组织的活跃程度，仅用水评估可能无法提供足够信息。

正常咬合中的s-EMG

- 覆盖正常
- 无开㓚
- 唇功能正常
- 吞咽唾液

吞咽可以是自主的，也可以是无意识的。吞咽唾液时，口周肌肉（口轮匝肌）和颏下肌肉的s-EMG分析显示，没有或有少量口周肌肉活动。然而，如果吞咽动作是由水等液体引起的，口轮匝肌的活动会立即被检测到，并可能与颏下肌的活动重叠[15]。这种现象在前牙开㓚患者中也可以观察到，口周肌肉的激活对于吞咽前的唇闭合是必要的。

多导扫描是推荐实施方案中的一部分（第6章），通过同时记录多达4块肌肉的s-EMG活动和下颌运动轨迹，提供了研究吞咽的基本运动图和s-EMG。进行多次扫描，结果保存并记录为自然唾液吞咽（SSS）和主动唾液吞咽（VSS）。图8.1显示正常吞咽的多导扫描。患者被要求吞咽，让患者从休息位运动到ICP进行吞咽，然后做“哒哒叩齿”运动到CO。肌肉激活的顺序应该是先颞肌，后咬肌。因为如前所述，颞肌是能体现体位性的肌肉，并且在下颌从休息位闭合时首先被激活。CO的识别有助于HP的确认。当在VSS中开始吞咽时，重要的是要看到牙列自然回到正中㓚。如果没有，在下颌闭合的垂直最高点和牙齿相碰中的HP之间可能存在垂直间隙。在吞咽时，舌头会占满牙齿之间的空间，从而占据这个垂直间隙。

主动与无意识的自然唾液吞咽存在差异，主要与大脑皮层参与多少有关。这些差异可以通过s-EMG和喉部传感器检测到。在自然吞咽过程中，颏下肌在喉感受器激活前100ms内激活。而在主动吞咽过程中，颏下肌的激活早于喉感受器移动，通常超过100ms[27]。这意味着VSS比SSS需要更多的时间完成。

为了准确记录自然吞咽，在多导扫描设置（扫描3+过滤EMG）中，将K7®系统设置为扫描后内存自动清除模式。如果不希望检测吞咽问题，而只是想观察患者是否将舌头放在牙齿之间吞咽，那么将测量肌肉限制在颞肌/咬肌上。如果希望收集更多的信息，可以添加更多的肌肉，如颏下（二腹肌前腹部区域）、口周（上或下）。转移患者注意力，而不是将注意力放在K7®记录系统，身体放松，进行自然吞咽。患者通常会因为唾液积聚等外周刺激因素激发吞咽。一旦看到吞咽过程，按下空格键保存。然后再次按空格键，耐心地让患者在CO多次叩齿，重新保存并覆盖之前的记录。一些学者认为，24小时内大多数吞咽过程并不是在CO进行的，正常吞咽可以包括非ICP的吞咽[28]。在记录多导扫描时，同样建议记录VSS和SSS。图8.1扫描过程显示了颞肌和咬肌滤过的输出信号。该扫描通常足以诊断出，患者是倾向于使用牙齿完成吞咽，还是倾向于用牙齿之间的舌头进行吞咽。在研究更复杂的吐舌或神经性吞咽困难病例时，添加其他肌肉和喉部传感器可能有用。图8.1a显示的是多导扫描的吞咽记录，患者将舌头放置在牙齿之间进行吞咽。注意灰色区域代表舌头所占据的AP和垂直空间。蓝色箭头表示咬肌活跃度高、颞肌活跃度低，这是由舌头在牙弓之间的阻力造成的。红色箭头表示VSS开始时下颌初始向上运动。绿色箭头表示吞咽运动开始时少有的颞肌激活，表明舌位在牙齿之间。蓝色垂直线显示在吞咽过程某一点，患者下颌骨下降约3mm。

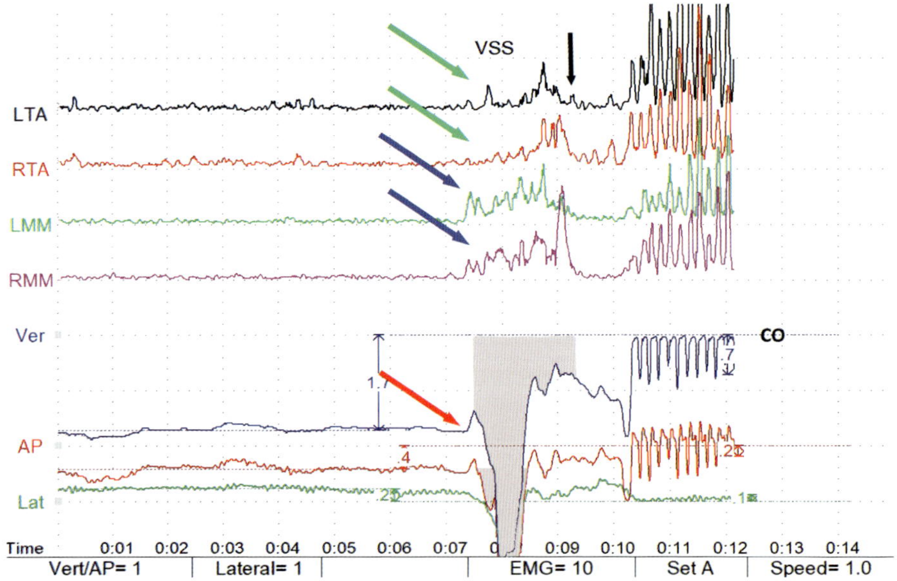

图8.1　受测者吐舌时的s-EMG。多导扫描。CO：正中殆位；LTA：左侧颞肌前部；RTA：右侧颞肌前部；LMM：左侧咬肌；RMM：右侧咬肌；Ver(t)：垂直向；AP：前后向；Lat(eral)：侧向；Time：时间；EMG：肌电图；Set：设置；Speed：速度。

吞咽功能障碍的s-EMG（s-EMG研究假说）

图8.2和图8.3显示了一位10岁患者，OJ正常，无开殆，有自然的唇功能。图8.2仅显示了s-EMG（而不是多导扫描），第一次峰值显示了SSS，在这个过程中，即使存在唇部闭合，口周肌肉组织也出现了意外的强烈激活，并不能用临床咬合关系和唇肌功能来解释。扫描记录到了颞肌前部肌肉的轻微激活和口周肌肉的强烈激活［红色箭头（SPONT DEGL、SSS、LO-RLO）］。颏下肌激活（二腹肌区域）显示出低输出（黑色箭头）。口周肌肉组织的激活可以解释为需要唇闭合（比正常唇闭合更强），因为神经肌肉系统意识到在吞咽过程中会出现不可避免的舌向前（病理性）运动。这种口周肌肉组织的活动增强通常在SSS过程中观察到，可能皮层下的无意识吞咽活动展现出了，舌向前伸出的吐舌习惯中病理性肌肉激活的级联改变。

在第二次峰值（COM DEGL、VSS）期间，患者准备好了主动吞咽唾液，并且在吞咽即将开始时出现唇闭合（CO只能临床观察）。第二次和第三次峰值是VSS

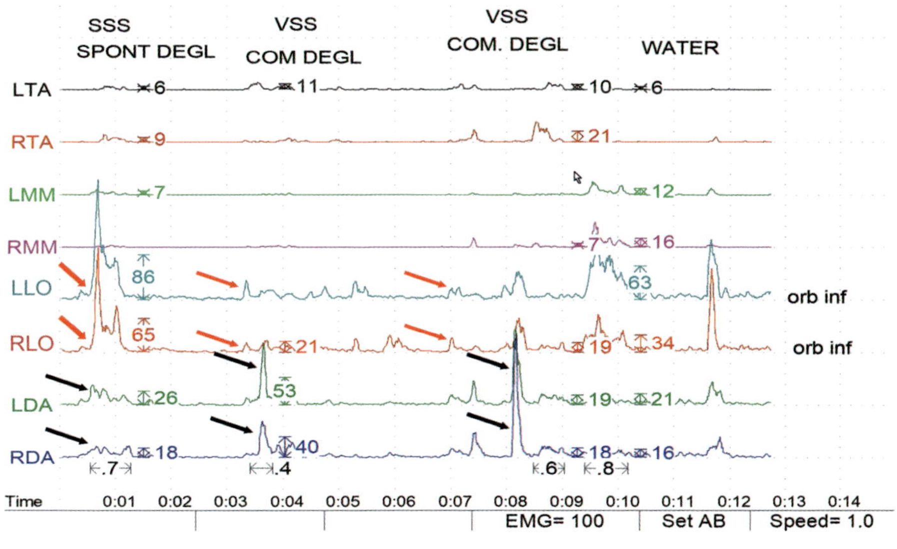

图8.2　受试者在吞咽过程中自然唇闭合的s-EMG。第一次峰值是自然唾液吞咽（SSS），接下来两次峰值是主动唾液吞咽（VSS），最后一次峰值是吞咽15mL水。SPONT DEGL：自然吞咽；COM DEGL：一般吞咽；WATER：水；orb inf：轨道信息；LTA：左侧颞肌前部；RTA：右侧颞肌前部；LMM：左侧咬肌；RMM：右侧咬肌；LLO：左下口周肌；RLO：右下口周肌；LDA：左侧二腹肌前部；RDA：右侧二腹肌前部；Time：时间；EMG：肌电图；Set：设置；Speed：速度。

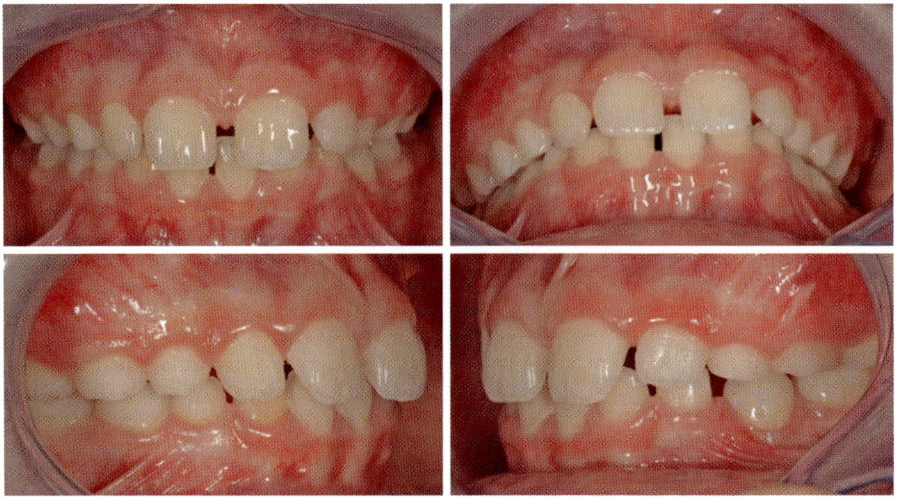

图8.3　图8.2中的同一位患者。口内咬合照，注意下颌切牙间隙。

的进一步结果。在SSS过程中，颏下肌激活之前，仍然存在口周肌肉的预激活，但输出强度较小。假设没有任何解剖问题，如嘴唇功能不全或前牙开𬌗等情况，儿童在SSS过程中口周肌肉的强烈预激活可能是**原发性吞咽障碍**的早期迹象，包括**向前吐舌和舌位改变**。对于这些病例发生前伸吐舌目前没有明确的解释。在进行了所有的耳鼻喉和语言检测后，笔者观察到，在一些非AOB原发性功能障碍的病例中，由于舌位低而向前，并伴随前伸吐舌，会导致下颌切牙间出现间隙。在替牙期早期发现这些原发性舌体功能障碍，可以避免不必要的正畸治疗。相反，儿童可以被引导到肌功能治疗专家那里，将会获得更大的收益[29]。与此同时，作为正畸医生，我们可以使用一些可摘吞咽矫治器，会对儿童患者有所帮助（Froggy Mouth®）[30]。

儿童前牙开𬌗（AOB）是正畸医生关注的重要问题。AOB可能存在于有严重呼吸道阻塞的口呼吸个体，也可能存在于呼吸模式较好的人群中。舌位和吞咽的改变会降低神经可塑性[31-32]。如果这些初步结果在未来得到证实，那么及时干预则可以帮助避免认知损害。这一责任将在很大程度上落在全科医生和口腔医生的肩上。

一些学者将原发性舌功能障碍与继发性舌功能障碍进行了区分[7-8,33-34]。笔者在近30年中，总结形成了较为合理的认识，基本上同意上述文献中关于区分原发性和继发性吐舌，以及相关吞咽障碍的结果、描述和解释。

无AOB的原发性舌功能障碍患者的下切牙间隙随年龄增长而增大。原发性功能障碍并不一定会造成前牙开殆，但下切牙唇倾减小了OJ，增加了牙槽骨丧失的风险。图8.4显示了一位成人患者，吐舌力量大，舌头处于前伸低位。该患者从未有任何呼吸系统问题，也没有明显引起舌功能障碍的病因。图8.5展示了检测吞咽障碍的潜在方法，即观察自然吞咽时在颏下肌激活前口周肌的过早和不必要的激活。

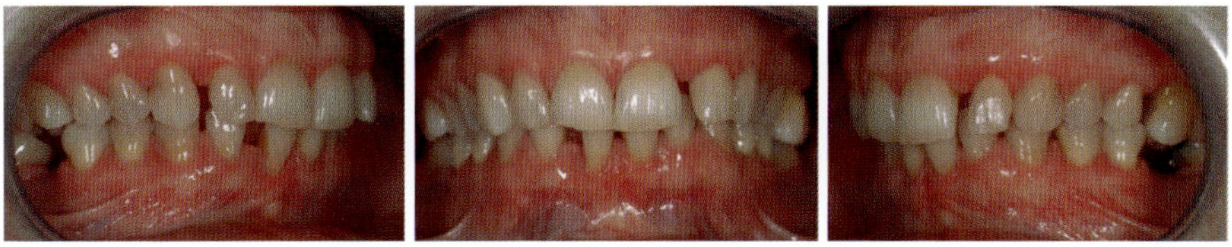

图8.4 原发性吞咽障碍。特点为下牙弓间隙和OJ减小。

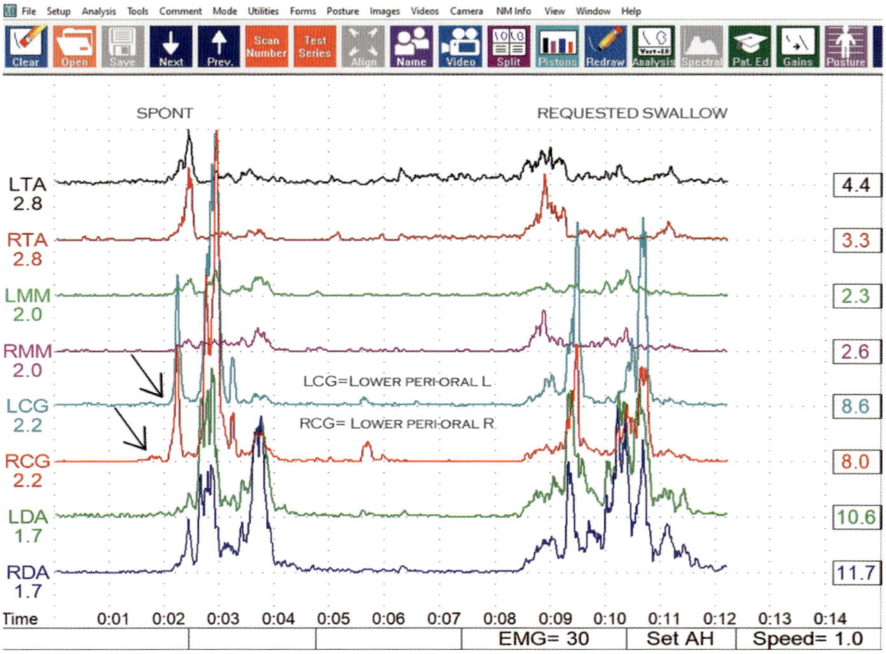

图8.5 与图8.4是同一位患者，原发性吞咽障碍。第一次峰值是自然唾液吞咽（SSS），第二次峰值是主动唾液吞咽（VSS）。注意在自然吞咽时，口周肌下部是如何在颏下肌之前很好地被激活的。该患者在静息状态下唇部功能正常。SPONT：自然吞咽；REQUESTED SWALLOW：被动吞咽；LTA：左侧颞肌前部；RTA：右侧颞肌前部；LMM：左侧咬肌；RMM：右侧咬肌；LCG：左下口周肌；RCG：右下口周肌；LDA：左侧二腹肌前部；RDA：右侧二腹肌前部；Time：时间；EMG：肌电图；Set：设置；Speed：速度。

笔者将下颌牙弓间隙（图8.4）和相应的EMG结果（图8.5）定义为一种不同类型的无前牙开骀的原发性吞咽障碍。但是，没有覆盖增加且存在这种情况的安氏Ⅱ类患者的治疗选择有限。即使是正颌手术也可能无法达到长期稳定的治疗效果，因为复发是很常见的。因此，在这些病例中使用固定正畸矫治器的主要目的是矫正下切牙的倾斜，防止它们最终脱落。目前对于这类患者尚无有效的治疗方案。对这些患者而言，急需找到一种方法重建功能，然而原发性吞咽障碍的治疗仍是一项挑战。

原发性与继发性舌功能障碍（假说讨论）

对于原发性吐舌的病因有多种学说。它可能是一种出生时就存在的CNS遗传问题[8,35]。无论环境或发育如何变化，均存在过渡到正常成人吞咽模式的永久性障碍。在这种情况下，原发性吐舌被认为是一种病理表现，并区别于婴儿式吞咽模式。另外，持续存在的开骀可能会改变正常的吞咽模式，导致不可纠正的吞咽障碍。这可以解释为什么一些开骀患者即使通过手术或正畸治疗纠正前牙开骀和垂直向关系后，也没有得到持久的改善。可以在开骀复发的病例中观察到，即使患者通过恰当的外科手术回收上颌骨而纠正开骀和垂直向问题，前牙依旧再度开骀[36]。尽管如此，对于那些没有原发性功能障碍且OMT起效的开骀患者来说，治疗的预后依然是积极的[37]。无论吐舌诊断如何，所有开骀患者都将受益于OMT，因为治疗可以阻断持续的功能障碍，避免形成慢性功能障碍。

我们目前的诊断方法在某些方面可能存在不足，而舌头的功能空间似乎只有在原发性病因不明确的情况下才是关键因素。另一种可能性是，原发性功能障碍的发生是由神经中枢/外周缺陷或一般CNS损伤而产生的口腔躯体感觉缺乏[38–41]。

继发性舌功能障碍是指由牙齿错骀畸形（或呼吸问题）（如覆盖增大、开骀、舌系带或其他错位）引起的舌功能变化。这些情况的出现会影响正常的口腔吞咽模式，使舌头在行使吞咽功能时产生适应性改变。在很多情况下，矫正错骀畸形的正畸治疗可以自发纠正舌功能、改善发音。

然而，一些患者可能需要额外的干预，如OMT。如果舌头在错骀畸形期间已经习惯了它的功能转变，或者如果有相关的呼吸功能不全，那么即使在正畸矫治后，继发性吐舌也可能作为一种习惯持续存在[42]。在一些病例中，无法通过正畸治疗而自发纠正吐舌习惯，而OMT失败的病例可能是未被确诊的原发性吐舌患者（4%～10%）。

吞咽功能的典型发展过程是从4岁左右开始，从婴儿式吞咽过渡到成人式吞咽。8岁即被认为是这一过渡期的年龄上限。然而，一些个体可能会经历一个较长的过渡阶段，继续存在两种吞咽模式混合至超过8岁。这种过渡期延长的原因尚不清楚，但有人认为，饮食变化和呼吸问题导致的上颌发育不足可能起到了一定作用。上颌发育不足与多种错殆畸形相关，目前关于成人和儿童的不典型吞咽发生率的研究有限。尽管如此，目前认为，随着青少年时期颅面复合体的成熟和淋巴组织的减少，成年期的吞咽问题有所减少，有助于后期过渡到成人吞咽。扫描21（唾液）吞咽后，分析显示在牙尖交错位（ICP）吞咽时，口周肌肉很少或没有激活可被认为是青春期和成年期吞咽的一个积极特征。

然而，多达40%的成人在吞咽时没有磨牙接触，在一天中，舌头至少周期性地放置于牙齿之间，并且通常没有表现出与吞咽障碍相关的咬合改变。这些发现表明，关于吞咽功能的正常发展过程和影响吞咽功能的可能因素等方面，还有很多需要探索的地方[43-44]。此外，吐舌和牙齿开殆之间的联系有时似乎不明确，一些研究表明，可能只有52%的吐舌个体存在牙齿开殆[45]。这把我们带回到了儿童原发性舌功能障碍这一个体化问题上，即在没有牙齿开殆的情况下，也可能存在舌功能异常和口周活动的改变。吐舌的严重程度各不相同，只有一些较严重的类型会伴随较低的舌位，与产生和维持牙齿开殆相关。其他类型的吐舌可能导致较小的咬合改变。问题仍然归结为，正常的有意识的吞咽是否应该总是发生在ICP。正常的正确吞咽应该发生在神经肌肉咬合良好的个体中，最有可能是VSS发生在ICP，而SSS可能不会发生在ICP。Jankelson等先前的研究表明，大多数情况下，吞咽发生在ICP。然而，正如Lard所指出的，目前的学科共识是70%的吞咽发生在ICP中[46]。VSS主要发生在ICP，当不在ICP时，神经肌肉需适应咬合关系，可能会超出口颌系统的生理耐受能力。换句话说，当舌头放在牙齿之间进行VSS时，这可能是一种减轻疲劳的保护性反射。以防神经肌肉系统因错殆而无法耐受在ICP进行吞咽，可以通过将舌头放置在牙弓之间来改变舌头的功能。这是一种生理性咬合，可减少对肌肉组织和TMJ的压力，以防止潜在的有害刺激；但也可能是对错殆畸形的一种简单节能性反应机制。同时，舌头可能会占用过多的息止殆间隙，导致在进行吞咽时下颌产生功能性移位。

作为神经肌肉牙医和正畸医生，我们有责任了解吞咽障碍的根本原因，并采取积极的措施进行预防。在某些情况下，不当的正畸和牙科治疗可能会导致舌功能障碍。然而，上颌发育不足在我们的社会是一个普遍的问题，这也引发了越来越多的舌功能障碍。上颌发育不足简单地说就是留给舌头的空间减少了。当吞咽障碍通过s-EMG得到临床上的客观诊断时，医生可以将患者转诊到其他专科医生那里进行进一步的评估和治疗。尤其是成人患者，因为吞咽困难的主要原因可能与CNS问题有关，如脑卒中、肿瘤或其他CNS疾病。因此，医生和语言专家在解决这些问题时面临着越来越大的挑战。以下是正畸治疗中导致舌功能障碍的最常见错误，以及导致错误的关键原因：

1. 远移上颌牙列。
2. 生长过程中中断牙弓间牙齿的接触。
3. 正畸矫治但不治疗呼吸系统问题。
4. 正畸矫治但未纠正功能障碍和不良习惯。

上牙弓的远移

颌位性安氏Ⅱ类咬合是指在Ⅰ类骨型上，下颌骨不能自由地向前和向下移位，而是因为各种咬合障碍使牙列保持在远中位置。以发展的眼光思考生长发育和矫治设计总归是合理的。促进下颌骨髁突的改建一直是推崇功能矫治者心中的合理治疗方法，但是，临床上对功能性治疗仍有很多争议[47]。在正畸治疗中，上牙弓远移适用于骨型或牙性Ⅱ类的病例。尤其适用于因下颌骨生长不足而不能通过下颌骨“生理性”复位来实现矫治者，故而进行上牙弓代偿性治疗。虽然在Ⅱ类错聆患者中，上颌牙齿和牙槽骨真正前突的情况很少见，但上颌远移配合一定量的下颌矫形性复位依然是这种情况下的首选治疗方案。对于上牙弓不对称的情况，单侧牙弓远移可能是必要的。但在大多数情况下，在颌位性Ⅱ类错聆畸形中，上牙弓的远移可能会加重功能障碍表现，按照神经肌肉标准（不仅在这些标准下）错聆畸形将会恶化。上牙弓远移也可能导致或加重髁突后移，从而引发颞下颌关节（TMD）功能障碍。虽然有一些研究探讨了牙弓远移对髁突位置的影响，但这些研究都侧重于分析治疗刚结束时的结果，而没有包括10～15年的长期随访。值得注意的是，下颌骨在男生中持续生长至21岁，在女生中持续生长至16岁。虽然很难找到正畸治疗与TMD有关的相关文献，但咬合的任何变化都会影响**髁突位置**，这可被认为与TMD有关[48-60]。当没有明显的严重位置差异时，通过CBCT确定理想的髁突位置可能不是一种可靠的方法。这是因为该方法不能准确地定位关节盘的位置，也不能确认下颌运动时适宜的关节功能。

对Ⅱ类错殆行上牙弓远移矫治的正畸患者进行完整的诊断性扫描，通常会带来灾难性的EMG测试结果，和令人惊讶的扫描5的结果（图8.6～图8.8）。该患者在正畸治疗5年后因急性TMD开始重新治疗。注意，图8.8中紫色箭头显示吞咽时发生的下颌骨（髁突）远移。这是一种功能失调的特征，常见于既往接受过上颌牙列远移治疗的患者。吞咽过程中持续的髁突压迫最终导致了非遗传性TMJ的病理表现。

所有错殆畸形矫治的主要目的之一应是促进舌功能正常化。大多数接受上颌远移矫治的患者都没有正确的舌功能（图8.8）。这是神经肌肉系统不耐受吞咽过程中下颌/髁突位置的典型特征。当下颌骨重新正确定位（在神经肌肉轨迹上并有足够的后部支撑）时，这些患者倾向于进行正常吞咽并改善休息时的EMG表现，

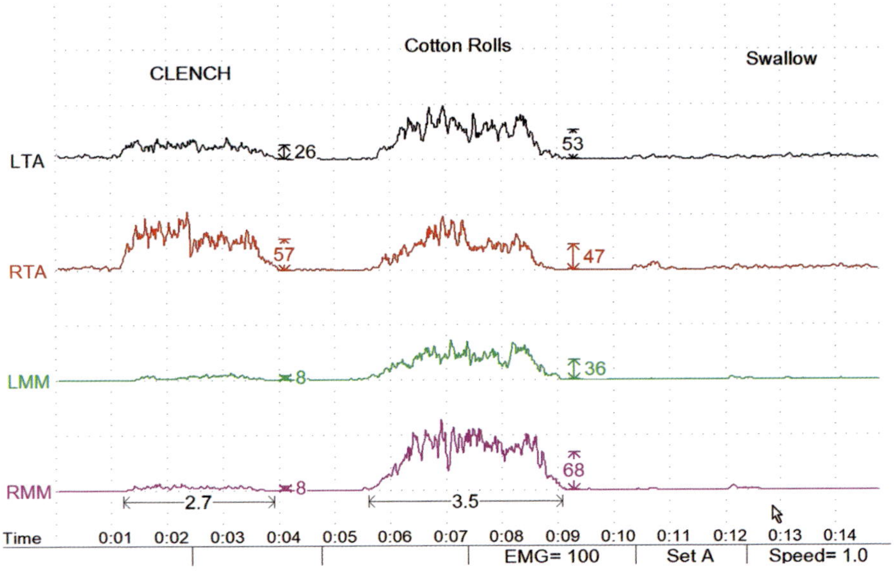

图8.6 扫描11显示，在ICP第一次紧咬时，LTA和RTA仅轻度激活，几乎没有激活咬肌（第一次峰值）。紧咬棉卷会轻微增加肌肉活动（第二次峰值）。CLENCH：紧咬牙；Cotton Rolls：棉卷；Swallow：吞咽；LTA：左侧颞肌前部；RTA：右侧颞肌前部；LMM：左侧咬肌；RMM：右侧咬肌；Time：时间；EMG：肌电图；Set：设置；Speed：速度。

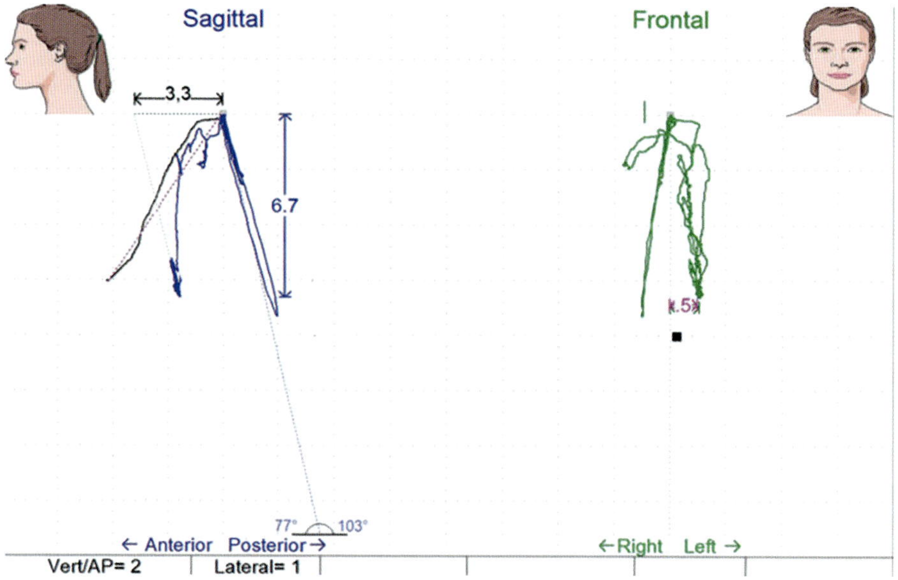

图8.7　扫描5。在水平殆平面上显示矢状面差异为3.3mm。息止殆间隙约为6.7mm。Sagittal：矢状面；Frontal：冠状面；Anterior：前；Posterior：后；Right：右；Left：左；Vert：垂直向；AP：前后向；Lateral：侧向。

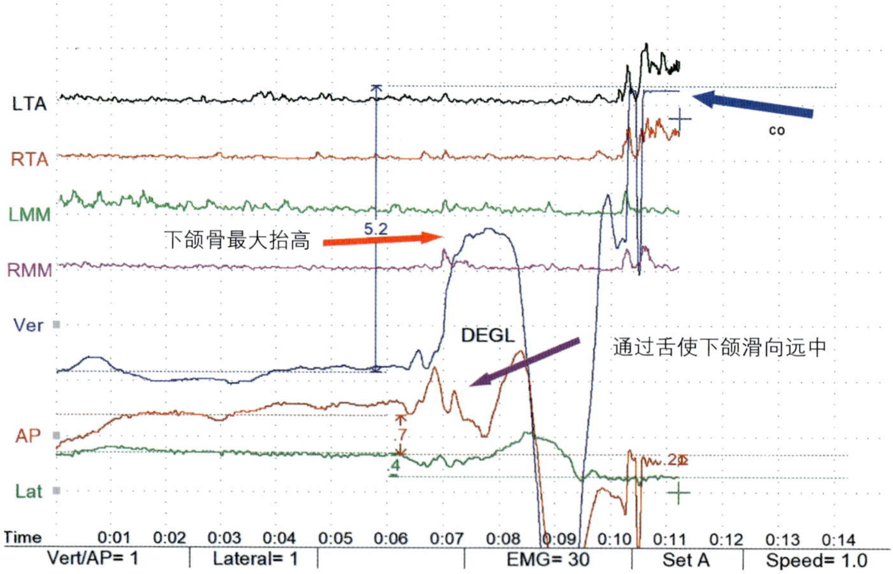

图8.8　多导扫描，患者吞咽时舌在牙间，下颌骨最大抬高（红色箭头）距离水平殆平面（HP）2.2mm，用CO和蓝色箭头表示。紫色箭头表示在吞咽过程中，下颌骨在闭合接近CO时，被舌肌推向后方。LTA：左侧颞肌前部；RTA：右侧颞肌前部；LMM：左侧咬肌；RMM：右侧咬肌；Ver(t)：垂直向；AP：前后向；Lat(eral)：侧向；Time：时间；EMG：肌电图；Set：设置；Speed：速度。

且通过正确的肌肉激活顺序得到正常的EMG吞咽测试结果。再次正畸治疗通常发生在拔牙病例中下颌骨复位和下颌间隙复发等情况下。上牙弓大范围远中移动可能需要配合佩戴口外弓。此外，下切牙过度唇倾较为常见。这些发现可能令人惊讶，一些研究揭示了一些隐藏的真相。例如，有研究发现拔除前磨牙后经常发生髁突后移和压迫，凸显了正畸治疗中考虑远期效果的重要性[61]。

儿童和成人牙弓间咬合中断：无托槽隐形矫治和正位器

只要牙齿接触，即使是最轻微的接触，CNS都会接收到来自牙周膜、肌肉、肌腱、TMJ和筋膜的大量传入信号。触觉感知是口腔黏膜识别、定位和区分口内物体及解剖成分的一种神经感觉能力。CNS在很大程度上依赖于感觉器官来接收和处理输入的信息，以精细调节口颌系统的运动功能[38]。这些信号以多种方式刺激大脑皮质，其中一种就是增加突触的数量[62]。来自口腔的持续刺激信号上传对于处在生长发育期的患者非常重要：大脑皮质需要持续的刺激来增加神经元和突触。大脑通过对口颌肌肉的活动进行精细调节，形成了语言和吞咽能力。反馈和反射机制协同使口腔可以行使相应功能，并且营养了口腔肌肉组织，**避免了肌肉的张力减退**。

从口颌系统到CNS的刺激信号输入过程如下：

1. TMJ本体感觉。关节盘实质内具有游离神经末梢和感觉神经器官。由关节或关节盘脱位导致TMD时，所产生的伤害性传入信号证实了本体感觉的存在[63]。
2. 肌肉本体感觉。肌纺锤体通过中脑核向CNS发送连续的信息。这些信息包括肌肉长度（机械感受性）和创伤性/过度的肌肉拉伸（伤害性）。这种本体感觉存在于翼外肌和其他维持下颌姿势的肌肉中。舌体感觉由舌神经（前2/3部分）、舌咽神经（Ⅸ，后1/3部分）和迷走神经（Ⅹ）支配。舌神经来源于三叉神经（Ⅴ）下颌支[64–65]。

这种持续传入的信号刺激大脑皮层突触，输出信号返回局部区域发挥营养作用，从而提高认知功能，并产生运动控制反应。这种复杂的回路过程刺激意识和情绪反应，并增强其与环境的交互作用[62]。可以想象，大脑需要持续的信号刺激来增强大脑功能，以实现正确的大脑发育。

一些研究主要集中在描述局部或全口义齿和牙种植体的本体感觉上，证实了在解剖性外感受器缺失时CNS的调节能力[66-68]。显然，本体感觉会随着年龄的增长而降低。

正在接受正畸治疗的生长发育期儿童中，长时间使用软性正位器或无托槽隐形矫治器会阻断牙齿接触、改变咀嚼模式和降低口腔本体感觉，可能会导致部分或严重的神经可塑性受损。这一假设源于本体感觉减少导致的反馈回路中断，这可能会损害躯体感觉意识。

此外，如果吞咽过程中没有牙齿接触，**从不**在ICP上进行吞咽，在主动吞咽时的下颌失去了稳定的颌位，可能会产生负面后果。已有研究表明，咀嚼等下颌日间活动对刺激大脑起着重要作用，而这种刺激的任何减少或改变都可能损害整体认知功能[69-75]。

1. 在笔者30年的职业经验中，注意到越来越多的儿童和青少年表现出不同程度的智力障碍（ID）、面部肌张力减退、嗜睡，以及明显的吐舌和低舌位。很明显，口腔功能障碍，特别是舌功能障碍，似乎变得更加普遍，并可归因于环境因素的综合作用。饮食中柔软、含糖食物过多以及由环境引起的过敏和不耐受的增加是原因之一，但只是问题的一部分。吞咽障碍也可能是呼吸道问题的一种常见的反应性表现。由于自主吞咽通常发生在正中殆时（ICP），任何对下颌稳定的长期干扰都可能损害正确的吞咽模式。例如，无托槽隐形矫治器可能会干扰ICP，进而影响正确吞咽。传入中枢神经系统的刺激减少可导致在口颌肌肉中输出的局部营养性刺激效应下降。因此，这些年轻患者似乎在神经肌肉和神经系统的所有方面都经历了成熟延迟。此外，这些治疗越来越多地在替牙阶段进行，因此非常有必要强调对幼儿这一生长发育阶段的影响。在4～8岁，应该从婴儿式吞咽转变为成人式吞咽。从出生后开始的大脑发育过程不会在儿童期突然停止，而在整个生长过程中持续。这一过程对于吞咽模式的转变和整体的神经发育至关重要[76-77]。无托槽隐形矫治阻断输入CNS的本体感觉，成为在ICP吞咽的障碍。此外，由于对双侧小脑、丘脑、扣带回和运动感觉皮层的躯体感觉刺激产生干扰，任何损伤和改变正确吞咽模式的正畸治疗都可能被认为是对认知发育的威胁[78]。

2. 错殆畸形的严重程度已被证明与口腔触觉感知相关，表明上下牙弓通过互相连接来行使一定功能[39–41,79–80]。咬合间的介质使吞咽时下颌位置不稳定，并通过影响中枢神经系统的感觉信息输入，减少皮质下刺激，从而减弱触觉感知。这可能被中枢神经系统视为影响口腔本体感觉的干扰因素，从而影响肌肉功能。虽然个体适应这些咬合变化的能力可能不同，但舌位和舌功能的适应性改变可能是对口腔躯体感觉功能障碍的反应。如果患者舌位较低且向前，舌抵在上下颌切牙之间，通常不会留意到自己的舌位异常，直到被提醒时才能意识到。

神经可塑性不止存在于生长发育期患者；有研究表明，成人也会对环境产生适应性变化[81–84]。如果是这样，这种由无托槽隐形矫治带来的突然的刺激信号缺失也会导致成人神经可塑性降低，而这可能与认知能力的降低有关。其后果是否会比（假设的）发生在儿童身上的后果更轻？无托槽隐形矫治器/正位器治疗，使牙列缺乏稳定的ICP和牙齿接触，使患者在吞咽过程中伴随着不稳定的咬合（正中咬合）。咀嚼过程中本体感觉反馈的丧失已被广泛证实与成人的认知功能减退有关[85]。这些治疗方式不重视理想的功能性ICP的建立，而是只关注牙齿整齐。ICP可以调节稳定下颌骨位置。在正畸固定矫治器治疗过程中，任何暂时性的错殆畸形都能为吞咽提供稳定的正中咬合。在使用Bionator等功能性矫治器时，建立稳定的正中咬合非常重要，也就是在下颌处于稳定位置时建立牙齿咬合接触。这个稳定的位置对于进行正确的主动吞咽程序至关重要。关于无托槽隐形矫治，一些更新的隐形矫治治疗方法可能涉及拔牙。但是，一般建议尽可能避免拔牙治疗。相反，正畸治疗的目标应该是在保留牙齿数量的同时为舌体创造更多的空间。因为舌头对于正常发音、吞咽甚至呼吸都至关重要，可以帮助维持正常的认知功能[86–87]。

假设咀嚼时下颌位置的不稳定可能对中枢神经系统（CNS）产生有害的反馈刺激。那么可以想象，认知功能和吞咽可能是相关的，因为这两个神经生理系统可能是相互关联的[88]。有假说认为，理想的治疗方式会带来脑血流量增加和身体平衡改善，必然包括稳定的ICP和理想的下颌骨肌肉休息位[89]。这一现象在神经肌肉正畸治疗中非常明显，其中肌中心位被认为是生理的最中心位，理想的肌肉休息位是下颌适应原始错殆的结果。这是一个关键因素，因为它为神经肌肉系统提供了一定程度的确定性，而不像无托槽隐形矫治器和正位器那样，缺乏稳定的ICP反馈，并给神经肌肉系统带来不确定性。所有功能性治疗都应以促进下颌复位为目标，并通过上、下唇接触激活口周肌肉组织。唇功能是功能矫正中肌肉训练的一个重要方面。

虽然矫治器的使用确实会中断牙与牙的接触，但它提供了在吞咽/咬合期间与下颌精确位置相关的，来自TMJ、肌肉、筋膜和牙周韧带的传入刺激。良好的神经肌肉位避免了肌肉产生适应性调节，如形成筋膜中血管和神经成分的卡压和小孔[90]。此外，可以推测正畸装置如果能作为一个完整的全牙列覆盖义齿用于咀嚼，就可以保证最佳的脑血流量，并可稳定正常吞咽的中性殆位。保留咀嚼功能应该被认为是区别正畸治疗和修复治疗，固定矫治器与其他口内治疗的重要因素。当然，覆盖义齿和正畸装置可能会降低口腔躯体感觉，但研究证实了这些改变是合理的[38,91]。已证实的事实是，咀嚼刺激CNS仍然是成人神经可塑性和神经调节的重要因素。有利于维持主要的认知功能，改善记忆和学习过程[92]。

使用前牙咬合板或前牙阻挡板来“去程序化”，即脱离咬合和肌肉记忆的想法是有问题的，并可能导致出现较差的s-EMG结果。前牙不接触的咬合只能在短期内存在，并且要谨慎。前牙平面导板会导致正常吞咽过程中下颌骨位置的不稳定，导致下颌切牙在丙烯酸树脂面上不断滑动。这也限制了咬合时咬肌的收缩，而咬合本应止于牙齿接触，此时则止于TMJ的骨骼结构。目前已有更有效的方法来使口颌系统的状态肌群得到放松和去程序化，如前所述的Aqualizer®和TENS。通过适当的训练，这一方法可以使医生根据功能需求获得去程序化的、准确的咬合记录[93]。

未治疗呼吸道问题的正畸矫治

关于面部发育的一个公认真理是，呼吸道问题（如鼻塞或腺样体/扁桃体阻塞）可以改变儿童面型，导致“腺样体面容”。现在已经认识到，不仅腺样体或扁桃体会引起呼吸困难，任何呼吸系统的病理性改变，导致儿童长期开口呼吸都会引起这样的问题[94-103]。儿童呼吸困难最常见的症状是持续的口呼吸和打鼾。睡眠呼吸暂停是一种常见的症状，应及时处理。即使在治疗了呼吸道问题后，一些儿童也可能会继续以口腔呼吸作为习惯。20多年来，笔者发现口呼吸贴能非常有效地帮助儿童患者重新建立通过鼻腔的正确呼吸习惯。口呼吸会影响舌头的位置，导致舌下垂、下移、前伸，这可能会引起错殆畸形和颅颈姿势不当。患有睡眠相关呼吸障碍的儿童承受的压力水平更高。这些疾病在正畸治疗中很常见，影响了高达10%的患者[104]。影响发育产生的后果很严重，例如神经发育减少[105]和其他健康后果，如认知缺陷、心脏问题、糖尿病和其他脑血管疾病[106-110]。正确的正畸治疗和耳鼻喉科评估是避免进行复杂的成人OSAS治疗的关键。

诊断儿童阻塞性睡眠呼吸暂停综合征（OSAS）的责任正逐渐转移到口腔医生身上。作为正畸医生，我们应积极主动地尽早发现儿童睡眠相关的呼吸问题。虽然医院多导睡眠图被认为是诊断儿童OSAS的金标准，但也有一种新的家庭检测系统可用于筛查夜间呼吸暂停和低通气。

来自ZOLL®Itamar®的WatchPAT® 300是一款用户友好型设备，可用于筛查体重30kg及以上儿童的OSAS。家庭检测有几个优点，尤其是对儿童来说，因为它可以让儿童处在一个舒适和熟悉的环境中，而不需要在监护人陪伴下离家治疗。并且，医院可能缺少多导睡眠监测服务，而在农村地区，可能无法提供这类诊断性检测。

WatchPAT® 300可以获得大量的信息和数据，并可以导出转诊给睡眠专家。获得的数据被证明适用于16岁及以上的儿童，但筛查儿童体重（30kg以上）很重要，使用者必须参考。图8.9～图8.11显示了一位10岁儿童一般睡眠报告中的一部分。虽然pAHI（每小时睡眠中呼吸暂停和低通气事件的平均次数）<5对成人来说是正常的，但在儿童中，pAHI>1就被认为是OSAS的疑似病例。这些数据显示了该儿童有严重的睡眠问题（pAHI为22.6）。后续该患者被转诊至耳鼻喉科，接受腺扁切除术和RPE治疗。

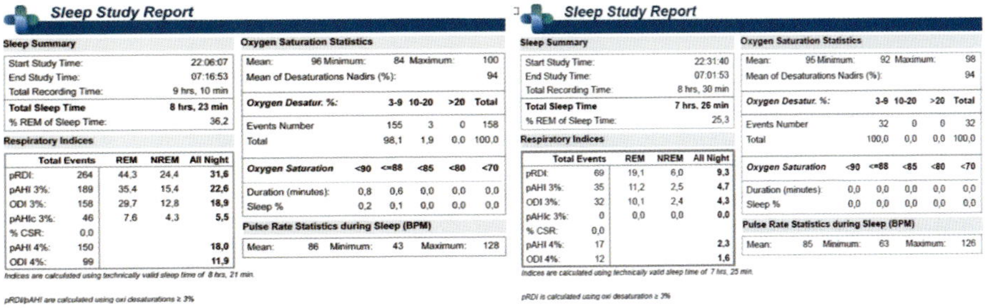

Sleep Study Report

Sleep Summary

Start Study Time:	22:06:07
End Study Time:	07:16:53
Total Recording Time:	9 hrs, 10 min
Total Sleep Time	**8 hrs, 23 min**
% REM of Sleep Time:	36,2

Respiratory Indices

Total Events		REM	NREM	All Night
pRDI:	264	44,3	24,4	**31,6**
pAHI 3%:	189	35,4	15,4	**22,6**
ODI 3%:	158	29,7	12,8	**18,9**
pAHIc 3%:	46	7,6	4,3	**5,5**
% CSR:	0,0			
pAHI 4%:	150			**18,0**
ODI 4%:	99			**11,9**

Indices are calculated using technically valid sleep time of 8 hrs, 21 min.

pRDI/pAHI are calculated using oxi desaturations ≥ 3%

Oxygen Saturation Statistics

Mean: 96 Minimum: 84 Maximum: 100

Mean of Desaturations Nadirs (%): 94

Oxygen Desatur. %:	3-9	10-20	>20	Total
Events Number	155	3	0	158
Total	98,1	1,9	0,0	100,0

Oxygen Saturation	<90	<=88	<85	<80	<70
Duration (minutes):	0,8	0,6	0,0	0,0	0,0
Sleep %	0,2	0,1	0,0	0,0	0,0

Pulse Rate Statistics during Sleep (BPM)

Mean: 86 Minimum: 43 Maximum: 128

Sleep Study Report

Sleep Summary

Start Study Time:	22:31:40
End Study Time:	07:01:53
Total Recording Time:	8 hrs, 30 min
Total Sleep Time	**7 hrs, 26 min**
% REM of Sleep Time:	25,3

Respiratory Indices

Total Events		REM	NREM	All Night
pRDI:	69	19,1	6,0	**9,3**
pAHI 3%:	35	11,2	2,5	**4,7**
ODI 3%:	32	10,1	2,4	**4,3**
pAHIc 3%:	0	0,0	0,0	**0,0**
% CSR:	0,0			
pAHI 4%:	17			**2,3**
ODI 4%:	12			**1,6**

Indices are calculated using technically valid sleep time of 7 hrs, 25 min.

pRDI is calculated using oxi desaturation ≥ 3%

Oxygen Saturation Statistics

Mean: 95 Minimum: 92 Maximum: 98

Mean of Desaturations Nadirs (%): 94

Oxygen Desatur. %:	3-9	10-20	>20	Total
Events Number	32	0	0	32
Total	100,0	0,0	0,0	100,0

Oxygen Saturation	<90	<=88	<85	<80	<70
Duration (minutes):	0,0	0,0	0,0	0,0	0,0
Sleep %	0,0	0,0	0,0	0,0	0,0

Pulse Rate Statistics during Sleep (BPM)

Mean: 85 Minimum: 63 Maximum: 126

图8.9 睡眠总结报告（WatchPAT300，Itamar medical，Israel），手术和RPE治疗前、治疗后。

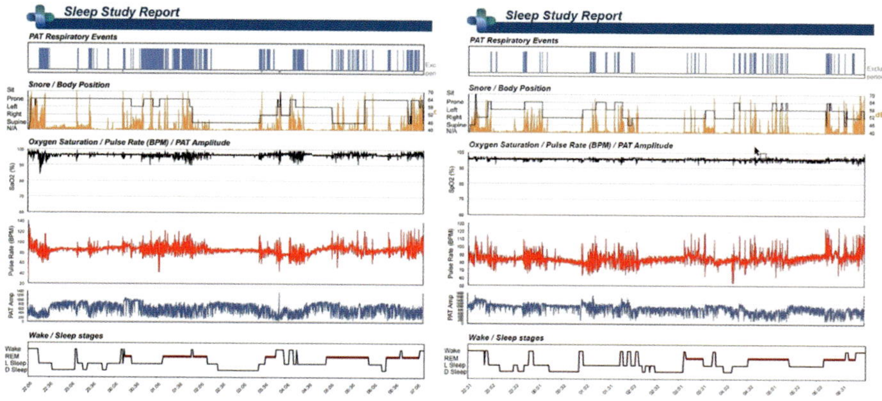

图8.10 睡眠总结报告图表（WatchPAT300，Itamar medical，Israel），手术和RPE治疗前、治疗后。

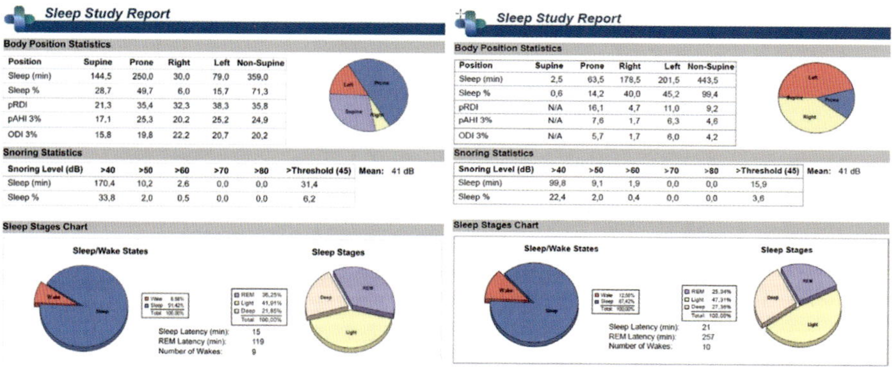

图8.11 睡眠总结报告，体位、打鼾数据和睡眠图表（WatchPAT300，Itamarmedical，Israel），手术和RPE治疗前、治疗后。

腺扁切除术和RPE治疗的有效性如图8.9～图8.11所示，其中pAHI和ODI分别从22.6和18.9下降至4.7和4.3。治疗以降低pAHI和ODI处于1及以下为目标。术后需要几个月的时间才能达到这一目标，一般来说在此期间必须使用口呼吸贴，来纠正口呼吸的习惯。

手术和正畸干预（快速扩弓器）已被证明在解决与口颌系统相关的各种呼吸障碍问题方面非常有效。具体来说，早期干预以纠正呼吸模式和治疗阻塞性睡眠呼吸暂停综合征（OSAS）可以显著改善功能。这种干预措施的优势在吞咽功能受损伴有错殆畸形的病例中尤其明显。吞咽模式的逐渐正常化加上潜在的错殆畸形的纠正，可以为功能恢复奠定基础。这些干预措施会对患者的整体生活质量产生深远影响。恢复适当的呼吸和吞咽功能可以改善睡眠质量，促进消化功能，并有利于身体健康和情绪健康。对于呼吸和吞咽功能受损的病例，应强调早期干预的重要性。及时、恰当的治疗可显著改善患者的口颌系统功能和整体生活质量。

不纠正功能障碍和不良习惯的正畸治疗

除了有害的口呼吸，还有几种不良习惯也会导致吞咽障碍。例如，吸吮拇指和演奏某些乐器，也是影响口颌系统正常功能的常见不良习惯[111-117]。破除这些习惯通常会使咬合和口腔功能逐渐稳定及改善。任何非功能性不良行为，如磨牙症、吮吸嘴唇或咬指甲，都称为口腔功能不全。其中一些行为可能是无意识的，但也有一些是有意识的，会导致吞咽障碍和语音问题。

这些不良习惯和功能异常常见于患有TMD的患者[118-124]。可引起一系列症状，包括TMJ疼痛及功能障碍、咀嚼困难及下颌运动受限。而功能紊乱和吞咽障碍的出现会加重这些症状，阻碍口颌系统的正常功能。

TMD的有效治疗不仅包括解决出现的关节问题，还包括识别和解决口内任何功能紊乱及吞咽障碍。这些不良行为的纠正可以促进健康的口颌功能，改善整体的口腔健康和全身健康。

李凤茹

下颌自由度和自发性下颌移位（SMM）

Mandibular Freedom and Spontaneous Mandibular Migration（SMM）

9

在正畸学训练中，固定矫治器治疗期间通常会强调同时处理上下颌。然而，笔者很少同时治疗双颌。上颌是连续的牙列整体，需要下颌适应上颌（颅骨）的解剖和咬合要求。虽然错𬌗畸形的病因超出了本书的范围，但值得注意的是，在过去一个世纪中，上颌发育不足情况变得更加普遍[1-2]。我们今天所治疗的大部分错𬌗畸形与呼吸问题、饮食变化等环境因素有关，备受表观遗传的影响。这并不意味着面型和咬合与家族遗传无关。然而，一直以来，我们过度强调遗传因素在错𬌗畸形和治疗效果中的决定作用。笔者曾被教导面型、咬合及错𬌗畸形80%由遗传因素决定。尽管无法确切地估计遗传/表观遗传因素所占的具体比例，但随着时间推移，笔者逐渐意识到将80%的错𬌗畸形归咎于遗传和无法改变的因素过于夸张。遗传因素在下颌前突中起作用[3]，生长激素受体（GHR）的变异会影响下颌升支的高度[4]。综合来看，重要的错𬌗畸形应被视为多因素引起的结果。表观遗传因素代表环境变化：基因表达的随机性则是识别个体“表型”的基础，该表型是遗传和环境因素共同作用的结果。基因表达的随机性可能是一种防御性生物系统，使个体更容易适应环境变化，它可能是优势也可能劣势[5]。“表观遗传”对基因表达的调控已被科学界广泛认可[6]。环境因素对口腔颌面部发育的影响中最重要的可能是导致下颌位置的改变。下颌位置是对ICP的生理性反应。ICP显然是静态咬合的代表，其重要性是相对于吞咽而言的，吞咽和牙齿咬合之间的联系独特而重要。

F. Savastano, *Neuromuscular Orthodontics*,
https://doi.org/10.1007/978-3-031-41295-0_9

在许多Ⅱ类错殆病例中，相对于患者的年龄、性别和种族而言，下颌通常大小正常。然而，上颌发育不足可能会导致下颌远中咬合。这种情况下，下颌的习惯性休息位（HRP）对于正确的吞咽十分必要。肌肉适应/调节的原因在于需要一个符合人体工学标准的HRP作为吞咽过程中ICP的起点。HRP及其相关肌肉的调节可以在下颌闭合至ICP时避免出现牙齿早接触。HRP是神经肌肉系统避免早接触的最佳位置，是中枢神经系统（CNS）不断运算的结果，以最大限度地减少能量消耗，满足口颌系统的功能需求。正是由于这种运算，神经肌肉系统形成肌肉记忆，增加口颌系统的肌肉张力，同时调整颅颈姿势以保持最佳的HRP[7]。大多数错殆畸形伴有上颌骨矢状向、横向和垂直向三维上的尺寸减小。错殆畸形的治疗首先需要确定比例合适的上颌骨。然而，对于矢状向问题往往存在误解，横向问题治疗也不充分，垂直向问题同样治疗不足。垂直向的矫治常被忽视，如调整殆平面（通常指的是后牙高度）。尽管垂直向纠正对于大多数错殆畸形至关重要，但在大多数正畸治疗中常常被忽视。显然，应该逆时针旋转殆平面，而避免顺时针旋转[8]。在有开殆倾向的病例中，应减小后牙殆平面的陡度，采用逆时针旋转机制来调整殆平面。一般而言，开殆倾向通常表现为后牙殆平面陡度大，这可能与下颌向后、顺时针旋转限制其生长有关[9]。虽然大多数Ⅱ类错殆通常存在下颌位置的问题，但Ⅱ类开殆病例具有独特的骨性和功能性特征。轻度开殆通常伴有息止殆间隙的减小，通过颅颈姿势调整来补偿。通常，头后仰是应对息止殆间隙不足的常见反应。只要补偿机制有效，这些病例通常会随着时间的推移而趋于稳定。然而，如果姿势补偿无法创造足够的息止殆间隙，就可能导致下颌升支生长不足。相反，深覆殆伴息止殆间隙增加，这可能会刺激下颌升支的发育，从而加重深覆殆。因此，在判断Ⅱ类开殆病例的发展和进展时，生长刺激的机制至关重要，在设计治疗方案时应考虑到这一点。

Ⅱ类伴开殆病例的治疗应着眼于增加息止殆间隙以刺激下颌升支生长。对于生长发育期的儿童来说，正畸治疗是必要的，而对于成人来说，手术是唯一的治疗方法。如果没有息止殆间隙，就不可能重新定位下颌骨。即使从小就开始矫形治疗也不能恢复下颌升支的生长高度。此外，遗传性状也可能是这个时期正畸矫形治疗的障碍[10-11]。

神经肌肉正畸学的一个重要方面，是认识到将错殆畸形可视化的方式，即在完全去适应后通过咬合记录观察下颌位置。通过记录肌中心，我们建立了一个新的生理位置，与肌肉相协调。我们治疗的大多数错殆畸形和TMD病例中，主要是下颌向下、向前移动。如果这是正确的，并且认为这是我们的肌肉更愿意将下颌放置的位置，那么就意味着通过消除阻止下颌在ICP和HRP生理上改变的咬合差异/干扰，我们更倾向于使下颌**在ICP和HRP时自发地肌性再定位**，而不使用任何特定的装置或矫治器。这种自发性下颌移位（SMM）以前被描述为“偶然发现”[12-13]。多种Ⅱ类颌位性错殆只需解除这些障碍即可轻易治疗。在神经肌肉正畸学中，这些阻碍SMM的障碍或咬合差异在神经肌肉术语中称为壁垒。最明显的是上颌前部后缩时的前牙壁垒（Front Wall），即上切牙内倾、转矩不足。上颌在三维方向上都可成为壁垒。一般来说，所有Ⅱ类错殆的特征都是上牙弓狭窄，同样的说法也适用于所有记录下颌骨处于更前位的病例，如Ⅰ类和Ⅲ类错殆。上颌快速扩弓（RPE）应被视为治疗几乎所有错殆畸形的标准常规正畸程序。笔者坚信，唯一能正确扩大上颌的方法是RPE，其他手段无法提供所需的解剖结构的矫正。即使是RPE，如果操作不当，也会失败，例如扩张不足、扩张速度太慢、出现严重的呼吸问题等。使用正畸丝、四眼簧或可摘矫治器进行扩弓不会产生新骨，反而会导致上颌后牙段的转矩错误。这通常会导致产生新的后牙壁垒，例如由于腭尖在吞咽时过早接触而产生的干扰（上颌负转矩丢失）。此时横向的复发和牙周问题非常常见。

SMM是指下颌向下、向前移动，可以是对称的，也可以是不对称的。这种重新定位常伴随息止殆间隙的变化。当然，只有在有足够的息止殆间隙时，SMM才能发生。在没有息止殆间隙的开殆病例中，如果存在姿势补偿（头后仰），只能通过后牙压低和矫正殆平面来创造缺失的息止殆间隙，从而诱发SMM。这更像是一种与下颌闭合增加相关的重新定位机制，而不是自发性移位。正如之前所描述的，Ⅱ类骨性错殆的息止殆间隙较小，应用TENS不能显著改变下颌位置（第7章）。

壁垒也可以在下颌弓存在。典型的例子是上颌第二磨牙缺失，下颌第二磨牙伸长，并与剩余的上颌段发生早接触。所有这些“障碍”都阻碍了甚至是最小的下颌自发性重新定位的可能性。这些咬合干扰通常使得ICP时下颌后退，从而使髁突处于关节窝更后部。

在Ⅱ类咬合中，最容易被忽视的壁垒是过大的后牙区息止殆间隙。当后牙支持缺失时，无论其他咬合壁垒如何纠正，后牙支持对于SMM来说都是必不可少的。因此，Ⅱ类错殆的矫正是通过后牙段的伸长和充分纠正殆平面来减小息止殆间隙。Planas关于吞咽时的最小垂直距离定律仍然是理解咬合的重要里程碑[14]。如果后牙垂直间隙过大，SMM就不会发生。因为如果殆平面没有通过上颌后牙伸长得以逆旋，下颌就会向后方"滑动"，也就是向最小垂直距离的咬合方向位移，从而使下颌处于后方锁定的状态。这一点很重要，因为它让正畸医生了解到，在没有正确矫正后牙垂直距离的情况下，使用Ⅱ类力学机制、咬合跳跃和"矢状向优先"技术来直接治疗矢状向不调可能会造成潜在伤害。因此，我们认为双侧后牙开殆是进行单纯矢状向矫治残留下的，例如使用Twin-Block或Herbst矫治器，也常见于因TMJ和睡眠呼吸暂停而长期磨耗者[15-21]。

病例

图9.1和图9.2病例为一位年轻患者，双侧TMJ弹响、疼痛，Ⅱ类关系。获得下颌自由度（MF）的第一步是去除咬合"壁垒"。临床检查发现，息止殆间隙似乎很小，因此在RPE过程中应用固定舌杆以避免不必要的磨牙伸长或移动。注意，在上颌RPE和固定矫治器排齐几个月后出现Ⅲ类咬合（图9.3）。

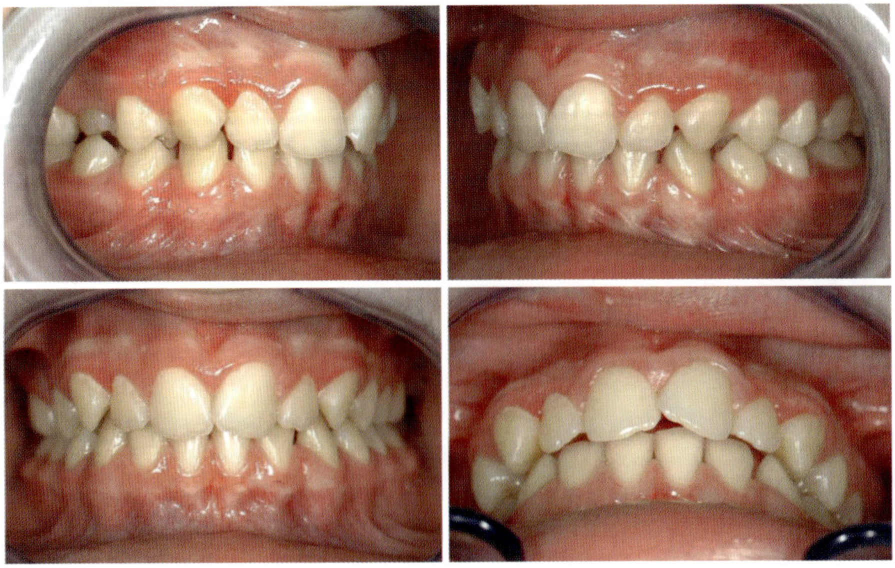

图9.1 口内照（2014年3月）。11岁男性患者，Ⅱ类咬合伴TMJ疼痛。

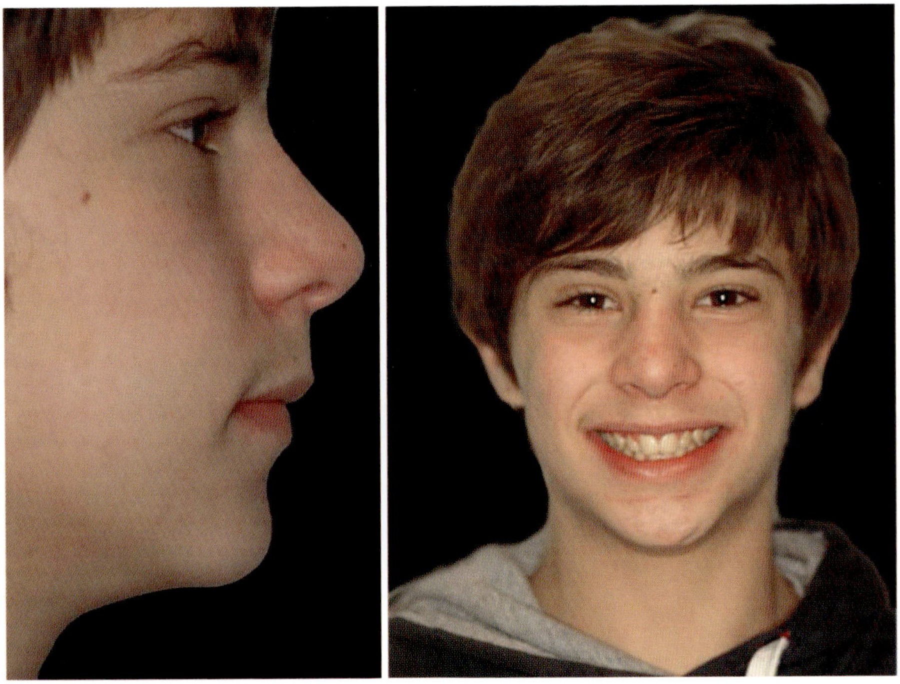

图9.2　口外照（2014年3月）。

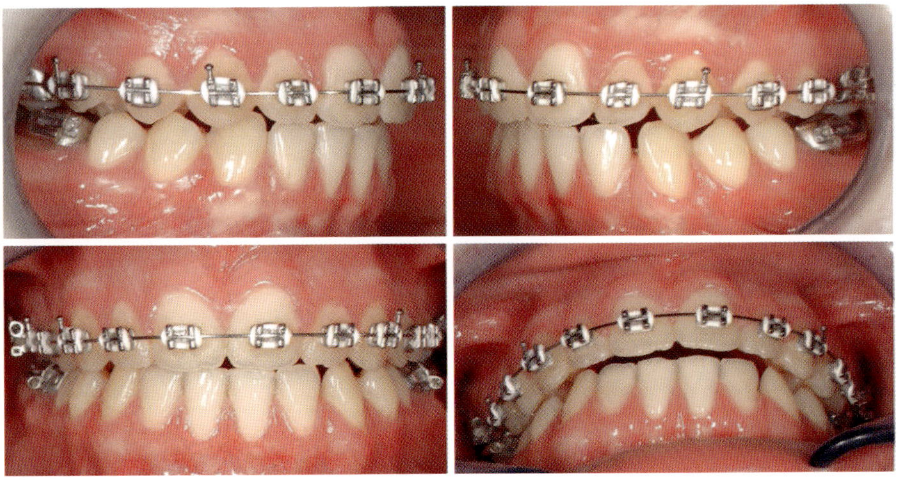

图9.3　口内照（2015年12月）。双侧磨牙Ⅲ类咬合。

2016年3月，一旦下颌获得自由度便使用K7®系统进行功能扫描。结果如图9.4所示。可以说这些结果令人满意，尽管下颌休息位比CO轻度右偏（0.6mm）。

至2017年3月，如图9.5所示，上下牙弓均已排齐，佩戴双侧弹性牵引（1/4英寸、4.5oz），从上颌尖牙-下颌第一前磨牙-上颌第二前磨牙（三角形），每天18小时。这有利于建立咬合关系，控制开殆趋势。

2017年5月完成矫治。图9.6和图9.7为治疗后4年的口内照和口外照。

在治疗后5年，进行了完整的K7®功能分析，结果如图9.8所示。

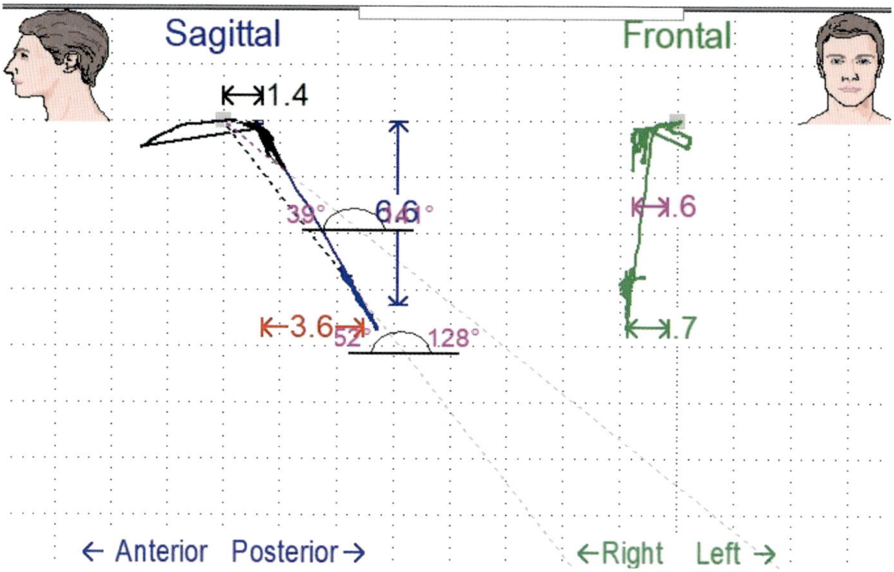

图9.4 2016年3月，MF和SMM后的扫描5：习惯性和肌轨迹几乎重叠，HP上的差异为1.4mm。Sagittal：矢状面；Frontal：冠状面；Anterior：前；Posterior：后；Right：右；Left：左。

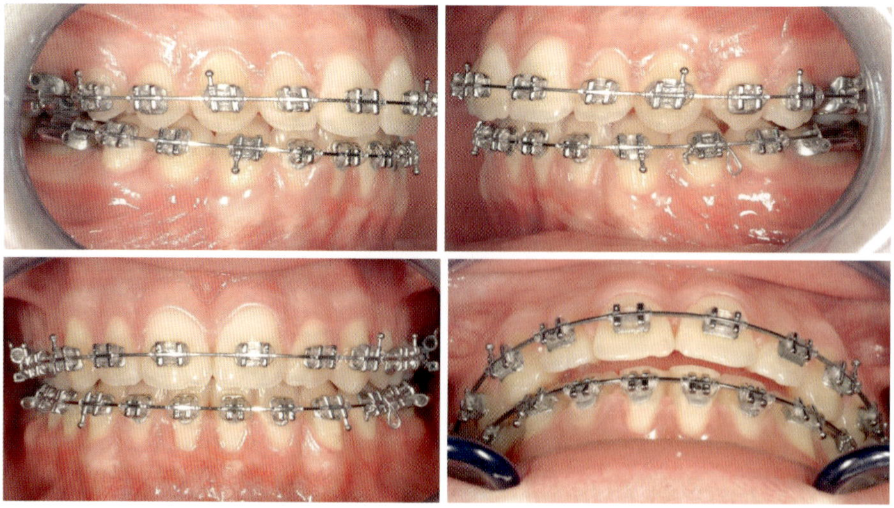

图9.5 口内照（2017年3月）。前磨牙-尖牙段轻微伸长，双侧垂直牵引，1/4英寸、4.5oz（未显示）。

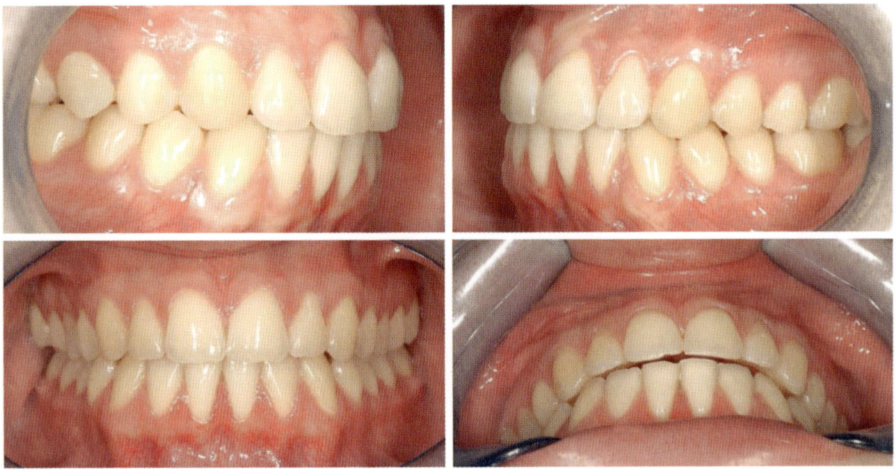

图9.6 治疗后4年的口内照。

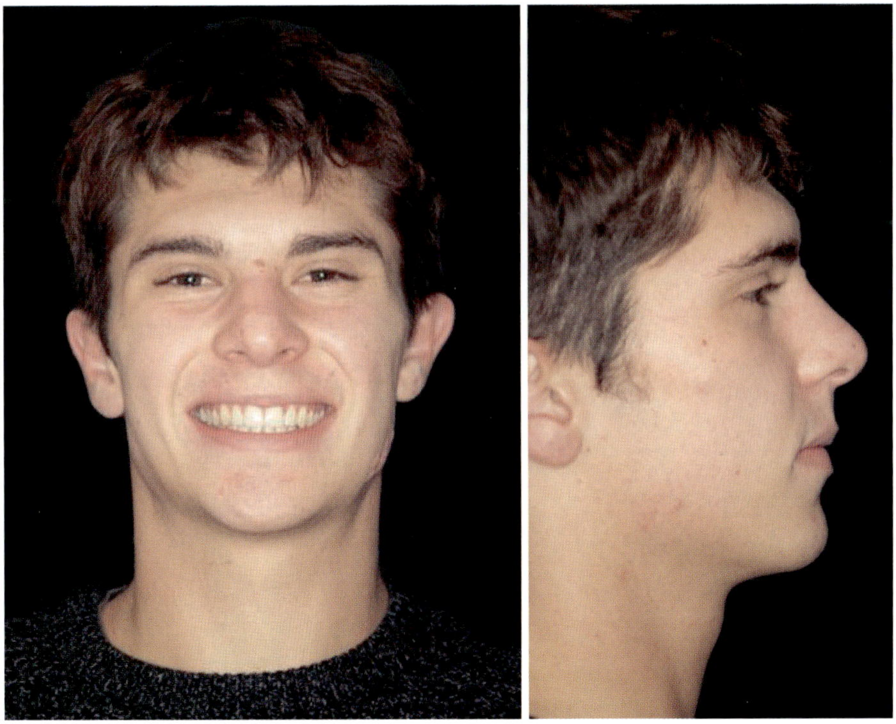

图9.7 治疗后4年的口外照。

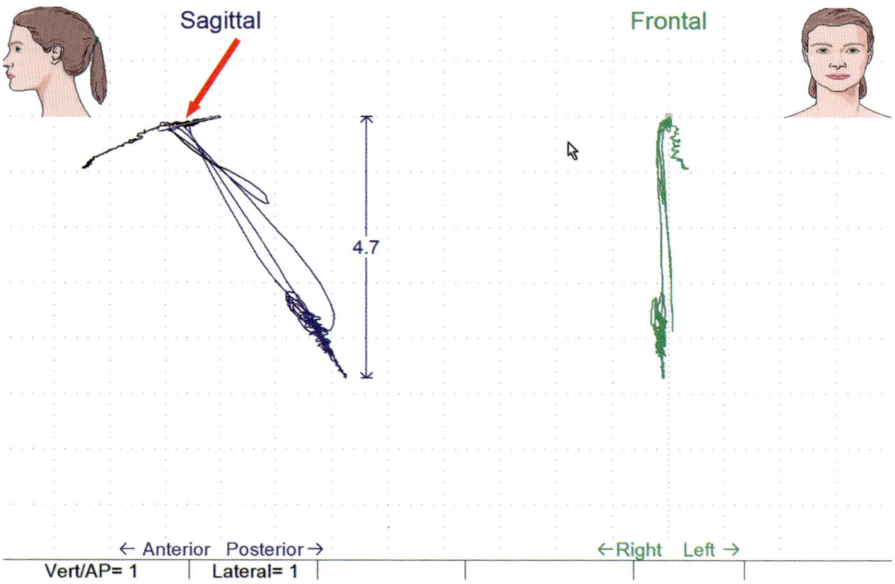

图9.8 矢状/冠状面扫描5。红色箭头表示CO。Sagittal：矢状面；Frontal：冠状面；Anterior：前；Posterior：后；Right：右；Left：左；Vert：垂直向；AP：前后向；Lateral：侧向。

讨论

这是一个典型的下颌自发性移位病例。远移上牙列的正畸治疗可能会造成医源性TMD。为避免复发，治疗后数年检查前牙壁垒非常重要（图9.6）。上唇张力以及咬指甲、演奏乐器等习惯可能会使上切牙错位，形成前牙壁垒。使用RPE可很快改善TMJ开口弹响和疼痛。如图9.8扫描5所示，HRP和RP非常接近，在相同的神经肌肉轨迹上。未来几年的CMS监测可确保正畸/殆学治疗效果的稳定性。患者自RPE治疗后一直无疼痛。

当息止殆间隙持续增加时，安氏Ⅲ类咬合关系可能会掩盖骨性Ⅰ类关系。为解决这个问题，初始正畸治疗的主要目标是实现MF。一旦发现并解除殆干扰，肌肉就不再需要适应咬合的限制，从而有效减少了肌肉调节过程。因此可获得新的ICP和吞咽时的颌位及舌位。肌肉的适应过程由中枢神经系统（CNS）主导，它会不断调整HRP与ICP的关系。吞咽是复杂的功能性动作，包含自动程序，其中一些可能与高级大脑皮层的精细决策无关。由于吞咽对生存至关重要，这些皮层下的自主行为必须不受任何外部影响。将从HRP开始的习惯性闭合路径与从HRP开始的按要求主动唾液吞咽（VSS）闭合路径（患者必须放松并至少保持90秒不吞咽）进行比较，是很有趣的。虽然并非在所有患者中都能检测到，但这种分析可以直接洞察口颌系统的神经肌肉需求。图9.9显示了在下颌受限的Ⅲ类TMD患者中进行此类分析。

MF是通过正畸消除所有临床可见和/或可检测的壁垒，使用生物电仪器诊断实现的。下颌轨迹追踪有助于揭示导致错㧟畸形的肌肉调节动力学。

然而，由于涉及发现和消除所有主要壁垒的多步骤过程，MF并不能保证成功实现SMM，仍需大量努力。此外，Ⅱ类咬合可能会带来息止㧟间隙过大的挑战，这种“壁垒”在临床上不容易测量，只能通过TENS诊断来检测。尽管如此，对义齿磨损表面的准确分析可以为识别隐藏壁垒提供有价值的线索，揭示吞咽（日间及夜间）和夜磨牙期间肌肉请求的动态变化。图9.10显示了VSS时矢状/冠状面的咬合动态变化。在覆盖大的安氏Ⅱ类患者中，可以看到牙齿磨损，并不是由于前牙引导的下颌前伸，而是在VSS和SSS闭合过程中咬合引导的结果。即使正畸治疗导致出现Ⅲ类咬合，MF也始终是保持TMJ健康所必需的。

RPE是实现MF的一种快速方法，但应该对其进行精调以促进SMM。虽然过矫正是必要的，但在扩弓后，最好能获得一个干净的窝/尖通道，以促进下颌骨的重新自主定位。这通常是通过让患者在牙齿接触时伸出下颌来评估的。任何可能降低下颌稳定重新定位可能性的干扰都应通过调整扩弓器或在牙齿表面添加复合材料来消除。反㧟病例的RPE治疗可显著改善咬合，如自发下颌移位（有时伴不对称的下颌移位）（图9.11）。

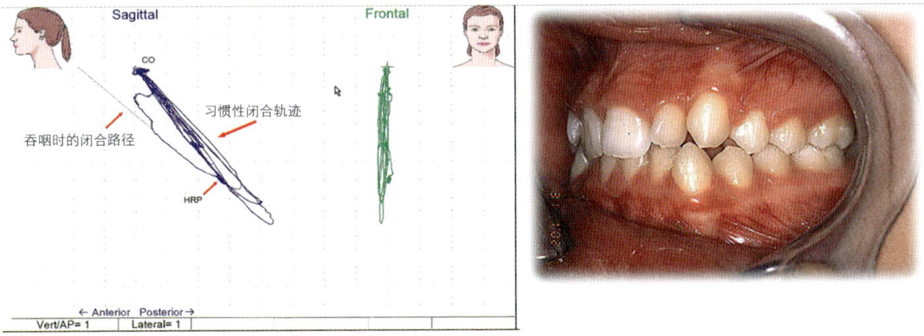

图9.9 左图：从习惯性休息位（HRP）开始闭合的吞咽路径（虚线）。CO闭合的习惯性轨迹是从“叩齿”运动到CO。右图：前牙壁垒限制下颌。注意，在自主吞咽时闭合路径相对于从HRP闭合的习惯性路径向前移动了2mm。Sagittal：矢状面；Frontal：冠状面；Anterior：前；Posterior：后；Vert：垂直向；AP：前后向；Lateral：侧向。

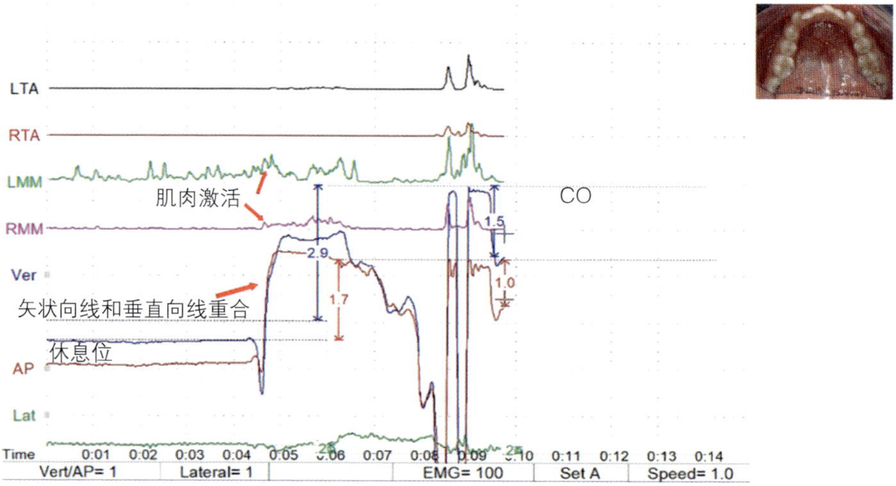

图9.10 左图：扫描21（多轨迹扫描），横扫模式下的检测获得了与图9.9非常相似的结果。扫描21（治疗前）显示在滤波EMG和吞咽过程中，下颌骨在横扫模式下的垂直向、前后向和侧向运动。让患者正常吞咽，然后闭合至CO，在ICP中做"叩齿"运动。吞咽时，患者未达到CO，说明吞咽时舌头位于牙齿之间。右图：下牙弓咬合显示因Ⅲ类咬合（前牙壁垒）导致的切牙代偿量。咬肌的激活证实吞咽时舌头位于牙齿之间。LTA：左侧颞肌前部；RTA：右侧颞肌前部；LMM：左侧咬肌；RMM：右侧咬肌；Ver(t)：垂直向；AP：前后向；Lat(eral)：侧向；Time：时间；EMG：肌电图；Set：设置；Speed：速度。

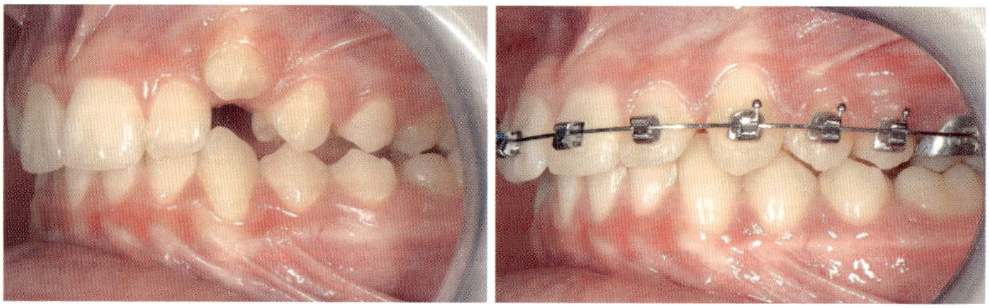

图9.11 RPE和上牙列排齐治疗前及治疗后的下颌自发移位。总时间4个月。

一般来说，RPE对快速改善轻度TMD是有效的。减少息止𬌗间隙可使髁突在吞咽时免于被迫处于关节后位。下颌自发移位时，髁突通常会改变在关节窝中的位置，移动到靠下且稍微向前的位置[22]。大多数颅下颌疼痛功能障碍综合征都与髁突向后移位有关[23–27]，在儿童中也极为常见[28–31]。伴反覆盖的Ⅲ类错𬌗患者会患TMD吗？

RPE通常只用于生长发育期的患者，但也可以通过简单的外科手术［手术辅助上颌快速扩弓（SARPE）］在成人中进行。SMM也可发生于成人。图9.12和图9.13

展示了一位19岁Ⅱ类患者，伴有牙周问题。图9.14展示了同一患者SARPE术后15天的情况。只需解除前方、横向和垂直向的壁垒，就能快速达到Ⅰ类咬合，实现下颌SMM。

图9.15和图9.16展示了排齐和Ⅰ类尖窝交错治疗后的对比。在这一阶段，前磨牙区域进行垂直弹性牵引以伸长后牙。

图9.17是治疗前和SARPE术后7个月的侧位片重叠。下颌位置的改变和相应的侧貌变化是神经肌肉正畸学的基础。因此，ICP时髁突处于靠下、靠前的位置。SMM证明了神经肌肉理论是错𬌗畸形的生理性疗法。

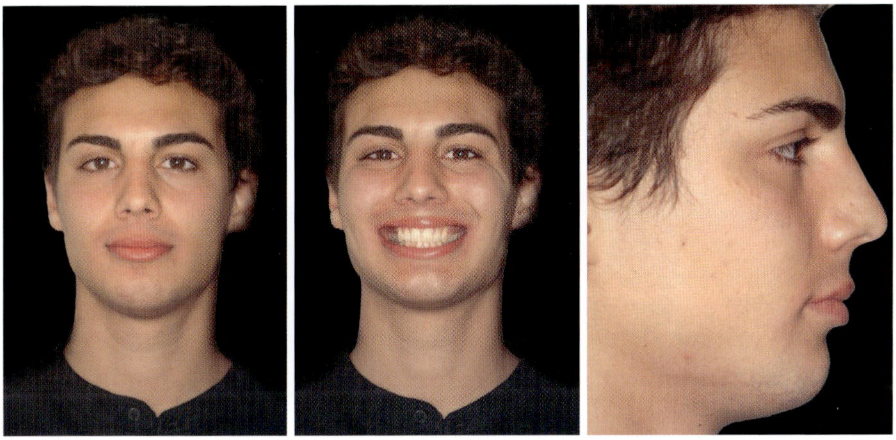

图9.12 成人患者的口外照。注意上牙弓形态和颊廊。

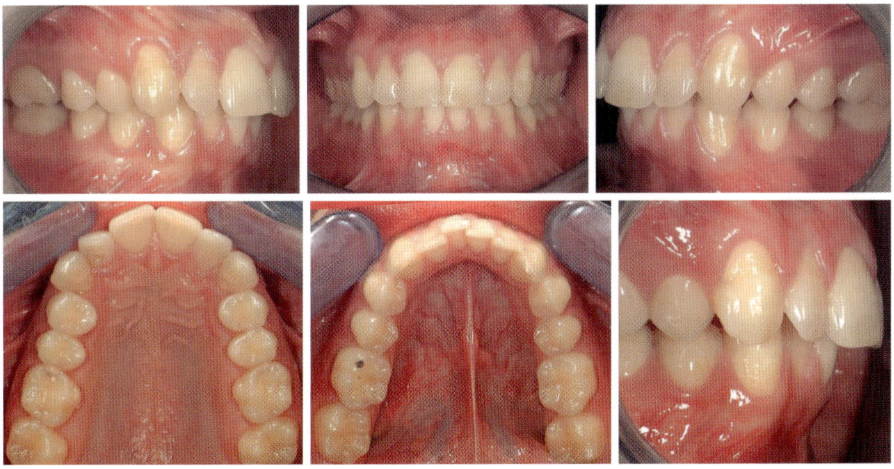

图9.13 成人患者治疗前的口内照（2021年1月）。双侧Ⅱ类咬合。

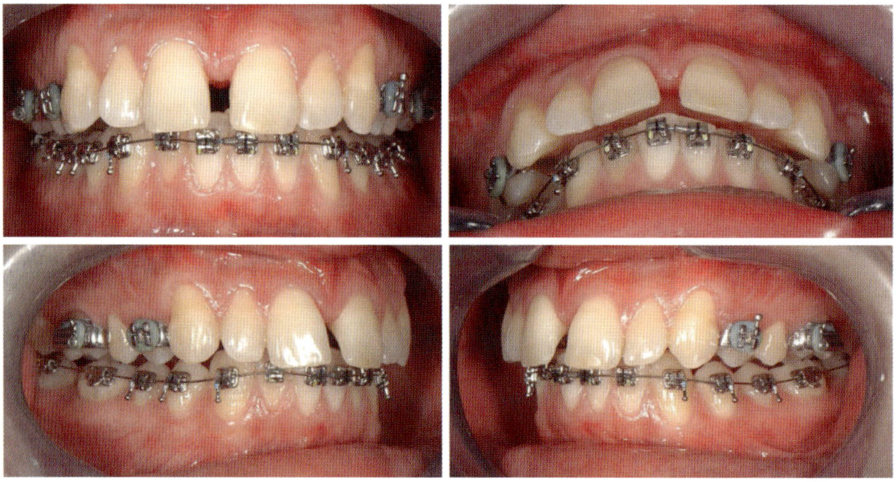

图9.14 SARPE术后20天（2021年1月）。下颌在扩弓结束后迅速自发前徙。下颌固定矫治器初戴，0.014镍钛丝。双侧Ⅰ类咬合。

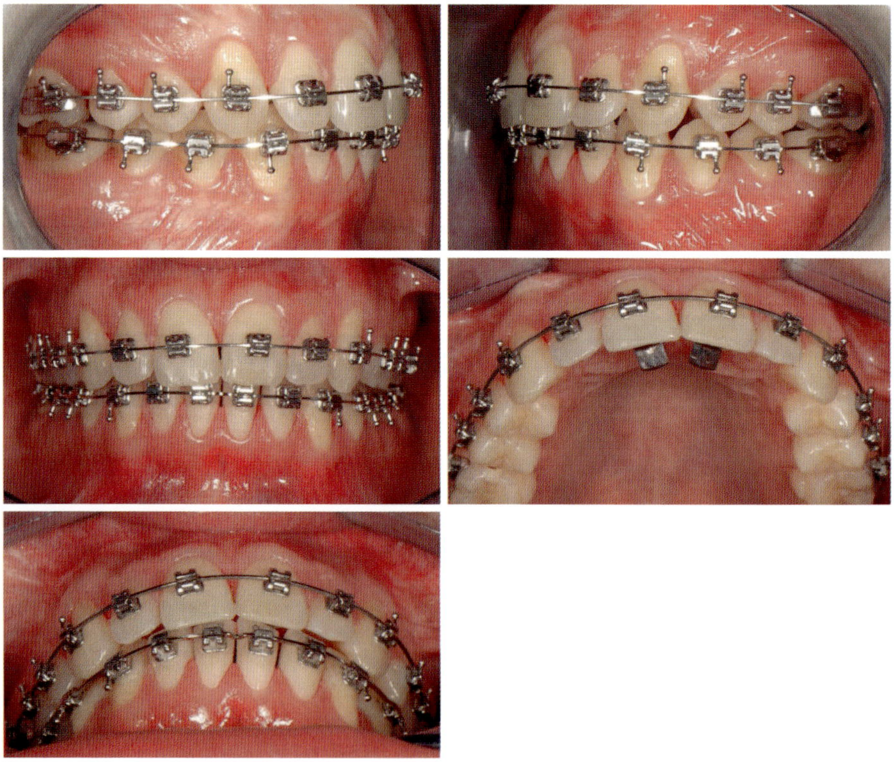

图9.15 口内照（2021年4月）。应用殆垫高来矫正息止殆间隙。

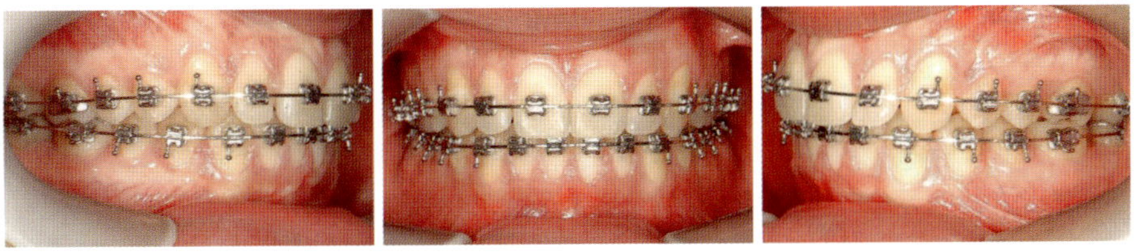

图9.16　口内照（2021年10月）。

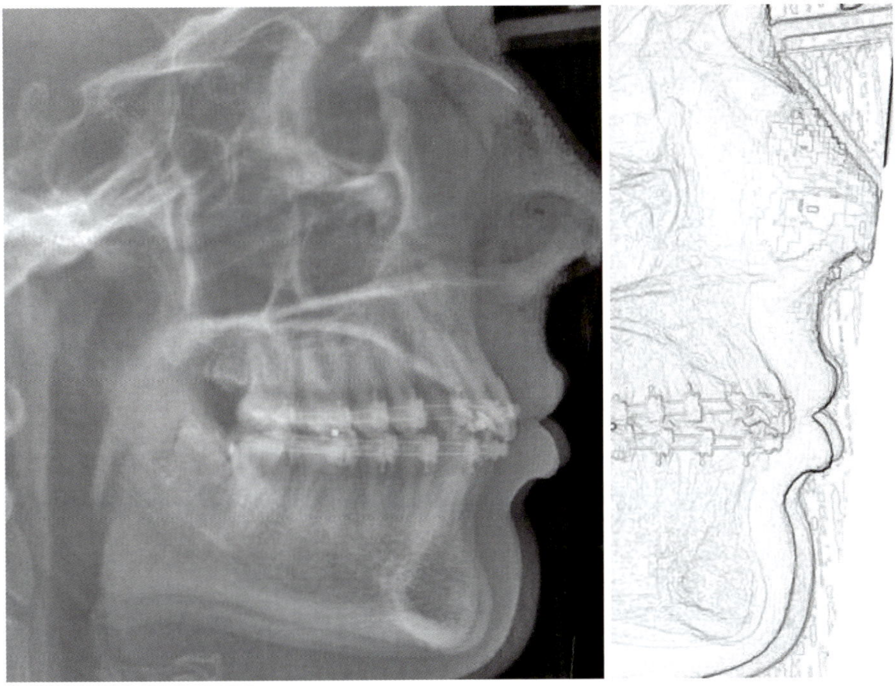

图9.17　SARPE（2022年12月）前后以SN平面为准的侧位片重叠图。

图9.18展示了SARPE治疗前的扫描5。通过CMS进行矢状向不调的诊断是任何手术或正畸干预前的重要步骤。该扫描证实了临床医生的怀疑，即咬合关系限制下颌被迫处于后位，并且在当前咬合参考水平面上，矢状向不调为2.0mm。正面观显示生理性休息位向右侧偏约1mm。

图9.19展示了SARPE治疗后的扫描5。MF在SARPE治疗后立即实现，有助于SMM。习惯性闭合路径和生理性闭合路径（肌轨迹）现在是一致的。HRP和PRP也是一致的。这是治疗过程中获得的理想结果。通常会频繁看到矢状间隙的减小，有时会立即出现（例如此病例），而在其他情况下可能需要数周时间。必须经常仔细寻找那些不易识别的隐藏壁垒。

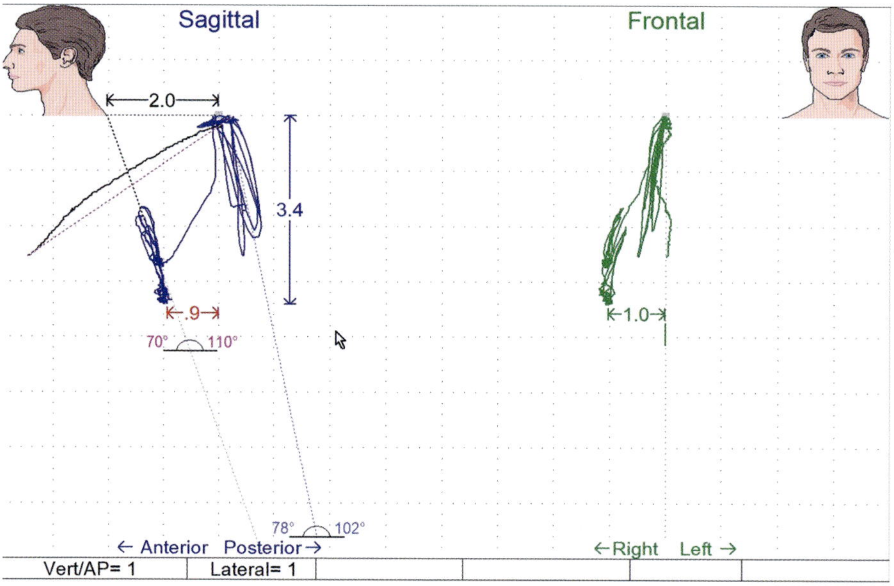

图9.18　扫描5（SARPE治疗前）显示水平殆平面（HP）上存在2.0mm的矢状向不调。Sagittal：矢状面；Frontal：冠状面；Anterior：前；Posterior：后；Right：右；Left：左；Vert：垂直向；AP：前后向；Lateral：侧向。

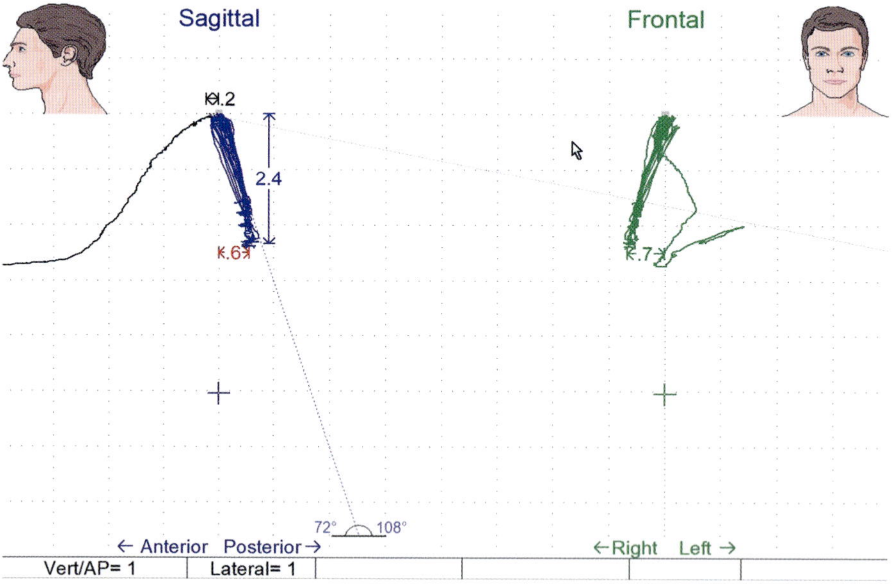

图9.19　扫描5（SARPE治疗后）显示SMM如何改善矢状向不调。HRP和PRP重叠，习惯性闭合路径与神经肌肉轨迹一致。Sagittal：矢状面；Frontal：冠状面；Anterior：前；Posterior：后；Right：右；Left：左；Vert：垂直向；AP：前后向；Lateral：侧向。

图9.20展示了治疗后的口内照和口外照。除了改善患者的侧貌外，减小颊廊也可改善微笑美观。

在某些情况下，即使经过RPE，上切牙仍有可能转矩不足或伸长，需要进行矫正。为了避免这些问题，建议上中切牙转矩至少为+17°。虽然在最初诊断时上切牙可能有一定程度的伸长，但只有在确定了下颌运动轨迹描记计算的后牙段/牙弓中段伸长量之后，才考虑进行压低前牙。实际上，减少息止殆间隙并增加后牙支持可以最小化对前牙压低的需求，前牙压低可能导致骨吸收。然而，为了美观和修复的目的，进行轻力且逐步的压低是必要的。

实现下颌自由度可以通过多种方法，但重要的是要确保选择的治疗方法不会耗尽所有可用的息止殆间隙。例如，RPE利用了息止殆间隙，导致牙齿垂直向伸长和接触增加。在进行正畸和修复治疗之前，必须考虑这一因素。可以通过应用TENS后测量下颌轨迹来测量生理垂直息止殆间隙。理想情况下，如果在RPE之前息止殆间隙轻微过剩，可能会发生自发的下颌前移。

然而，RPE之后如果仍需后牙支持，并且息止殆间隙充足，那么即使RPE有积极的效果，下颌也不会自发地向前移动，因为后牙间隙仍然过大。因此，从神经肌肉学的角度了解下颌稳定机制至关重要。通常，这类病例的特点是舌体位置异常，

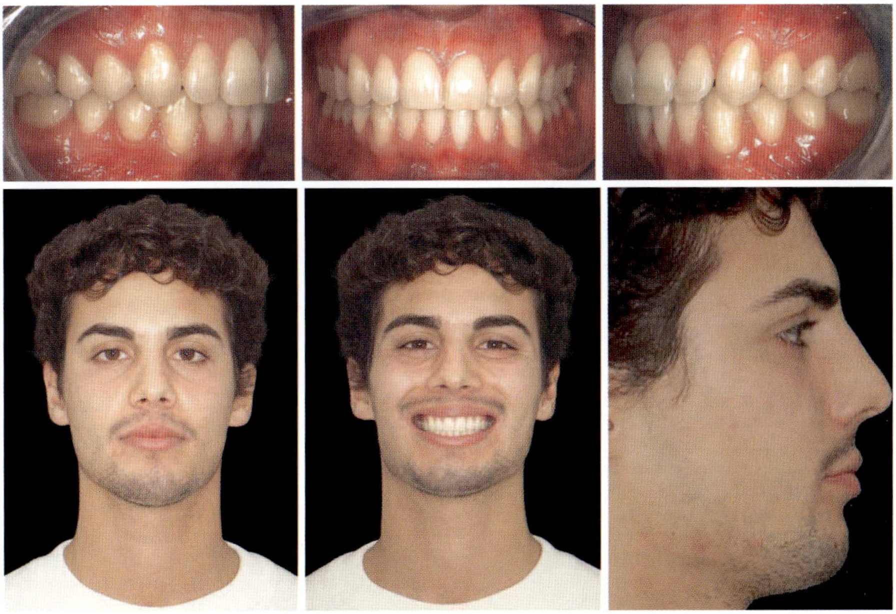

图9.20 治疗后的口内照和口外照。

舌体位于牙齿之间，阻碍了下颌前磨牙及磨牙区的自然萌出。

如果经过RPE后出现息止䶞间隙普遍过剩，则应通过选择性地伸长上颌中后段来矫正䶞平面，同时避免第二磨牙对下颌后牙的干扰。过深的Spee曲线也应通过伸长前磨牙而不使切牙唇倾来纠正，这在生长发育期可以轻松完成，但在需要进行下颌全牙列远移的成人治疗中需要特别注意。仔细考虑这些因素可以实现成功的治疗结果，同时最大限度地减少不良反应。TADs的应用使这在正畸治疗中更容易实现。在这些情况下，后牙垂直向上矫正（伸长）后的䶞平面倾斜应是上下颌转矩/伸长以促进䶞平面逆时针旋转的结果。基于这些考虑因素，颌位性Ⅱ类咬合（大多数是安氏Ⅱ类错䶞）**本质上是一个垂直向问题**，而不是许多正畸医生认为的矢状向问题。垂直向控制应着重于调整䶞平面的倾斜度，并降低Spee曲线的深度。

获得SMM的最佳方法是MF，在此期间**牙周咬合感觉信号传入中枢神经系统不会完全中断**。功能治疗必须关注牙周反馈对下颌位置/重新定位的影响。去程序化和减少适应性调整不是功能性正畸治疗模式，仍然是基本的诊断程序。使用平面导板或类似装置可以确定MF，但代价是牙齿脱离接触，下颌位置的神经反馈消失。因此，笔者始终建议在不中断咬合本体感觉的情况下寻找SMM。切牙䶞垫确实能向神经系统提供一些反馈，类似于切牙之间接触的感觉。因此，在使用固定矫治器时，它可以作为一种防止咬合干扰的方法选择。

SMM具有几个优点，其中之一是避免安氏Ⅱ类矫治力学和全牙列远移，如前所述，可能会导致髁突后移。此外，传统的安氏Ⅱ类矫治力学会导致䶞平面顺时针旋转和下颌磨牙伸长。

图9.21～图9.23展示了一位年轻女性患者的病例，颌位性Ⅱ类咬合伴下尖牙错位。显然，首要关注的是尖牙的恢复。

为保存和重新定位右侧下颌尖牙，手术治疗是必要的。将一根不锈钢方丝被动放置在下牙弓片段上，对右侧下颌尖牙施加非常轻的力（图9.24）。

随着右侧下颌尖牙的重新定位，下颌Spee曲线的纠正、上牙弓的排齐以及前牙的转矩纠正，下颌发生自发移位。最后，用䶞垫进行双侧前磨牙的伸长，最终实现完全的Ⅰ类咬合关系（图9.25和图9.26）。

图9.27和图9.28展示了治疗后2年的口内照和口外照。图9.29中的侧位片重叠显示了SMM是如何改善其侧貌的。必须指出的是，下颌骨的新位置也是关节窝中髁突的新位置。

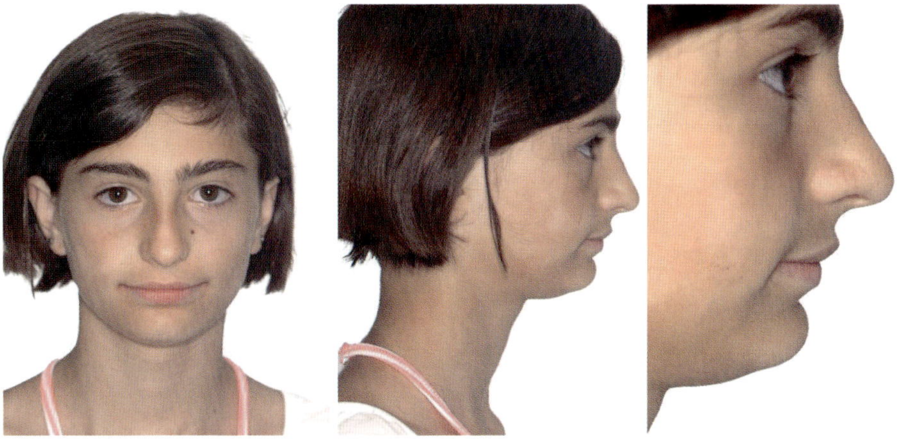

图9.21　口外照，凹面型，下颌后缩。

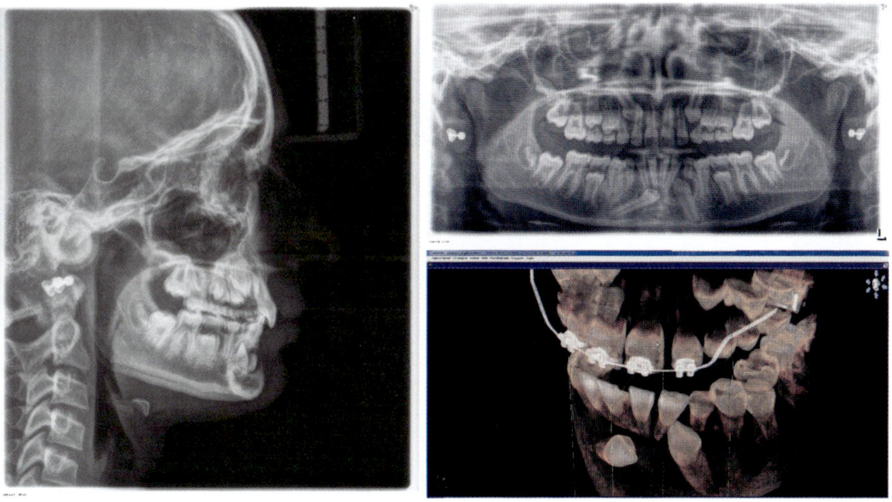

图9.22　初诊X线片和CBCT。头颅侧位X线片、曲面断层片和CBCT都有助于尖牙位置的诊断。侧位X线片显示骨性深覆殆。

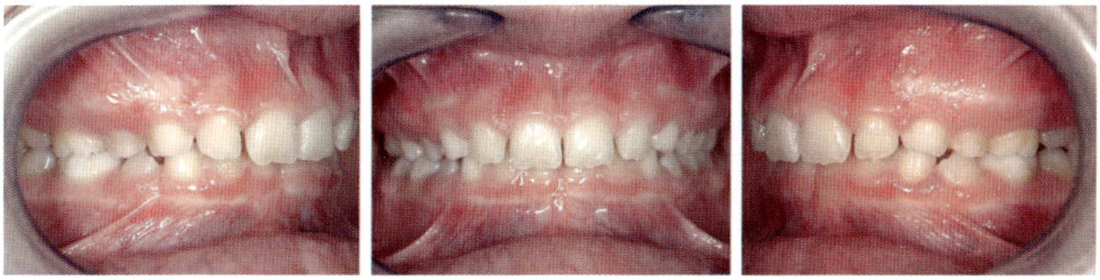

图9.23　口内照显示深覆殆，Ⅱ类磨牙关系。

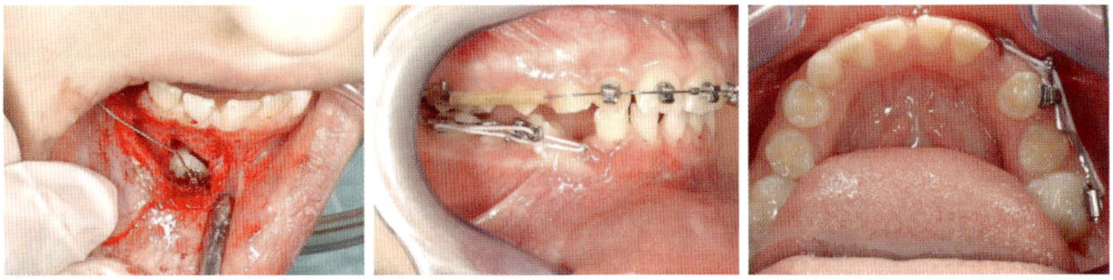

图9.24　继续展示的口内照，从左至右依次为：手术过程、施加非常轻力牵引1周后的情况以及咬合面照片。

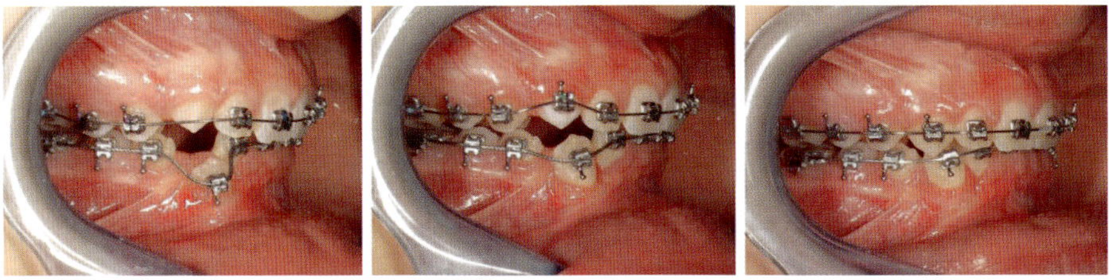

图9.25　继续展示的口内照，在长达8个月的治疗期间，右侧下颌尖牙伸长并进入下牙弓内。矫正上牙弓时发生了下颌自发前移位。

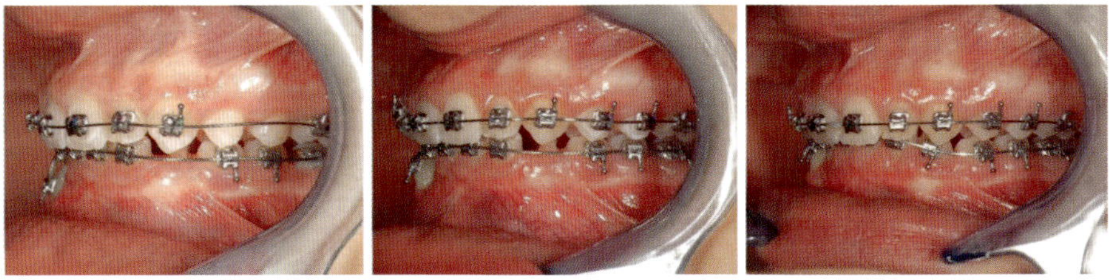

图9.26　继续展示的口内左侧咬合照显示，当患者戴用殆垫并且伸长下颌前磨牙/磨牙段时，下颌自发前移。

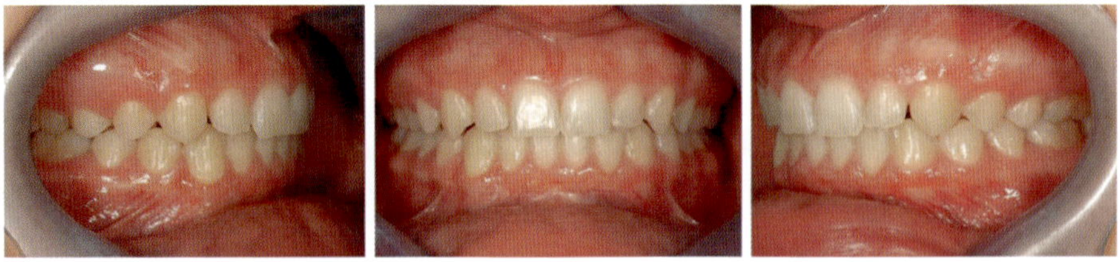

图9.27　继续展示的口内照，治疗后2年咬合稳定。

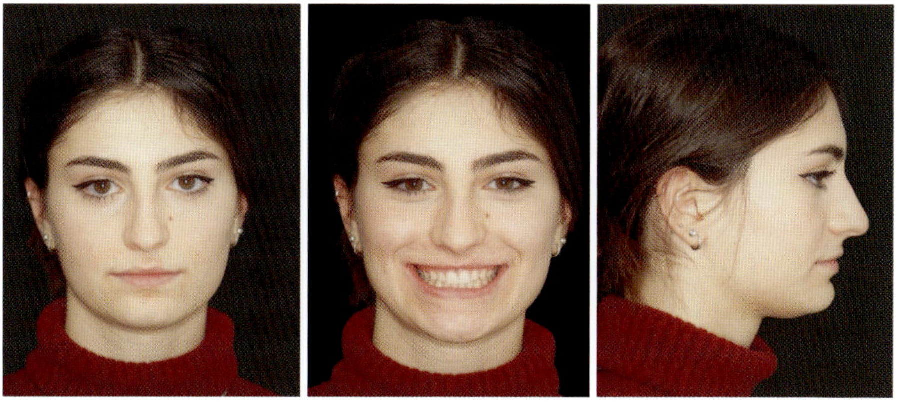

图9.28 治疗后2年的口外照。

图9.29 SN平面治疗前后的头影测量重叠图。可见垂直向的增加和下颌向前移位。侧貌变化显著。

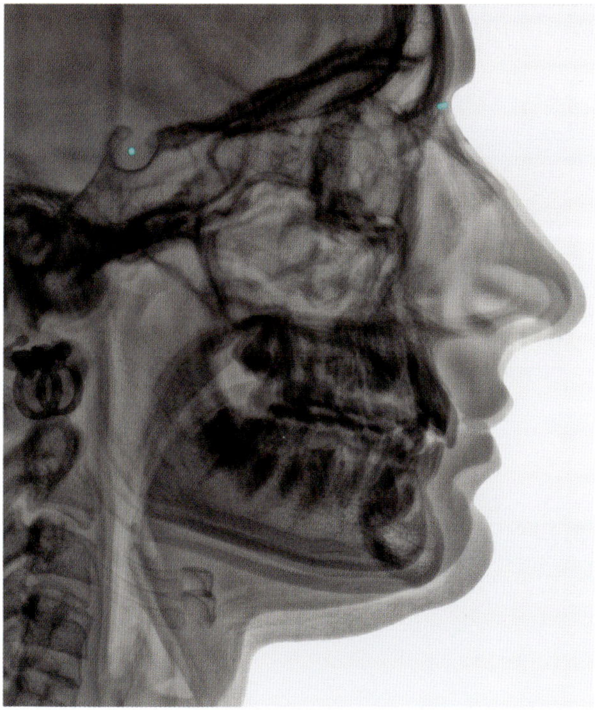

虽然并非强制要求每一位正畸患者进行全面的功能分析，但在神经肌肉治疗过程中使用生物电仪器可以极大地帮助从业者。坚持使用生物电仪器可以获取知识和技能，从而提高临床评估技能。

乔亚南

治疗程序 10

Treatment Procedures

应用各种正畸治疗技术来建立一个新的正中关系——肌中心关系，并不是一项简单的任务。这是因为正畸治疗本身就是一个缓慢的过程。正畸可通过多种方法来改变成人患者和生长发育期患者的咬合和下颌位置。医生根据自己的个人经验和知识来选择固定、功能或活动矫治器。

生长发育因素在正畸治疗中占据重要地位，因此需在治疗规划时予以充分考量。多数正畸治疗往往在下颌生长发育完成前便告知结束，特别是在男性患者中更为显著。值得注意的是，下颌骨的生长与改建过程可延续至18岁之后[1]。正畸领域虽屡次尝试精准预测下颌骨的生长发育，但迄今尚未有方法能达成此目标。研究表明，身高与下颌骨生长发育间或存联系，有助于把握下颌骨生长发育的高峰时段，但如何有效利用此信息于正畸实践中，仍面临诸多挑战。

生物电仪器的引入，为功能评估带来了前所未有的精度，其测量灵敏度可达1/10mm。这一技术革新为正畸功能分析开辟了新视角，使我们能够将治疗目标精准对接至患者的生长发育轨迹。在此框架下，预测下颌骨的具体生长量并非核心，关键在于评估肌肉对下颌骨位置的影响。神经肌肉理论将肌肉置于面部及其结构发展的中心。下颌骨过度发育的Ⅲ类患者，其舌位总会发生改变，通常曾伴随或持续存在呼吸功能障碍。除了罕见的家族遗传性Ⅲ类骨性病例[2-4]，散发性Ⅲ类是由呼吸/姿势问题发展而来的，并且伴随舌功能的改变。尽管遗传因素在Ⅱ类和Ⅲ类骨性错𬌗畸形中的作用不容忽视，但其对表型多样性、外显率及表达率的

F. Savastano, *Neuromuscular Orthodontics*,
https://doi.org/10.1007/978-3-031-41295-0_10

影响机制仍待深入探究。在特定病例中，下颌重叠现象为精准定位新下颌位置、评估下颌前突及息止殆间隙提供了重要依据。因此，我们必须严谨解读仪器数据，确保所有结论与治疗决策均基于深厚的临床经验。

需指出的是，神经肌肉诊断方案也存在局限性。在息止殆间隙缺失的情况下，下颌休息位的精确测量难以实现。骨性开殆患者常表现为面高增加，这往往是息止殆间隙不足所致的生理代偿反应。然而，这种姿势代偿虽能在一定程度上缓解息止殆间隙不足的问题，却可能引发肌肉酸痛与颈部疼痛。此外，完整功能分析还可能受到患者合作度不足、对TENS及起搏器不耐受等因素的限制。

伸长

改变垂直距离必须伸长牙齿，过大的息止殆间隙是必须伸长牙齿的主要原因之一。一般来讲，伸长会减小息止殆间隙。

牙弓曲线主要有两种：Spee曲线和Wilson曲线，两者共同将上下牙弓组成一个球形（这让笔者想起了DNA片段）。进化赋予了这种解剖结构，便于咀嚼和吞咽[5-6]。对下牙弓、下颌骨和髁突运动的研究，以及功能如何决定形式，可以根据George Monson的“下颌运动球面学说”来理解[7]。下牙弓伸长会造成两个直接结果：

1. 增加了Monson球面的半径。
2. 导致下切牙前突。

球体半径增加是不可或缺的。Ⅱ类深覆盖病例常常有过深Spee曲线，过深Spee曲线意味着远中殆关系的个体，其球面比正常的要小（Monson根据年龄和性别描述了3种主要的球面尺寸）。根据神经肌肉的需要，当前移下颌并纠正Ⅱ类关系时，整平Spee曲线可以使Monson球面的半径更宽。如果在生长发育期进行正畸治疗，就可以通过正确的牙弓内机制控制和避免下切牙前突。由于肌肉的需要，下颌向前、向下重新定位时，后方垂直距离的增加是不可避免的。牙弓后部的息止殆间隙增加，必须通过牙齿伸长来产生稳定性并避免复发。只有当伸长主要作用于上牙弓时，殆平面才会发生变化。Piero Silvestrini博士对Monson理论进行了测试并应用于Artex®𬌗架[8]。他开发了Kalot系统，该系统类似于Monson球面的一部分，可为复杂的修复重建病例创建𬌗平面（图10.1）。

由于神经肌肉和/或功能性重新定位导致髁突位置的任何变化都会引发髁突形状的变化[9]。问题在于如何伸长，最重要的是伸长哪些区域，因为这可以决定𬌗平面倾斜度的变化。关于𬌗平面的旋转以及在纠正Ⅱ类关系时应如何进行旋转的问题一直存在一些争论。正畸力学可以改变𬌗平面的倾斜度。例如，Ⅱ类牵引或前移/咬合跳跃矫治器，通过伸长（和近中移动）下牙后段来改变咬合面，同时上颌轻微远中移动。因为尖牙区的垂直分力，Ⅱ类牵引导致上前牙伸长。这些作用使𬌗平面顺时针旋转[10]（图10.3）。重要的是要记住，对于未经治疗的健康人群来说，𬌗平面的自然发展是逆时针的[11]。有证据表明，与Ⅰ类和Ⅲ类个体相比，颌位性Ⅱ类个体的𬌗平面（OP）顺时针旋转相对较多。相反，Ⅰ类和Ⅲ类个体的𬌗平面（OP）更平，逆时针倾斜度更大[12]。这表明Ⅱ类关系的矫治应该主要是上颌中/后段的伸长而不是下颌后牙区。改变𬌗平面必须有上颌后段的压低或伸长，因为，例如单独伸长下颌磨牙，但没有上颌的压低，是不会产生𬌗平面顺时针旋转的，反倒是产生下颌平面旋转（Go–Mn）。Sadao Sato利用逆时针旋转𬌗平面来矫治Ⅱ类关系，并且提出了𬌗平面和下颌骨位置相对于头颅之间可能存在的关系[13]。人们已经认识到，一般的骨性Ⅱ类关系事实上是颌位性的。

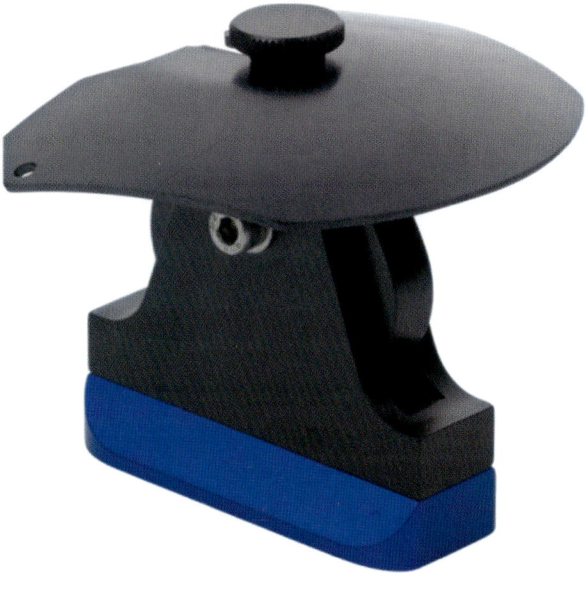

图10.1 用于Artex® 𬌗架的Kalot附加组件的一部分。（经许可转载自Amann Girrbach AG、Herrschaftswiesen 1、AT–6842 Koblach、Austria）

因此，回到伸长问题，如果有足够的息止𬌗间隙，从逻辑上讲伸长似乎是可以实现的。但是，我们仍然必须考虑如何在每个牙弓上定量地分配这些空间。笔者建议，通过伸长上颌中/后段牙以达到之前的矫正Ⅱ类的效果，用这种方式在正中𬌗对下颌位置进行矫正。此外，球面学说似乎合乎逻辑，因为球面的半径会增大，在整平过高的Spee曲线时必须伴随下颌前伸的重新定位。𬌗平面的逆时针旋转可以减少后部𬌗平面倾斜度与髁突路径倾斜度相似的可能性[14]。此外，重要的是要了解𬌗平面可以被有效地分为两个部分：前𬌗平面（AOP）和后𬌗平面（POP）。这些平面的陡度与多种类型的错𬌗畸形有关，但对于以具有轻度开𬌗为特征的骨性Ⅱ类错𬌗畸形，降低后𬌗平面的陡度会使其受益最大；这似乎与开𬌗的病例相矛盾，但是Sato等提出的矫正方法是通过压低下颌后牙段来增加后部的息止𬌗间隙，然后通过伸长/压低上颌第一和第二磨牙来降低后𬌗平面的陡度，从而达到最终的矫治效果。下颌后部仍然保持后倾和平整。矫治的结果是逆时针旋转𬌗平面[15]。这样可以增加息止𬌗间隙和下颌前向闭合，从而减小覆盖。

对于所有复杂的正畸病例来说，模型上𬌗架是非常重要的。最重要的是，面弓的使用可以让我们直观地测量伴有𬌗平面偏斜的上颌垂直向不对称。大多数上颌不对称与髁突发育不全有关，引起髁突发育不全的原因有多种，如外伤、错𬌗畸形以及颞下颌关节炎症[16–23]。髁突增生是一种少见的导致不对称的原因，除此以外，所有其他上颌骨单侧垂直缺失都应通过伸长同侧的牙列来治疗，使其配对、重新获得正确的上颌𬌗平面，即上颌𬌗平面垂直于上颌正中矢状平面（Na–ANS–Ba）。这种被动的正畸伸长往往会造成髁突牵张，从而促进髁突的重建[23]。这在儿童患者中比在成人患者中要容易得多，但这并不会改变对伸长或压低的选择。我们可以假设在上颌牙列垂直高度可能增加的地方进行压低，则会刺激髁突的退行性反应（图10.2）。

伸长牙齿有几种方法。笔者认为主要有两种不同的方法。主动伸长（Active Extrusion，AE）是指垂直向施加正畸力使得牙齿沿牙长轴方向或垂直方向进行移动。必须指出的是，伸长移动过程中不应该施加过大的力，因为这样做有可能导致牙齿移动受阻。被动伸长（PE）一般是通过功能性矫治器来实现的，如生物调节器或肌激动器等功能性矫治器，选定的牙齿区域磨除树脂基托。功能学家普遍认为，被动伸长更稳定，而主动伸长可能会因咬合力和牙周膜结构纤维的固有性能而复发。

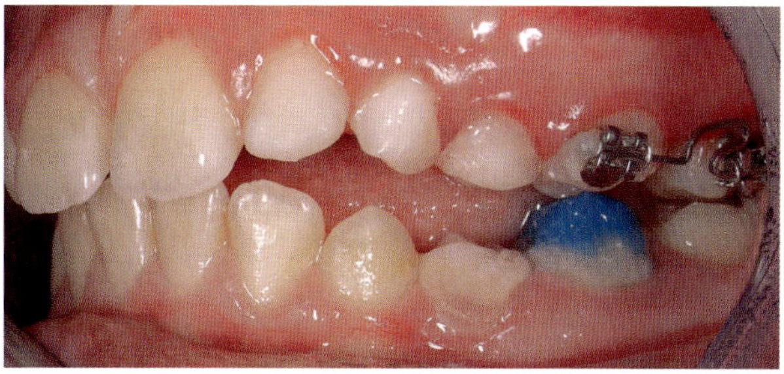

图10.2 髁突不对称病例中采用被动的垂直萌出。

主动伸长

固定或活动矫治器可用于主动施力使牙齿萌出。常常会使用弹性牵引。每次使用Ⅱ类牵引时，都会对下颌磨牙和上颌尖牙施加伸长力。没有办法可以控制这些部位的伸长，也无法限制下切牙的唇倾。这些对上下牙弓的伸长力是在使用Ⅱ类牵引进行传统矫治时所需力学原理中的一部分。殆平面发生顺时针旋转，主要是牙槽的变化[24]（图10.3）。

在上下牙弓的牙齿之间使用弹性牵引时，总会伸长2个牙弓上的牙齿。可以通过使用坚固的不锈钢弓丝来限制一个牙弓上牙齿的伸长力，但总是会有一定程度的伸长。唯一的例外是使用种植钉支抗装置。

在固定矫治器期间，垂直牵引通常在Ⅱ类矫治中用来形成“后部支撑”。通过上切牙舌侧的殆垫打开咬合后，在两侧前磨牙区域垂直使用匣形牵引。由于所需的伸长是选择性地在上牙弓上进行的，因此下牙弓应使用不锈钢丝，其规格至少为0.017英寸 × 0.022英寸，同时上颌使用0.016英寸铜镍钛钢丝弯制也能有效地使选定的牙齿伸长（图10.4）。

例如，让我们看一下Ⅱ类1分类咬合（图10.5）。功能性矫治器的咬合重建如图10.6所示。除了咬合非常深，下颌平面Go-Me几乎平行于上颌平面ANS-PNS的特殊情况外，后牙间隙的矫治应主要通过上牙弓的伸长来实现（图10.7）。在较严重的骨性深覆殆病例中，如果表现出过大的息止殆间隙，则必须完全整平Spee曲线。这些病例最受益的是积极地进行上下牙伸长。通常情况下，殆平面的角度不会发生预期的变化，而且似乎在稳定性方面不起主要作用。然而，由于这种错殆畸形的特殊形态，严重的骨性深覆殆往往会复发。因此，当在上下牙弓中后段实现相等的伸长，殆平面的倾斜度不应改变。整平过大的Spee曲线是一个伸长的过程，需

图10.3　蓝色线：初始Ⅱ类下颌平面；红线：Ⅱ类牵引造成上前牙过度伸长后的殆平面。

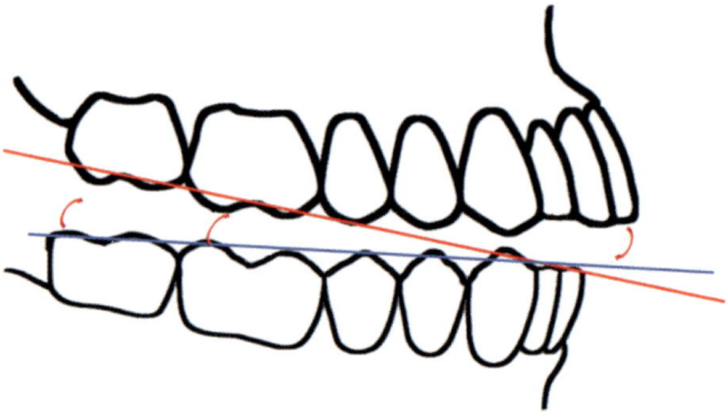

图10.4　口内照展示前磨牙垂直牵引和殆垫。

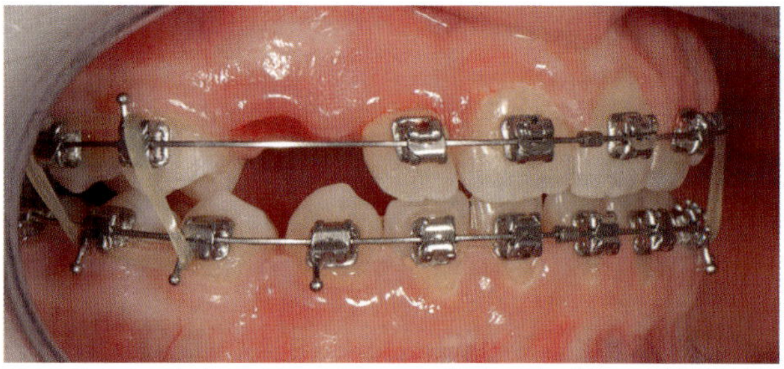

图10.5　Ⅱ类咬合关系。

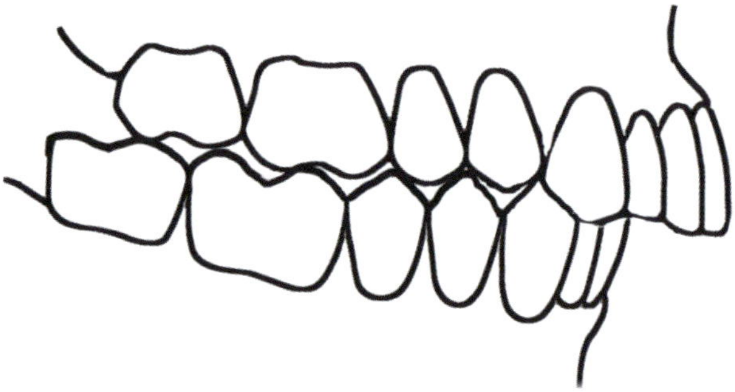

图10.6　功能性矫治器咬合重建（切对切）时的后牙殆平面。注意咬合记录时远中段的颌间距离。

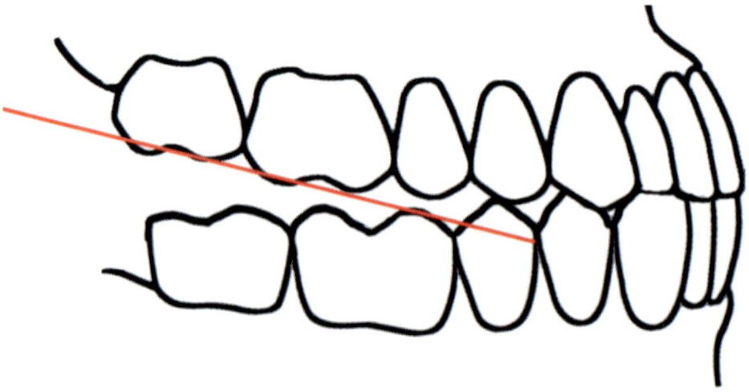

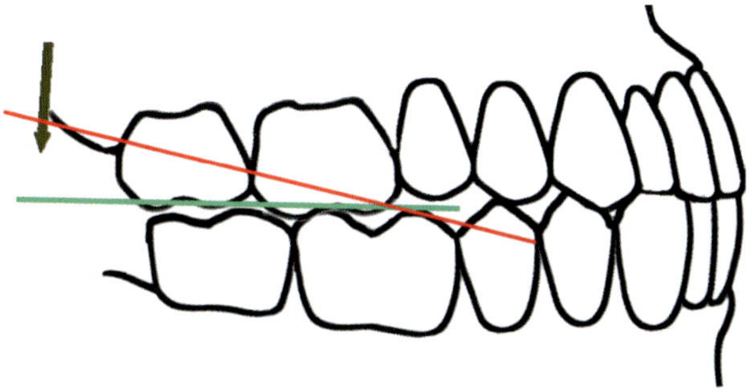

图10.7　逆时针旋转纠正殆平面倾斜。主要在中后段伸长。

要减少息止殆间隙。

活动矫治器也可用于伸长。一般来说，任何活动矫治器都可以用来促使牙齿萌出。需要在选定的牙齿上粘接托槽，并与活动矫治器相连。其局限性和效果受到配合的限制。然而，要获得有效的伸长效果，必须无一例外地持续进行配合：每天12小时的佩戴，伸长毫无疑问是无用的，因为每天剩下的12小时都是复发的时间。为了刺激骨改建，并降低牙周供血减少的风险，必须施加持续的轻力。当成骨过程得到巩固后，严重复发的可能性就很小了。我们无法改变个人的骨骼特征，但可以通过对牙齿进行相应的定位来满足肌肉的要求。

图10.5中描述的Ⅱ类1分类咬合是通过神经肌肉正畸程序矫正的。例如，TENS后的咬合重建显示了如图10.8所示的PRP。Bionator或Sava 1 Extruder的制作方法是向技师发送PRP咬合记录即可完成。如果使用类似于树脂的Bosworth® Sapphire®，则可以使用TENS-Only技术进行记录。我个人对这两种技术都有使用经验，运动描记和TENS-Only技术。由于显而易见的原因，使用TENS-Only技术更容易记录儿童的下颌位置。图10.9～图10.11显示了伸长操作执行的正确步骤。通常建议先伸长上颌前磨牙区，以获得只有前磨牙接触的Ⅰ类咬合关系。图10.11显示了这一过程结束后的结果：完成这一垂直向矫正可能需要花费几周的时间。重要的是要记住，颌位性Ⅱ类错殆畸形的垂直向矫正只有在RPE之后才能进行。在矢状向/垂直向矫正之前，必须先矫正横向不调。当伸长和排齐完成后，自然而然会存在一个息止殆间隙，通常为1～3mm。

在上牙弓进行伸长移动的优点之一是：无须担心下切牙唇倾的问题。虽然对下切牙的终末位置还没有达成共识，但是笔者建议控制下切牙的唇倾，这并不仅仅是因为牙槽骨/牙周的问题，更多的是因为过度唇倾的切牙会降低Ⅰ类咬合的可

图10.8　Ⅱ类咬合应用TENS后的咬合表现，休息位。息止殆间隙在5mm范围内。记录此咬合间隙，这个记录用于制作矫治器，允许伸长同时维持PRP。

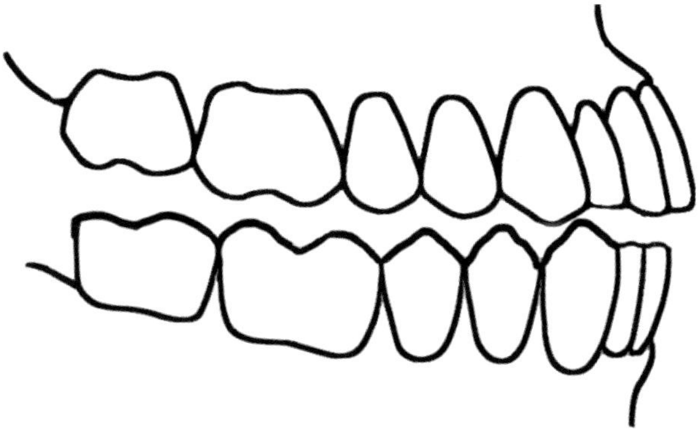

图10.9　神经肌肉矫正的第一步是伸长前磨牙区域。

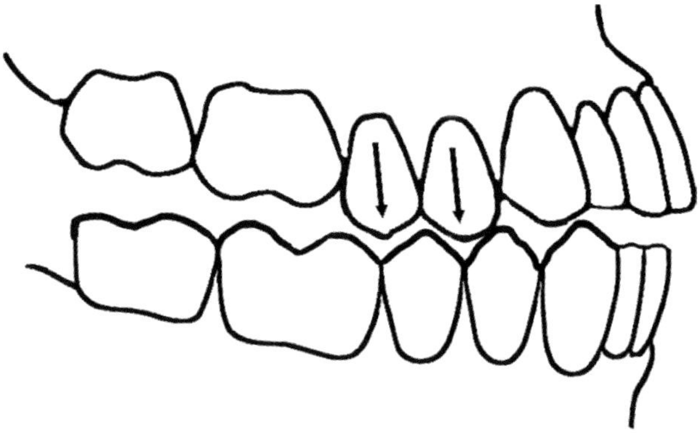

图10.10　神经肌肉矫正的第二步是伸长上颌磨牙。

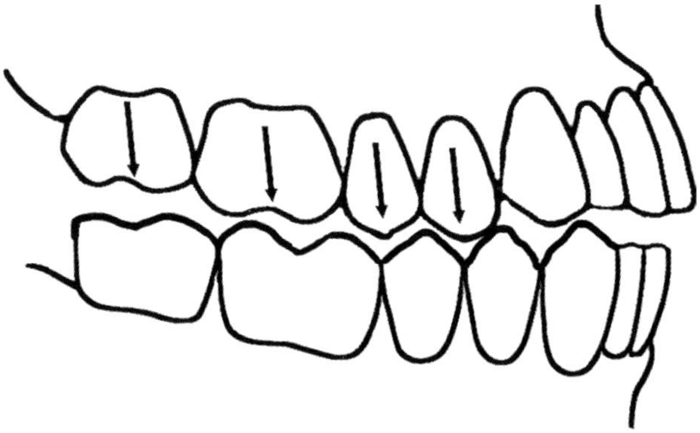

能性[25–26]。Ⅰ类咬合并不是神经肌肉正畸学的主要目的，但在使用这种技术矫正颌位性Ⅱ类错殆时，有机会做到这种形式。

另一种神经肌肉正畸治疗程序是指对接受过TMD正畸治疗的患者进行“第二阶段”的治疗。矫治器作为伸长引导就可以进行第二阶段治疗的一般想法是一种误导。对于伴有TMD问题的严重Ⅱ类错𬌗畸形患者来说尤其如此。正如第7章所述，通过正畸手段矫正下颌位置有多种可能性。第7章图7.13展示了各种可能性。当RP位于CO的垂直线上或其后时，垂直咬合关系为Ⅱ类（图10.12）。这意味着不能简单地伸长牙齿并留下1.5mm的息止𬌗间隙：这在功能上是有效的（如果适当地减少覆盖），但结果是形成深覆盖的Ⅱ类错𬌗。相反，必须将肌中心设置得更靠近HP，从而留出比通常1.5 ~ 2mm更大的息止𬌗间隙。这样做可以解决错𬌗畸形问题，使病例达到Ⅰ类咬合。这种矫正的目标不是理想的息止𬌗间隙，而是在肌轨道上建立一个正中𬌗，增加息止𬌗间隙。这实际说明了为什么某些情况下，在肌轨道上确定一个“新正中”比确定一个理想的2mm息止𬌗间隙的肌中心更重要。经历过矫治器过度磨损的患者中，后牙开𬌗的情况并不少见。这些病例需要新的运动学评估，以确定正确的正畸目标。

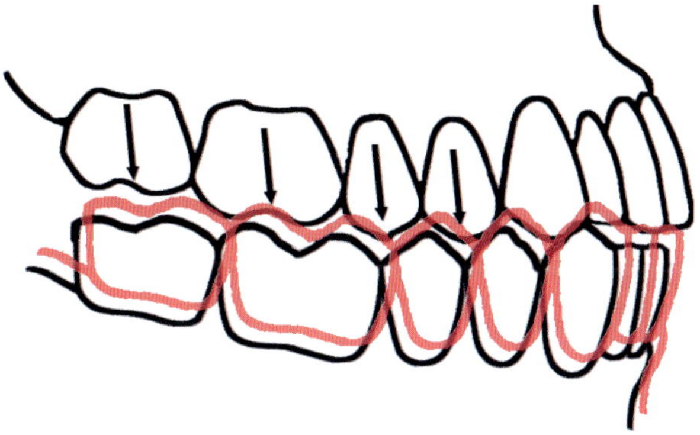

图10.11 从休息位到正中𬌗位。自然的息止𬌗间隙出现在伸长阶段的末尾。

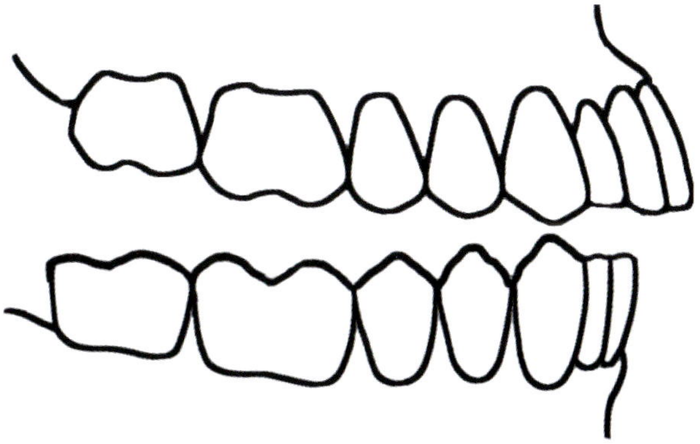

图10.12 息止𬌗间隙过大的Ⅱ类咬合经过TENS的结果。RP位于CO的垂直线上或其后。在神经肌肉轨迹上向上颌平面闭合可以使下颌正确处在Ⅰ类𬌗关系。单纯伸长可以保持Ⅱ类𬌗关系。

下面是一个仅使用TENS技术进行治疗的临床病例。从临床角度来看，这种方法比全面的MKG评估需要更多的经验：因为它不可能测量PRP记录。

病例10.1

Ⅱ类咬合伴深覆盖和息止𬌗间隙过大

摘要：13岁女性患者，主诉上前牙排列不齐。医疗/牙科病历显示，她经常头痛，头位前倾不足，并有向右旋转的趋势。体格检查显示，张口度减小。

治疗前	
口外分析（图10.13a）	
侧貌	凸面型
面高	上颌正常，下颌减少
𬌗平面	正常
面部对称性	正常
唇	正常
下颌姿势	后缩
头部姿势	右侧旋转
口内检查（图10.13）	
牙齿	123456/123456　7和5萌出中，8在 123456/123456　7萌出中，8在
磨牙关系	双侧Ⅱ
尖牙关系	双侧Ⅱ
覆盖	7mm
覆𬌗	6mm
口腔卫生	较好
旋转	上颌中切牙
反𬌗	盒型咬合，左侧上颌第一前磨牙
间隙	下尖牙远中
拥挤	上颌中度拥挤
发育不全	无
缺失牙齿	无
功能分析	
吞咽	吐舌
舌系带	无
舌位	良好

吐舌习惯	是
口齿不清	无
头影测量（图10.14）	
神经肌肉诊断	
息止殆间隙（临床评估）	≥4mm
骨性分类	Ⅰ
前牙接触	是
左侧TMJ	开口时偶有弹响
右侧TMJ	正常
问题列表 • 牙列无重要问题 • Ⅱ类：下颌后缩 • 上颌宽度受限 • 颞下颌关节弹响	

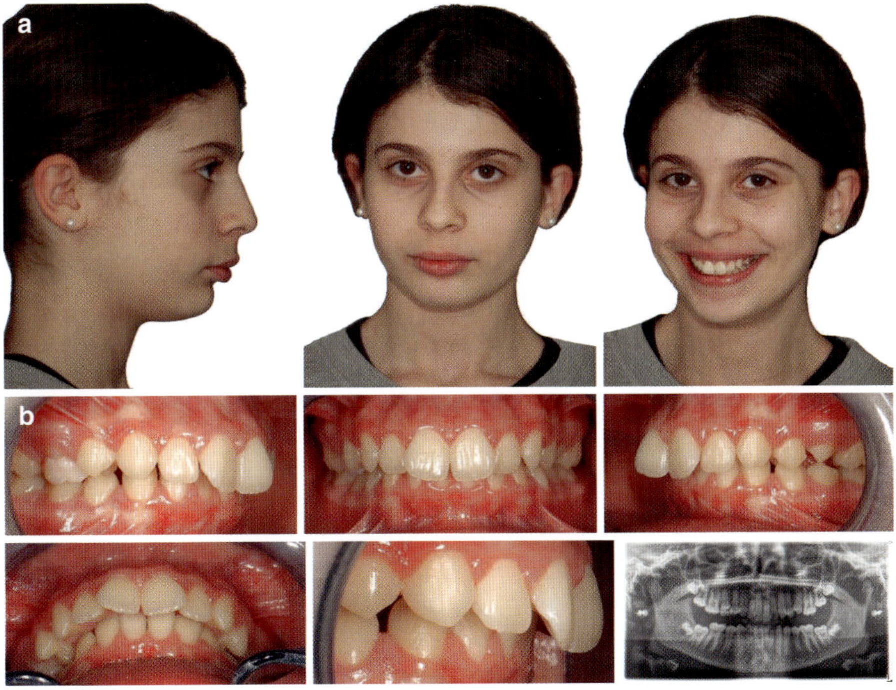

图10.13 （a，b）口外照和口内照（2018年3月）。

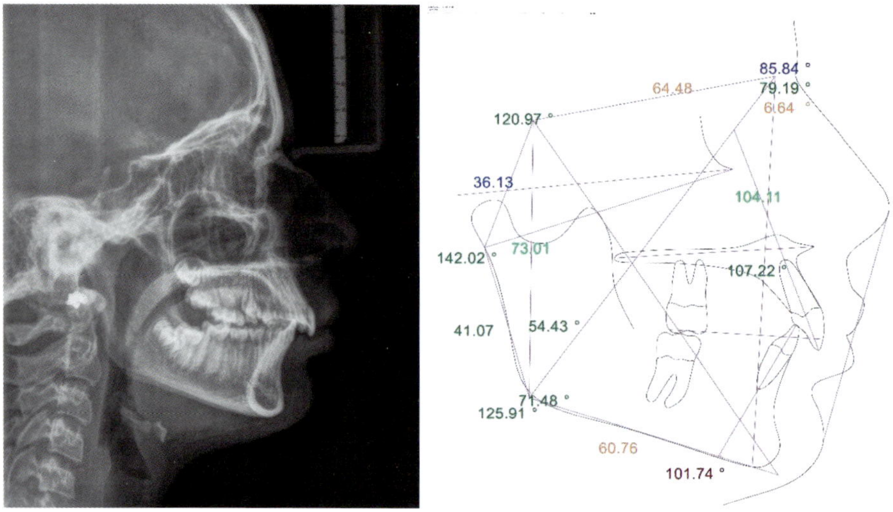

图10.14 治疗前头颅侧位X线片和头影测量分析，Jarabak分析法。

> 神经肌肉治疗目标及治疗步骤
> - 通过快速上颌扩弓减少息止殆间隙，为了纠正转矩，尽快进行下牙排齐
> - 使用经皮电刺激（TENS）技术进行咬合记录，随后使用改良功能性矫治器进行下颌重新定位
> - 不必改变殆平面的倾斜度

治疗过程

2018年4月，完成了RPE（图10.15）。需要注意的是，扩弓可能需要过矫治，因为必须考虑到下颌转矩纠正和扩弓的需要。此外，下颌前伸重新定位将减少现阶段可见的横向间隙。

下颌扩弓和整平于2018年6月开始，使用的是低转矩的固定矫治器。2018年9月，在PRP中进行了咬合重建，并送往技工室制作改良型Bionator（图10.16）。

2018年10月10日，应用了改良型Bionator。在双侧上颌第一磨牙、第二前磨牙和第一前磨牙上分别粘接托槽。对改良型Bionator进行了仔细调磨，以便伸长上下牙弓的前磨牙区域（图10.17）。在双侧上下颌前磨牙之间使用了垂直牵引。指导患者24小时佩戴牵引，进食时除外。双侧各佩戴一个弹力圈（1/4英寸、4.5oz），在前磨牙之间形成一个“方形”牵引（未显示）。

2018年11月21日，拍摄了视频和口内照（图10.18）。口内照显示，牙尖交错位时，前磨牙关系达到了Ⅰ类关系。箭头表示前磨牙的关系/接触，并突出显示了

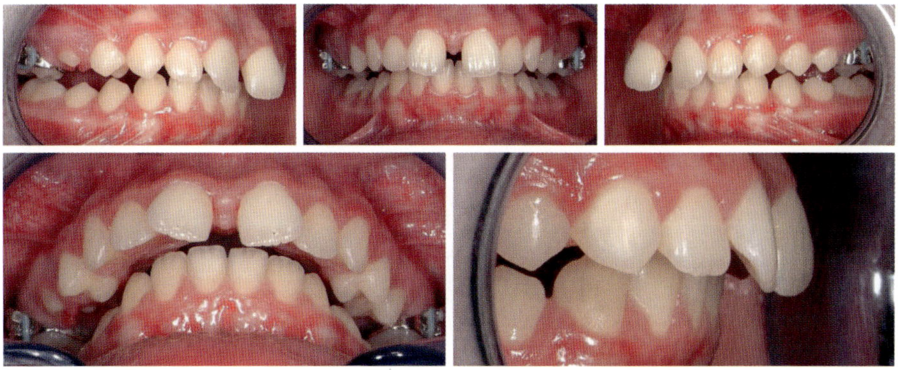

图10.15 2018年4月，上颌主动快速扩弓的结果。

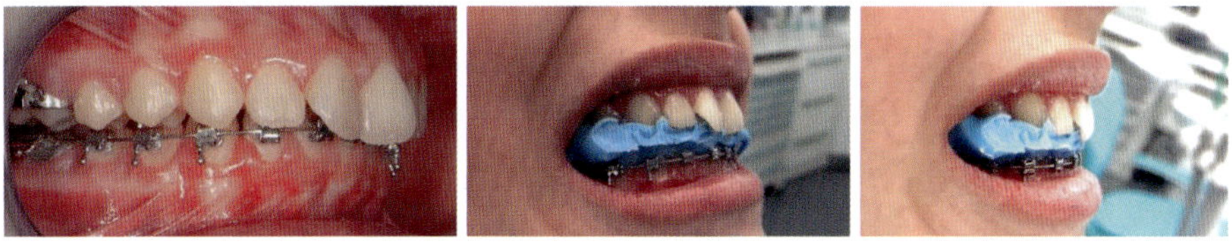

图10.16 2018年9月，用PRP记录下颌新位置的咬合记录，制作改良型Bionator。

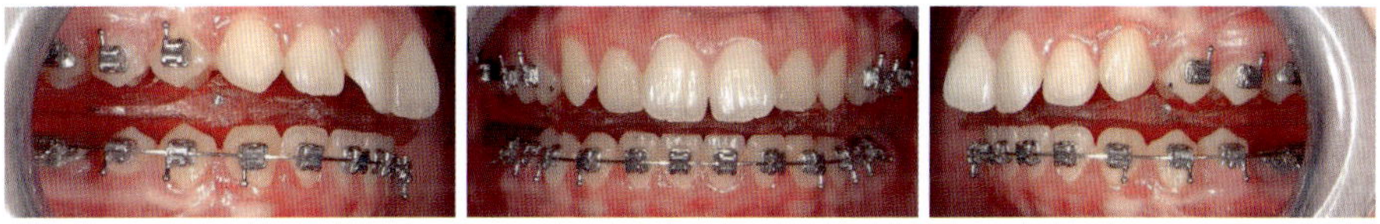

图10.17 2018年10月，改良型Bionator是根据TENS疗程中的咬合记录制造的。在上牙弓前磨牙和第一磨牙上粘接托槽。调磨树脂基托，选择性地伸长前磨牙/磨牙区域。注意下颌磨牙的舌向转矩。

后牙区咬合伸长的第二步，即转矩调整和上下颌第二磨牙的伸长。注意在这一阶段，因为前磨牙伸长使得息止殆间隙减少，同时新的下颌位置实现了覆盖减小，从而使前牙覆殆减小，下切牙正中殆变得明显（图10.18）。

这个病例中使用RPE，有助于为拥挤的牙齿创造空间，并不足以完全解决所有的拥挤问题。现在有必要对上牙弓进行排齐。在上牙弓尖牙到尖牙之间粘接托槽；现在我们已经准备好伸长第一磨牙排齐上牙列了（图10.19）。

排齐上前牙的特点是采用牙弓分段，限制在3–3之间。这样做是为了避免刚伸长的前磨牙受到压低力。此时，1/4英寸、4.5oz的弹性牵引包含了上下颌磨牙。日间佩戴改良型Bionator时，上下颌磨牙之间会额外增加1/8英寸、6oz的弹性牵引（全

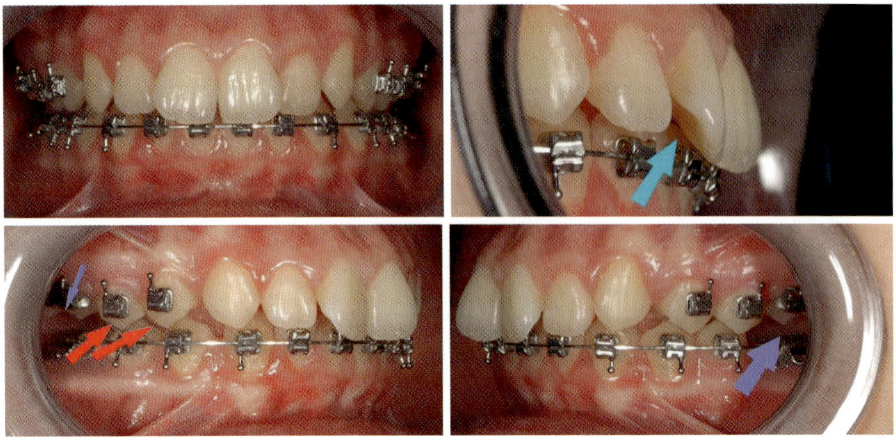

图10.18　治疗40天后的正中𬌗。从前部开始：深覆盖完全改善（蓝色箭头）。前磨牙区的咬合达到Ⅰ类关系（红色箭头）。磨牙间有大约5mm的垂直间隙，需要伸长才能使牙齿接触（紫色箭头）。注意双侧上颌尖牙和前磨牙之间的间隙。

天，除外上学时间）。2019年5月，开始进行最后排齐。改良型Bionator已暂停使用。在这一阶段，上下磨牙之间有咬合接触。仅在佩戴Bionator阶段，通过Ⅱ类牵引远中移动上颌尖牙以关闭远中的间隙（图10.19）。上颌使用0.018英寸×0.025英寸镍钛丝确保对上牙弓的控制。下颌使用0.016英寸×0.022英寸镍钛丝足以控制下牙弓。没有必要加粗下牙弓。为了防止下颌神经肌肉的再定位，必须对前牙接触进行检查（图10.20）。

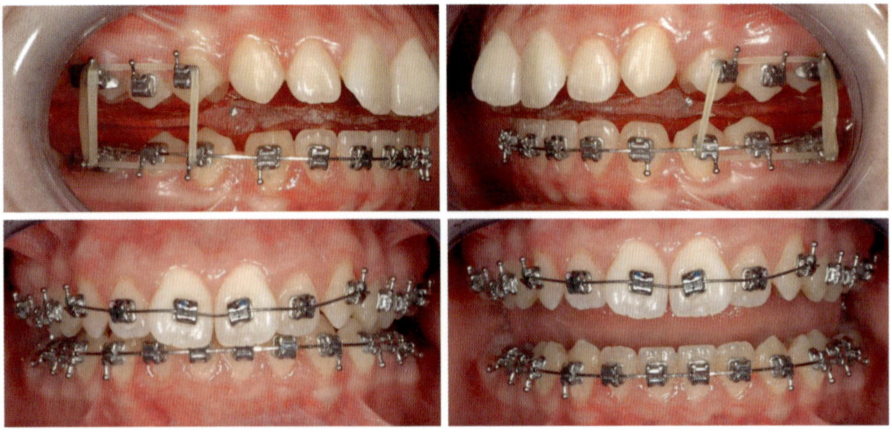

图10.19　2018年11月21日，排齐上牙列。弹性牵引在此时加入上下颌磨牙。

2019年6月，在上切牙的舌侧加殆垫。这是用垂直牵引控制息止殆间隙的标准程序（未显示）。2019年11月，现在牙列已经排齐，不再使用弹性牵引主动矫治（图10.21）。患者现在处于2～3个月的稳定期，使用殆垫进行垂直向控制。在这个稳定阶段，笔者更倾向于避免第二磨牙可能造成的干扰；临时的后牙导板可能会使咬合打开1mm左右，随着时间的推移，第二磨牙会被轻微压低，干扰会自然减少。

固定矫治器治疗于2020年6月结束。医生要求上颌每天使用18小时的活动式Hawley保持器，并制作了下颌3–3固定保持器。

2021年4月，拍摄了头颅侧位X线片和曲面断层片。同时还拍摄了口内照和口外照（图10.22和图10.23）。

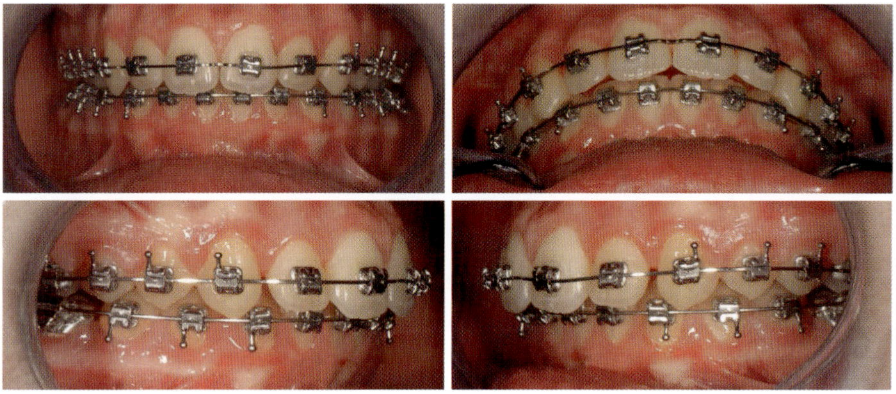

图10.20　2019年5月，最终排齐阶段。

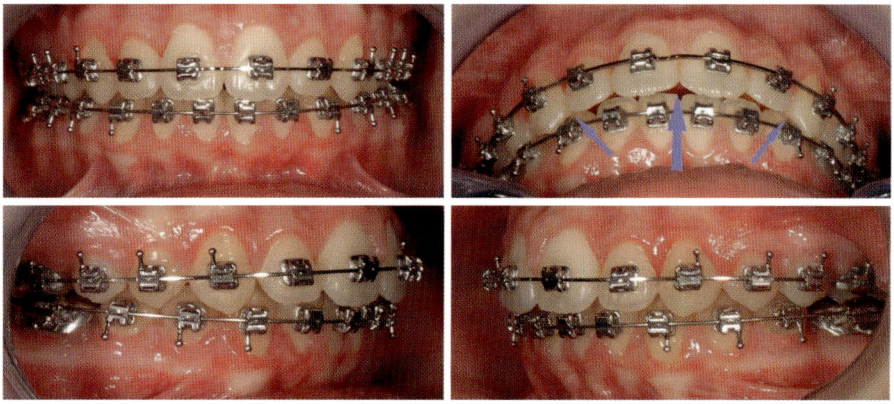

图10.21　排列良好。经常检查前牙接触是否不自主地形成（前牙壁垒）（紫色箭头）。

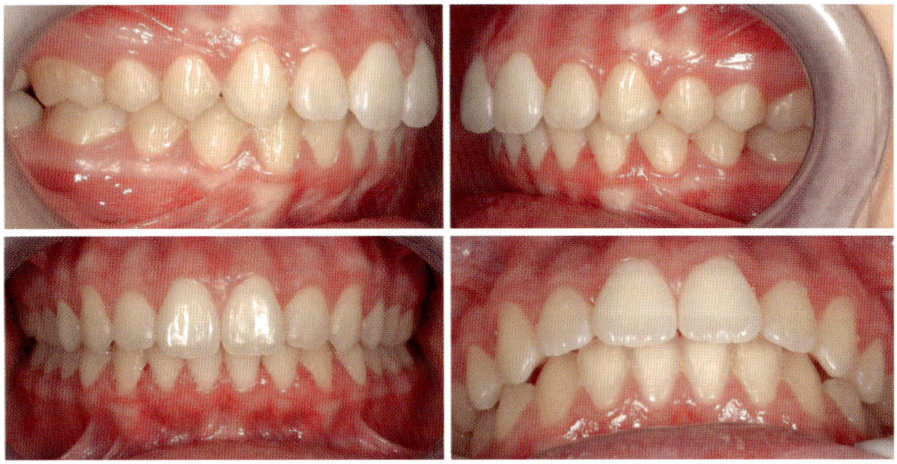

图10.22　治疗后10个月的口内照。

治疗结果讨论

在正面观和侧面观都可以看到垂直距离增加（图10.24 ~ 图10.27）。由于照片是在自然的头部姿势下拍摄的，因此可能是由于下颌骨的重新定位和息止殆间隙的减少导致了颅颈姿势发生变化。患者看起来更加笔挺了。在排齐和整平Spee曲线时，常发现下切牙的转矩失控。如果不使切牙唇倾，就不可能减小Spee曲线。为了避免出现这种情况，建议对生长发育中的儿童进行下牙弓预备，并使用唇挡，或对成人患者使用种植钉支抗远中移动下牙列。

从牙科角度来看，双侧咬合达到Ⅰ类关系，覆盖正常。这种纯TENS技术是一种快速、有效和廉价的方法。它是通过咬合记录确认神经肌肉诊断的第一步。在不修改建议方案的情况下，必须一丝不苟地精确执行每个步骤：

- 根据Myomonitor®的类型（J4或J5）使用相应的Myotodes®
- 让患者放松，将Aqualizer®放在牙齿之间
- 将ULF-TENS的平衡和脉冲调整到最低限度，以达到1mm左右的可感知峰值。方法是在下切牙上轻轻按压
- 让患者脉冲至少40分钟。检查患者是否处于放松状态，让下颌骨“下垂”
- 要求患者不要考虑操作者是否在场
- 关闭TENS设备

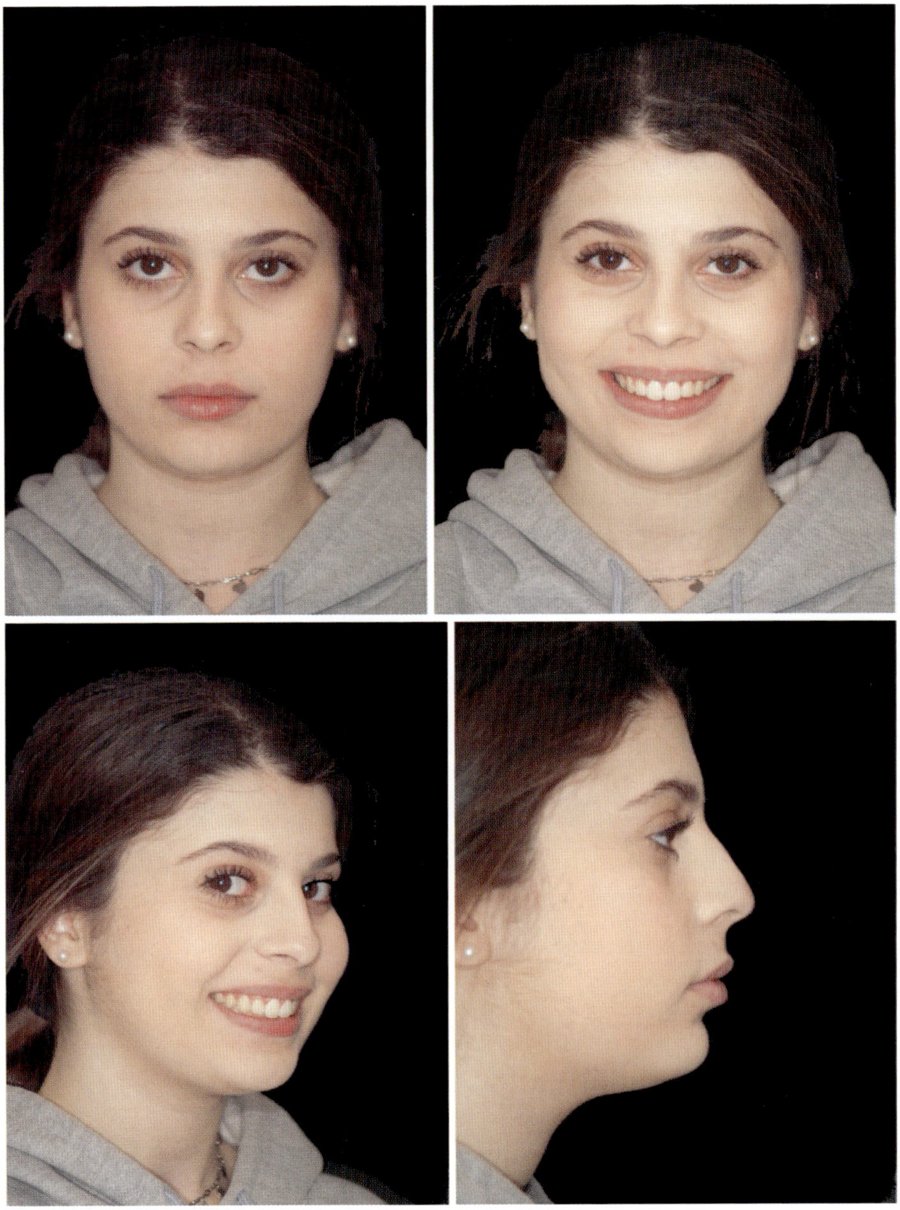

图10.23　治疗后10个月的口外照。

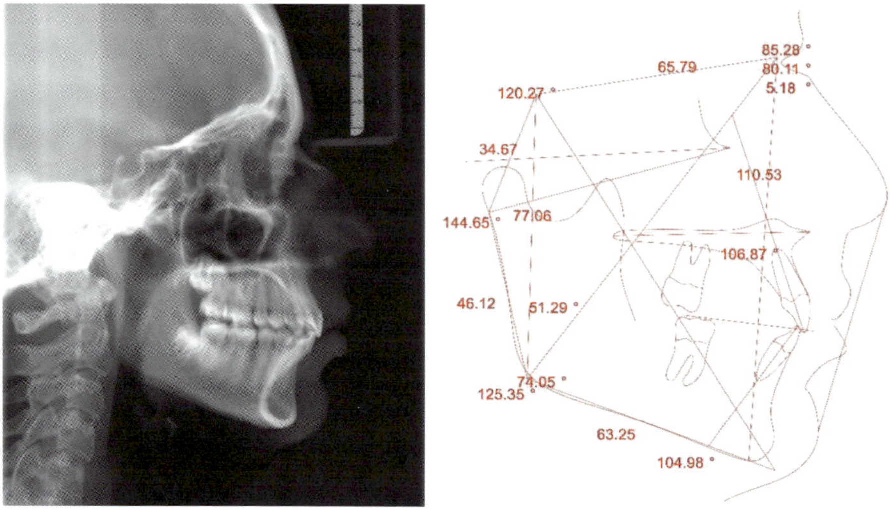

图10.24 头颅侧位X线片和头影测量，Jarabak分析法。

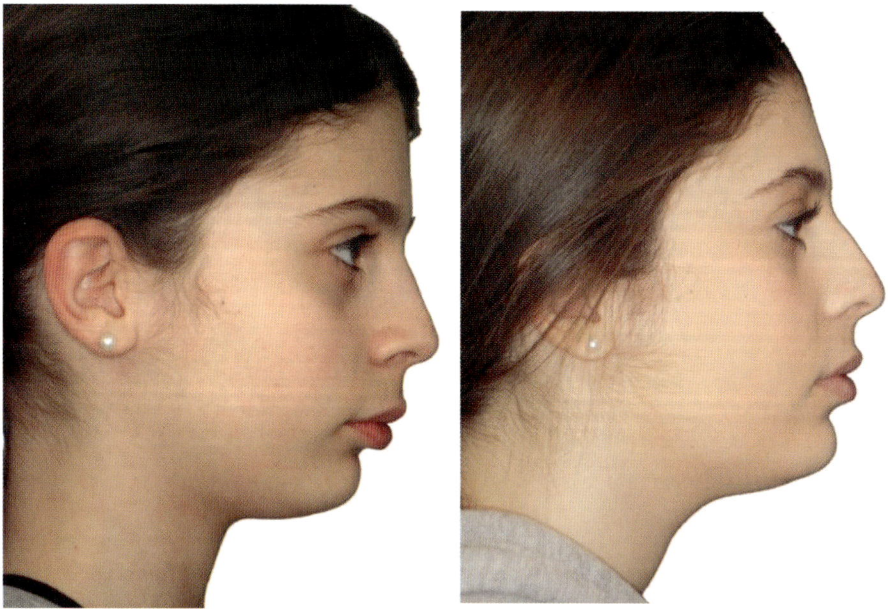

图10.25 治疗前和治疗后的侧面照，自然的头部姿势。

图10.26 治疗前（黑色）与最终治疗后（红色）头影测量重叠图。注意下切牙角增加了3°。

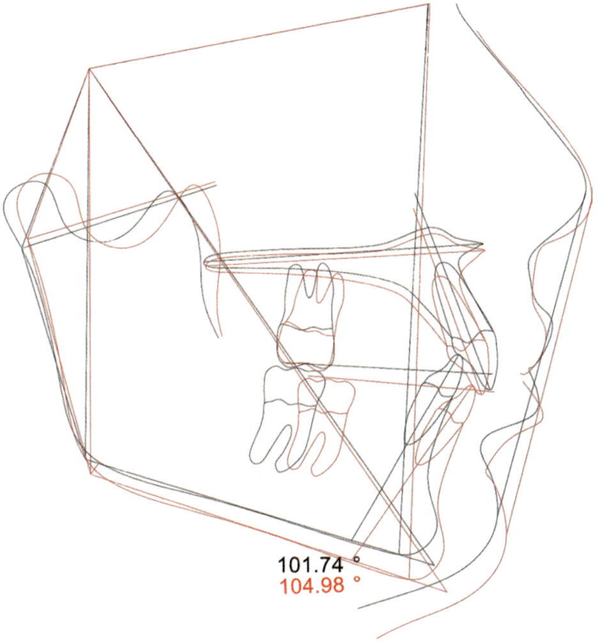

MEASUREMENT		NORMAL VALUE	VALUE	DIFFERENCE	BIAS
Dental Analysis					
OcP/MeGo	°	14.0	14.9	0.9	
Interincisal angle	°	135.0	129.3	-5.7	
+1/SN	°	102.0±2.0	100.1	-1.9	
+1/NL	°	110.0±6.0	107.2	-2.8	
-1/MeGo (anatomic)	°	90.0±3.0	101.7	11.7	•••
+1i/NPg	mm	5.0±2.0	10.5	5.5	••
-1i/NPg	mm	0.0±2.0	4.7	4.7	••
Ls/E-line	mm	-1.5±2.5	0.0	1.5	
Li'/E-line	mm	1.0±1.0	-1.8	-2.8	••
Skeletal Analysis					
N-S-Ar	°	123.0±5.0	121.0	-2.0	
S-Ar-Go	°	143.0±6.0	142.0	-1.0	
Gonial angle (anatomic)	°	130.0±7.0	125.9	-4.1	
Bjork (anatomic)	°	396.0±5.0	388.9	-7.1	•
S-N	mm	71.0±3.0	64.5	-6.5	••
S-Ar	mm	32.0±3.0	36.1	4.1	•
Ar-Go-N	°	53.5±1.5	54.4	0.9	
ML/NGo	°	72.5±2.5	71.5	-1.0	
Go-Ar	mm	44.0±5.0	41.1	-2.9	
S-Ar/Ar-Go	%	67.5±7.5	88.0	20.5	••
Go-Me	mm	71.0±5.0	60.8	-10.2	••
Go-Me/N-S	%	100.0±5.0	94.2	-5.8	•
Angle SNA	°	82.0±2.0	85.8	3.8	•
Angle SNB	°	80.0±2.0	79.2	-0.8	
ANB	°	2.0±2.0	6.6	4.6	••
SN/ML (anatomic)	°	36.0	28.9	-7.1	
N-Go	mm		106.0		
S-Me II FH	mm		48.3		
Y/SN	°	66.0±3.0	66.3	0.3	
S-Go/N-Me	%	63.5±1.5	70.1	6.6	•••
SNPg	°	81.0±3.0	80.1	-0.9	
NAPg	°	175.0±3.0	168.7	-6.3	••

MEASUREMENT		NORMAL VALUE	VALUE	DIFFERENCE	BIAS
Dental Analysis					
OcP/MeGo	°	14.0	14.5	0.5	
Interincisal angle	°	135.0	125.6	-9.4	
+1/SN	°	102.0±2.0	99.2	-2.8	•
+1/NL	°	110.0±6.0	106.9	-3.1	
-1/MeGo (anatomic)	°	90.0±3.0	105.0	15.0	•••
+1i/NPg	mm	5.0±2.0	8.0	3.0	•
-1i/NPg	mm	0.0±2.0	6.3	6.3	•••
Ls/E-line	mm	-1.5±2.5	2.3	3.8	•
Li'/E-line	mm	1.0±1.0	-0.7	-1.7	•
Skeletal Analysis					
N-S-Ar	°	123.0±5.0	120.3	-2.7	
S-Ar-Go	°	143.0±6.0	144.7	1.7	
Gonial angle (anatomic)	°	130.0±7.0	125.3	-4.7	
Bjork (anatomic)	°	396.0±5.0	390.3	-5.7	•
S-N	mm	71.0±3.0	65.8	-5.2	•
S-Ar	mm	32.0±3.0	34.7	2.7	
Ar-Go-N	°	53.5±1.5	51.3	-2.2	•
ML/NGo	°	72.5±2.5	74.1	1.6	
Go-Ar	mm	44.0±5.0	46.1	2.1	
S-Ar/Ar-Go	%	67.5±7.5	75.2	7.7	•
Go-Me	mm	71.0±5.0	63.2	-7.8	•
Go-Me/N-S	%	100.0±5.0	96.1	-3.9	
Angle SNA	°	82.0±2.0	85.3	3.3	•
Angle SNB	°	80.0±2.0	80.1	0.1	
ANB	°	2.0±2.0	5.2	3.2	•
SN/ML (anatomic)	°	36.0	30.3	-5.7	
N-Go	mm		109.7		
S-Me II FH	mm		51.9		
Y/SN	°	66.0±3.0	66.8	0.8	
S-Go/N-Me	%	63.5±1.5	69.7	6.2	•••
SNPg	°	81.0±3.0	80.6	-0.4	
NAPg	°	175.0±3.0	170.6	-4.4	•

图10.27 头影测量结果。

- 用快速固化的硅橡胶轻轻记录前牙关系
- 硅橡胶硬化后，让患者张口：取下Aqualizer®，在所有下牙弓上添加速凝硅橡胶，然后让患者按照之前制作的前牙咬合定位重新定位
- 硅橡胶硬化后，修整并检查咬合关系

重要的是，移除Aqualizer®后，患者牙弓之间没有任何牙齿接触。

被动伸长

牙齿自动萌出。功能性矫治器可以阻止任何可能减少这种萌出的因素，如舌、脸颊和咬合力。这是一种更好的促进萌出的方法。但其局限性不仅体现在配合的限制，还有速度的限制。正畸施力萌出会更快更美观。

选定的牙弓部分自发地被动伸长，并通过固定矫治器治疗来完成。对于青少年患者，被动伸长应始终作为首选的矫正方法，而对于成人患者来说，更有可能首先选择固定矫治器治疗。被动伸长的主要优点是通过使用功能性矫治器（如Bionator），在治疗过程中还可以加入下颌骨重新定位。这种治疗方法非常适合依从性良好的儿童患者。

通过伸长来纠正息止䝼间隙确实有一些限制。无法只通过被动伸长来整平过深的Spee曲线；如果使用像Bionator这样的功能性矫治器，就必须对整个牙弓进行控制，利用下颌骨的生长潜能，从而避免下切牙唇倾。

换句话说，被错误地称为二期或功能矫治（或一期）之后的正畸治疗，如果不进行下颌磨牙远中移动或其他特定的正畸治疗以获得足够的空间来保持下切牙转矩和避免唇倾，是无法伸长和减小Spee曲线深度的。因此，伸长和Spee曲线的整平在生长发育过程中容易被实现，在生长发育过程中，正确利用剩余间隙和下颌生长带来的下颌长度增加，为正畸医生提供了足够的空间来减少甚至维持下切牙的位置。笔者并不认为下切牙与下颌平面的理想角度应限制在90°～95°。没有证据表明切牙的适度唇倾会对牙周组织造成危害[25-26]。较低的唇倾度可能会有一个更重要的副作用：髁突后移位。下切牙唇倾度对髁突后移位的实质影响取决于覆䝼的程度。当重度深覆䝼时，下切牙的任何唇倾度都会使髁突向后方移位。注意，在严重的Ⅱ类深覆䝼病例中，下切牙唇倾可能已经存在。这说明尽快通过牙齿伸长来减少覆䝼的重要性。息止䝼间隙的减少会增加在牙尖交错位中的舌体空间。当使用种植钉、弹簧和后倾特殊技术时，矫正成人过深的Spee曲线的矫治机制就变得复杂了。矫正Spee曲线的第一步应该是伸长前磨牙区。这意味着需要空间：下颌扩弓是对RPE的反应，在所有Ⅱ类错䝼畸形的矫治中都应进行。RPE可以降低髁突的位置，使其处于更靠前的位置[27]，从而向下颌自由和SMM迈出了第一步。下颌后牙的远中倾斜非常有用，而且种植钉也可以实现全牙列远中移动。此外，减少下颌后段牙的转矩可以增加后部的总空间。

任何一个牙弓伸长，都会导致息止䝼间隙的减少，对成年患者来说尤其如此。生长期患者在生长发育过程中可能会产生息止𬌗间隙。在骨性深覆𬌗治疗过程中，无论采用何种伸长方法，仍旧会是深覆𬌗。对严重深覆𬌗的儿童患者进行早期阻断性矫治，可能会产生令人印象深刻的效果，但笔者对将骨性深覆𬌗转变为骨性正常覆𬌗仍持怀疑态度。在生长过程中，下颌角不可能受到太大的影响。这在理论上是可能的，但笔者个人的经验并不包括配合和对功能性矫治器的过度使用。因此，在生长期对严重深覆𬌗病例进行伸长时，不要期望看到息止𬌗间隙奇迹般地缩小。在很多情况下，将保留在第一次诊断评估时用生物电仪器记录的过大息止𬌗间隙。其他情况下，配合和生长发育模式会带来令人惊讶的结果。

功能性矫治器和伸长

每一位正畸医生都应该有一种首选的治疗方法，以实现正确的目标。对于功能性的正畸医生来说，功能性矫治器（FA）是日常工作中的工具。在定义什么是或不是功能性矫治器方面，笔者的观点是有些批判性的。根据功能性矫治器对Ⅱ类错𬌗的作用，可以分为两种类型。它们有一个共同的特点：下颌重新定位。

（1）Frankle矫治器

迄今为止，它是功能最齐全的矫治器。占用口腔的空间确实很小，从而为舌头的功能留出了极好的空间。下颌的重新定位是在没有硬性“咬合跳跃”到新的下颌位置的情况下实现的。矫治器具有一定的固有弹性，并能刺激记录咬合位置的肌功能。97%的丙烯酸树脂是位于口腔前庭的，并参与拉伸口腔组织。该矫治器通过使软组织（肌肉）脱离上颌骨的方式，帮助保持RPE的效果。没有其他像Frankle这样的优质功能性矫治器。对唇部功能的刺激是咬合功能重建的基本因素。Frankle矫治器有很多优点，但也有一些局限性。使用该装置时，牙列的伸长受到限制，不如使用具有𬌗垫的功能性矫治器的效果好。在最初诊断时，如果息止𬌗间隙不超过7～8mm，该矫治器应该是首选。神经肌肉正畸医生的咬合记录程序表现为记录PRP。

（2）生物调节器

当垂直向控制（伸长）非常重要时，这种装置是首选。一些变体包括扩弓螺丝或丙烯酸树脂包裹前庭钢丝。笔者在使用这种矫治器时，不使用任何前庭钢丝或衬垫，而是将其与固定矫治器一起使用，以强制伸长选定的牙弓区。生物调节器允许选择性支抗（只在希望伸长的位置调磨丙烯酸树脂）。虽然下颌骨的咬合记录位置是通过咬合跳越来实现的，但由于其多功能性，生物调节器是丙烯酸树脂装置中的首选。咬合记录在PRP中完成。

笔者曾使用、测试并改进过市场上的大多数功能性矫治器，有几种非常有效（如Planas和Bimler）。大多数使用功能性矫治器的神经肌肉正畸病例都可以使用这两种矫治器。如果矫治器的唯一功能是下颌矢状向重新定位（“矢状向优先”技术）或者是强制性咬合跳跃的装置（如Herbst），是不能被视为功能性矫治器的。当矫治器刺激了新功能并设定了新下颌“肌肉”位置时，笔者愿将其视为功能性矫治器。像Herbst或Twin-Block这样硬性的下颌重定位装置是不被神经肌肉标准所接受的。但也有少数其他咬合跳跃矫治器，如Jasper Jumper®或Gentile Jumpers®等，它们不会产生新的铰链，但可以促进下颌前移重定位。这些正畸装置通常会产生前牙唇倾和后牙压低/远中移动，并可与下颌舌弓内收和后牙垂直牵引结合使用。这些装置的一个优点是，它们为不配合治疗提供了一种可行的替代方法。由于总有相当比例的人不配合治疗，因此有必要使用这些矫治器，即使它们不符合我们偏好的神经肌肉治疗方法。这些矫治器的功能类似于Ⅱ类牵引，造成殆平面顺时针旋转。

在神经肌肉正畸学中，功能性矫治器的使用受咬合记录的调节，这与那些矫治器的用途不同。对于生长发育期的患者，PRP/肌中心用于咬合记录。K7®扫描最简单的替代方法是使用ULF-TENS设备记录新的下颌位置。使用TENS和功能性矫治器，再配合固定矫治器伸长，可以快速矫正Ⅱ类错殆畸形。患者对Frankle矫治器或生物调节器的接受程度通常非常好，而我们在矫治器制作过程中使用的咬合记录是以覆盖减小或切对切的下颌位置为基础的。

从更具体的技术角度来看，Frankel Ⅱ型矫治器可以在下颌磨牙上安装殆垫，这样伸长主要发生在上牙弓，有利于殆平面的轻微逆时针旋转。这些阻挡装置也可用于下牙弓的剩余间隙管理，这样在混合牙列阶段就可以更容易矫正Spee曲线。生物调节器也可以以同样的方式使用：丙烯酸树脂可以直接接触下颌磨牙的咬合面。

压低

为了获得息止殆间隙，需要进行牙齿压低。开殆患者通常只有很小的或没有息止殆间隙，并且需要调整头部姿势来创造一些息止殆间隙。头部伸展是丧失息止殆间隙的反应性响应，经常会导致颈部疼痛/不适。开殆伴有其他一些特征，更容易发生关节病变，如关节炎和疼痛。任何能增加息止殆间隙的治疗方法都能在短时间内改善症状。因此，我们有理由认为阻断性正畸在开殆病例中发挥着重要作用，因为压低和由此产生的息止殆间隙会立即纠正头部姿势。这种头部姿势的改变和息止殆间隙的产生是否会刺激下颌升支的生长？

压低牙齿有多种方法，以下为最常用的：

（1）高位牵引头帽。
（2）平面导板。
（3）固定矫治器治疗。
（4）功能性矫治器。
（5）垂直弹簧。

高位牵引头帽

高位牵引头帽通常与功能性矫治器一起使用。Teuscher[28]矫治器非常有效，具有很强的垂直向效应。笔者使用这种矫治器来治疗骨性Ⅱ类错殆畸形。Ⅱ类开殆不能用下颌再定位治疗：下颌骨无法正常生长，并且比同性别同年龄的正常个体偏小。Teuscher矫治器可能会对髁突的生长产生一些影响，因为咬合重建在一定程度上是以最大5mm下颌前移为基础的。该矫治器的垂直部分非常坚固，并能很好地控制上切牙的转矩，从而达到减少和限制上颌骨垂直生长的目的。通过前旋/压低改变上颌的殆平面，模仿外科医生在矫治Ⅱ类开殆时的做法：上颌压低/旋转。上颌平面的旋转允许下颌的闭合，从而减小覆盖和矫正牙性分类。矫治力至少为500g，面弓应较短，外弓相对于殆平面的角度约为-15°（个人经验）。当拉力作用于外弓时，所有的上颌牙都会发生压低，并减少/消除过陡的后牙殆平面。由于咬合力的作用，该矫治器也会对下颌后段产生影响，从而限制伸长，并在一定程度上压低下颌第一磨牙和第二磨牙。所有这些特点都有利于殆平面的逆时针旋转，从而增加下颌的闭合和减小覆盖。

如果在骨骼形态评估的基础上再加上殆平面的评估，那么正畸诊断就完整了。正常咬合者的后牙段伸长只会导致沿铰链轴的打开/旋转。在深覆殆病例中，由于息止𬌗间隙过大，伸长造成的后部干扰（息止𬌗间隙减少）会通过前旋而使下颌骨产生前移位。𬌗平面相对于髁突路径的倾斜度增加，决定了后牙接触的枢轴效应，从而有利于下颌的前移。在开𬌗病例中，后牙𬌗平面的倾斜度与髁突运动轨道相似，因此任何矫正都应对后牙𬌗平面的陡度进行矫正[13-14]。显然，这种矫正并不意味着后部垂直距离的增加，但根据Sato等的研究，正确的生物力学也可以通过矫正倾斜和压低下后牙来增大/减少过度倾斜的后牙𬌗平面。息止𬌗间隙增加，后部干扰减少。这样就可以使下颌前移，并可能伴随髁突的改建。

平面导板

平面导板对选择性压低特别有用。平面导板的制作如果在息止𬌗间隙内进行，并重视牙弓的整体性，就不会产生压低。要想取得成功，必须确保完全耗尽所有的息止𬌗间隙。这种效果会拉伸肌肉，神经肌肉系统会做出反应试图克服干扰，重新获得息止𬌗间隙。神经肌肉系统的这种反应表现为咬合力增加，以抵抗平面导板。肌肉拉伸的另一个结果是缺失息止𬌗间隙，并且牙齿会不断与平面导板接触。这与一些研究结果相反[29-30]。这些研究的重点是**习惯性息止𬌗间隙**的测量，并将任何超出此范围的垂直距离（VD）的增加视为肌肉伸展。对神经肌肉正畸医生来说，只有当垂直关系的增加超过了肌肉失适应测量的息止𬌗间隙时，才会发生肌肉伸展。显然，全科医生和神经肌肉牙医对息止𬌗间隙的认识存在误区。当增量接近或超过生理性息止𬌗间隙（HRP）时，就会出现肌肉过度活跃的反应。一些研究证实了这种肌肉反应，即使它们不是在神经肌肉环境下进行的测量[31]。

对于垂直距离增加和息止𬌗间隙的损耗，还有一种生理反应：头部伸展。

肌肉伸展反应激发的咬合力通常足以满足压低的需要。与平面导板一样，以丙烯酸树脂为基托的快速腭部扩弓器也可以达到同样的效果。生长期的高角病例，如果没有或只有很小的息止𬌗间隙，在可能的情况下应使用丙烯酸树脂基托的快速腭部扩弓器进行扩弓（图10.28）。

固定矫治器治疗

托槽可以有选择性地更靠咬合面粘接。弓丝弯制压低曲（伴转矩控制）和使用种植钉支抗似乎是有效的压低方法。上下切牙的压低有几种完善的力学机制，而磨牙的压低有时则更为复杂。仅使用唇颊处的种植钉支抗时，经常会出现冠转矩丢失。建议同时使用舌侧和唇颊侧的种植钉，或者至少使用舌弓或横腭杆来控制转矩（图10.29）。

有些技术可以有效地创造息止𬌗间隙和通过磨牙后倾和压低矫治开𬌗[32]。带有一个大Nance基托改良型固定横腭杆，在吞咽时可以很容易被舌肌力量激活，从而压低后牙（图10.29）。

功能性矫治器

功能性矫治器并不常用于磨牙压低，而是与高位牵引联合使用。直到不久前，还有一些成功的病例，通过高位牵引肌激动器来控制垂直向生长。种植钉的使用彻底改变了这种情况。

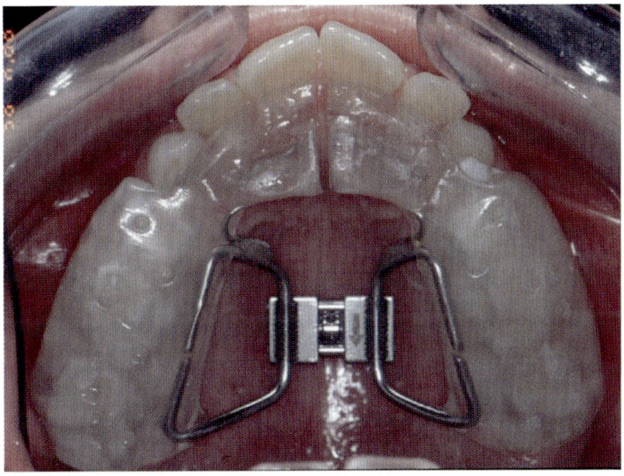

图10.28 粘接式快速腭部扩弓器，前牙区丙烯酸树脂基托改良。

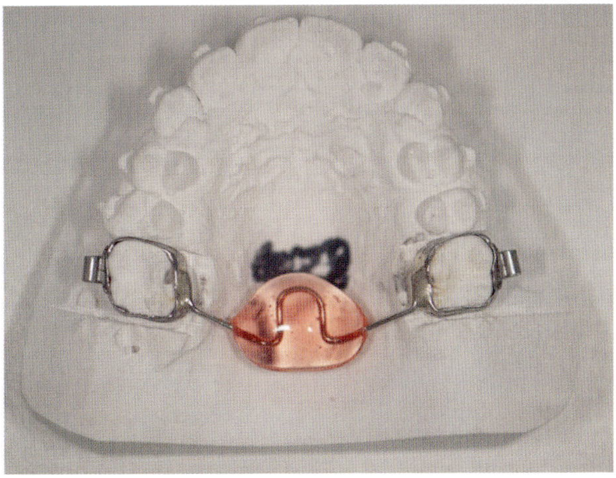

图10.29 压低杆。Nance基托必须离开黏膜至少4mm。

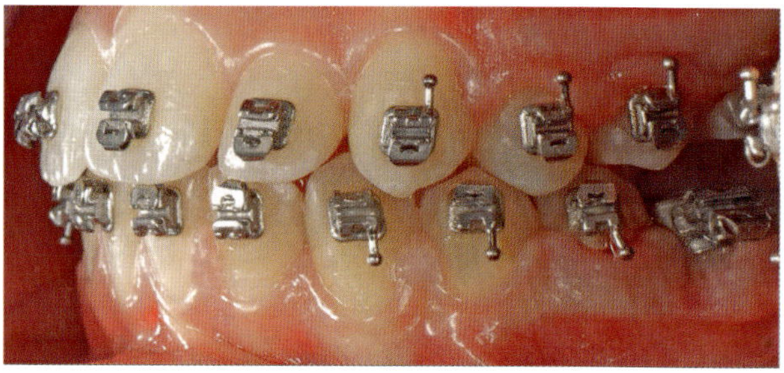

图10.30　使用Rapid Molar Intruder®（American Orthodontics，USA），磨牙压低6mm。

垂直弹簧

American Orthodontics生产的Rapid Molar Intruder®是最简单、有效的磨牙压低方法[33-36]。由于作用力作用于两个牙弓，因此可以根据正畸需要限制磨牙的压入。这是笔者在轻度开殆病例需要息止殆间隙时的选择。它也是一种有效的阻断性正畸方法（图10.30）。

咬合跳越装置和压低

这些装置的工作原理有据可查。殆平面的旋转与其他Ⅱ类装置相似，下颌磨牙伸长以及上颌磨牙压低/远中移动。上颌殆平面发生轻微顺时针旋转。通过增加1个坚固的舌弓，可以防止下磨牙的伸长，同时产生上颌磨牙压低/远中移动。这种新工具适用于开殆的、要获得一些息止殆间隙的Ⅱ类边缘病例。如果选择弹性金属的跳跃装置，将其放置在下尖牙远中的位置，则可以增加压低的效果。而伸缩式跳越装置则无法做到这一点，因为其硬度更高，适应性也不同。不遵从治疗是有代价的。尽管对Ⅱ类下颌后缩的矫治器有一定的效果，但后牙支持的缺乏是显而易见的。后牙垂直牵引同时应用下舌弓，可以减少上牙的压低效应，但其效果同样与配合性相关。

病例10.2

Ⅲ类错殆畸形伴无前牙覆盖和息止殆间隙减小（开殆）

摘要：12岁女性患者，主诉开殆，下颌骨过大。医疗/牙科既往病历均无特殊，除了存在一个妨碍患者进行全身麻醉的医疗问题。

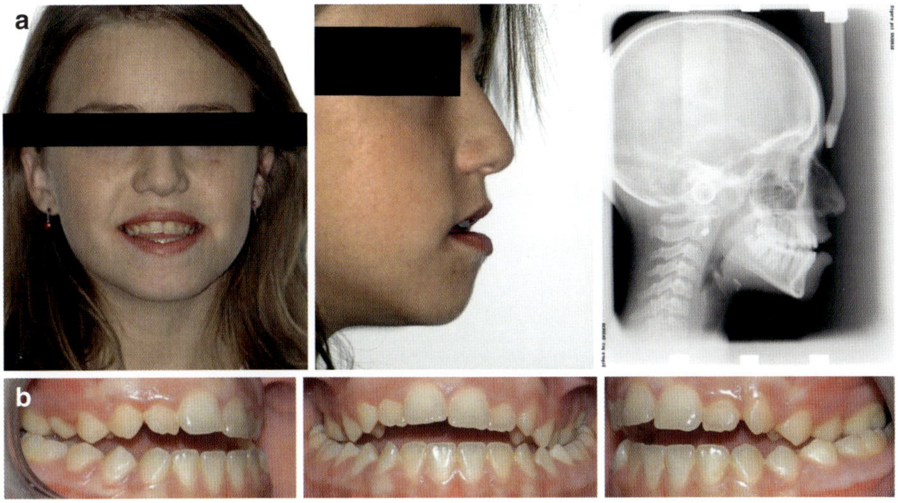

图10.31 （a，b）治疗前的口内照及口外照和头颅侧位X线片（2007年11月）。

和患者说明首选的治疗方法是正颌手术，其他正畸治疗都不会改善面部美观。

治疗前	
口外分析（图10.31a）	
侧貌	凸面型
面高	上颌正常，下颌过长
𬌗平面	后部陡峭
面部对称性	正常
唇	不能闭合，低位
下颌姿势	前突
头部姿势	
口内检查（图10.31b）	
牙齿	
磨牙关系	Ⅲ
尖牙关系	Ⅲ
覆盖	0mm
覆𬌗	–4mm
口腔卫生	良好
旋转	
反𬌗	双侧后牙反𬌗
间隙	
拥挤	上颌轻度拥挤
发育不全	
缺失牙齿	

功能分析（图10.14）	
吞咽	继发异常
舌系带	
舌位	前伸
吐舌习惯	是
口齿不清	是
头影测量	
神经肌肉诊断	
息止殆间隙	减少或缺失
骨性分类	Ⅲ
前牙接触	
左侧TMJ	
右侧TMJ	
问题列表 • Ⅲ类面型和咬合，唇闭合功能弱 • 双侧反殆	
神经肌肉治疗目标 • 通过压入开拓息止殆间隙，上颌扩弓	

治疗过程

治疗于2007年12月开始，使用了RPE和矫形力面罩。至2008年11月，在下牙弓使用舌弓和上下牙弓放置了0.018英寸×0.025英寸不锈钢方丝。排齐已经完成，至2009年2月，在对原始方案进行修改后，双侧使用了Bite Fixer®（ORMCO）。在下牙弓，Bite Fixer®放置在双侧前磨牙的远中（图10.32）。这种矫治器的应用结果是产生了有利于上后牙压低的矢量，从而使殆平面顺时针旋转。这样可以促进咬合的闭合，同时减少前后矢量，保证在咬合闭合过程中避免下颌陷入。下后牙区的伸长受到下颌舌弓的限制，而且由于弹簧在下牙弓上的位置更加垂直，因此伸长也非常有限。此外，每天18小时，1/4英寸、6oz的Ⅲ类牵引，以覆盖所产生的矢量的远中移动效应（未显示）。这种类型的生物力学类似于American Orthodontics的Rapid Molar Intruder®，它可以减少并几乎消除矢状向的力。

至2009年5月，Bite Fixer®暂停使用，而患者则继续每天佩戴18小时的Ⅲ类牵引。至2009年12月，排齐完成。至2010年6月，上颌弓丝在尖牙远中进行了分段，使用垂直牵引帮助建殆（图10.33）。患者被要求在睡觉时佩戴4颗切牙的“盒形”牵引（5/16英寸、4oz，图中未显示）。

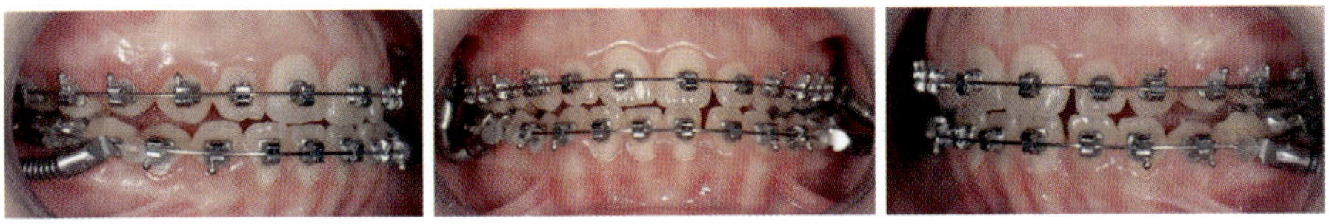

图10.32 在快速扩弓/面罩牵引和排齐后，使用Bite Fixer®。

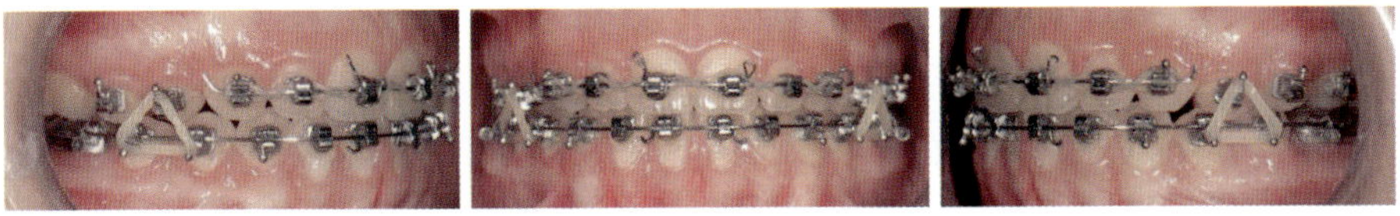

图10.33 为了建𬌗进行垂直牵引。

患者于2010年8月完成了主动治疗，图10.34显示了最终咬合情况和侧面照。图10.35为治疗后18个月的口内照。

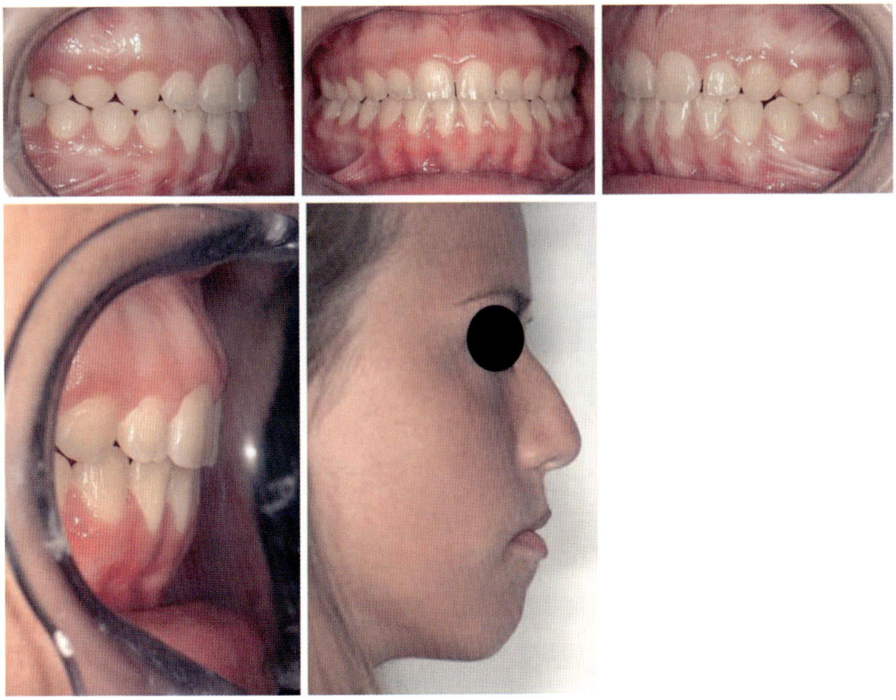

图10.34 最终咬合情况和侧面照。

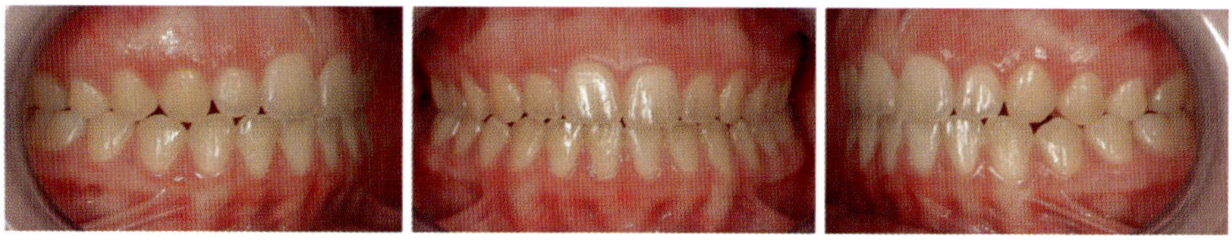

图10.35　治疗后18个月的口内照。

治疗结果讨论

但是，这个病例有几个局限性，其中最重要的一点是无法进行全身麻醉手术治疗。RPE和纠正反𬌗会增加开𬌗程度。因此，主要目标是压低和纠正继发性吞咽障碍。

习惯矫正

习惯矫正是正畸治疗成功的基础。在治疗结束时，不能出现任何吞咽障碍或与错𬌗畸形有关的语音问题。舌功能和舌姿势必须得到纠正，这可能由OSAS或吮吸拇指等行为引起。

接受过腺样体和/或扁桃体手术治疗并有过口呼吸经历的儿童，有时会继续习惯用口呼吸。全天使用胶带让嘴保持闭合状态可能对治疗口呼吸习惯有用。如今，可以买到专门适用于打鼾的胶带。大多数正畸患者在接受治疗前都应接受耳鼻喉科专家的评估。吞咽障碍可能会伴随口呼吸。因此，通过扫描3+肌电图来评估下颌下肌群和口腔周围肌群的吞咽情况是很重要的。使用舌训练装置Froggy Mouth®[37]进行阻断性治疗尤其有用。如果年轻患者在正畸治疗后迟迟不能自主恢复正常的吞咽功能，其他肌疗练习也能帮助他们改善继发性舌功能障碍。

近年来，肌功能治疗获得了一定的发展势头。毋庸置疑，文献中对其益处进行了详细描述，技术也在不断进步。但是，合作通常很少，而且高度专业化的专科中心远离农村地区。并非所有需要这种疗法的患者都能从中受益。

在正畸治疗期间，必须戒除吸吮拇指、咬指甲和其他有意识的习惯，因为这些习惯会在功能和美观等各个方面影响治疗效果。有时，如果弹奏乐器会影响牙齿咬合或颞下颌关节功能，也可以要求暂停弹奏乐器。副功能性习惯大多是有意识的，因此其纠正与意志有关。无意识的习惯是不自觉的，可能是对基本需求的功能适应的残余。对这些习惯的治疗应采用“唯一”的治疗方法，以恢复正确的习惯。例如，术后使用胶带保持夜间唇闭合以恢复鼻腔功能。使用金属钉纠正错误的舌姿势以恢复口腔习惯。金属钉还可作为日间反馈机制，让患者意识到舌头的错误位置。

保持

值得注意的是，口腔正畸学界一直在对口腔正畸治疗后所需的保持时间及类型进行研究和讨论。一些正畸医生可能会使用固定保持器，以避免治疗后阶段可能出现的投诉，但重要的是要将保持期视为牙齿功能和咬合的恢复期。

尽管固定矫治可以形成稳定的咬合，患者也可以在牙尖交错位吞咽，但牙齿的最大接触将在未来几个月内形成。因此，保持阶段应该让咬合自由接触，以便进行咬合自然调整。

表面肌电图（s-EMG）等技术的最新进展加深了我们对咬合变化肌肉反应的了解。虽然治疗后肌电图输出可能会有普遍改善，但肌功能的变化可能会在治疗后持续1年以上。当使用下颌3-3固定保持器时，重要的是要考虑到神经肌肉的影响。明智的做法是等下颌大部分生长后再使用下颌3-3固定保持器，因为这样可以减少下切牙在治疗后下颌生长时的舌倾代偿。这会导致髁突远中移位增加。因此，建议女性患者采用这种保持方法，而不是男性患者。

功能性矫治器是一种有效的保持方式，而Frankle矫治器是一种广受认可的选择。根据正畸病例的骨骼差异，这种功能性矫治器可以作为一种主动保持方法，促进唇功能同时还能控制垂直息止𬌗间隙。

正位器，无论是预成的还是定制的，都是常用的保持方法。但是，由于潜在的神经肌肉压力，使用时间不应超过45天。这样既能发挥装置的潜在优势，又能最大限度地减少对患者神经肌肉系统的负面影响。在固定矫治器治疗后使用时，正位器可以刺激肌肉收缩和激活，从而改善治疗后的肌功能。通常定位器在夜间佩戴，日间最多佩戴4小时。在日间佩戴时，患者会被要求咬紧正位器。

可摘Hawley保持器及其变体是一种合适的保持选择，因为它们允许咬合接触，这对于保持正常的功能和咬合非常重要。这些保持器是在固位阶段之后使用的理想选择。Hawley保持器是定制的，在患者口中佩戴舒适。它们通常由丙烯酸树脂制成，并由金属丝将保持器固定到位。该保持器可以轻松取下，以便清洁和保持口腔卫生。保持器可以根据患者的个人需求进行定制，例如加入额外的金属丝部件。这些变化可以进一步帮助患者在正畸治疗后保持正确的咬合和功能。

韩高峰

与颌位相关的头位和体位

Head and Body Posture in Relation to Mandibular Position

11

在讨论神经肌肉正畸学时，包含一章关于口颌系统与身体姿势的关系是重要的。1990年，笔者完成了一篇专业学位论文，探讨身体姿势、牙齿咬合和应用运动学之间的联系。这个话题一直吸引着笔者，尤其是牙齿咬合与头部和身体姿势之间的潜在联系。然而为了深入的探讨，将聚焦于多年来科研和临床经验中最重要的发现，这些发现有助于阐述有关该复杂议题的最新观点。

在口腔正畸学领域，牙齿咬合和身体姿势之间的关系越来越受到人们的关注。作为这一领域的专业人士，笔者对这些联系进行了深入的研究，特别是下颌位置对头位和身体姿势的影响。然而，近年来泥沙俱下、真伪难辨，谨慎对待这个话题至关重要。

让笔者感到担忧的是，姿势分析被用来说服患者为改善和预防姿势问题而接受正畸治疗。虽然必然有专业人士笃信咬合关系会影响身体姿势，并据此制订治疗方案，但不会将身体姿势作为噱头，也不会批判那些这样做的人。笔者更倾向于关注多年科研和临床经验中最重要的发现，这些发现为目前对这一复杂问题的看法提供了依据。

与许多新兴学科一样，在某些话题上经常存在不同的观点，缺乏共识。因此，要从更全面的角度来看待身体姿势的问题，优先考虑科学证据而非没有依据的观点。虽然这一话题超出了本书的范围，但笔者还是想简要分享自己的观点。总的来说，在考虑牙齿咬合对身体姿势的影响时，要谨慎且有所依据，必须警惕区分真正的科学研究和伪科学。

F. Savastano, *Neuromuscular Orthodontics*,
https://doi.org/10.1007/978-3-031-41295-0_11

观点1

在回顾关于头部姿势和口颌系统的科学期刊论文时，可以清楚地看到，大多数严肃的出版物/高质量论文关注的是头位和面型之间的关系，而非与咬合的关系。虽然确实有一些证据表明咬合会影响头位，但这一领域的研究尚不够扎实，无法得出明确的结论。因此，要用批判的眼光看待这一话题，并考虑所有可用的证据[1-7]。需要注意的是，测量颅颈姿势的起点是自然头位。这意味着虽然不应完全否认咬合关系对头位的影响，但有必要谨慎对待这一话题，并依靠严谨的科学研究来确定两者关系的程度[8-10]（图11.1）。

企图将牙齿咬合与头部和身体姿势联系起来显然是错误的。众所周知，头后仰是由骨骼垂直形态决定的，而不是安氏分类。例如，生理性息止殆间隙减少可能与头后仰有关，与咬合关系无关。头后仰是对缺乏息止殆间隙的正常反应。通过在习惯性姿势时后仰头部，可以创造所需的功能性息止殆间隙，以减少来自牙齿接触的本体感觉。中枢神经系统（CNS）不需要持续从口腔获得本体感觉信息来发挥人体工程学的功能。因此，这是一种自然的人体工程学反应。

图11.1 由Rogier-Trompert-Medical-Art创作，Springer Nature出版。

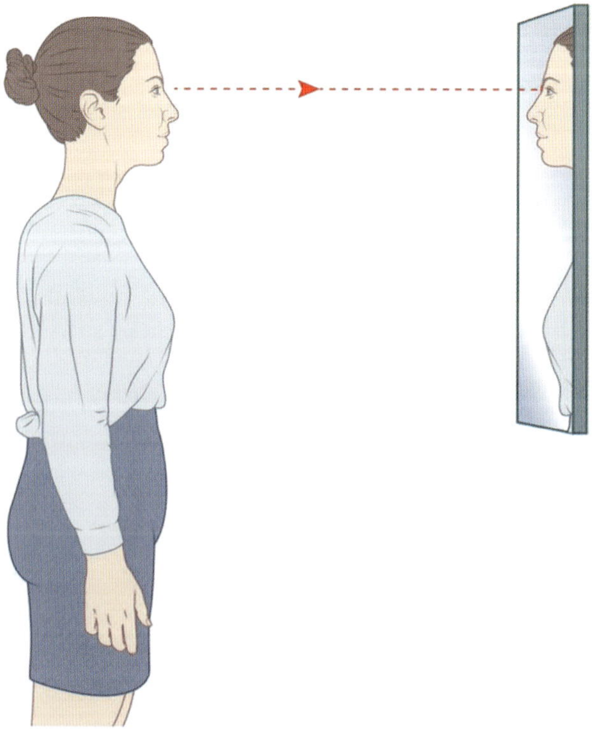

此外，深覆殆可能与头前倾有关，这表明头位与过大的息止殆间隙之间存在直接联系。如果通过功能矫治（例如为减小过大的息止殆间隙进行下颌牙齿伸长和重新定位）治疗过深覆殆病例，可能会发现前倾头位得到明显改善。这在侧面照中可观察到，患者侧貌变得更直，并且后部气道在解剖上可能增大[11]（图11.2）。此外，研究表明气道病变可影响颅颈体位和颅面形态。因此，在正畸治疗时，考虑这些因素非常重要[7,12–15]。

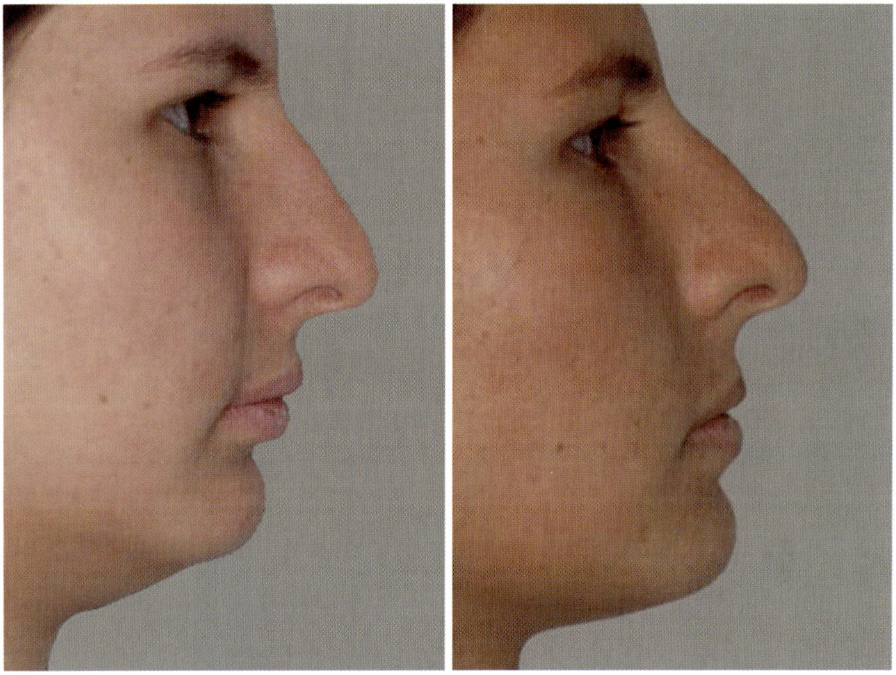

图11.2　神经肌肉正畸学治疗颌位性Ⅱ类咬合关系的治疗前后侧貌对比。［经许可转载自Savastano F(2014) Correction of a Class II Occlusion in an Adult. J Dent Oral Disord Ther 2(4): 1–10. DOI：https://doi.org/10.15226/jdodt.2014.00128］

虽然有些证据表明咬合关系的变化确实影响头颈姿势，但这些研究仍然是实验模型，不特指任何特定的咬合类型，而是指下颌位置及其引起的咬合变化[16–17]。

观点2

人体姿势不是一种固定的状态，而是一个不断变化的过程。每个个体都有独特的姿势习惯，会随时间和外界因素而改变。疼痛、压力和情绪会显著影响人体姿势，并导致保护性体位[18]。这些变化旨在减轻疼痛和不适，但可能无法揭示问题的根本原因。姿势评估的多样性和复杂性极大，因此很难定义什么是“正常”姿势。

需要注意的是，其他本体感觉信号也可引起中枢神经系统（CNS）的特定反应，从而影响头部和身体姿势。视觉及其相关疾病（如眼性斜颈）可显著影响姿势。一些长期处于错误头位的患者最终可能因面部不对称而出现咬合问题。就胸锁乳突肌而言，也有不同程度的先天性肌性斜颈。缩短的胸锁乳突肌决定了典型的头部位置，即头部向患侧偏斜和旋转。能够正确地阻断这些问题可以大大降低严重面部不对称的可能性[19]。

一些特定因素会影响头部和身体姿势，并影响它们与咬合的关系。尽管骨骼垂直形态在后仰头位中起重要作用，但视力相关疾病、面部不对称等其他变量也可能与身体姿势有关。了解这些因素之间复杂的相互作用对于制订有效的治疗方案、满足患者的特殊需求至关重要[20]。当下颌位置发生改变时，代偿机制就会发挥作用。眼性斜颈在一般人群中的发病率相当高，因此尽一切努力进行眼性斜颈的筛查非常重要[19,21-22]。眼性斜颈涉及头部的旋转、倾斜，导致颏部朝向一侧肩膀，头部转向对侧，可能导致头部和身体姿势不对称，影响颞下颌关节，并改变咬合关系。通过仔细评估患者是否斜颈，采取积极的措施，以预防长期的不良后果。早期的眼科矫正可以帮助患者避免发展出可能导致严重口腔和骨骼肌肉问题的代偿机制。斜颈可能是先天性的（胸锁乳突肌），影响着0.4%的新生儿；也可能是获得性的，与神经问题或肌张力障碍有关。从咬合的角度来看，我们的兴趣主要集中在慢性病例，需进行耳鼻喉科和眼科检查。因此，在所有正畸初诊检查中都应包括斜颈的定期筛查，防止出现代偿机制[19,23]。

当髁突较短的一侧同时伴有头部偏斜和肩部抬高时，就会出现面部不对称。然而，反𬌗似乎更常见于有姿势性和特发性脊柱侧凸的人群[24-25]。反𬌗也可能与呼吸问题有关，并导致髁突不对称[26]。虽然我们可以提供更多病例，但重要的是要认识到，面型和息止𬌗间隙的变化并不是衡量身体姿势的唯一指标。以上各因素之间的关系常具有复杂性和多面性，因此透彻理解和准确诊断姿势问题极具挑战性[27]。

观点3

笔者是否认为身体姿势应该是对称的，并且实现对称应是我们治疗的首要目标？绝对不是。虽然对称可能会改善患者的舒适度和外观，但它不应该是我们的首要目标，除非面临严重的姿势问题。其实，笔者不认为对称是人体的绝对特征。例如，考虑到内部器官的位置，即使是像呼吸这样的功能也不是完全对称的。

在生长发育期的儿童追求对称性毫无意义，因为生长过程遵循看不见的隐秘规律，几乎不可能用姿势分析体系来解释。生长过程中不存在真正的对称性，正如恒牙会不对称萌出一样。此外，我们的动作天生是右利手或左利手，它们不可能是解剖对称的结果或原因。在治疗中一味地追求对称性已经成为许多医生的"坏习惯"。虽然对称性在某些情况下可能是理想的，但它不应被视为正确姿势的唯一指标或治疗的主要目标。以寻找对称性为唯一目标的治疗可能会干扰身体功能的生理代偿机制。

观点4

咬合关系、牙齿接触和身体姿势之间有明确的联系，尽管其中的具体关系仍不确定。虽然计算机体位分析平台可以提供大量数据，但通过正畸或修复调整牙齿接触或牙弓关系前后的体位测试结果可能不一致。这些计算机化系统的敏感度很高，但特异性不足，因此该领域的专家往往在许多方面对这种关系存在分歧。

计算机体位分析平台通常用于康复目的和诊断严重的神经系统疾病。然而，当这些平台用于研究咬合相关的身体姿势时，结果往往相互矛盾。学术界分成两派，一派认为未来可以通过牙科操作实现体位治疗，另一派则是在最初的热情关注之后变得更加怀疑[3,16,28–41]。然而，也有许多认真的医生理解并利用头部和身体姿势的科学数据来提高治疗效果和质量。现代神经肌肉殆学是这种方法的一个典型例子，它从整体出发，聚焦于TMD。该领域基于坚实的科学基础，采用精确的诊断标准，并由理解多学科综合治疗重要性的高水平专家实施治疗。在这种方法中，治疗并不局限于TMD的症状，而是延伸到其潜在原因，包括与头部和身体姿势相关的各种因素。通过采取整体的方法，可以确保解决所有导致TMD的因素，从而产生更有效的治疗结果。这种方法的成功依赖于不同专业人士之间的团队合作，包括口腔医生、骨科医生、理疗师、心理学家和睡眠专家，共同合作制订一个全面的治疗计划，解决患者健康各个方面的问题。

观点5

肌肉测试可以被用来评估下颌骨新位置和咬合是否合适。虽然这是一种新颖的方法，但目前支持其有效性的科学证据有限。肌肉测试在确定下颌重新定位的生理极限方面还是有价值的，并且可以作为评估神经肌肉系统咬合耐受范围的有用工具。肌肉测试的优势之一是能够快速确定可接受的下颌骨新位置。这种方法受个体生理耐受性的限制，而个体生理耐受性的范围可能比特定的咬合要求和正畸要求宽得多。因此，应用肌肉测试时应谨慎，并考虑其局限性[42]。

最后，笔者认为在临床诊断程序中应遵循以下几点：

1. 前伸或后仰头位。应在自然头位、中性咬合或习惯性休息位时进行头颅侧位X线片和正位X线片的头影测量进行评估[8,43–48]。在拍摄生理性休息位（PRP）的头颅侧位X线片时，可同时进行咬合记录，以进一步研究。
2. 临床检测头部倾斜和向一侧旋转。摄影只有在标准化和可重复的情况下才有用。这应该包括更广泛地关注头–颌–肩部的位置，以便在中性咬合或习惯性休息位时（HRP）诊断“侧方弯曲”[49–52]。
3. 在专业领域中，发现或怀疑视力问题至关重要。由于持续改变的头部姿势会影响咬合关系和髁突发育，一些和眼动及头位协调性相关的问题与此有关。因此，识别任何可能导致或加剧这些问题的视觉问题至关重要。值得注意的是，斜颈除了视力原因之外还有其他原因。影响斜方肌或胸锁乳突肌的神经或高张力周围神经问题也会导致这种情况。对患者的整体健康状况进行全面评估是非常重要的，以确定可能导致该问题的所有潜在原因。通过全面评估，以确保为患者提供最佳的治疗效果[19–20,49,53–56]。
4. 始终关注可能影响正畸和殆学诊断的全身健康问题至关重要。许多健康问题会对牙齿排列、下颌发育以及身体姿势/体态产生影响。因此，在评估患者时必须全面/从整体出发，考虑到可能导致正畸或殆学问题的所有健康隐患。例如，存在呼吸问题的患者可能有异常的呼吸模式，这会影响其整体体态和颌骨发育；患有慢性疼痛或自身免疫性疾病的患者可能出现影响其口腔健康的症状，需要采取特殊的治疗方法。通过全面评估患者的全身健康状况，并考虑所有潜在情况，我们可以提供更全面的诊断和治疗方案，从而带来更好的治疗效果，提高患者的总体满意度。

5. 牙齿缺失会显著影响咀嚼功能，并导致面部不对称，因为健全的牙齿对维持稳定的咬合关系起着关键作用[57–59]。在ICP，髁突应被视为与咬合相适应的主动解剖特征。

本章的一个重要结论是，各种各样的因素都会使我们的日常工作复杂化。随着经验的积累和先进技术的发展，诊断能力不断提高，很明显，对于患者来说，多学科治疗是必要的。这意味着我们需要学会团队协作，与其他专业人士合作。将姿势、神经科学和视觉纳入咬合分析只会增加口颌系统的复杂性。然而，值得关注的是，过多的计算机化数据可能导致问题复杂化，增加偏倚和错误的概率。唯有在坚实的科学依据支撑下，才能进行诊断和制订治疗方案，这一点非常重要。随着未来职业的不断发展，我们必须紧跟最新进展并做出调整，以确保为患者提供最佳的治疗效果。

乔亚南

临床病例

Clinical Cases

12

病例12.1

安氏Ⅰ类错殆伴覆盖小和息止殆间隙增加[1]

（请参考DOI:10.5937/SEJODR4-15529 Corpus ID: 80123300，以获取更多信息）

摘要：11岁白人男性患者因右侧TMJ反复疼痛、牙列不齐及右侧TMJ不规则弹响寻求正畸治疗（图12.1～图12.3）。治疗前拍摄了口内照、口外照、曲面断层片和头颅侧位X线片。治疗前检查列表如图12.4～图12.13所示。

治疗前	
口外分析（图12.1）	
侧貌	凹面型
面高	降低
殆平面	轻微右侧倾斜
面部对称性	对称
唇	薄且闭合良好
下颌姿势	前突
头部姿势	前倾

F. Savastano, *Neuromuscular Orthodontics*,
https://doi.org/10.1007/978-3-031-41295-0_12

治疗前	
口内分析（图12.1）	
牙齿	
磨牙关系	Ⅰ
尖牙关系	Ⅰ
覆盖	0mm
覆殆	3mm
口腔卫生	良好/一般
旋转	
反殆	
间隙	
上颌拥挤	
发育不全	
缺失牙齿	
功能分析	
吞咽	吐舌
舌系带	无
舌位	
吐舌习惯	是
口齿不清	否
神经肌肉诊断	
息止殆间隙	增加
骨性分类	Ⅲ
前牙闭锁	是
左侧TMJ	
右侧TMJ	开口时咔嗒声弹响伴疼痛
问题列表 • 解决TMJ疼痛 • 排齐牙齿，可能属于Ⅰ类 • 镍过敏 • 咬指甲	
神经肌肉治疗目标 • 消除内倾性深覆殆 • 下颌自由和SMM • 减少息止殆间隙	

引言

此病例是神经肌肉正畸治疗与诊断的典范。由于篇幅有限，此病例报告未展示部分扫描图像，但需特别注意，严格的扫描流程不可或缺。这一扫描流程犹如一条“轨道”，能够帮助培养神经肌肉的思维方式。尽管生物电仪器的功能足

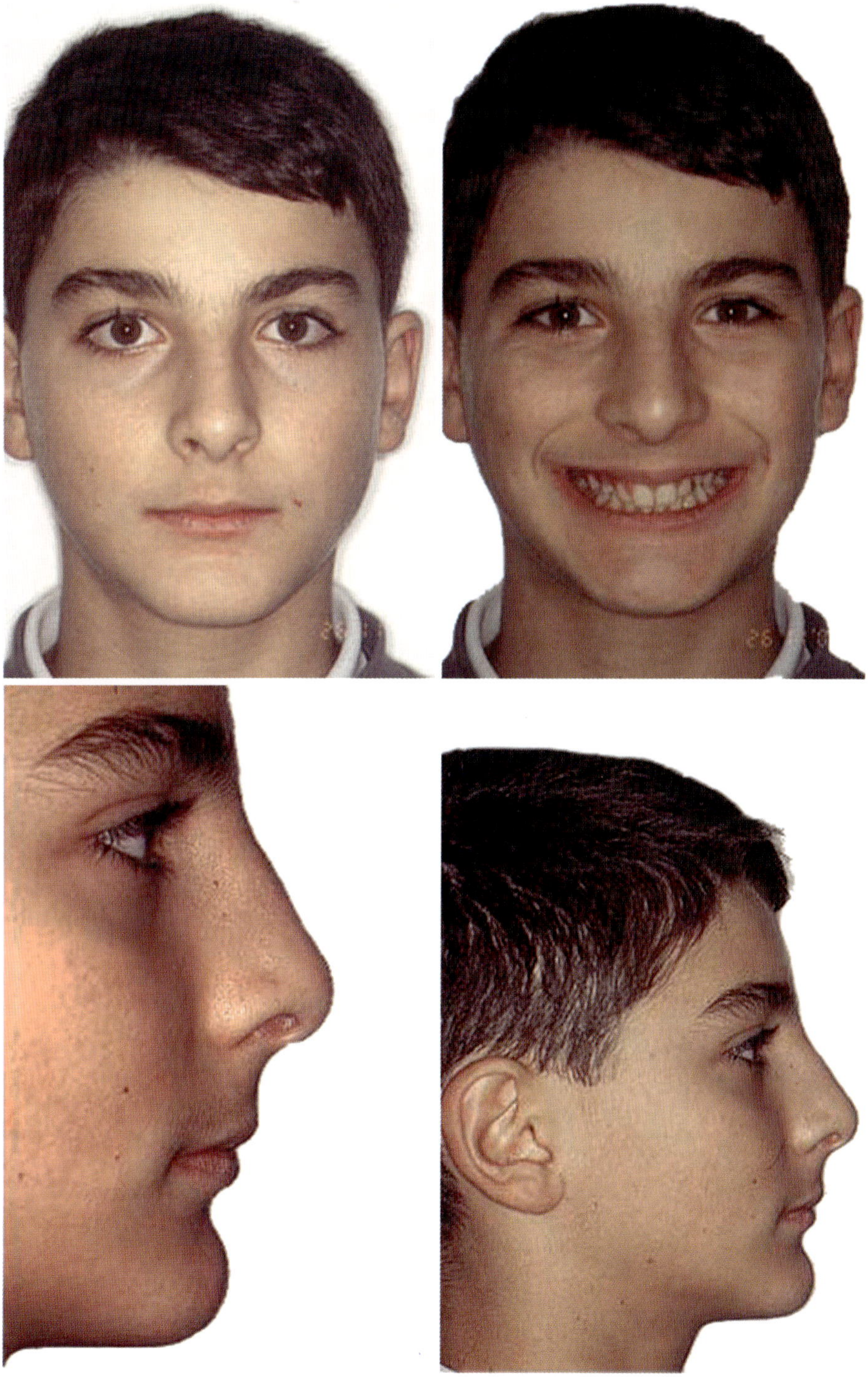

图12.1 口外照显示患者的凹面轮廓和薄唇，口内照显示双侧Ⅰ类咬合关系。

以满足从业者的最高需求，但我们将聚焦于基础知识。前文已详细阐述了基本程序，必须严格遵守，绝无例外。该软件的一大优势在于，除扫描4/5外，能够为每位患者无限次重复扫描。尽管扫描4/5是一次性操作，可能需要一定经验，但经过数周练习后，通常能够轻松掌握。注意，扫描记录前需应用40分钟的TENS去适应处理。

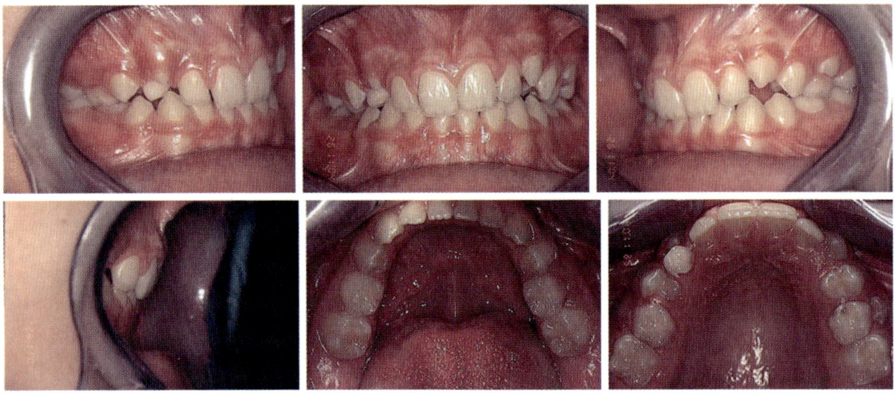

图12.1（续）

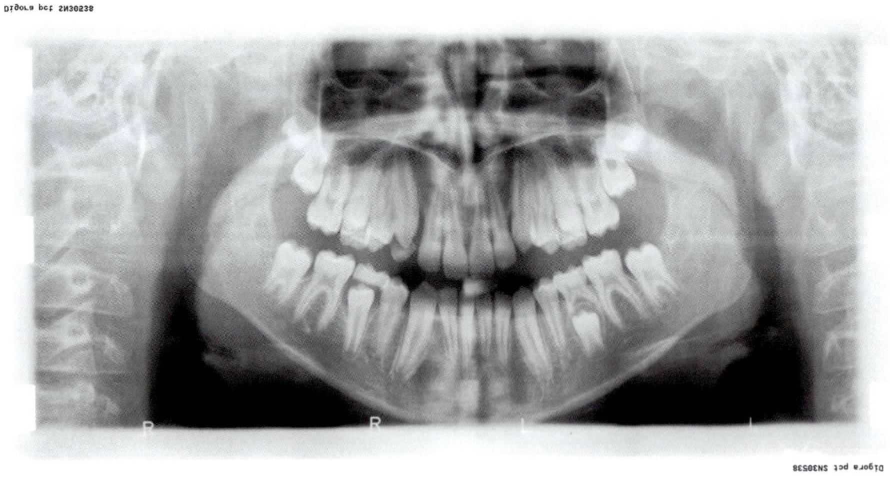

图12.2　治疗前的曲面断层片。

图12.3 治疗前的头颅侧位X线片。

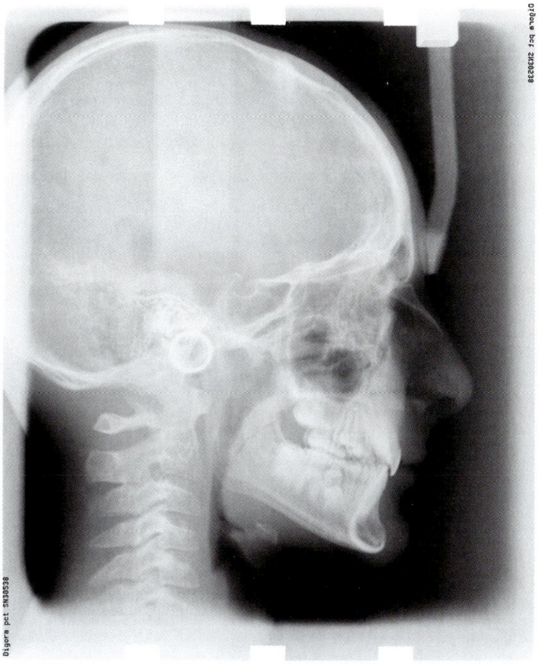

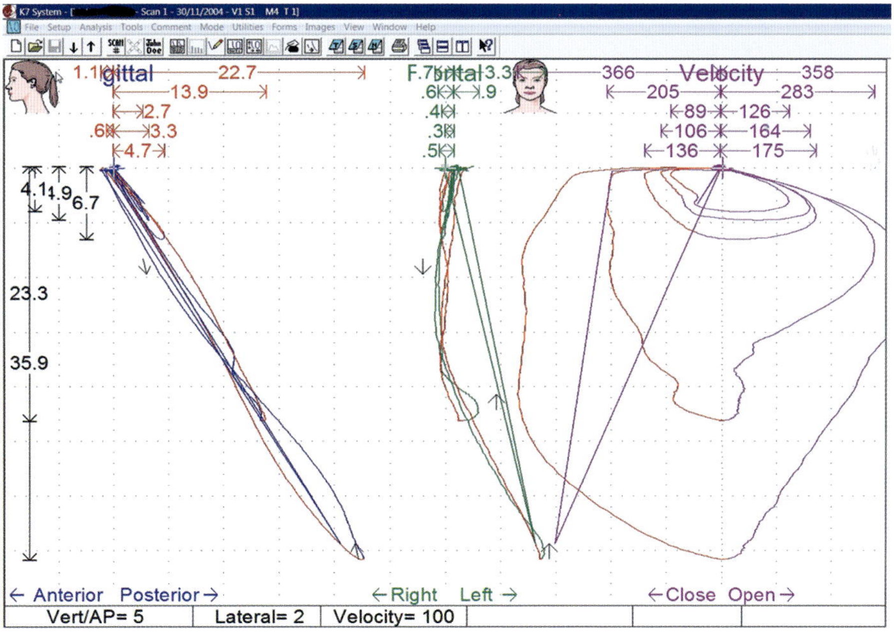

图12.4 扫描1（治疗前）显示张口度良好（总张口度约为40mm），张口时轻微向左侧偏移（1.8mm），并且牙齿接触时的速度也良好。Sagittal：矢状面；Frontal：冠状面；Velocity：速度；Anterior：前；Posterior：后；Right：右；Left：左；Open：开口；Close：闭口；Vert：垂直向；AP：前后向；Lateral：侧向。

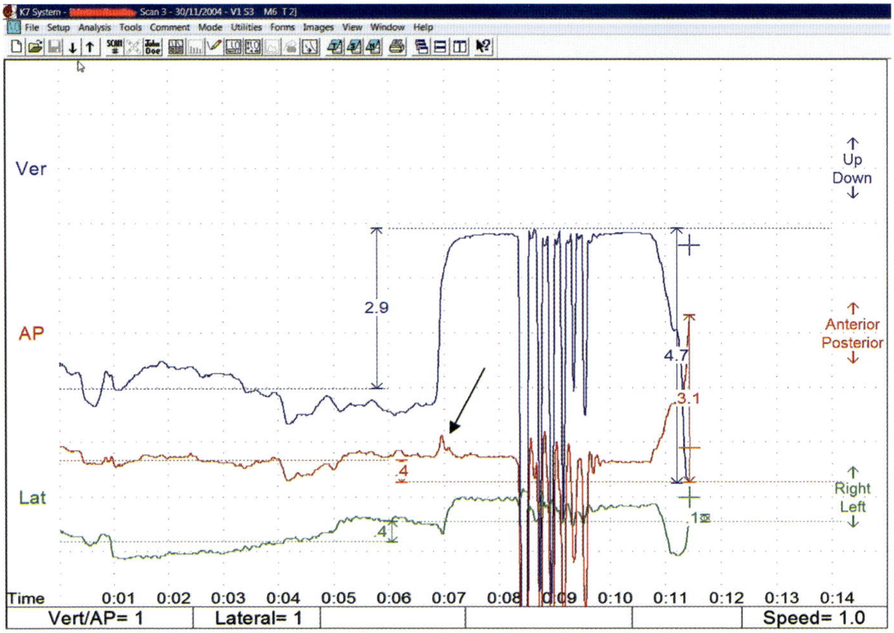

图12.5　扫描3（治疗前）显示下颌骨在扫描模式下的垂直向、前后向和侧向运动。患者先保持下颌在休息位，然后闭合至CO。息止殆间隙略增大（2.9mm）。闭合时，无明显前后运动，有轻微向前运动［随即转变为向后运动（黑色箭头）］。Ver(t)：垂直向；AP：前后向；Lat(eral)：侧向；Up：上；Down：下；Anterior：前；Posterior：后；Right：右；Left：左；Time：时间；Speed：速度。

当神经肌肉正畸医生描述和讨论临床病例时，他们通常倾向于直接深入分析扫描4/5，随后考虑另两个关键因素：骨骼形态学和表面肌电图，这些因素共同构建了诊断性神经肌肉框架的基础。然而，该“常规做法”是经验性的，得出的结论通常与功能性正畸治疗相关。当直接进行功能性正畸治疗不可行时，通常推荐以神经肌肉矫治器作为起始阶段。

病例讨论

从神经肌肉学的视角来看，此病例是典型的“下颌后缩”病例。通过对口内照片的初步分析，可以观察到功能性Ⅲ类下颌后缩的所有典型特征，例如下颌切牙舌倾、深覆殆以及切牙转矩过小，同时伴有相应的磨损面。值得注意的是，一旦实施RPE，所有颞下颌关节的症状均会消失。这一现象表明，上颌扩弓能够在一定程度上释放被阻挡的下颌，使关节盘随着髁突的前下移动而重新定位[2]。此外，也有观

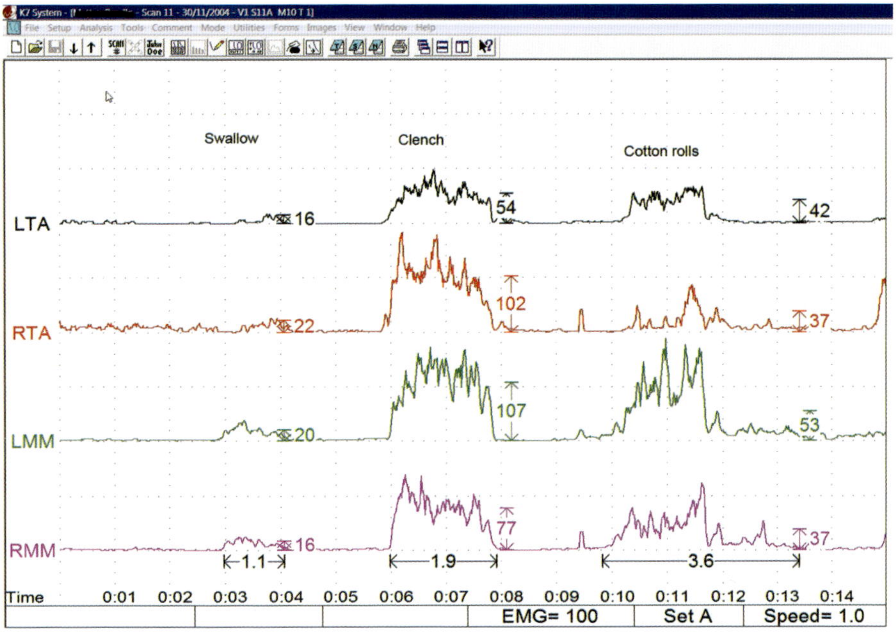

图12.6 扫描11（治疗前）显示s-EMG的扫描模式结果。指导患者进行吞咽（第一次峰值）；在CO紧咬（第二次峰值）；在牙齿之间放置棉卷紧咬，暂时阻止咬合（第三次峰值）。注意，在吞咽过程中，颞肌略有不平衡。在CO紧咬时，出现了交叉激活。使用棉卷减少了肌肉间平衡差异。Swallow：吞咽；Clench：紧咬牙；Cotton rolls：棉卷；LTA：左侧颞肌前部；RTA：右侧颞肌前部；LMM：左侧咬肌；RMM：右侧咬肌；Time：时间；EMG：肌电图；Set：设置；Speed：速度。

点认为上颌扩弓可能具有心理减痛效果，但这一说法尚待进一步验证，本书也未深入探讨。扫描结果及其详细解释如图12.4～图12.13所示。其中，有两个数据尤为引人注目：首先是扫描11，它揭示了在牙尖交错位紧咬时咬肌与颞肌之间的交叉激活现象；其次是扫描4/5，展示了肌肉去适应如何引导下颌向前下方移动。需要强调的是，下颌的任何向前、向下移动都不可避免地伴随着髁状突的重定位。

在扫描4/5之前，就可以明显观察到下颌后缩的迹象。例如，扫描3显示，从习惯性休息位（HRP）闭合时几乎没有向前移动（图12.5）。此外，在扫描21中还可见到下颌后缩和上颌骨发育不足的另一个重要特征（图12.7）。在这次扫描中，神经肌肉系统似乎通过让舌头在吞咽时位于牙齿之间，以弥补后舌位所需的额外空间。这一现象表明，舌头似乎在主动选择其位置，同时促使下颌骨处于更靠前的位置。

患者来门诊的主要原因是TMJ疼痛，这在RPE期间很容易解决。然而，我们主

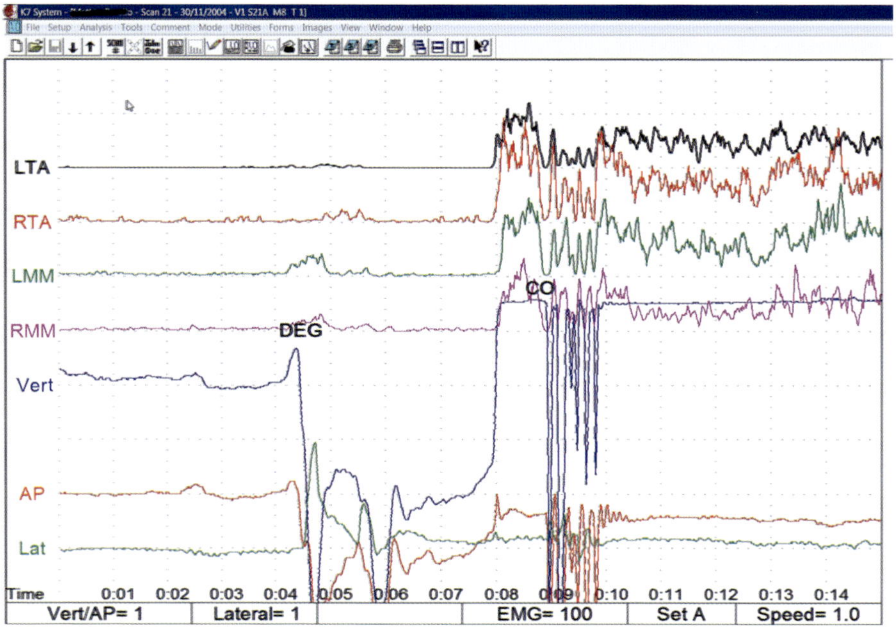

图12.7　扫描21（治疗前）显示在过滤后的EMG和吞咽过程中，下颌骨在扫描模式下的垂直向、前后向和侧向运动。指导患者正常吞咽，然后闭合至CO，在ICP时做“轻叩齿”的动作。在吞咽过程中，患者没有移动到CO，表明吞咽是在舌头位于牙齿之间进行的。吞咽时，RTA的输出高于LTA。LTA：左侧颞肌前部；RTA：右侧颞肌前部；LMM：左侧咬肌；RMM：右侧咬肌；Vert：垂直向；AP：前后向；Lat(eral)：侧向；Time：时间；EMG：肌电图；Set：设置；Speed：速度。

要的矫治目标不仅限于单纯排齐牙齿，更旨在最大限度地降低TMJ疼痛未来复发的可能性。众所周知，经历过TMJ疼痛的个体比普通人发展成TMD的风险更高。那么，导致下颌后缩的因素是什么？毫无疑问的是，某些形态特征使这些个体在生长过程中息止𬌗间隙过多。这种深覆𬌗特征通常伴随着强健的唇部结构，影响上切牙的转矩，最终导致过度的深覆𬌗。这种增加的静息唇压已在文献中充分报道[3]。目前正畸治疗往往忽视息止𬌗间隙的矫正，而是倾向于压低上切牙以减轻下唇对其的压力。相比之下，神经肌肉方法更强调息止𬌗间隙的调整：深覆𬌗的矫正不主要依赖于上切牙的压低，而是通过前磨牙和磨牙的伸长来实现。面下部高度的增加减少了下唇对上切牙的覆盖，而这些上切牙根据其转矩需求进行调整。此外，在这个特定的正畸/TMD病例中，通过牙伸长治疗过多的息止𬌗间隙有其他优点，即可以逆转将生理理想的咬合路径投射到𬌗平面（Myotrajactory）时向Ⅲ类咬合倾向的趋势，伸长治疗方法对于实现不伴髁突后移位的Ⅰ类牙齿咬合至关重要。传统的正畸治疗专注于上切牙的压低，无法有效解决导致过多息止𬌗间隙的骨骼形

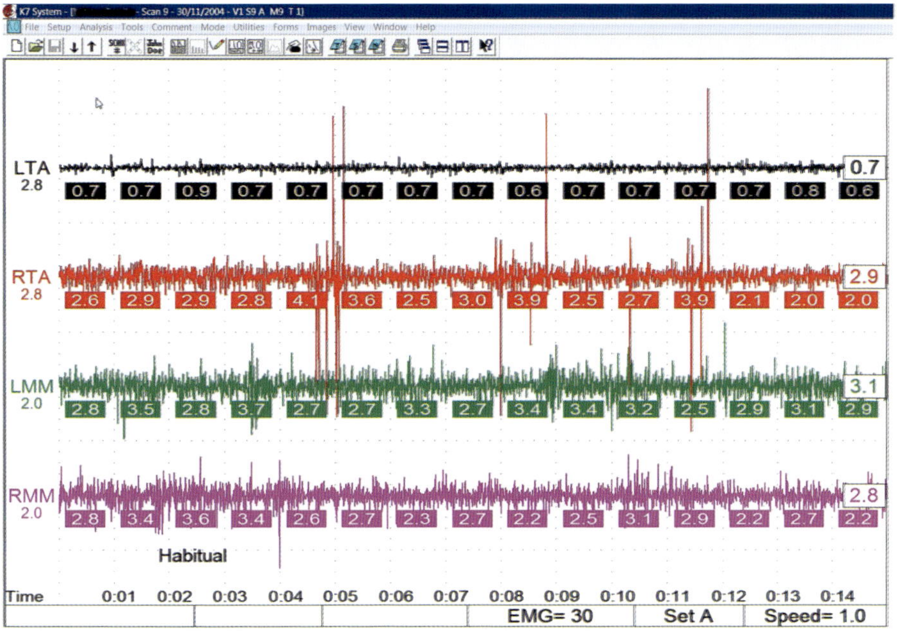

图12.8 扫描9（治疗前）显示LTA、RTA、LMM和RMM的EMG结果。静息时的肌肉输出在正常范围内。Habitual：习惯的；LTA：左侧颞肌前部；RTA：右侧颞肌前部；LMM：左侧咬肌；RMM：右侧咬肌；Time：时间；EMG：肌电图；Set：设置；Speed：速度。

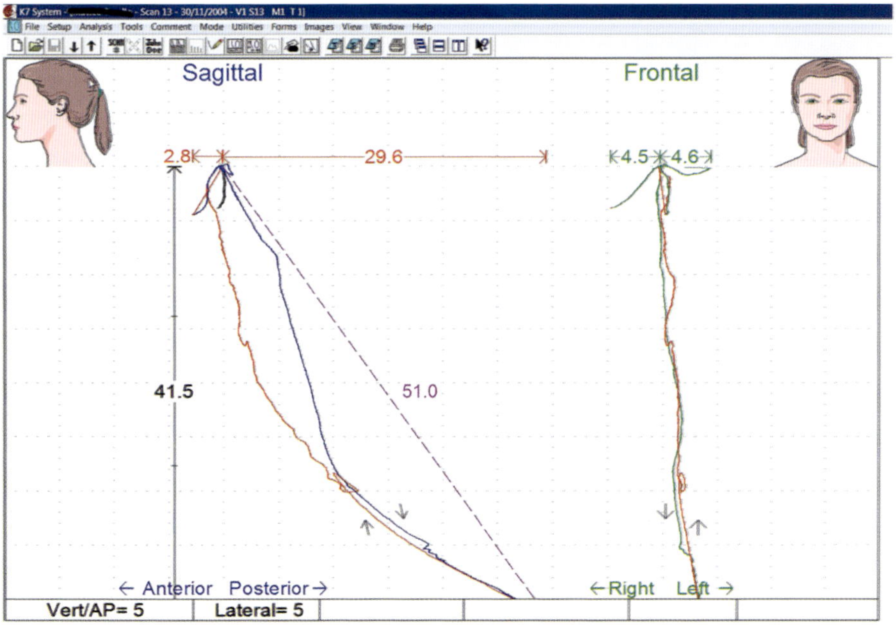

图12.9 扫描13（治疗前）显示运动范围，后部开口和前部闭合。Sagittal：矢状面；Frontal：冠状面；Anterior：前；Posterior：后；Right：右；Left：左；Vert：垂直向；AP：前后向；Lateral：侧向。

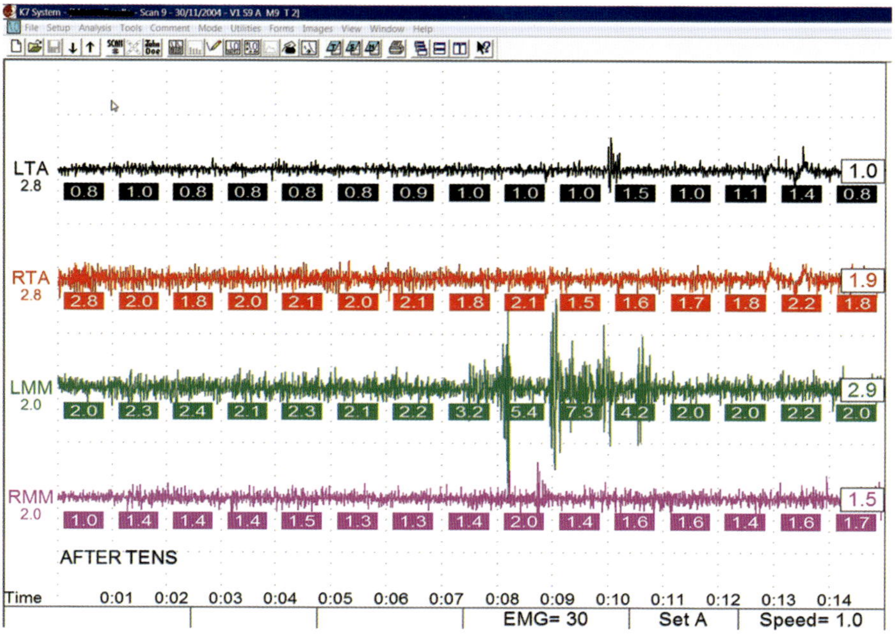

图12.10　扫描10（治疗前）显示在应用TENS后肌肉处于放松状态。使用Aqualizer®可以避免牙齿接触，以进行中枢神经系统（CNS）的去适应。这里的Aqualizer®是一种用于临时调整咬合和减少牙齿接触压力的咬合板，常用于神经肌肉正畸学中。TENS：经皮电神经刺激；LTA：左侧颞肌前部；RTA：右侧颞肌前部；LMM：左侧咬肌；RMM：右侧咬肌；Time：时间；EMG：肌电图；Set：设置；Speed：速度。

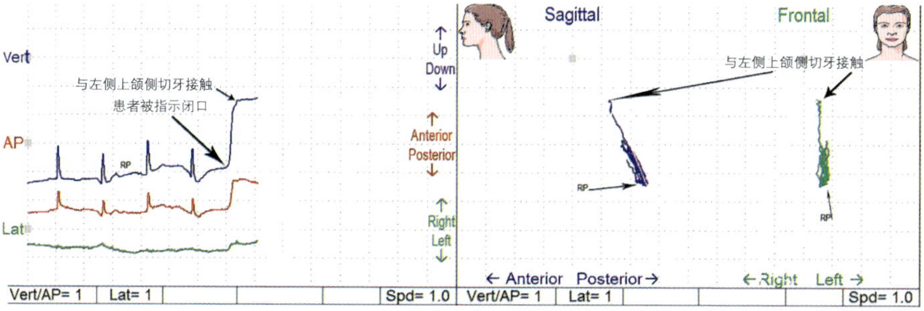

图12.11　扫描4/5（治疗前）显示扫描5在分屏模式下的部分视图。左图：指导患者从下颌休息位闭合至CO。由于肌肉去适应，AP运动向前（上）。右图：相同迹线矢状/冠状面视图显示与左侧上颌侧切牙的过早接触。Sagittal：矢状面；Frontal：冠状面；Vert：垂直向；AP：前后向；Lat：侧向；Up：上；Down：下；Anterior：前；Posterior：后；Right：右；Left：左；Spd：速度。

态问题。因此，神经肌肉治疗的目标应该集中于减少息止殆间隙，根据肌肉需求重新定位下颌，排齐牙列，同时特别关注上切牙的转矩。由于不能明显改变骨性问题，所以必须要通过保持来防止/减少后牙区和中区的牙齿的压低。前磨牙和磨

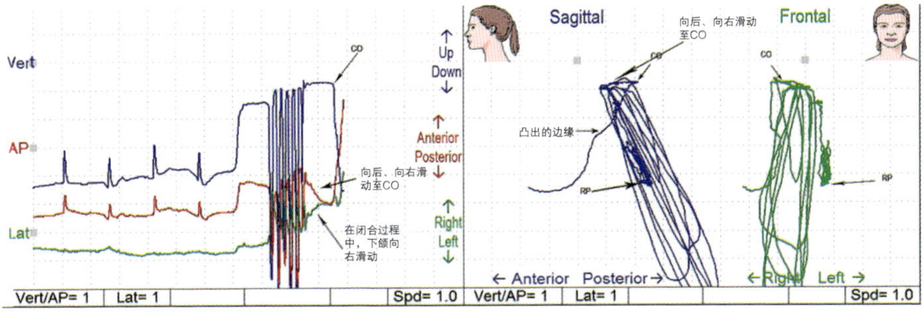

图12.12 扫描5（治疗前）显示在起初牙齿接触之后，下颌向后、向右滑动至CO。Sagittal：矢状面；Frontal：冠状面；Vert：垂直向；AP：前后向；Lat：侧向；Anterior：前；Posterior：后；Right：右；Left：左；Spd：速度。

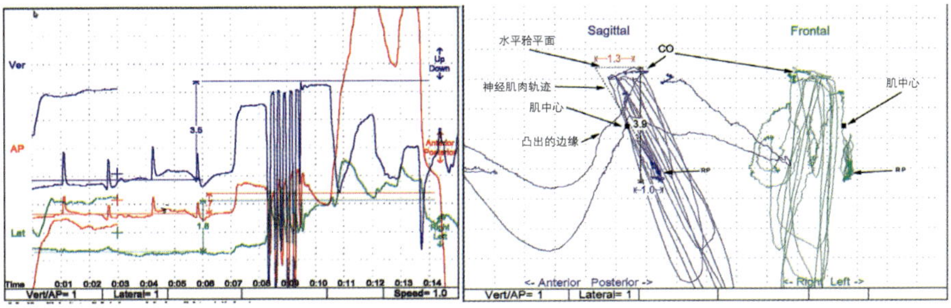

图12.13 扫描4/5（治疗前）显示扫描5的全景视图，并提供了补充分析（左图）。经过放松/去适应后，下颌从休息位向前移动，并未避免牙齿接触。指导患者"轻叩齿"至CO时，下颌向上闭合至CO的同时向后滑动。从休息位到CO，下颌向右闭合约2mm，右图扫描5显示，随着下颌从休息位移动到CO，计算机计算出在水平面上需要1.3mm的深覆盖以解决下颌后缩。矢状视图上的黑点代表理想咬合，有1.8mm的息止𬌗间隙（肌中心位置）。Sagittal：矢状面；Frontal：冠状面；Ver(t)：垂直向；AP：前后向；Lat(eral)：侧向；Up：上；Down：下；Anterior：前；Posterior：后；Right：右；Left：左；Time：时间；Speed：速度。

牙的伸长治疗在减少息止𬌗间隙的同时，也通过增加肌纤维的使用来改善整体肌功能。然而，这种咬合力的增加可能导致深覆𬌗患者复发，尤其是当他们因压力而在白天紧咬牙时。

图12.14展示了RPE后应用神经肌肉原则的实例。当正畸治疗所需的空间量已知时，创建深覆盖和Ⅱ类咬合是理想的方法[4]。这种情况很可能会发生髁突的后移位，并由此引发TMJ症状。尽管上颌前移可能存在不足之处，但这仍是成年后维持TMJ功能的唯一选择。

图12.15～图12.17展示了治疗后的口内、口外和X线检查结果。然而，对治疗结果的满意度只能从美学角度来说明。在完成了主动正畸治疗后不久，我们进行了

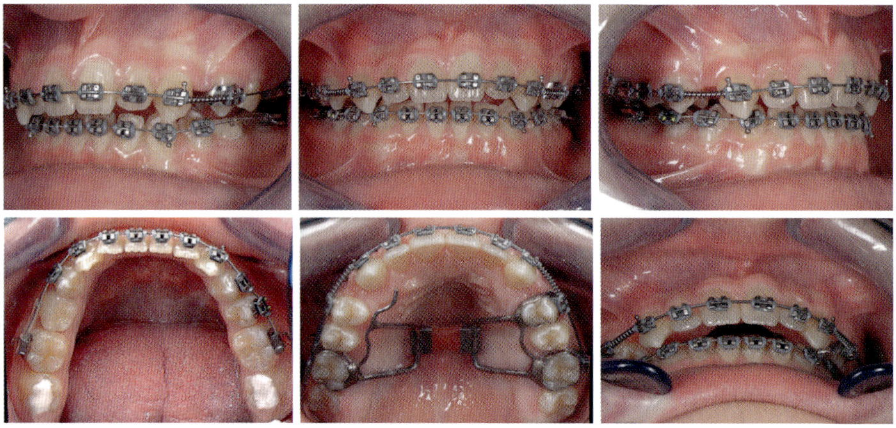

图12.14 口内照显示了尖牙的Ⅱ类关系。

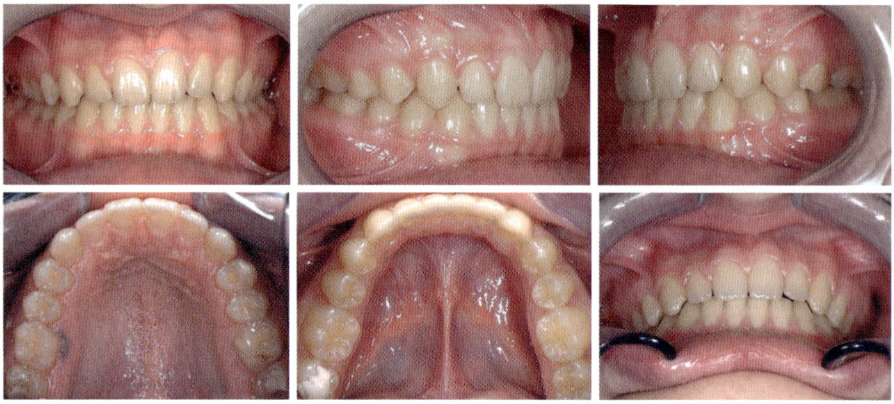

图12.15 治疗结束时的口内照。

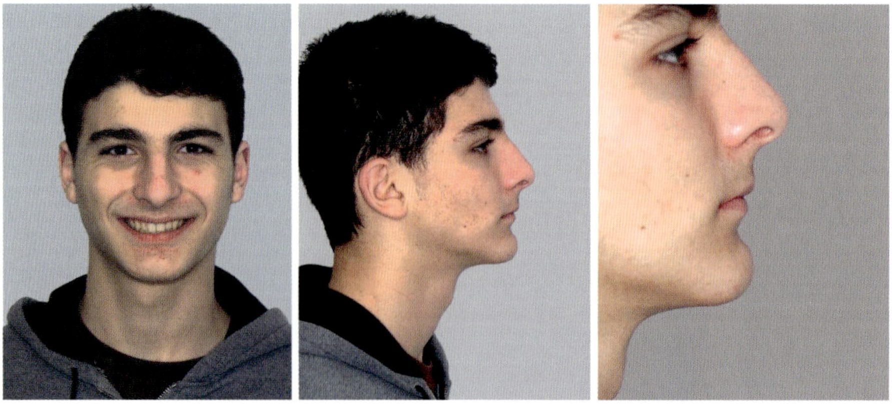

图12.16 治疗结束时的口外照。

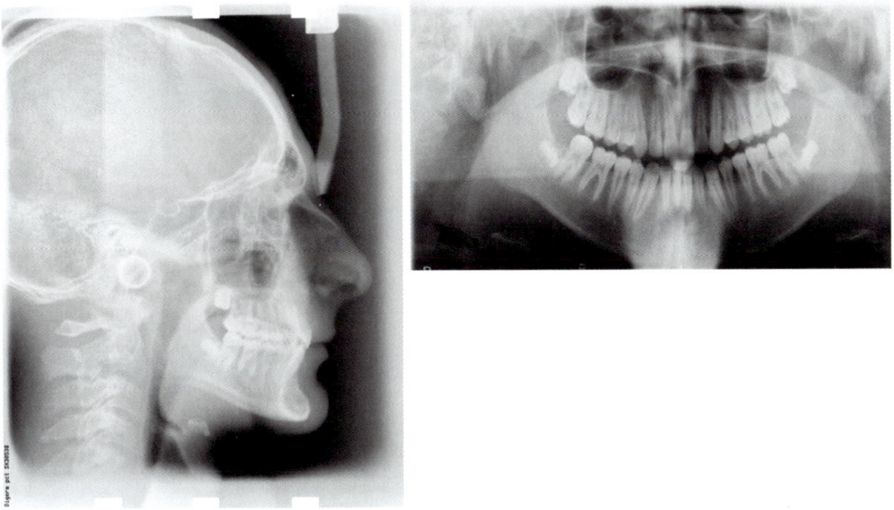

图12.17 治疗后的头颅侧位X线片和曲面断层片。

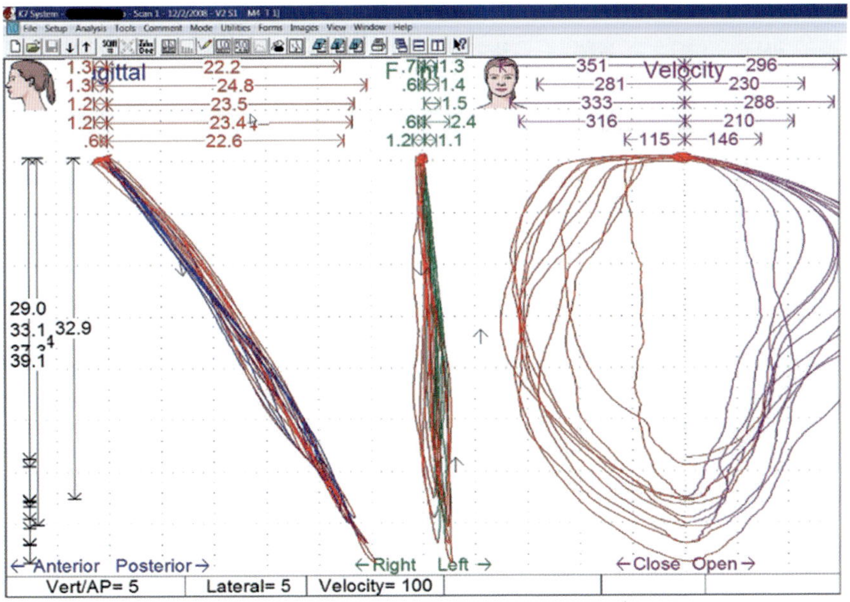

图12.18 扫描1（治疗后）显示矢状面、冠状面和速度迹线均在正常范围内。牙齿接触至CO的速度情况非常良好。Sagittal：矢状面；Frontal：冠状面；Velocity：速度；Anterior：前；Posterior：后；Right：右；Left：左；Open：开口；Close：闭口；Vert：垂直向；AP：前后向；Lateral：侧向。

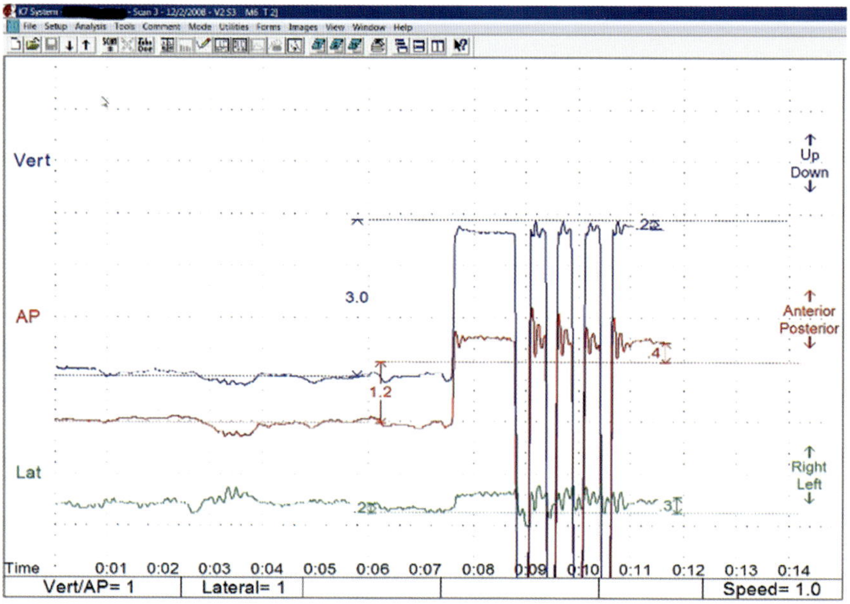

图12.19　扫描3（治疗后）显示息止𬌗间隙为3mm，下颌在闭合时向前移动（A/V比率：0.4），侧向移动向右0.1mm。Ver(t)：垂直向；AP：前后向；Lat(eral)：侧向；Up：上；Down：下；Anterior：前；Posterior：后；Right：右；Left：左；Time：时间；Speed：速度。

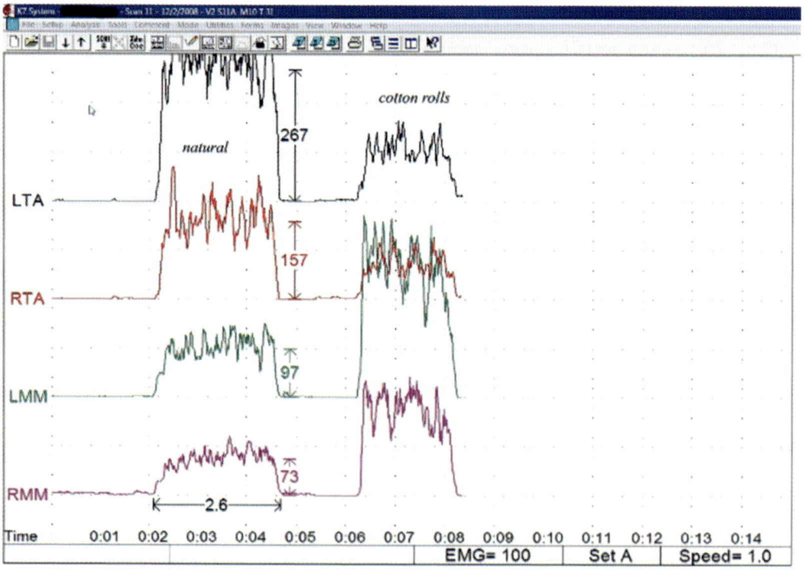

图12.20　扫描11（治疗后）显示肌功能得到改善（咬肌平衡、颞肌不平衡），整体输出也得到改善。LTA：左侧颞肌前部；RTA：右侧颞肌前部；LMM：左侧咬肌；RMM：右侧咬肌；Time：时间；EMG：肌电图；Set：设置；Speed：速度。

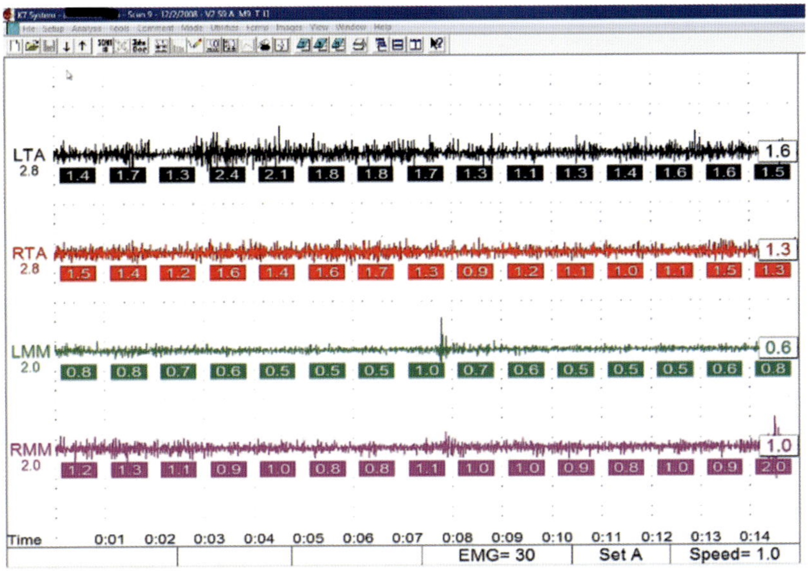

图12.21 扫描9（治疗后）显示使用Aqualizer®和TENS放松前的肌肉活动。所有值均在正常范围内。LTA：左侧颞肌前部；RTA：右侧颞肌前部；LMM：左侧咬肌；RMM：右侧咬肌；Time：时间；EMG：肌电图；Set：设置；Speed：速度。

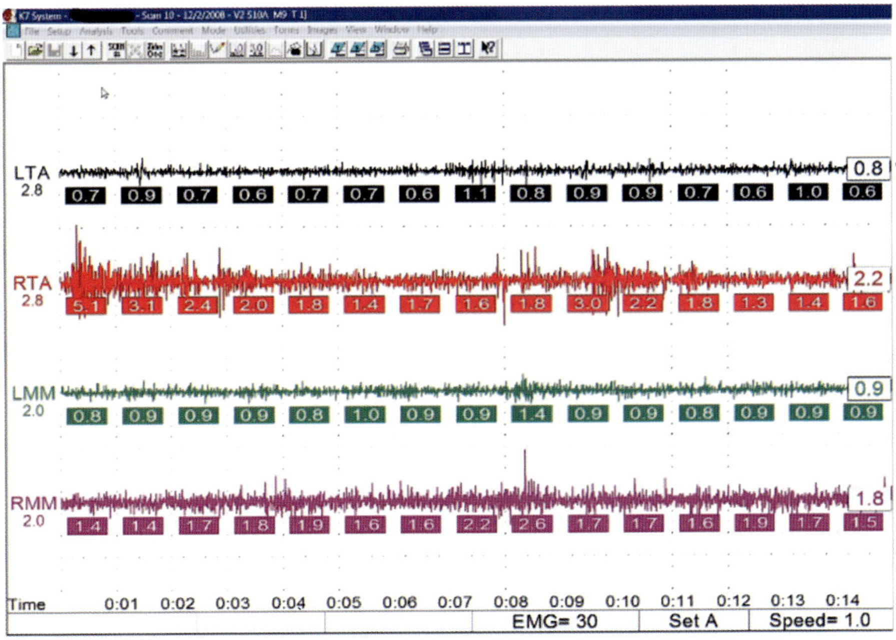

图12.22 扫描10（治疗后）显示应用TENS放松45分钟后，肌肉活动处于静息状态。所有值均在正常范围内。LTA：左侧颞肌前部；RTA：右侧颞肌前部；LMM：左侧咬肌；RMM：右侧咬肌；Time：时间；EMG：肌电图；Set：设置；Speed：速度。

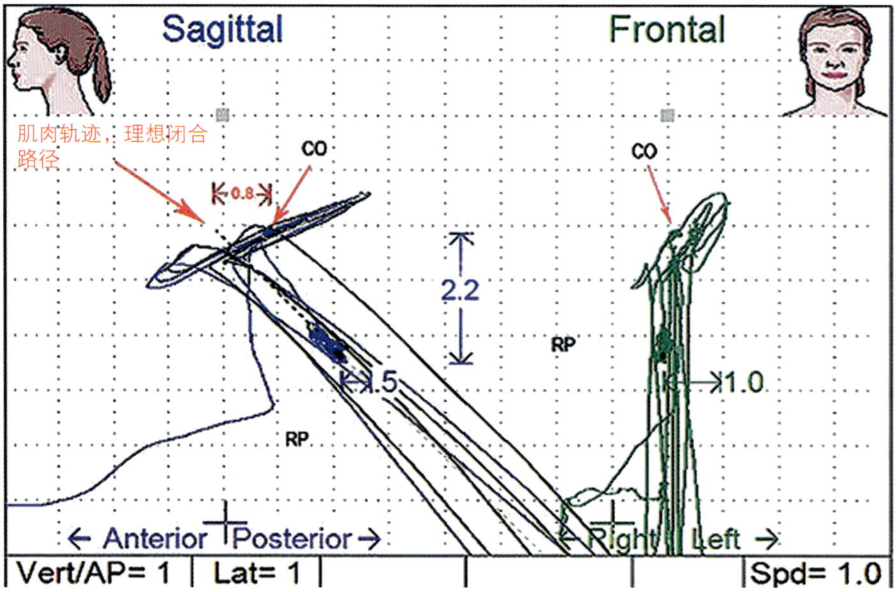

图12.23 扫描5（治疗后）阐明了牙齿接触时下颌的轻微后方滑动。Sagittal：矢状面；Frontal：冠状面；Anterior：前；Posterior：后；Right：右；Left：左；Vert：垂直向；AP：前后向；Lat：侧向；Spd：速度。

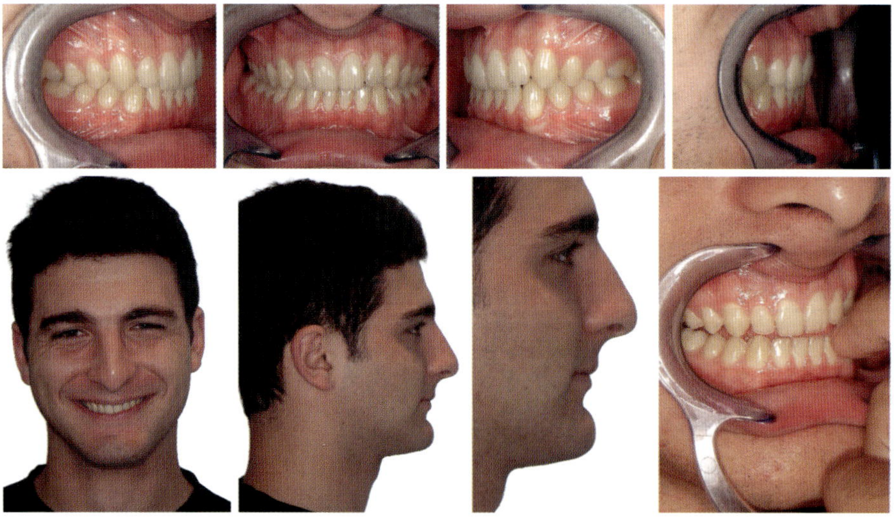

图12.24 治疗后7.5年的口内照和口外照。

全面的功能性分析，其结果如图12.18～图12.23所示。在扫描4/5中，矢状关系未完全矫正，存在0.8mm的偏差，这有时可以通过牙冠成形术来修复。扫描中还发现突出边界陡峭，此外，患者还一直有咬指甲的坏习惯。尽管如此，EMG显示的结果依然令人满意，特别是在扫描11中，显示总体肌肉输出增加和功能更平衡。不过应注意，在紧咬时颞肌的输出优于咬肌，表明下颌仍需要额外的矢状向矫正，可能还可以进一步矫正息止殆间隙。

图12.24显示了治疗后7.5年拍摄的口内照和口外照，图12.25展示了随访功能分析的结果。患者自2005年以来一直无症状，并对治疗结果表示满意。在仔细检查计算机辅助下颌扫描（CMS）结果后，检测到轻微的复发。具体而言，虽然7年前相对于CO，在HP上向前移动0.8mm被认为是满意的结果，但这个数值已经增加到了1.5mm。尽管看似微小，这一变化可能是由息止殆间隙的增加、上切牙转矩不足和不理想的覆盖导致的。值得注意的是，治疗后的扫描11显示在紧咬时咬肌正确激活，其激活程度大于颞肌，这可能是由于颅颈复合体姿势的适应。

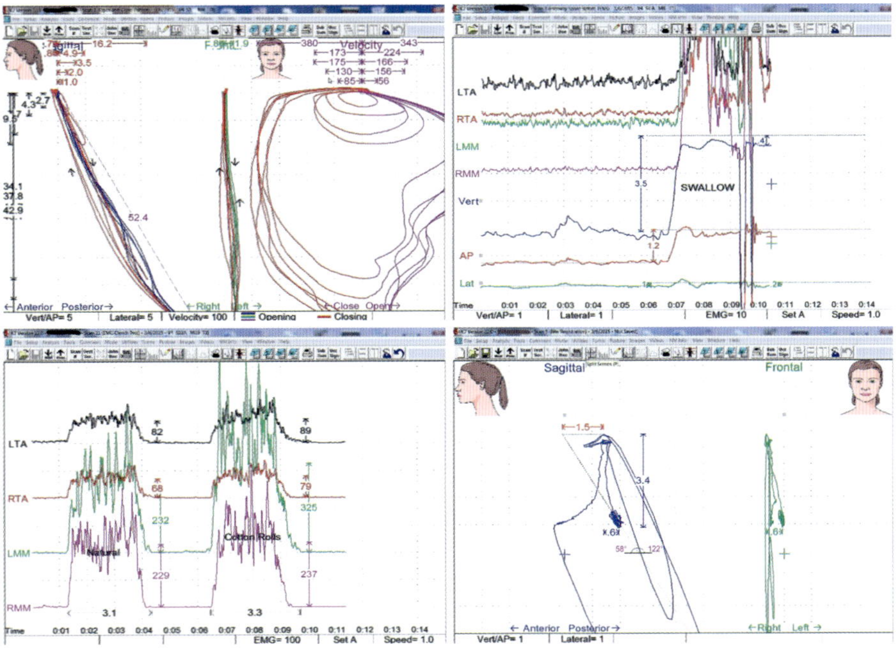

图12.25 左上图：扫描1（治疗后随访）显示所有值均在正常范围内，牙齿接触时的速度较高，且运动流畅。右上图：扫描21（治疗后随访）显示患者吞咽模式有所改善。左下图：扫描11（治疗后随访）显示自然紧咬（紧咬时平衡功能理想，两侧咬肌和颞肌均衡良好）和棉卷紧咬（总体输出模式无变化）。咬肌的输出高于颞肌的输出。右下图：扫描5（治疗后随访）显示，尽管生理性休息位比正中咬合靠后0.6mm，神经肌肉轨迹仍然相对于殆平面外投射1.5mm。切牙过于陡峭；很可能是由于切牙舌侧倾斜而导致这种轻微的复发。Sagittal：矢状面；Frontal：冠状面；Velocity：速度；LTA：左侧颞肌前部；RTA：右侧颞肌前部；LMM：左侧咬肌；RMM：右侧咬肌；Vert：垂直向；AP：前后向；Lat(eral)：侧向；Anterior：前；Posterior：后；Right：右；Left：左；Opening：开口；Closing：闭口；Time：时间；EMG：肌电图；Set：设置；Speed：速度。

虽然笔者认为实现理想目标可能性很低，但还是与患者一起决定努力去实现完美的神经肌肉结果。理想的功能只有在完美的解剖结构下才可能存在。在初始治疗后12.5年的2020年4月，我们开始对上切牙和尖牙的转矩进行固定正畸矫正。在上颌弓安装了托槽，并采用了Savasystem®托槽系统。转矩和倾斜角度的选择基于笔者30年正畸经验中观察到的适当分离咬合，特别是通过研究扫描4/5得出的结论。治疗持续了12个月，之后佩戴了神经肌肉定位器进行为期3个月的保持，日间佩戴4小时，夜间一直佩戴。2021年6月拍摄了口内照和口外照（图12.26）。

使用神经肌肉定位器是为了得到1个约3.5mm的垂直息止𬌗间隙，如下颌运动轨迹仪所示。制作这个装置时，利用生理性休息位至关重要，同时前牙区的部分调整未改变转矩值（图12.27）。为了确保最佳结果，需要在这些过程中使用面弓，这是识别上牙弓/上颌骨倾斜或𬌗平面化的唯一方法。此外，如有必要，可以通过精细调整来纠正轻微的牙齿倾斜问题。

图12.28显示了矫正切牙转矩后的扫描4/5结果（左侧）。目前0.9mm的偏差已令人满意，尽管息止间隙仍可进一步调整以减少前后向差异。为了避免后牙再次压低，需要进行主动保持。这可以通过咬合板活动矫治器或功能性矫治器来实现。所有这些矫治器都需要患者的配合。

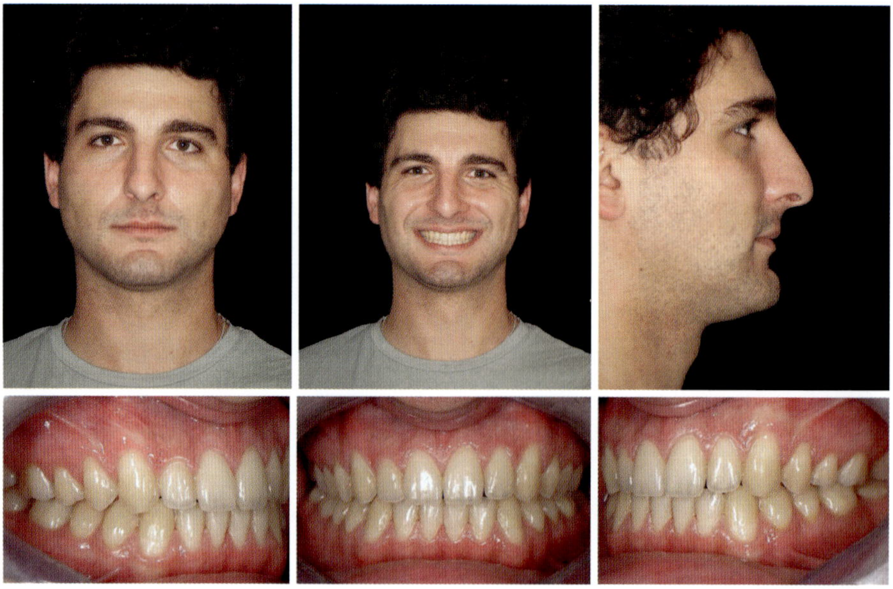

图12.26　治疗后36个月采用Savasystem®托槽治疗正畸的口内照和口外照，以及初始治疗后13.5年的口内照和口外照。

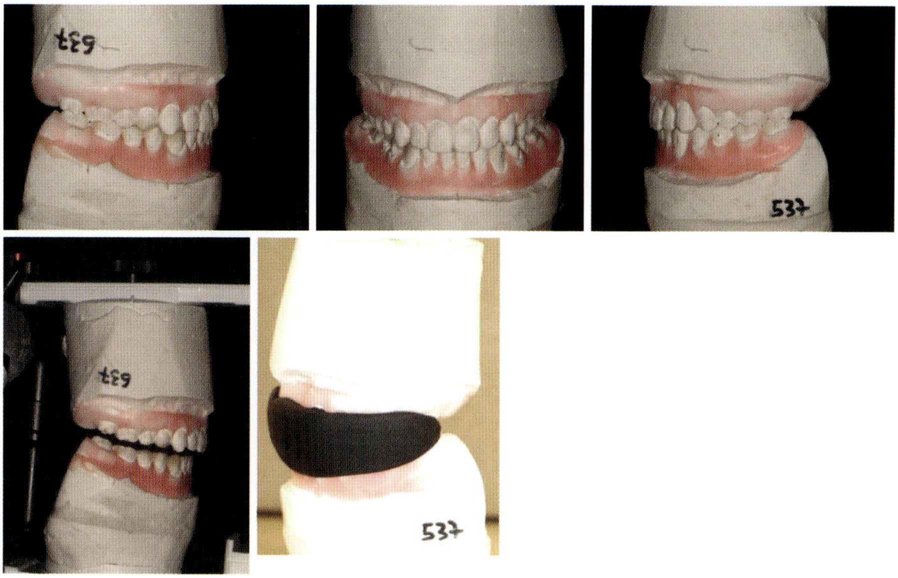

图12.27 神经肌肉记录设置，用于制作口内神经肌肉定位器。左下图：安装在Artex关节器上，注意根据设置后PRP记录的约3.5mm开口（息止殆间隙）。右下图：定制的天然橡胶定位器（Orthosystem®，Milan，Italy）。

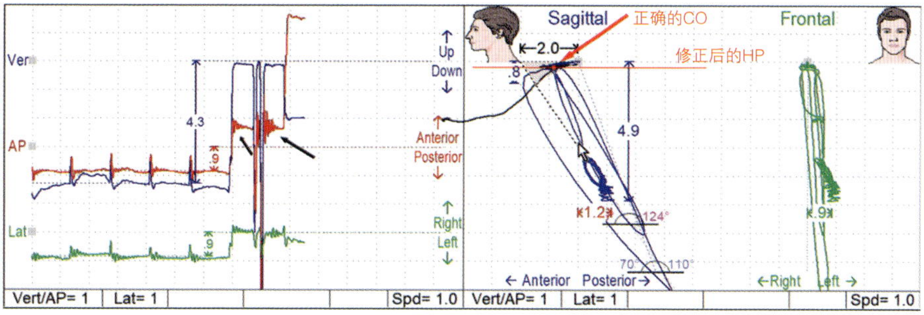

图12.28 扫描4/5（初始治疗15年后）显示由于牙齿剧烈接触期间传感器阵列的振动而进行的追踪修正。左图：黑色箭头表示AP线的振动。右图：红色正确的CO，修正后的HP。AP向在HP上的偏差为0.9mm。Sagittal：矢状面；Frontal：冠状面；Vert：垂直向；AP：前后向；Lat：侧向；Up：上；Down：下；Anterior：前；Posterior：后；Right：右；Left：左；Spd：速度。

在这些病例中，形态学起着重要作用，并且持续产生的息止殆间隙无法被完全纠正，这是这些患者的生理特征。

廖崇珊 潘玥彤 韩佳乐

病例12.2

安氏Ⅰ类错𬌗伴覆盖大和息止𬌗间隙小

过度使用正位器对神经肌肉的影响

摘要：2008年1月，一位8岁高加索女性患者因牙齿不齐而寻求正畸治疗（图12.29）。

治疗前	
口外分析（图12.29）	
侧貌	凸面型
面高	略有增加
𬌗平面	无倾斜
面部对称性	对称
唇	闭合功能差，上唇短
下颌姿势	中性
头部姿势	轻度前倾
口内分析（图12.29）	
牙齿	
磨牙关系	Ⅰ右，Ⅱ左
尖牙关系	Ⅱ
覆盖	6mm
覆𬌗	3mm
口腔卫生	好/一般
旋转	
反𬌗	
间隙	
拥挤	
发育不全	
缺失牙齿	
功能分析	
吞咽	吐舌
舌系带	否
舌位	
吐舌习惯	是
口齿不清	否
神经肌肉诊断	
息止𬌗间隙	减小
骨性分类	Ⅰ

前牙闭锁	否
左侧TMJ	
右侧TMJ	
问题列表 •减小OJ •在Ⅰ类咬合位置排齐牙齿 •检查呼吸问题	
神经肌肉治疗目标 •增加息止殆间隙或者限制息止殆间隙的减少 •下颌自由和SMM •少量上牙列远中移动	

引言

神经肌肉正畸并不是进行功能运动图分析前的临床诊断，而是根据功能分析改变临床诊断。治疗后可进行功能K7®评估，以验证治疗结果。此外，这个病例研究很重要，因为它证实了长期使用橡胶正位器作为半永久保持器的后果。尽管每天使用时间约为12小时（夜间8小时+日间4小时），但最活跃的部分是在清醒时（4小时），因为患者会紧咬保持器。从长期来看，足以证明咬合的变化，主要为通过上颌中/后段的压低使殆平面顺时针旋转，对下牙弓的影响不明显。这导致在ICP时患者下颌位置偏前，引起咬合加深。我们讨论的是毫米级别效应，即对肌功能和髁突复位有明显影响。牙齿开殆形态甚至是对髁突位置变化的解剖学耐受性降低的特征表现。

讨论

这位年轻患者很可能在来寻求正畸治疗之前就有一些呼吸问题。然而，耳鼻喉科评估并没有发现病理改变。覆盖增加和无法闭合的嘴唇很可能是吐舌导致的。在治疗开始时没有进行K7®评估，因为这个病例在临床上被认为有**骨性Ⅱ类倾向**。因此，考虑到息止殆间隙正常或轻度减小的可能性，决定在初始排齐后，后移上牙弓，并且控制息止殆间隙的减小。

Jones Jig矫治器用于上牙弓远移，下颌舌弓用于控制支抗和下颌垂直向萌出。2011年12月终止治疗，并使用橡胶正位器进行初始保持（图12.30）。正位器通常佩戴最长时间为30～60天，12小时/天，其中日间4小时，嘱患者轻咬合。

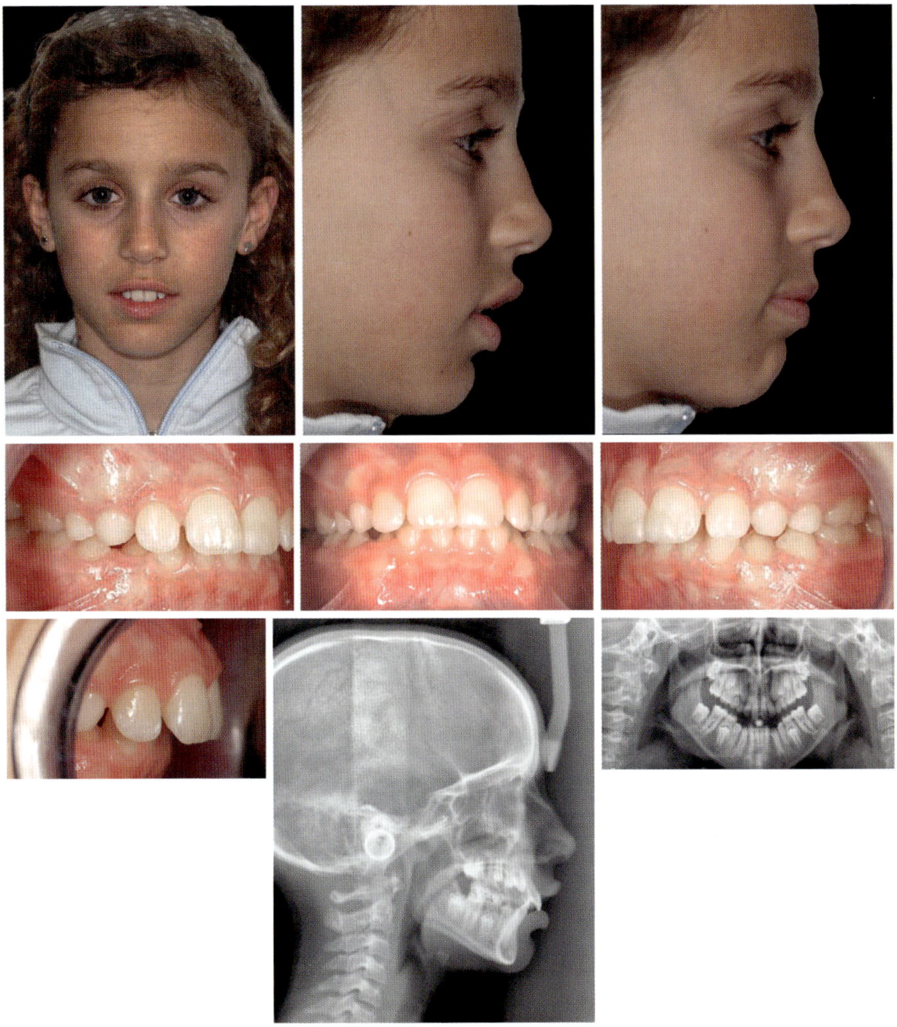

图12.29 2008年3月，初始情况。口外及口内照、头颅侧位X线片和曲面断层片。患者无呼吸问题，上唇短。骨性开殆倾向。

然而，患者7年内没有到门诊随访，我们没有机会中断正位器的使用。在治疗后7年，拍摄了口内照，结果如图12.31所示。为了评估功能性后果，我们进行了完整的K7®功能评估，结果如图12.32所示。

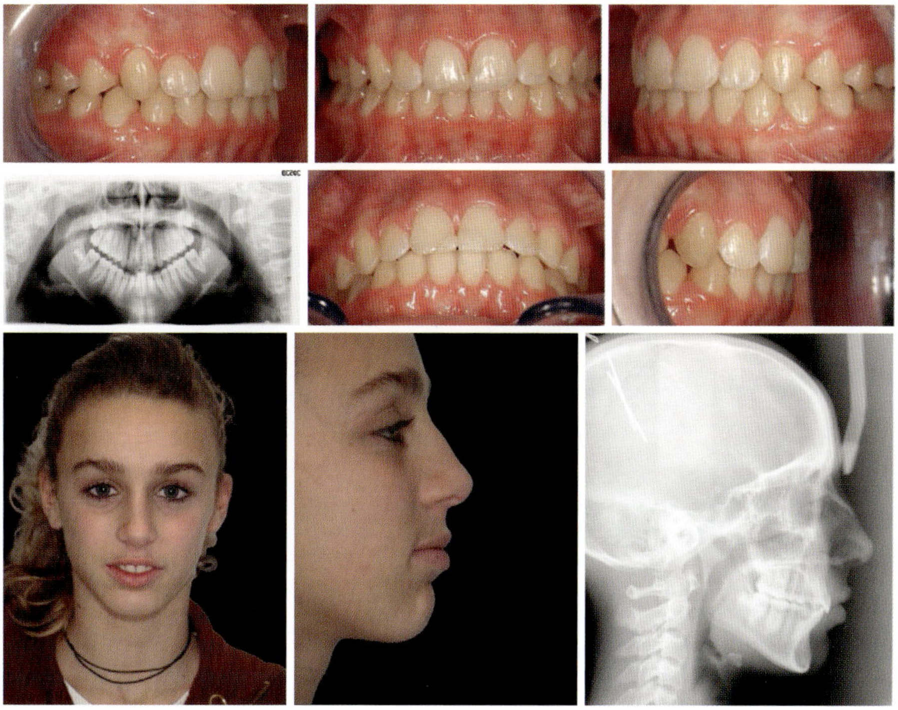

图12.30 2011年12月，完成病例。橡胶正位器使用50天后的口内照及口外照、曲面断层片和头颅侧位X线片。注意后部咬合间隙。

这些首次的运动描记结果证实了长期使用橡胶正位器对咬合和口腔功能的不良影响。扫描11显示了咬合对肌肉组织产生的影响：咬肌在最大自主收缩（MVC）期间没有被激活，因为缺乏后部支撑（扫描11）。橡胶正位器导致前磨牙/磨牙区域的压低效应，倾向于用下颌前部咬合。换句话说，从运动学的角度来看，殆平面位置被轻微抬高。合理的治疗方法是通过上颌后牙段的再伸长来降低HP。这将带来具有更大后牙咬合支持、在最大自主收缩（MVC）过程中咬肌激活增加的一个更平衡的咬合。

在这个特殊的情况下，即使是0.5mm的伸长也会产生显著差异。尽管这个病例被认为是有骨性开殆，咬肌的输出值从来都不高，但在紧咬牙的过程中，咬肌应该会有更大的激活。如图12.32和图12.33所示（2.1mm，扫描5），肌肉轨迹图在CO上仍存在很大的不协调。

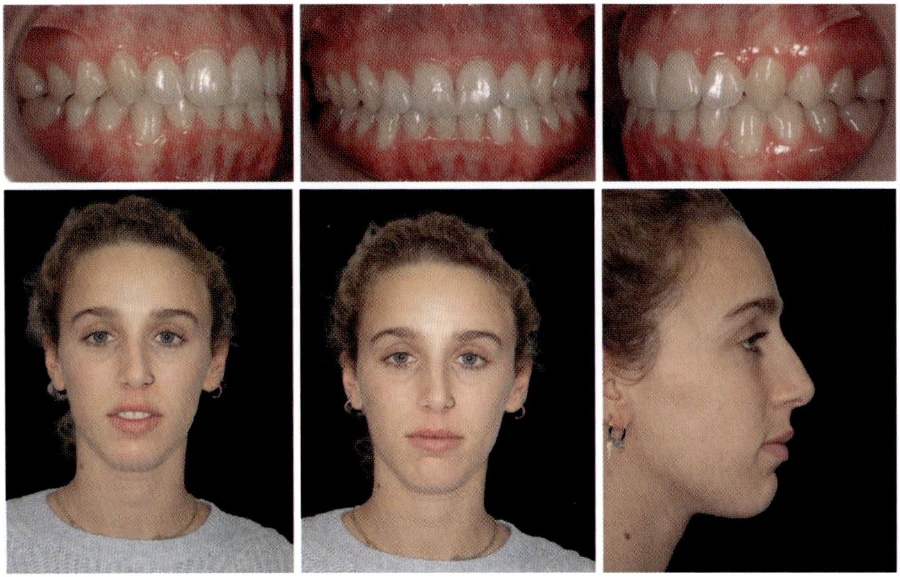

图12.31　同一位患者治疗后7年（2019年）。即使被告知暂停保持，患者在夜间持续佩戴正位器，仍存在明显的缺乏后牙支撑。即使无症状，也进行了完整的K7®分析。

虽然建议停止佩戴正位器，但患者继续夜间佩戴至2022年。虽然暂停了日间正位器佩戴，但夜间使用橡胶正位器保持仍会失去后牙支撑。这些和其他结果可以在治疗后10年的另一个K7®评估中得到证实（图12.34～图12.38）。

该患者于2022年再次接受评估，但令人惊讶的是，她并不想完全停止正位器佩戴，而是逐渐减少了使用（图12.32～图12.38）。虽然咬肌输出略有改善（扫描11，图12.36），但轻微的AP差异仍然存在（由于传感器组振动和计算机计算错误，从1.2mm修正为0.7mm，扫描5，1.2mm）。结果相对正常，但明智的做法是说服患者，过度使用正位器会对咬合产生负面影响。所以需再次建议停止使用正位器。最终的头颅侧位X线片与初始头颅侧位X线片比较如图12.39所示。需要进一步评估停止使用正位器对咬肌功能的影响。

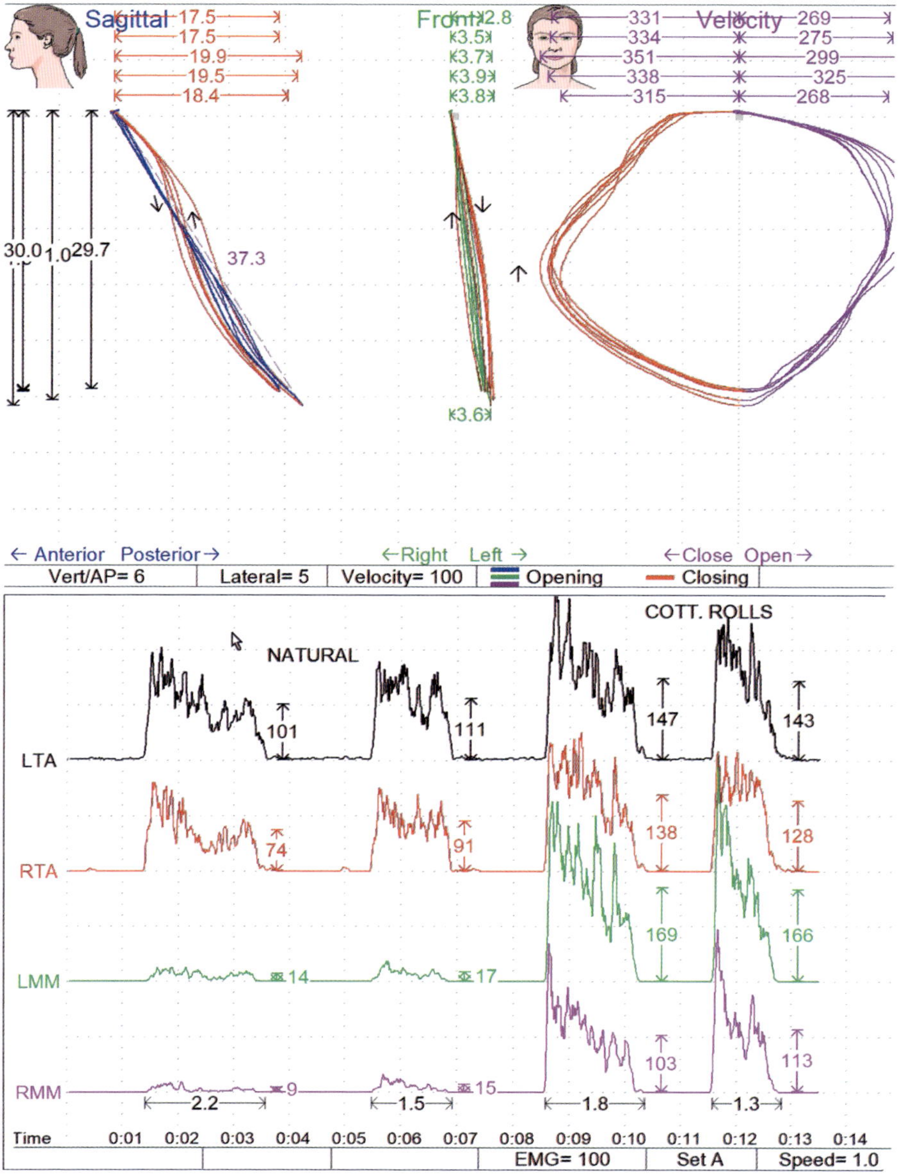

图12.32 从上到下，扫描1、扫描11、扫描10、扫描4/5（2019年）。Sagittal：矢状面；Frontal：冠状面；Velocity：速度；NATURAL：自然；COTT. ROLLS：棉卷；LTA：左侧颞肌前部；RTA：右侧颞肌前部；LMM：左侧咬肌；RMM：右侧咬肌；LDA：左侧二腹肌前部；RDA：右侧二腹肌前部；Ver(t)：垂直向；AP：前后向；Lat(eral)：侧向；Anterior：前；Posterior：后；Right：右；Left：左；Opening：开口；Closing：闭口；Time：时间；EMG：肌电图；Set：设置；Speed/Spd：速度。

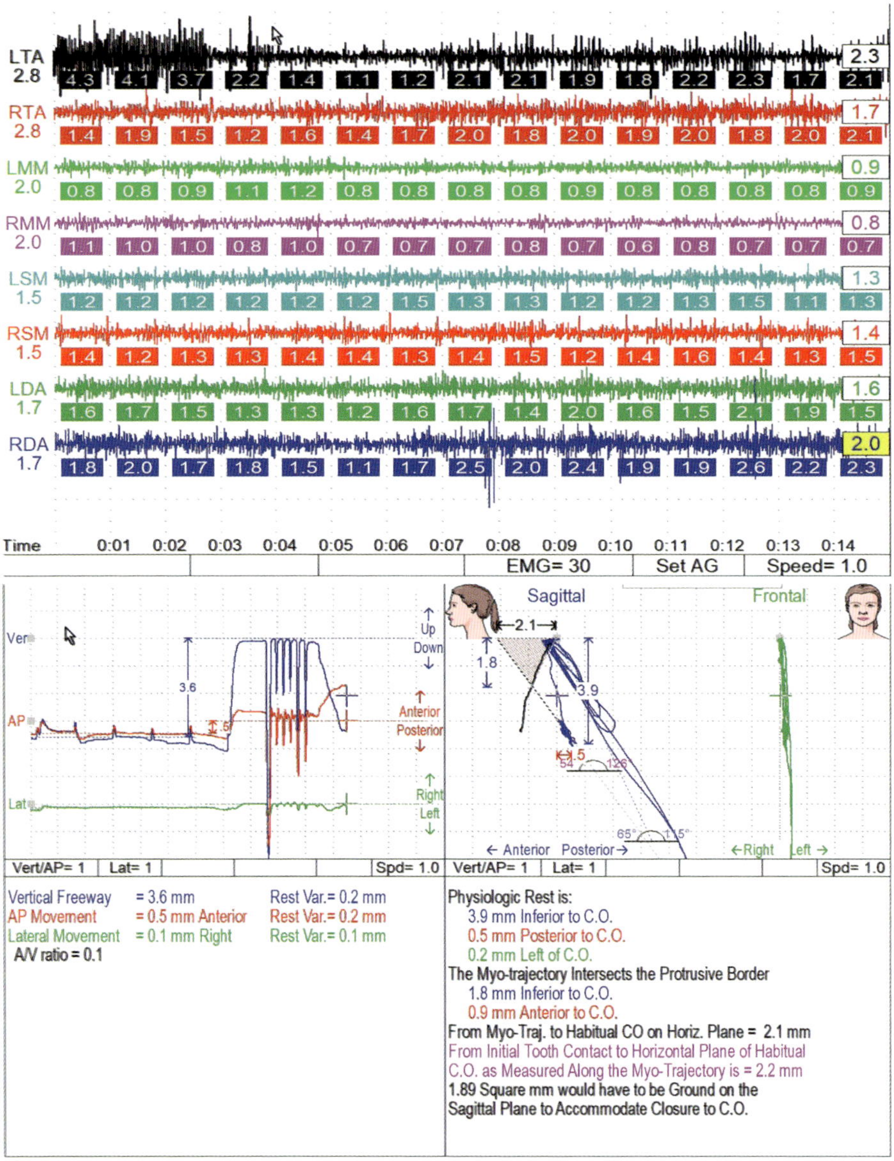

LTA 2.8
4.3 4.1 3.7 2.2 1.4 1.1 1.2 2.1 2.1 1.9 1.8 2.2 2.3 1.7 2.1 2.3
RTA 2.8
1.4 1.9 1.5 1.2 1.6 1.4 1.7 2.0 1.8 2.0 1.9 2.0 1.8 2.0 2.1 1.7
LMM 2.0
0.8 0.8 0.9 1.1 1.2 0.8 0.8 0.8 0.8 0.9 0.8 0.8 0.8 0.8 0.9 0.9
RMM 2.0
1.1 1.0 1.0 0.8 1.0 0.7 0.7 0.7 0.8 0.7 0.6 0.8 0.7 0.7 0.7 0.8
LSM 1.5
1.2 1.2 1.2 1.2 1.2 1.2 1.5 1.3 1.3 1.2 1.2 1.3 1.5 1.1 1.3 1.3
RSM 1.5
1.4 1.2 1.3 1.3 1.4 1.4 1.3 1.4 1.5 1.2 1.4 1.6 1.4 1.3 1.5 1.4
LDA 1.7
1.6 1.7 1.5 1.3 1.3 1.2 1.6 1.7 1.4 2.0 1.6 1.5 2.1 1.9 1.5 1.6
RDA 1.7
1.8 2.0 1.7 1.8 1.5 1.1 1.7 2.5 2.0 2.4 1.9 1.9 2.6 2.2 2.3 2.0
Time 0:01 0:02 0:03 0:04 0:05 0:06 0:07 0:08 0:09 0:10 0:11 0:12 0:13 0:14
EMG= 30
Set AG
Speed= 1.0
Vert
AP
Lat
3.6
.5
Up
Down
Anterior
Posterior
Right
Left
Vert/AP= 1
Lat= 1
Spd= 1.0
Sagittal
Frontal
2.1
1.8
3.9
.5
54
126
65°
115°
← Anterior
Posterior →
←Right
Left →
Vert/AP= 1
Lat= 1
Spd= 1.0
Vertical Freeway = 3.6 mm Rest Var.= 0.2 mm
AP Movement = 0.5 mm Anterior Rest Var.= 0.2 mm
Lateral Movement = 0.1 mm Right Rest Var.= 0.1 mm
A/V ratio = 0.1
Physiologic Rest is:
3.9 mm Inferior to C.O.
0.5 mm Posterior to C.O.
0.2 mm Left of C.O.
The Myo-trajectory Intersects the Protrusive Border
1.8 mm Inferior to C.O.
0.9 mm Anterior to C.O.
From Myo-Traj. to Habitual CO on Horiz. Plane = 2.1 mm
From Initial Tooth Contact to Horizontal Plane of Habitual C.O. as Measured Along the Myo-Trajectory is = 2.2 mm
1.89 Square mm would have to be Ground on the Sagittal Plane to Accommodate Closure to C.O.

图12.32（续）

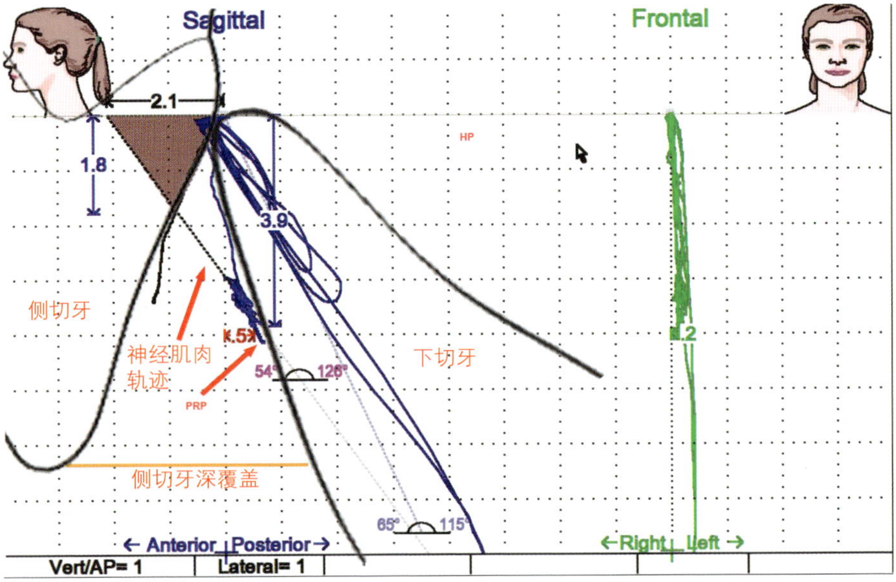

图12.33 如图12.32所示扫描5。红色表示神经肌肉。Sagittal：矢状面；Frontal：冠状面；Anterior：前；Posterior：后；Right：右；Left：左；Vert：垂直向；AP：前后向；Lateral：侧向。

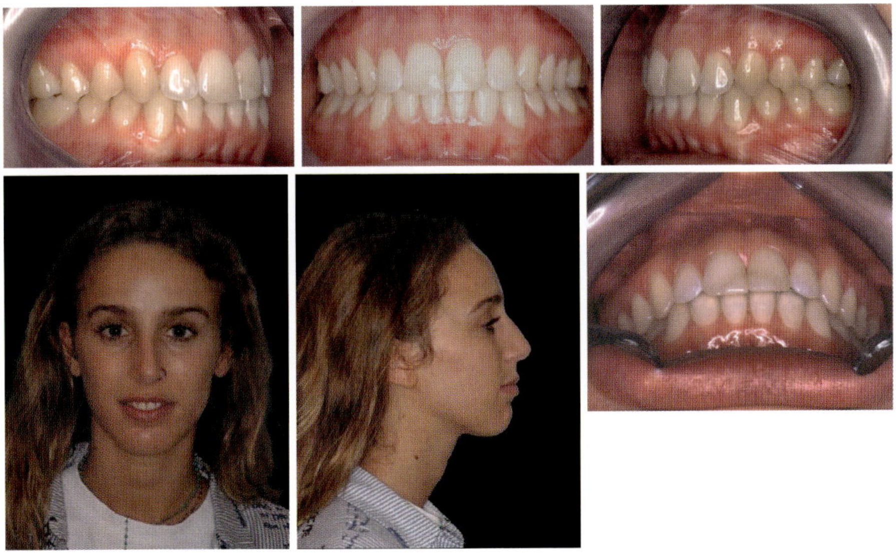

图12.34 对照。治疗后10年的口内照和口外照。右下图：由于过度使用正位器而出现前牙闭锁。

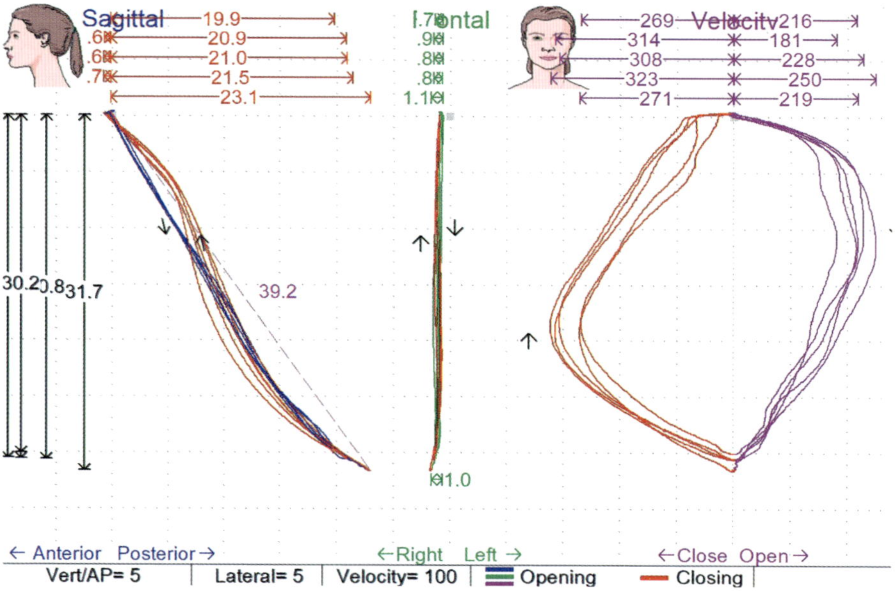

图12.35 扫描1（治疗后10年随访）显示张口度正常（总张口度约39mm），开口型没有明显的侧方移位（6.4mm），牙齿接触时的速度也正常。Sagittal：矢状面；Frontal：冠状面；Velocity：速度；Anterior：前；Posterior：后；Right：右；Left：左；Opening：开口；Closing：闭口；Vert：垂直向；AP：前后向；Lateral：侧向。

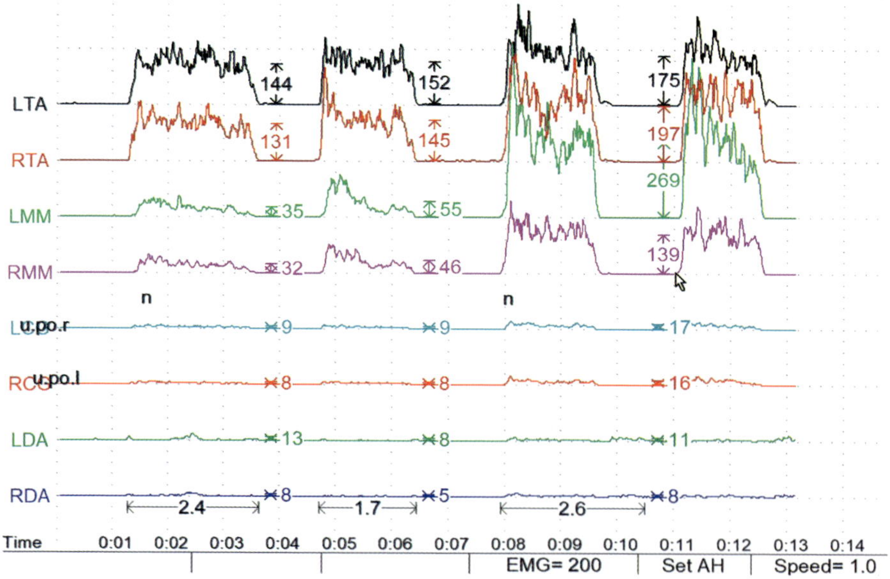

图12.36 扫描11（治疗后10年随访）显示扫描模式下的s-EMG结果。指导患者在CO咬合（第一次和第二次峰值），随后在牙齿之间放置棉卷紧咬，暂时阻止咬合（第三次和第四次峰值）。输出s-EMG结果是令人满意的，一般是对称平衡的。颞肌在紧咬时相比激活强度较弱的咬肌有更强的输出。LTA：左侧颞肌前部；RTA：右侧颞肌前部；LMM：左侧咬肌；RMM：右侧咬肌；LCG：左下口周肌；RCG：右下口周肌；LDA：左侧二腹肌前部；RDA：右侧二腹肌前部；Time：时间；EMG：肌电图；Set：设置；Speed：速度。

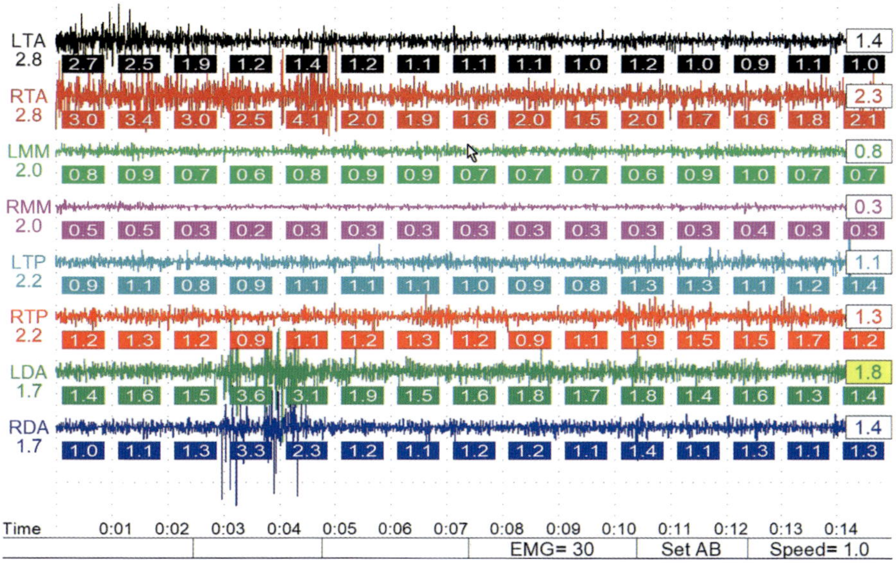

图12.37 扫描10（治疗后10年随访）显示肌肉放松（TENS后）。CNS调节时，使用平衡器用于避免牙齿接触。CNS：中枢神经系统；LTA：左侧颞肌前部；RTA：右侧颞肌前部；LMM：左侧咬肌；RMM：右侧咬肌；LTP：左侧颞肌后部；RTP：右侧颞肌后部；LDA：左侧二腹肌前部；RDA：右侧二腹肌前部；Time：时间；EMG：肌电图；Set：设置；Speed：速度。

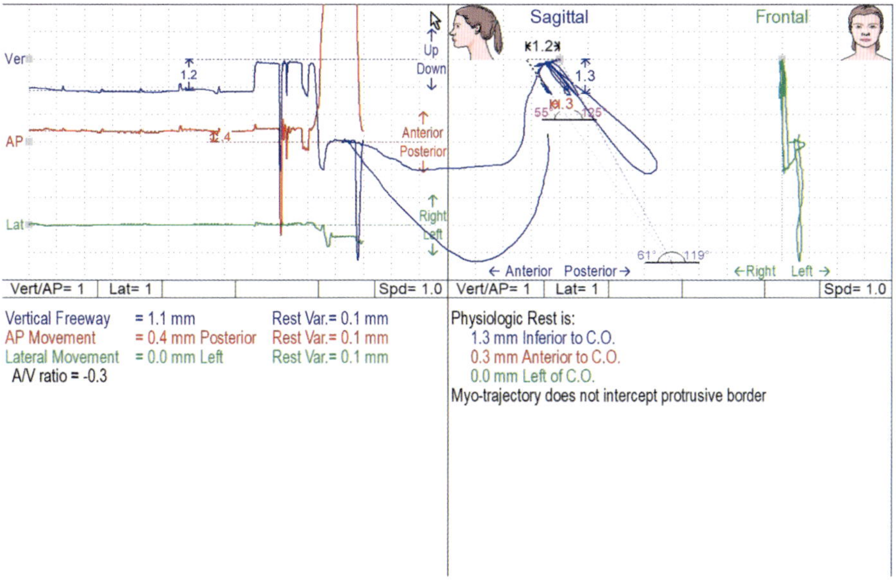

图12.38 治疗后10年的MKG。使用正位器的影响仍然可见，即使佩戴时长有所减少。以分屏模式显示扫描4/5（2022年10月）。左图：扫描模式下的下颌运动（垂直向、前后向和侧向）。指导患者将下颌保持在休息位，然后闭合至CO。注意V线和AP线上的TENS峰值。右图：相应的矢状位/冠状位扫描5显示为0.7mm。HP上的AP差异（HP，水平䝁平面，由于传感器组振动而修正）。垂直息止䝁间隙为1.3mm。Sagittal：矢状面；Frontal：冠状面；Ver(t)：垂直向；AP：前后向；Lat：侧向；Up：上；Down：下；Anterior：前；Posterior：后；Right：右；Left：左；Spd：速度。

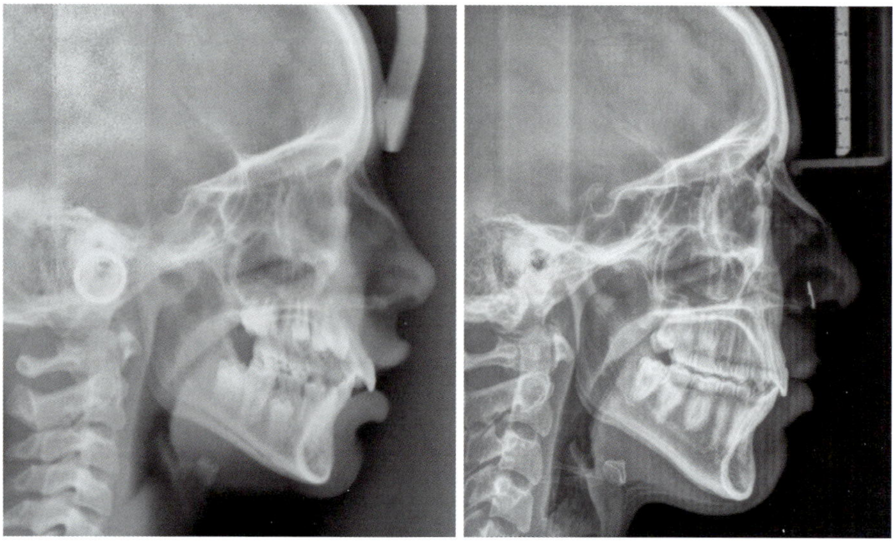

图12.39 治疗前、治疗后的头颅侧位X线片。

李凤茹

病例12.3

安氏Ⅲ类错殆伴反覆盖和息止殆间隙增加

摘要： 一位8岁高加索女性患者因反覆盖牙齿不齐寻求正畸治疗。

治疗前	
口外分析（图12.40）	
侧貌	直面型
面高	正常
殆平面	正常
面部对称性	对称
唇	功能正常
下颌姿势	
头部姿势	可疑眼性斜颈
口内分析（图12.40）	
牙齿	
磨牙关系	Ⅲ
尖牙关系	Ⅲ

覆盖	反
覆𬌗	
口腔卫生	好
旋转	
反𬌗	
间隙	
拥挤	上颌轻度拥挤
发育不全	
缺失牙齿	
功能分析	
吞咽	良好
舌系带	否
舌位	低，前
吐舌习惯	是，过渡型
口齿不清	
头影测量	
神经肌肉诊断	
息止𬌗间隙	
骨性分类	Ⅲ
前牙闭锁	否
左侧TMJ	
右侧TMJ	
问题列表 • 纠正覆盖，并且不远移髁突 • 减小矢状向不协调	
神经肌肉治疗目标 • 纠正息止𬌗间隙，伸长 • 纠正舌位和吞咽	

引言

所有安氏Ⅲ类错𬌗正畸治疗的主要困难是纠正覆盖和维持下切牙倾斜度/转矩。髁突错位的风险在整个正畸治疗过程中持续存在。可能使用ULF-TENS和CMS是唯一有价值的工具，去客观地测量骨骼不调和评估适当的治疗方案。

这个病例展现了一个骨性Ⅲ类和安氏Ⅲ类患者的治疗及随访，以及如何应用神经肌肉方法来避免医源性TMD。对治疗和20年随访期间的扫描选择性进行说明。

讨论

图12.40显示了1998年7月开始进行阻断治疗时所拍摄的口内照和口外照。值

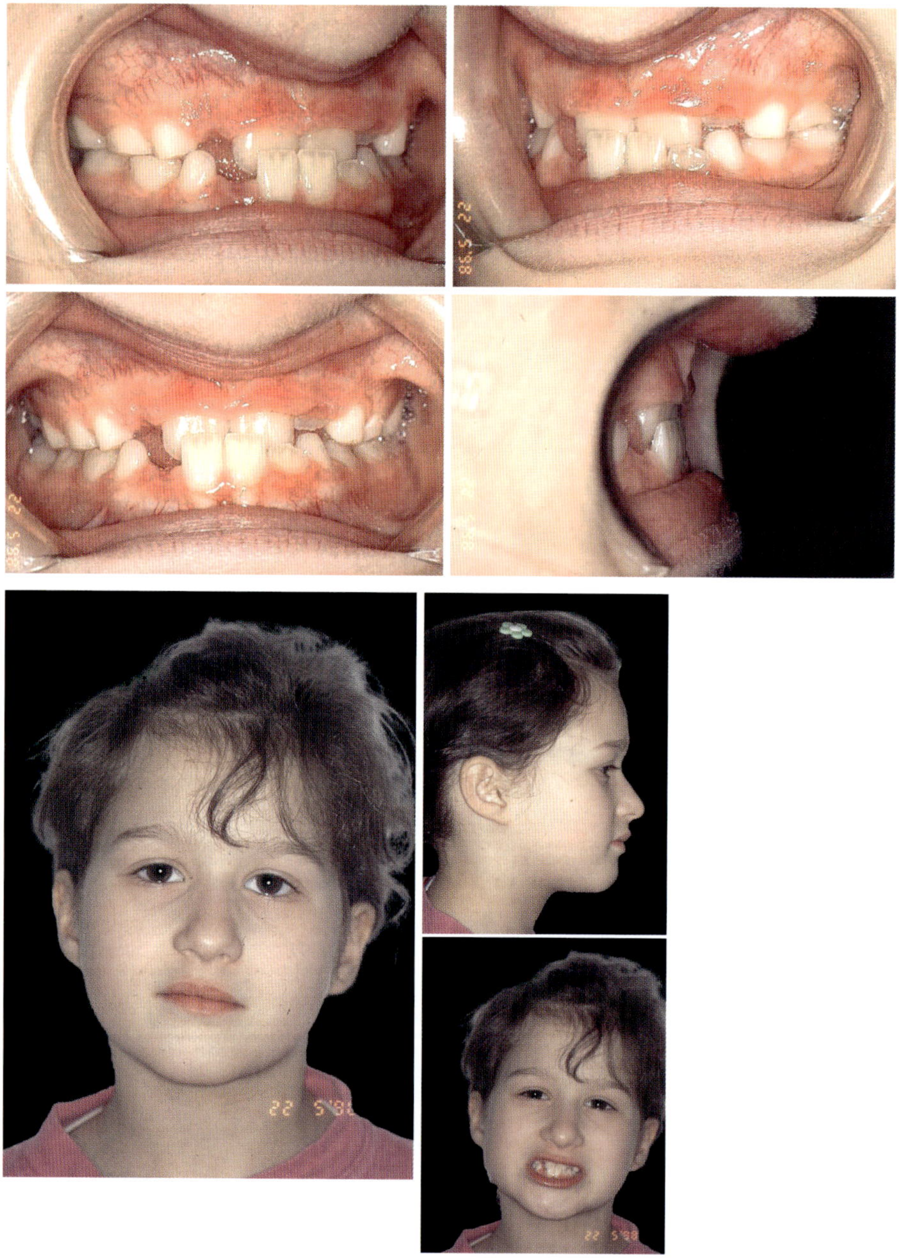

图12.40　治疗前的口内照和口外照。

得注意的是，似乎存在与患者视觉系统有关的姿势问题，可能提示眼性斜颈。此外，口内照显示了反覆盖和Ⅲ类咬合。图12.41显示患者处于正中𬌗（CO）时拍摄的头颅侧位X线片和曲面断层片。

初次检查后，患者被转诊至耳鼻喉科（ENT）医生处接受呼吸评估，并被转诊

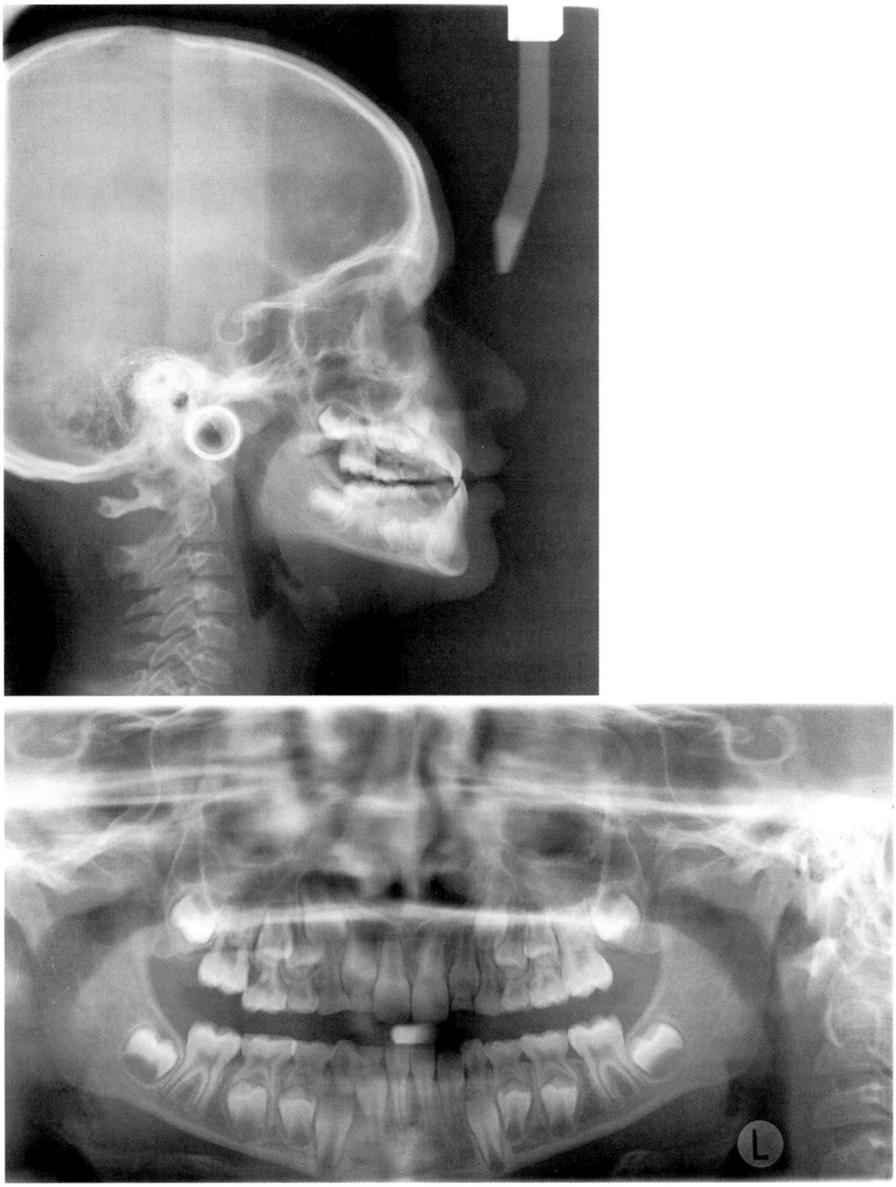

图12.41 治疗前的头颅侧位X线片和曲面断层片。

至眼科医生处进一步评估潜在的视觉系统受累。然而，尽管医生仔细检查，仍没有发现患者有任何病理情况或问题。

在完成包括上颌扩弓和前颌骨矫治后，有必要对患者进行详细的检查，使用运动描记法分析安氏Ⅲ类错䝼。这项功能评估是在2001年7月进行的，结果如图12.42 ~ 图12.47所示。需要注意的是， 运动图评估的目的是制订一个最佳治疗计

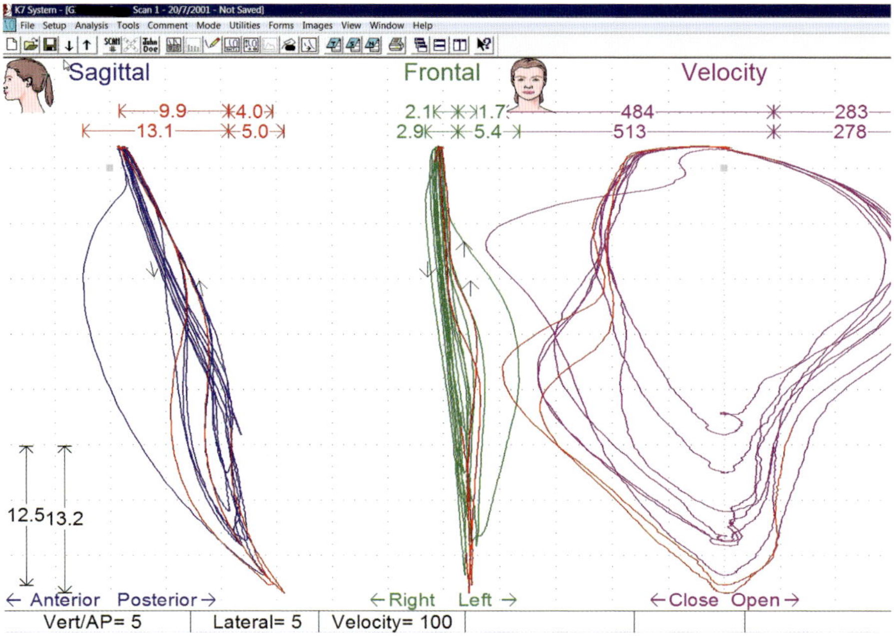

图12.42 扫描1（阻断性治疗后）显示矢状/冠状面和描记速度曲线均在正常范围内。矢状面描记显示，在闭合的前半部分，速度增加，与闭合的前轨迹相对应。下半部分闭合描记显示，随着牙齿接近咬合，闭合速度逐渐减慢。这种模式特征性显示了前牙闭锁。CO的牙齿接触速度良好。Sagittal：矢状面；Frontal：冠状面；Velocity：速度；Vert：垂直向；AP：前后向；Lateral：侧向；Anterior：前；Posterior：后；Right：右；Left：左；Open：开口；Close：闭口。

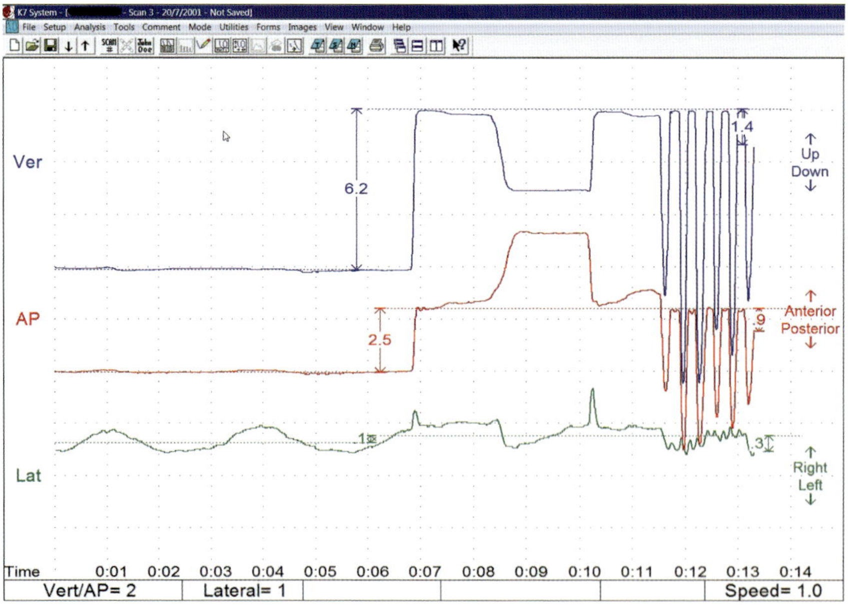

图12.43 扫描3（阻断治疗后）显示扫描模式下的下颌运动（垂直向、前后向和侧向）。指导患者将下颌保持在休息位，然后闭合至CO。有过多的息止殆间隙（6.2mm）。下颌闭合时出现前移（2.5mm）。Ver(t)：垂直向；AP：前后向；Lat(eral)：侧向；Up：上；Down：下；Anterior：前；Posterior：后；Right：右；Left：左；Time：时间；Speed：速度。

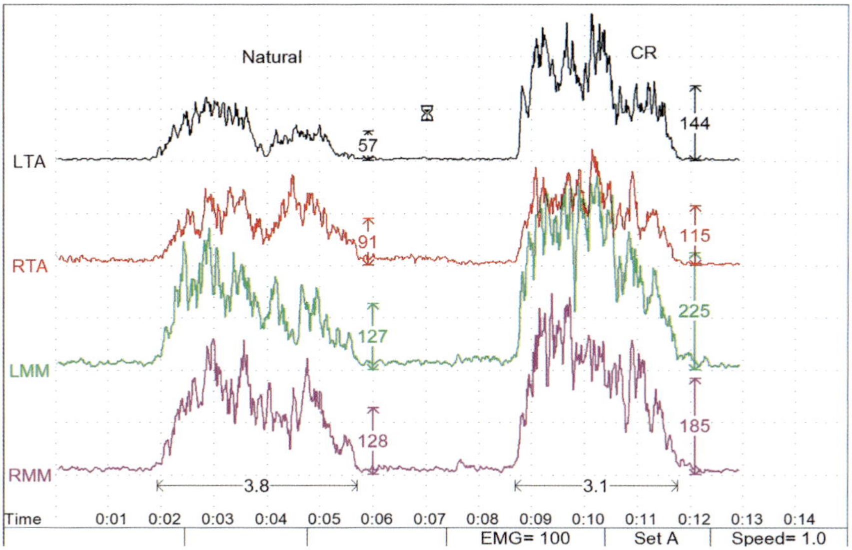

图12.44 扫描11（阻断治疗后）显示紧咬时的肌功能（MVC），咬肌平衡、颞肌不平衡，整体输出良好。Natural：自然；CR：棉卷；LTA：左侧颞肌前部；RTA：右侧颞肌前部；LMM：左侧咬肌；RMM：右侧咬肌；Time：时间；EMG：肌电图；Set：设置；Speed：速度。

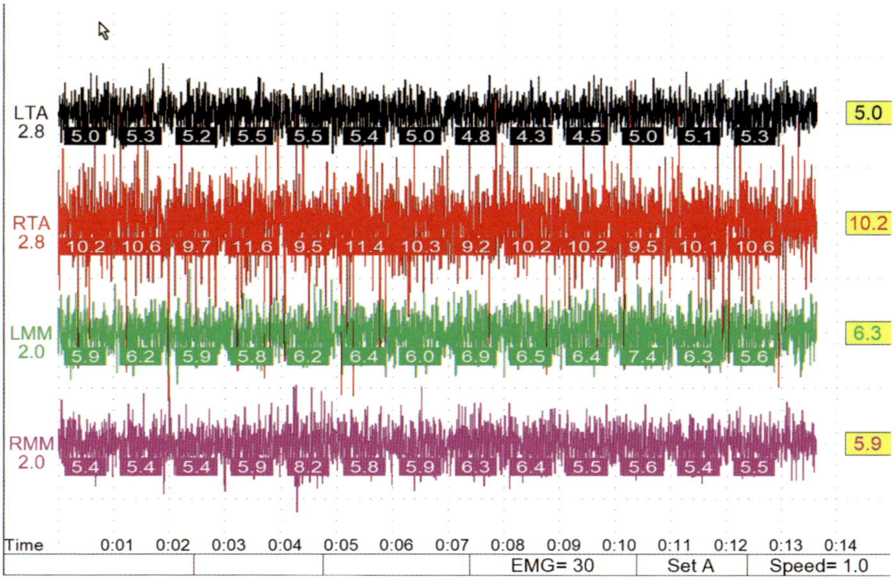

图12.45 扫描9（阻断治疗后）显示肌肉未放松（TENS前）。LTA：左侧颞肌前部；RTA：右侧颞肌前部；LMM：左侧咬肌；RMM：右侧咬肌；Time：时间；EMG：肌电图；Set：设置；Speed：速度。

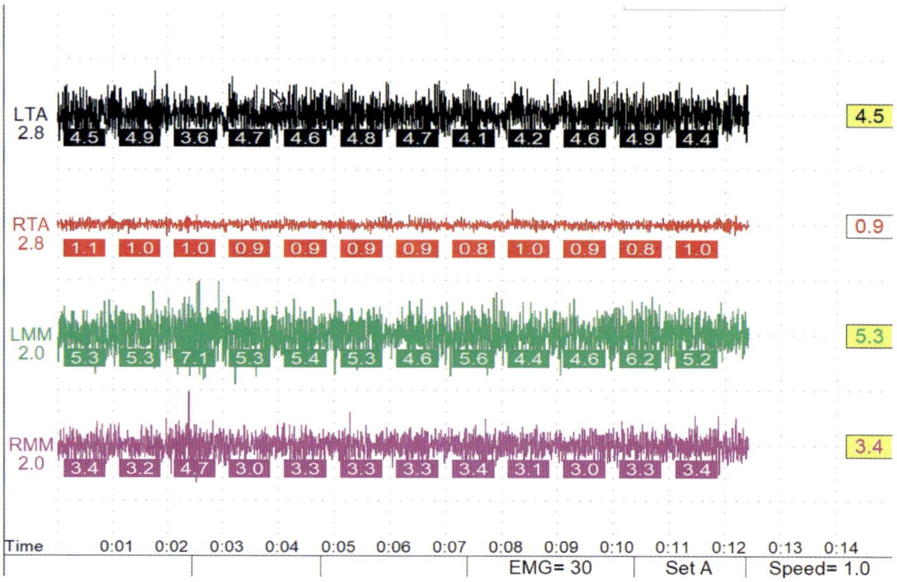

图12.46 扫描10（阻断治疗后）显示肌肉未完全放松（TENS后）。CNS调节时，使用平衡器以避免牙齿接触。CNS：中枢神经系统；LTA：左侧颞肌前部；RTA：右侧颞肌前部；LMM：左侧咬肌；RMM：右侧咬肌；Time：时间；EMG：肌电图；Set：设置；Speed：速度。

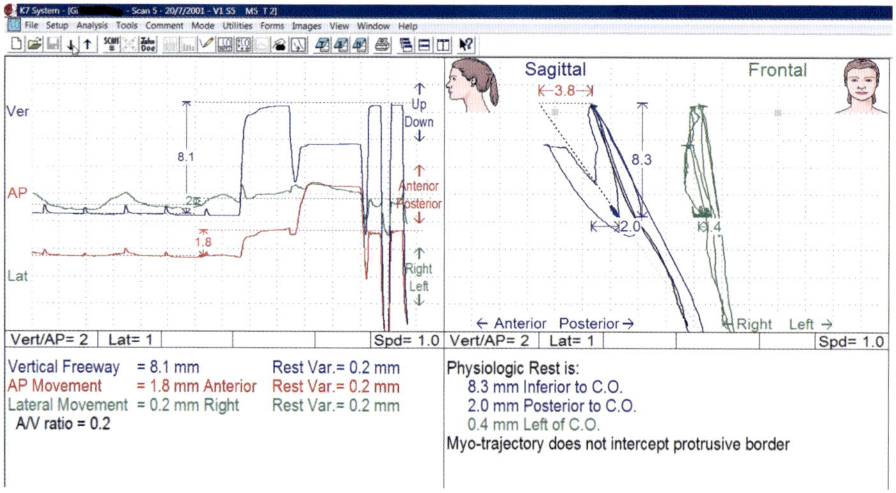

图12.47 扫描4/5（阻断治疗后）显示3.8mm。HP上存在AP不调，息止𬌗间隙过大（8.3mm）。RP位于通过CO垂直线后方。左图：黑色箭头表示AP线振动。右图：红色为正确的CO，校正后的HP。AP不调在HP上实际上是0.9mm。Sagittal：矢状面；Frontal：冠状面；Ver(t)：垂直向；AP：前后向；Lat(eral)：侧向；Up：上；Down：下；Anterior：前；Posterior：后；Right：右；Left：左；Spd：速度。

划，以解决患者个性化的肌肉需求，并可以对导致错𬌗畸形的潜在因素进行有价值的分析识别。

图12.46显示了扫描10，在扫描4/5前进行扫描，获得的结果数值应该在正常范围内。然而，在45分钟的肌肉紧张后放松肌肉组织通常是个挑战，尤其是11岁的女性患者。在TENS放松肌肉33分钟后即进行第十次扫描，因为患者不能长时间忍受TENS。因此，即使扫描4/5条件有所妥协，仍然可以为神经肌肉正畸诊断收集有用的信息。

图12.47显示了扫描4/5阻断性治疗后的结果。存在较大的息止𬌗间隙和前后向不协调。此病例预后较好，因为RP正好位于通过CO垂直线后方，这意味着通过牙齿伸长纠正垂直向不调，可以产生最佳的生理矫正效果。对切牙的矫正是必要的（转矩），因为在扫描5中看到切牙唇倾量较大。在HP上CO的任何向前移动都是可以接受的。测量结果表明，生理性改进空间很大，因此积极的正畸治疗是可取的。

治疗开始于2001年7月，使用固定矫治器用于扩弓和伸长。一旦下颌弓丝更换至不锈钢弓丝（0.019英寸×0.025英寸），使用弹性皮圈进行持续Ⅲ类牵引，皮圈尺寸为1/4英寸、4.5oz。另外，使用前方牵引面罩，进行400g的弹性牵引至上牙弓上的牵引钩上。上颌弓丝使用末端回弯以增加转矩控制。患者被告知仅在家中佩戴面罩，并进行弹性皮筋Ⅲ类牵引。

经过21个月的固定矫治，患者对矫治效果满意，于2003年5月结束矫治。上颌佩戴可摘保持器18小时/天，下颌使用3–3固定保持器。治疗的最终结果如图12.48所示。

图12.48的口外照可见明显头位倾斜。这种头位可能是一种习惯性或姿势性倾斜的结果。该发现需引起注意，因为它会影响对患者面部和牙齿特征的评估和解读。可能需进一步的测量和思考，以准确评估和解释这一特征。最后的X线片、头颅侧位X线片和曲面断层片显示特征性的骨性深覆𬌗伴息止𬌗间隙过大。

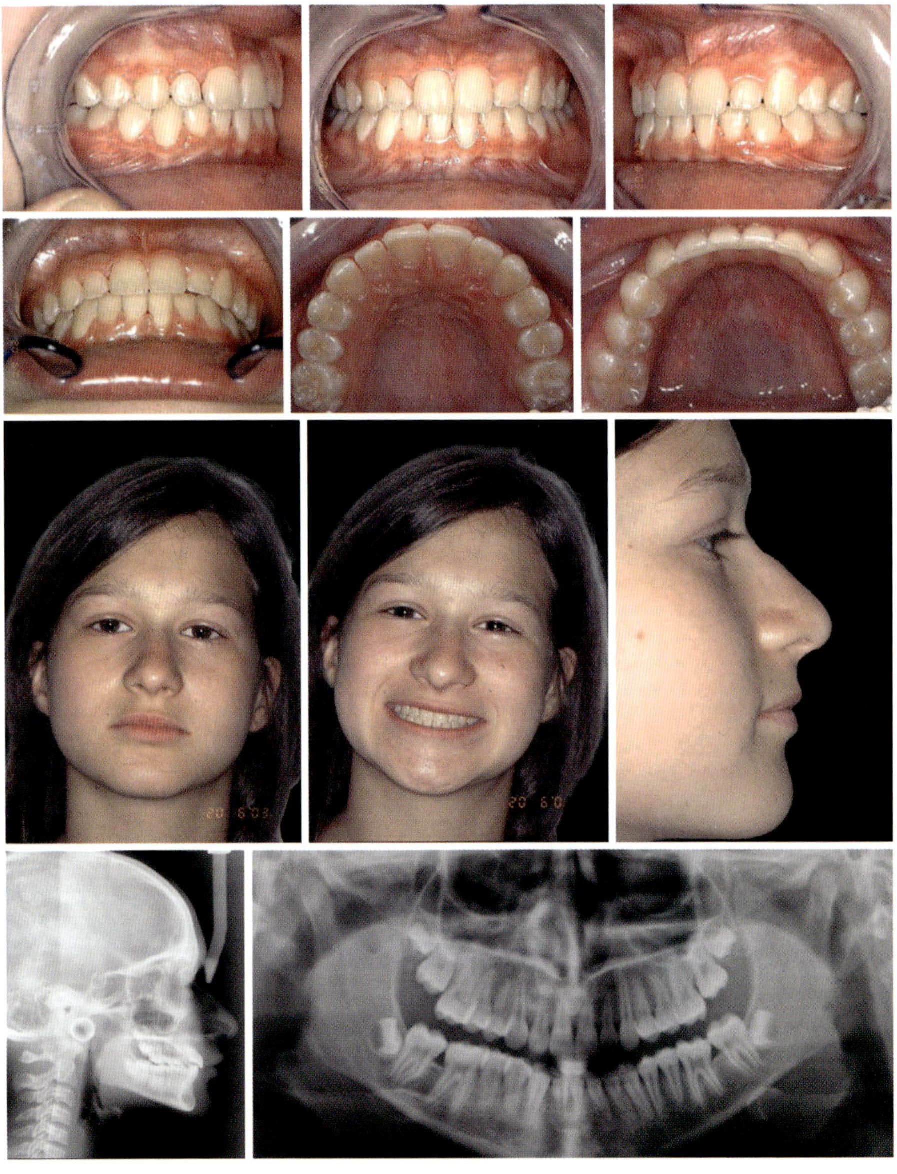

图12.48　治疗后（2003年6月）的口内照及口外照、头颅侧位X线片和曲面断层片。

随访

图12.49和图12.50显示了治疗后20年随访的口内照和口外照。

患者已不佩戴保持器18年，无临床症状，对咬合美观满意。在2023年2月进行了完整的K7®功能检查以评估治疗效果。部分结果扫描如图12.51～图12.55所示。

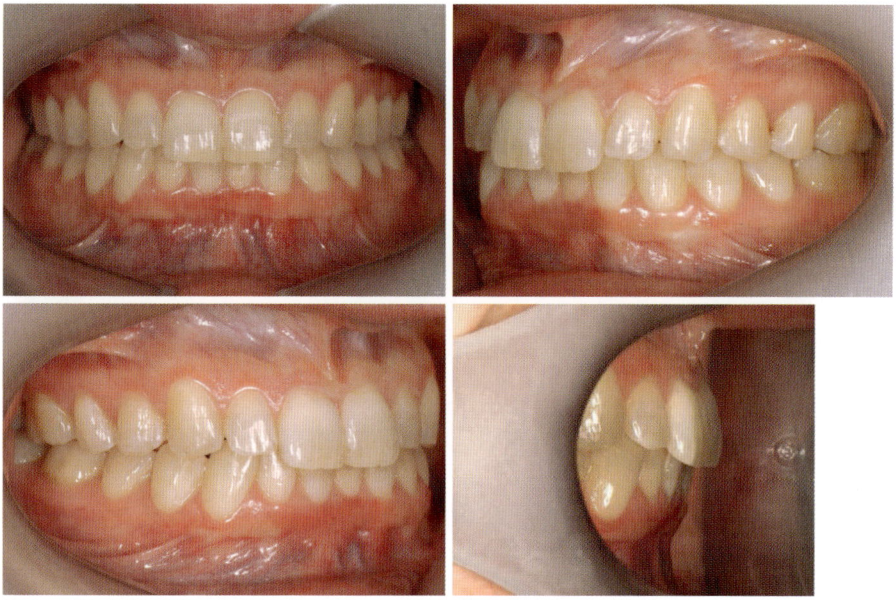

图12.49 治疗后20年的口内照。

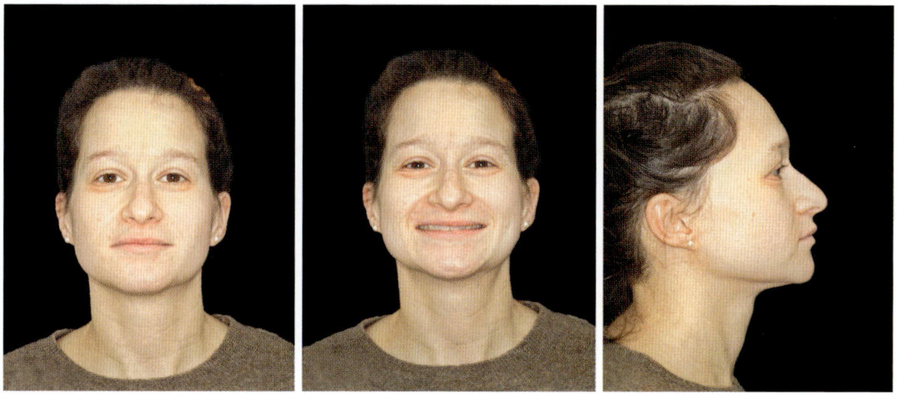

图12.50 治疗后20年的口外照。

神经肌肉正畸的主要目的不是简单的最终治疗结果，而是提供的终身益处。此病例和其他类似病例证明了神经肌肉理论在口腔正畸中的应用，可以有效预防TMD及其相关的咬合失衡。动态监测和满足个体的垂直向和矢状向动态咬合需求，对客观预测患者未来功能稳定十分重要。虽然正畸治疗对严重深覆殆患者的牙列有一定的伸长作用，但其效果有限。2023年进行的扫描5显示，息止殆间隙为6mm。然而，严重的深覆殆会导致息止殆间隙增加，这是生长发育过程中下颌逆时针旋转的自然结果。因此，限制或减缓这一生理趋势是该治疗的主要目标之一。

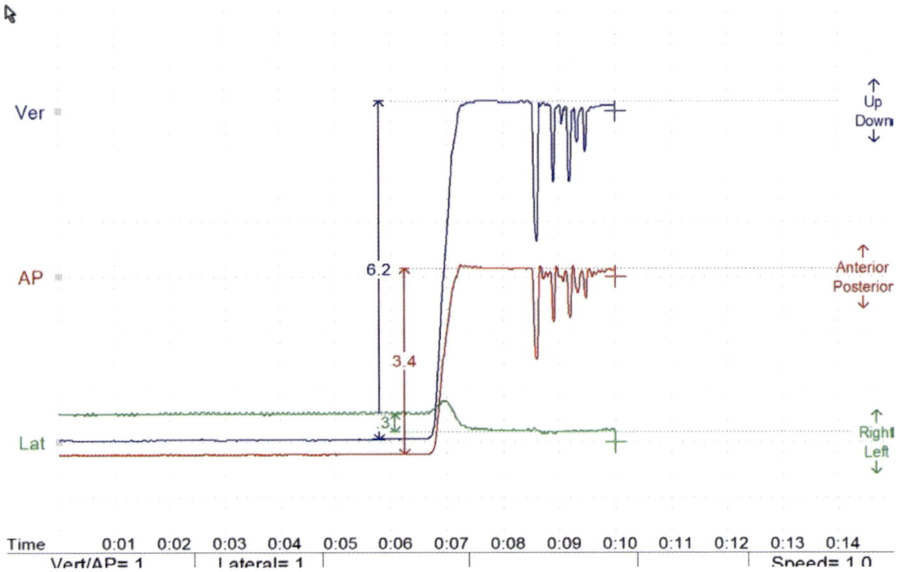

图12.51　扫描3（治疗后20年随访）显示扫描模式下的下颌运动（垂直向、前后向和侧向）。指导患者将下颌保持在休息位，然后关闭至CO。息止𬌗间隙略大（6.2mm）。Ver(t)：垂直向；AP：前后向；Lat(eral)：侧向；Up：上；Down：下；Anterior：前；Posterior：后；Right：右；Left：左。

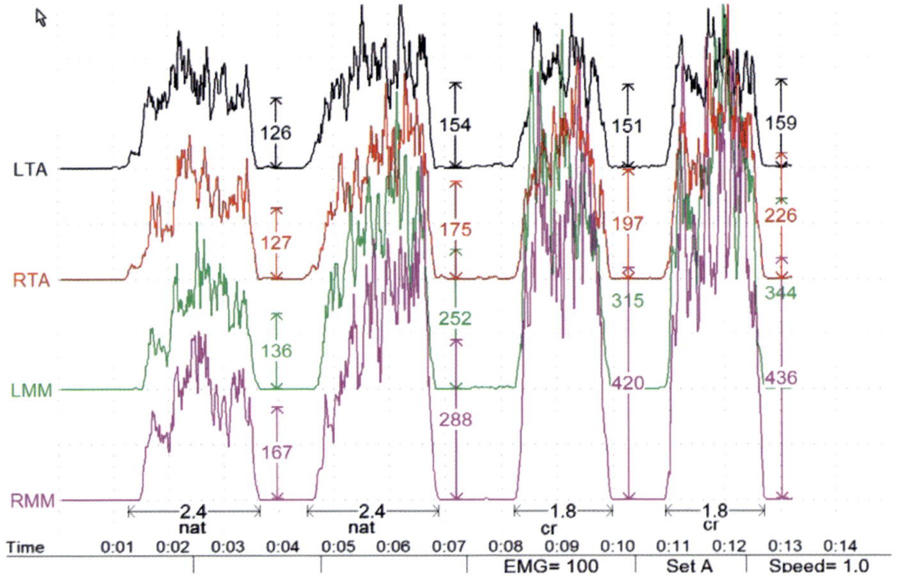

图12.52　扫描11（治疗后20年随访）显示扫描模式下的s-EMG结果。指导患者在CO时紧咬（第一次和第二次峰值）。在牙齿之间放置棉卷紧咬，暂时阻止咬合（第三次和第四次峰值）。输出s-EMG令人满意，总体输出高。LTA：左侧颞肌前部；RTA：右侧颞肌前部；LMM：左侧咬肌；RMM：右侧咬肌；Time：时间；EMG：肌电图；Set：设置；Speed：速度。

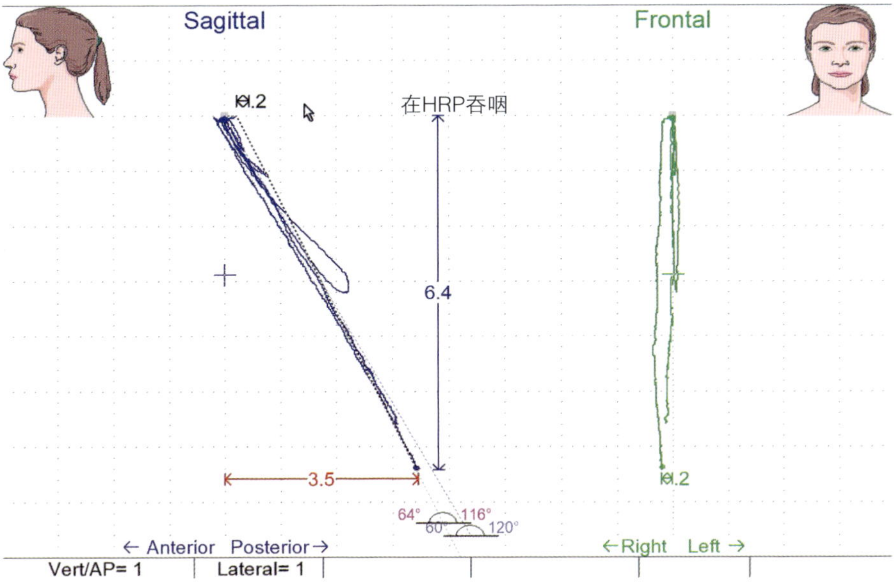

图12.53 HRP矢状/冠状吞咽图（治疗后20年随访）。HRP在吞咽前与习惯性闭合路径的预计轨迹重叠。这是一个可以预测扫描5良好结果的积极特征。Sagittal：矢状面；Frontal：冠状面；Anterior：前；Posterior：后；Right：右；Left：左；Vert：垂直向；AP：前后向；Lateral：侧向。

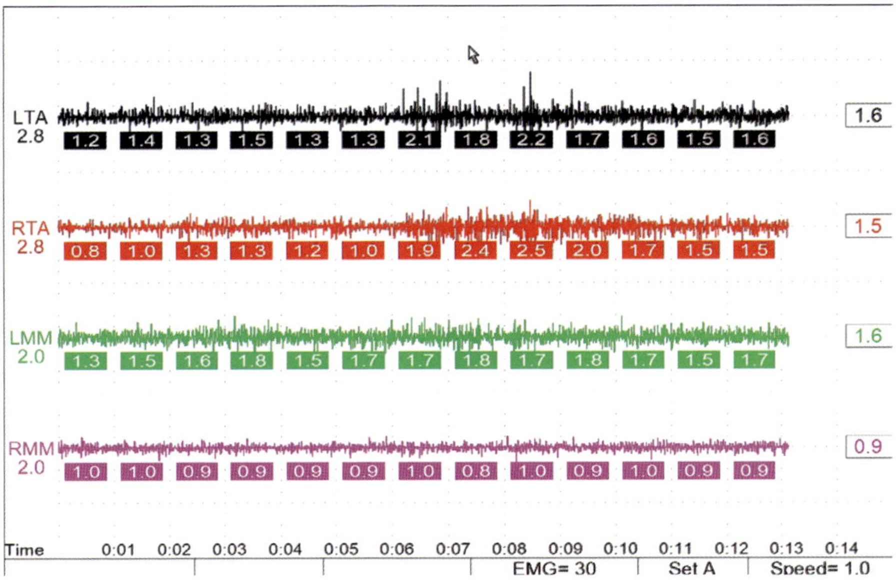

图12.54 扫描10（治疗20年后随访）显示肌肉松弛（经过TENS后）。在CNS调节时，使用平衡器避免牙齿接触。LTA：左侧颞肌前部；RTA：右侧颞肌前部；LMM：左侧咬肌；RMM：右侧咬肌；Time：时间；EMG：肌电图；Set：设置；Speed：速度。

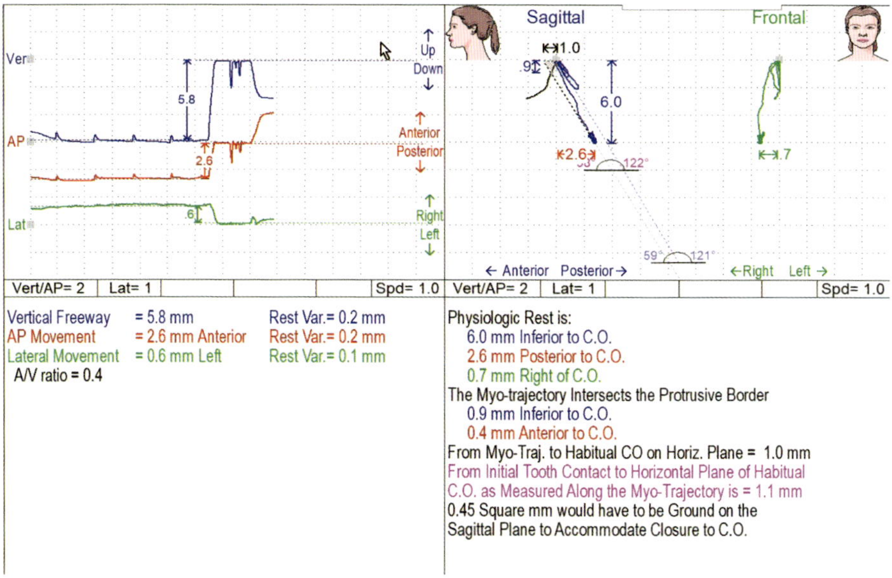

图12.55 扫描4/5（治疗后20年随访）分屏显示。左图：扫描模式下的下颌运动（垂直向、前后向和侧向）。指导患者将下颌保持在休息位，然后闭合至CO。注意V线和AP线上的TENS峰值。右图：相应的矢状/冠状面扫描5显示为1mm。HP上的AP差异。Sagittal：矢状面；Frontal：冠状面；Ver(t)：垂直向；AP：前后向；Lat(eral)：侧向；Spd：速度。

李凤茹

病例12.4

安氏Ⅰ类错殆伴TMD症状

摘要：一位40岁白人女性患者因牙齿不齐寻求正畸治疗。经进一步检查，我们发现她有颈部疼痛和左侧TMJ疼痛的病史。

治疗前	
口外分析	
侧貌	直面型
面高	正常
殆平面	正常
面部对称性	
唇	功能正常
下颌姿势	

头部姿势	
口内分析（图12.56）	
牙齿	
磨牙关系	I
尖牙关系	I
覆盖	负
覆殆	
口腔卫生	良好
旋转	
反殆	
间隙	
拥挤	轻度上/下
发育不全	
缺失牙齿	
功能分析（图12.57）	
吞咽	吐舌
舌系带	无
舌位	正常
吐舌习惯	
口齿不清	
头影测量	
神经肌肉诊断	
息止殆间隙	
骨性分类	I
前牙闭锁	是
左侧TMJ	开口时疼痛（功能性疼痛），开闭口弹响
右侧TMJ	
问题列表 • 下颌骨被前牙闭锁深覆殆阻碍在较后位置 • 下颌拥挤	
神经肌肉的治疗方法的目标 • 下颌自由 • 增加OJ，排齐下牙弓 • 正确的舌位和吞咽	

引言

询问患者的既往情况后，确认其并无外伤史，睡眠与饮食习惯也未见异常，且未曾有慢性疾病。患者表达了对当前生活的高度满意，同时提到有良好的睡眠质量，且无不良生活习惯。不过，值得注意的是，患者目前正遭受颈椎疼痛与TMJ

疼痛的困扰，这已在一定程度上影响了她的日常生活。此外，检查中还发现了牙齿排列的问题，患者因此提出了正畸治疗的请求，期望同时缓解颈部区域的不适，并减轻左侧TMJ的疼痛症状。

图12.56和图12.57为治疗前的口内照和口外照。

正畸治疗开始于2015年7月，采用了Savasystem®固定矫治器托槽。初始阶段，托槽仅在上牙弓使用，并单独在上牙弓使用了12个月的疗程。正如预期那般，仅仅4个月后，症状便有显著缓解，改善了90%。这和上牙弓的扩弓与排齐相关。通过上牙弓排齐与精细调整上切牙的转矩，下颌自由度（MF）变得更为顺畅。直至治疗到第13个月，下牙弓方才被纳入固定矫治的整体方案中。

此病例属于典型的轻度TMD，其中，上前牙的排列状况被视为导致髁突后移的关键因素。我们采用了全面的K7®诊断流程，所得结果已清晰呈现于图12.62和图12.63。

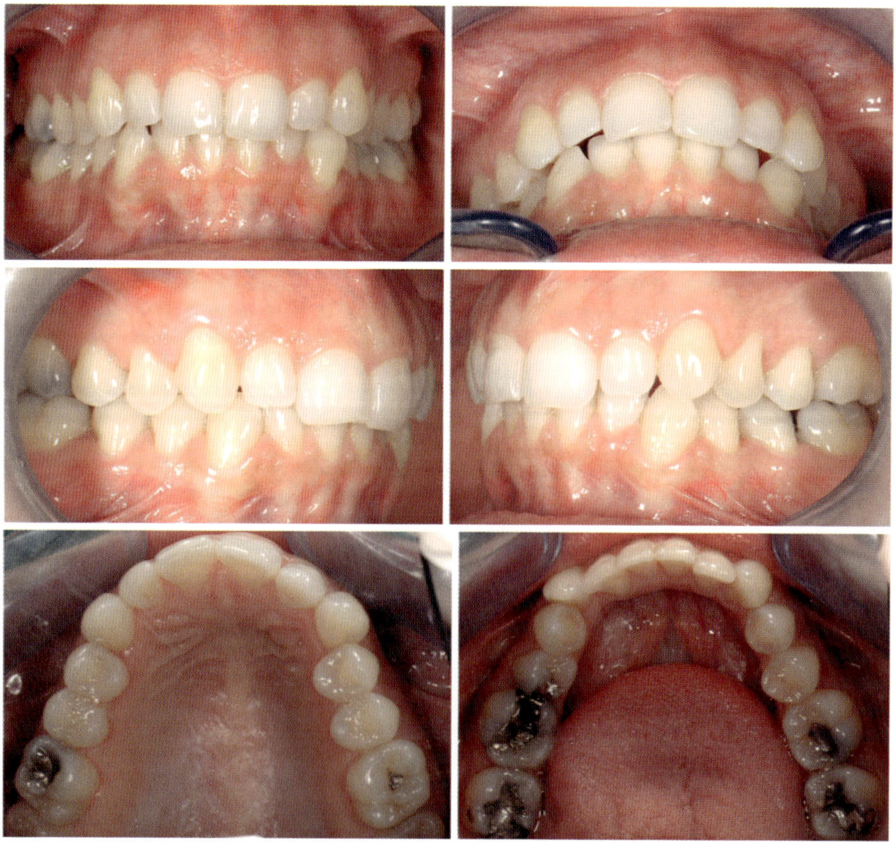

图12.56 治疗前的口内照。

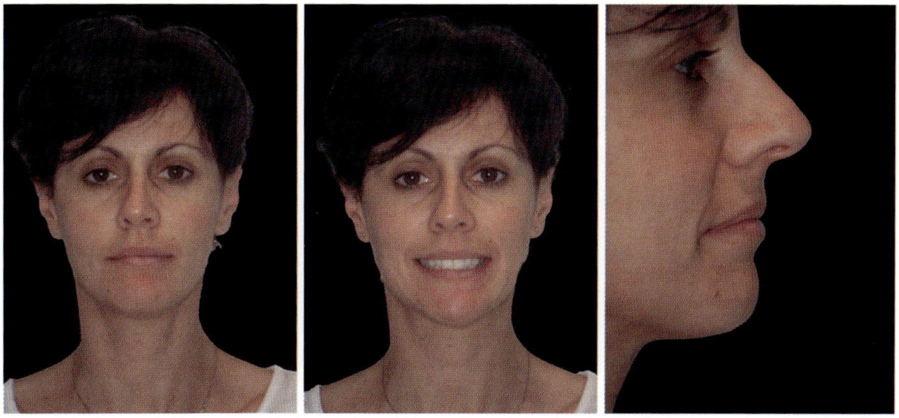

图12.57 治疗前的口外照。

如图12.58所示，患者在患侧展现了明显的侧向偏移，并伴疼痛和不适感。进一步观察图12.59和图12.60，记录了扫描11在MVC状态下的肌肉输出情况，以及肌肉的平衡状态。值得注意的是，扫描3的结果虽处于正常范围内，但其息止𬌗间隙稍大（3.8mm）。这一偏差可能与左侧髁突的后移及其引发的关节盘干扰有关。尤

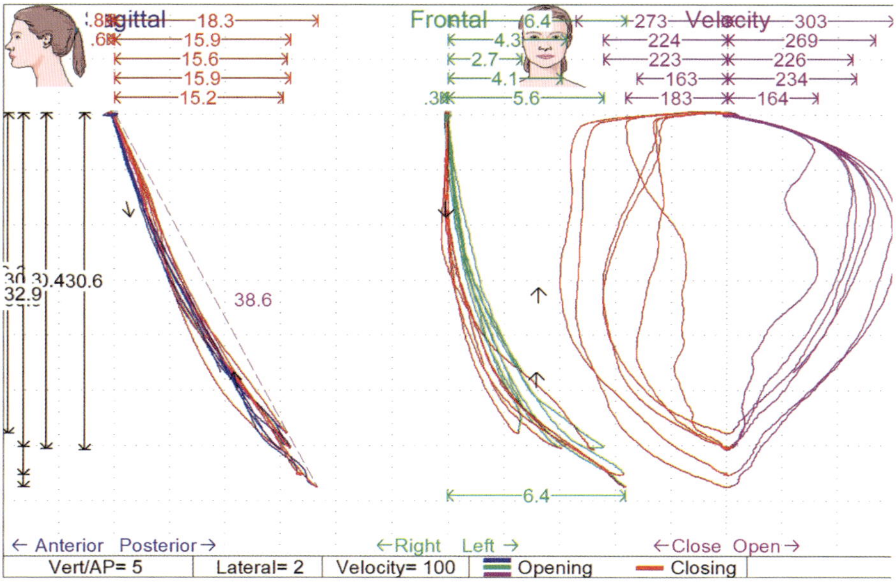

图12.58 扫描1（治疗前）显示张口度正常（张口度约38mm），开口时有明显的左侧偏移（6mm），牙齿接触速度令人满意。Sagittal：矢状面；Frontal：冠状面；Velocity：速度；Sagittal：矢状面；Frontal：冠状面；Velocity：速度；Opening：开口；Closing：闭口；Vert：垂直向；AP：前后向；Lateral：侧向。

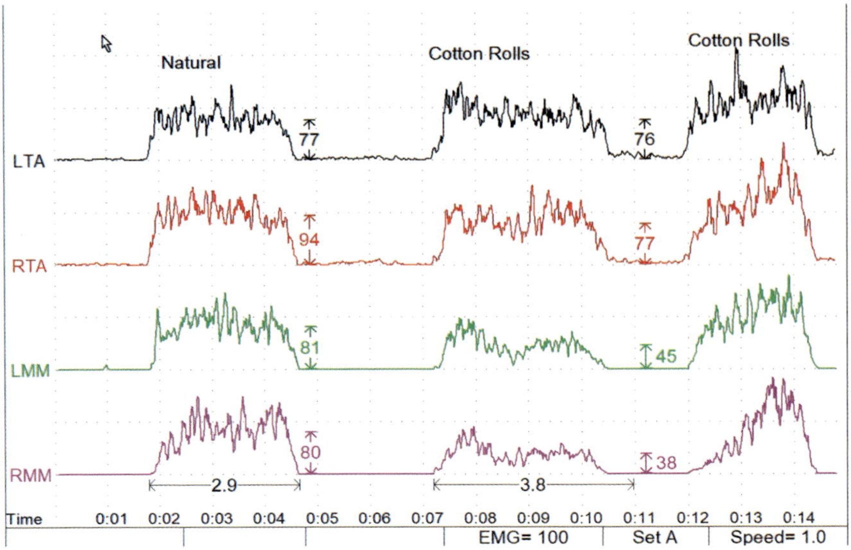

图12.59 扫描11（治疗前）显示了扫描模式下的s-EMG结果。指导患者在CO紧咬（第一次和第二次峰值），然后在牙齿之间放置棉卷紧咬，暂时阻止咬合（第三次峰值）。肌电图输出略低，但在肌肉群之间平衡。Natural：自然；Cotton Rolls：棉卷；LTA：左侧颞肌前部；RTA：右侧颞肌前部；LMM：左侧咬肌；RMM：右侧咬肌；Time：时间；EMG：肌电图；Set：设置；Speed：速度。

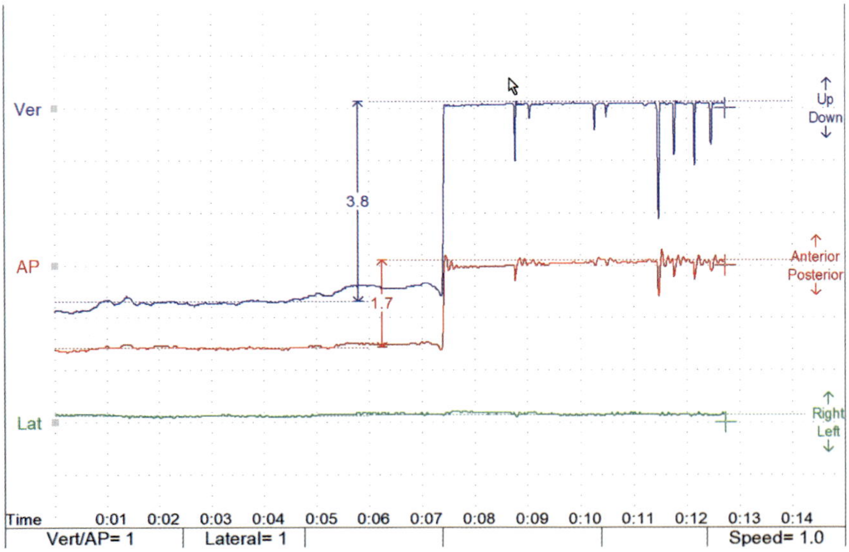

图12.60 扫描3（治疗前）显示扫描模式下的下颌运动（垂直向、前后向和侧向）。患者先保持下颌在休息位，然后闭合至CO。息止殆间隙过剩（3.8mm）。当闭合时，有一个向前的运动（1.7mm）。Vert：垂直向；AP：前后向；Lateral：侧向；Up：上；Down：下；Anterior：前；Posterior：后；Right：右；Left：左；Time：时间；Speed：速度。

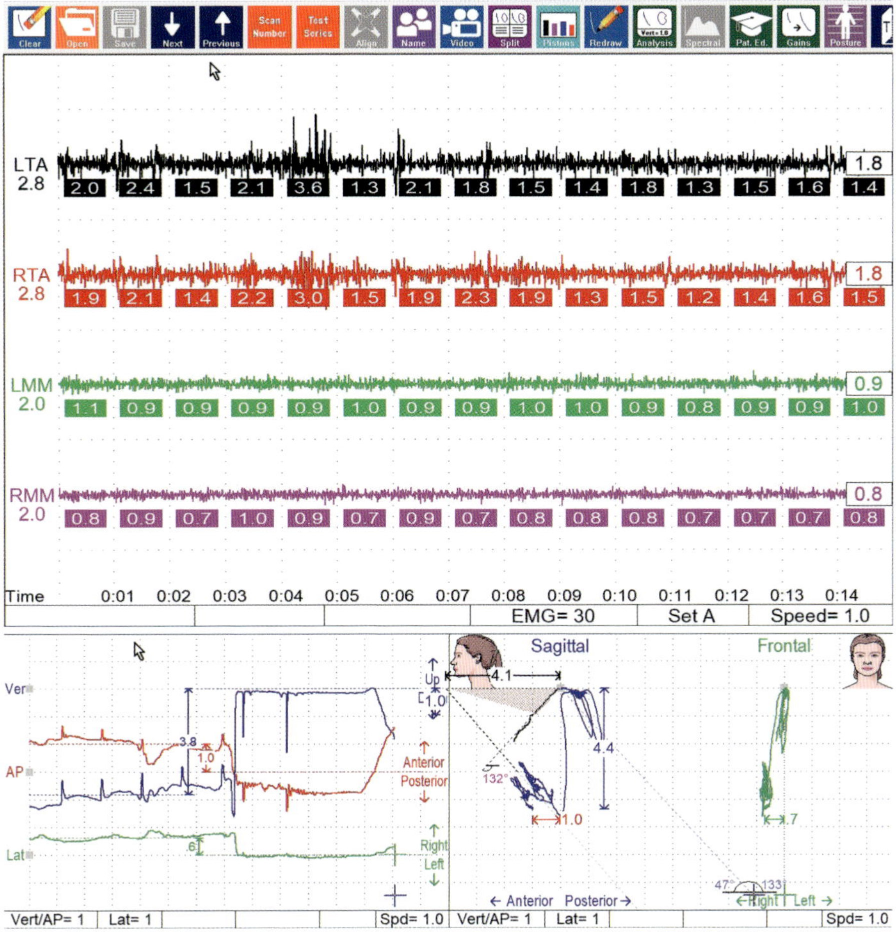

图12.61 治疗前扫描。上图：扫描10显示肌肉处于放松状态（TENS后）。使用均衡器避免牙齿接触使CNS去适应。下图：显示扫描4/5分屏模式。左下图：扫描模式下的下颌运动（垂直向、前后向和侧向）。患者先保持下颌在休息位，然后闭合至CO。注意V线和AP线上的10次峰值。右下图：相应的矢状向/前后向扫描5显示在水平殆平面（HP）上存在4.1mm的前后向（AP）不调，息止殆间隙为4.4mm。CNS：中枢神经系统；LTA：左侧颞肌前部；RTA：右侧颞肌前部；LMM：左侧咬肌；RMM：右侧咬肌；Sagittal：矢状面；Frontal：冠状面；Ver(t)：垂直向；AP：前后向；Lat(eral)：侧向；Up：上；Down：下；Anterior：前；Posterior：后；Right：右；Left：左；Spd：速度。

为关键的是图12.61，精确测量了来自神经肌肉系统的矢状面与垂直面需求。特别地，扫描5揭示了肌轨迹在水平面上的显著差异（≥4.1mm），以及息止殆间隙的进一步增加（至4.4mm）。这一系列数据不仅强化了我们的诊断结论，也充分证明了所实施的正畸治疗方案的有效性与科学性。

治疗过程务必确保形成至少4.1mm的覆盖（OJ），以适应下颌姿势的重新调整。此外，还需要额外增加OJ，以确保下切牙能够精确排齐**于水平殆平面（HP）。通过调整殆平面，我们能够降低HP的高度，并相应减少矢状向的矫正需求**。然而，由于PRP位于V线的前方，因此必须先行将CO点（即髁突中心点）向前移动。因此，必须确保存在足够的空间时，才可进行下颌牙列排齐。过早排齐下前牙可能会造成髁突在关节窝内远移。

在此病例中，上牙弓的扩弓集中在前颌骨区域，并辅以Ⅲ类弹性牵引（1/4英寸、4.5oz），24小时佩戴，进一步促进下颌牙冠的远中倾斜移动。这一方式利于髁突的重新向前定位，还减少了下前牙排列所需的空间。尤为重要的是，该治疗方法的伸长效应极大地帮助缩小了息止殆间隙，进而减少了AP差异。

矢状向严重不调无疑是对TMD症状的一个合理解释。值得注意的是，TENS后的RP位于V线前方，这进一步显示了治疗过程的复杂性和挑战性。

治疗过程于2017年9月结束，并配备了上颌活动保持器用以保持。下颌则采用3-3舌侧丝进行固定保持，以维持牙齿的稳定状态。在随后的时间里，患者每3个月接受1次随访，并于2023年1月进行了全面的K7®评估、X线检查及照片拍摄。所有治疗成果如图12.62和图12.63所示。

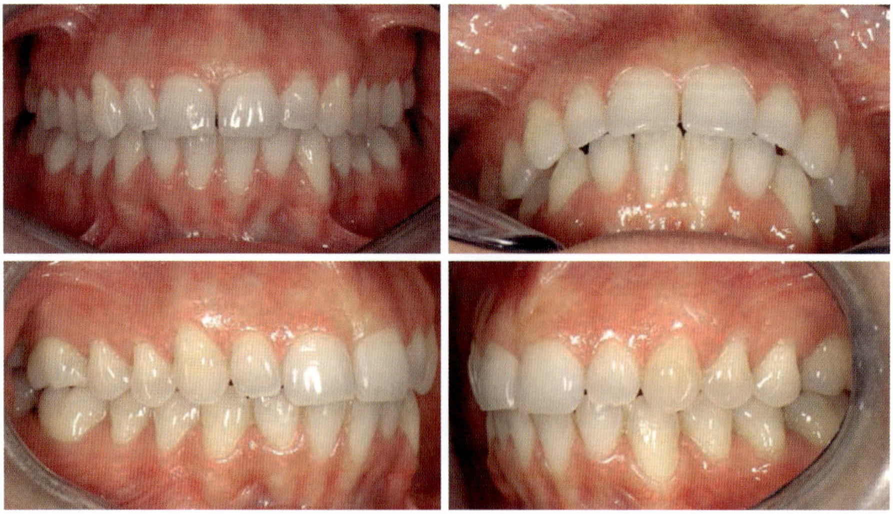

图12.62　治疗后5年的口内照。

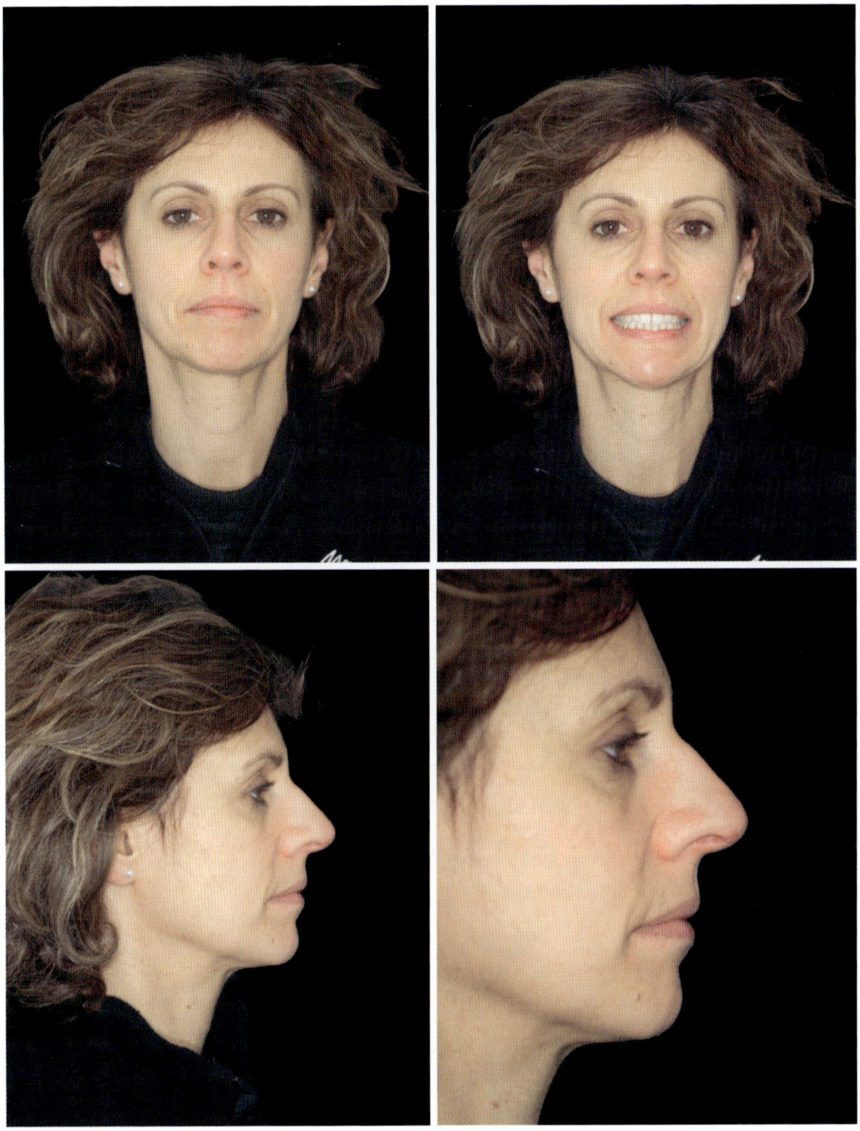

图12.63 治疗后5年的口外照。

讨论

患者在治疗后5年中均表示对正畸治疗效果感到满意，并且无明显不适症状。通过运动学扫描的进一步验证，不难发现正畸治疗所取得的显著成效。扫描13（图12.64）清晰地显示了左侧偏移的微小改善，这可能与髁突的重新定位及关节功能的恢复密切相关。值得注意的是，在扫描过程中并未发现任何特定的TMJ噪音，这进一步证明了治疗的有效性。

此外，扫描3（图12.65）所显示的垂直息止殆间隙为2.5mm，并伴2.1mm的向前移动。尽管这一比例尚未达到理想状态，但它却明确指出了下颌休息位（HRP）位于V线后方。这实际上是一个积极的迹象，因为它允许下颌骨处于更为前伸的位置。

我们可以看到下颌向前移动，正好位于闭合位下方1mm。扫描9（图12.66）显示下颌在休息位下良好的肌肉休息输出。扫描11（图12.67）从对称的角度显示了平衡的输出。颞肌的信号优于咬肌信号。一般来说，这是一个令人满意的结果，因为这些差异是相当有限的。

吞咽评估

图12.68和图12.69显示了2个多图扫描（扫描21），以研究患者的吞咽功能。在图12.68中，清晰可见主动唾液吞咽（VSS）起始于d点。值得注意的是，咬肌先于颞肌激活，代表吞咽动作起始于舌体放置于牙弓间。而图12.69则捕捉到了自然唾液吞咽（SSS）的瞬间，再次出现了咬肌的激活早于颞肌，但深入分析下颌的运动轨迹，发现CO的记录时间异常短暂。在吞咽过程中，吐舌动作可能导致CO信

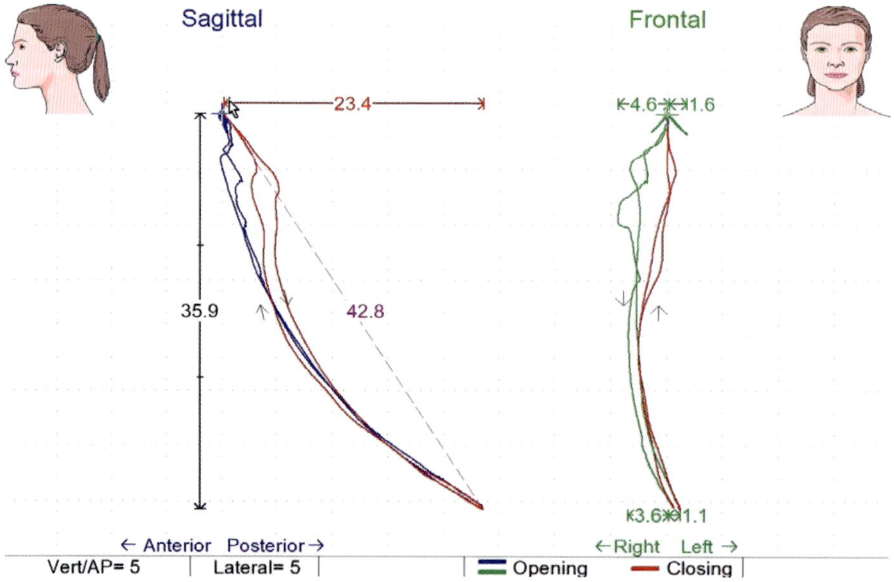

图12.64 扫描13（治疗后5年），侧方尖牙咬合分离的活动范围。Sagittal：矢状面；Frontal：冠状面；Vert：垂直向；AP：前后向；Lateral：侧向；Anterior：前；Posterior：后；Right：右；Left：左；Opening：开口；Closing：闭口。

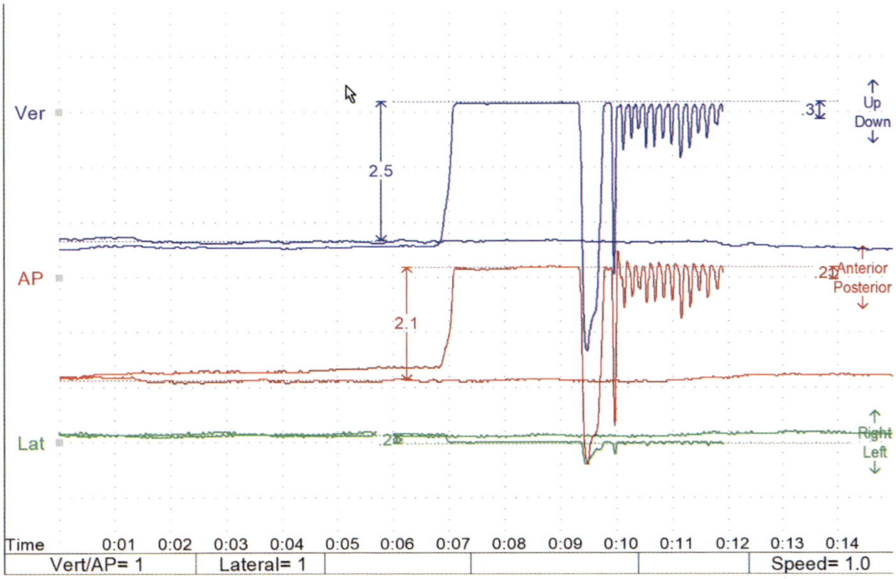

图12.65　扫描3（治疗后5年）显示扫描模式下的下颌运动（垂直向、前后向和侧向）。患者先保持下颌在休息位，然后闭合至CO。息止殆间隙略大（2.5mm）。而在执行咬合动作时，下颌骨向前移动（2.1mm）。Vert：垂直向；AP：前后向；Lateral：侧向；Up：上；Down：下；Anterior：前；Posterior：后；Right：右；Left：左；Time：时间；Speed：速度。

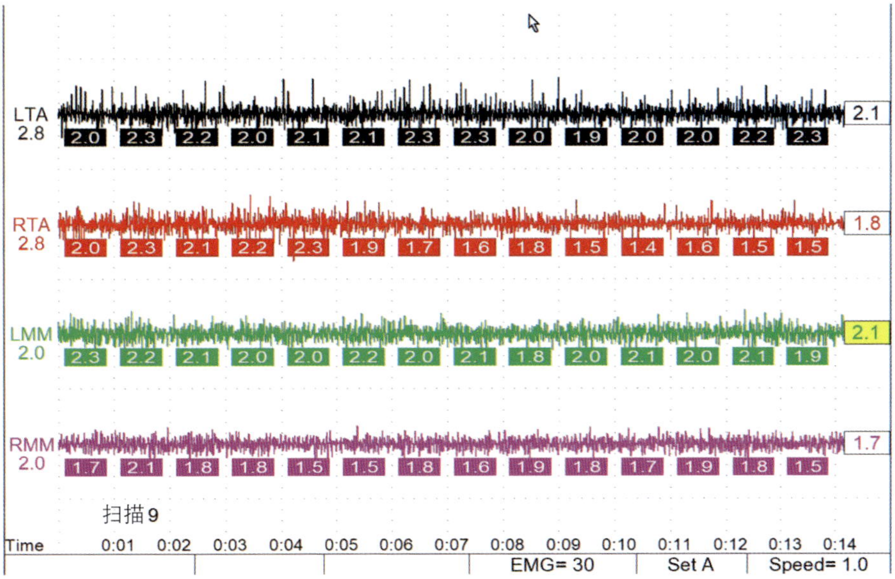

图12.66　扫描9（治疗后5年）显示肌肉放松（TENS前）。LTA：左侧颞肌前部；RTA：右侧颞肌前部；LMM：左侧咬肌；RMM：右侧咬肌；Time：时间；EMG：肌电图；Set：设置；Speed：速度。

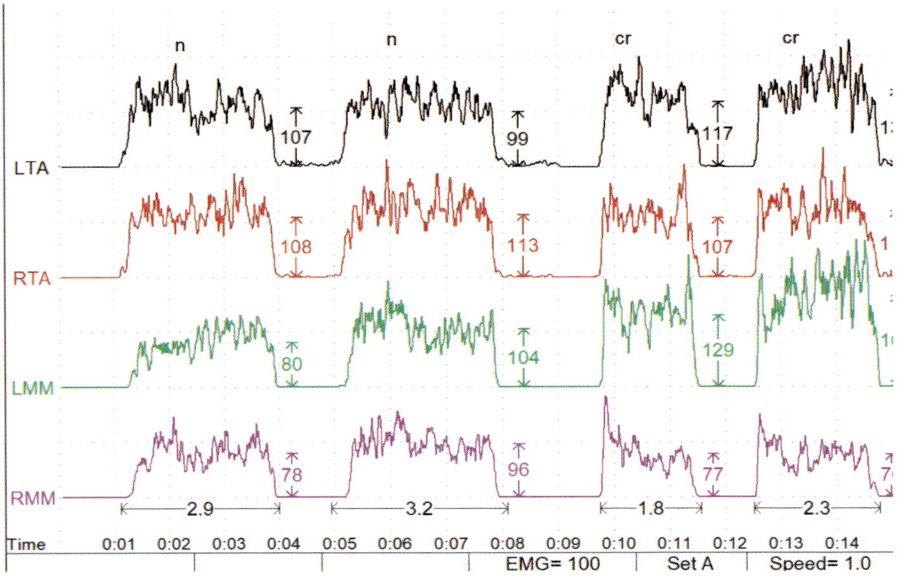

图12.67　扫描11（治疗后5年）显示扫描模式下s-EMG的结果。指导患者在CO紧咬牙（第一次和第二次峰值），然后在牙齿之间放置棉卷紧咬，暂时阻止咬合（第三次和第四次峰值）。输出s-EMG令人满意。一般会对称平衡。颞肌在紧咬时输出稍强于咬肌。n：自然；cr：棉卷；LTA：左侧颞肌前部；RTA：右侧颞肌前部；LMM：左侧咬肌；RMM：右侧咬肌；Time：时间；EMG：肌电图；Set：设置；Speed：速度。

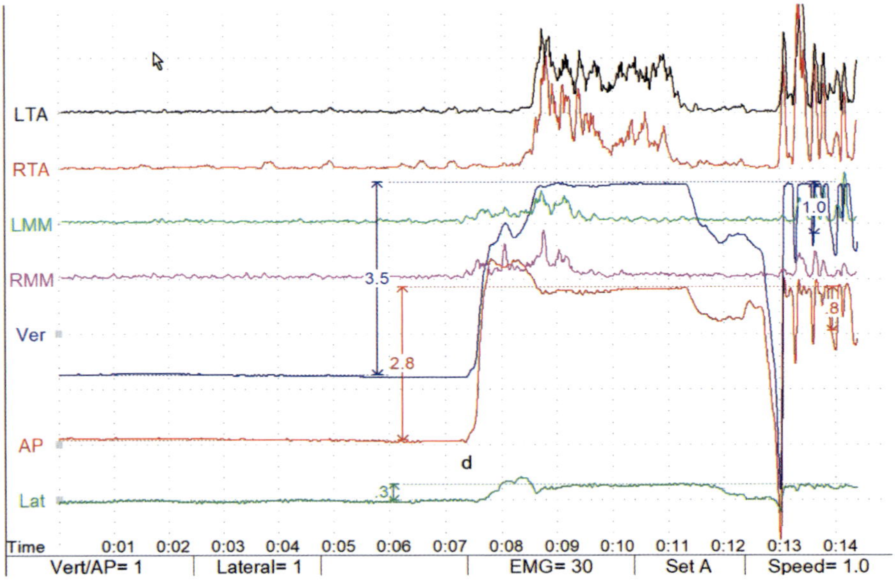

图12.68　多图扫描（扫描3+s-EMG，扫描21）（治疗后5年）显示VSS（显示在d点）。蓝色垂直线表示当开始吞咽时，下颌闭合（向上）。在吞咽过程开始时，咬肌被过早激活，表明患者吞咽时，舌头位于牙齿之间。LTA：左侧颞肌前部；RTA：右侧颞肌前部；LMM：左侧咬肌；RMM：右侧咬肌；Vert：垂直向；AP：前后向；Lateral：侧向；Time：时间；EMG：肌电图；Set：设置；Speed：速度。

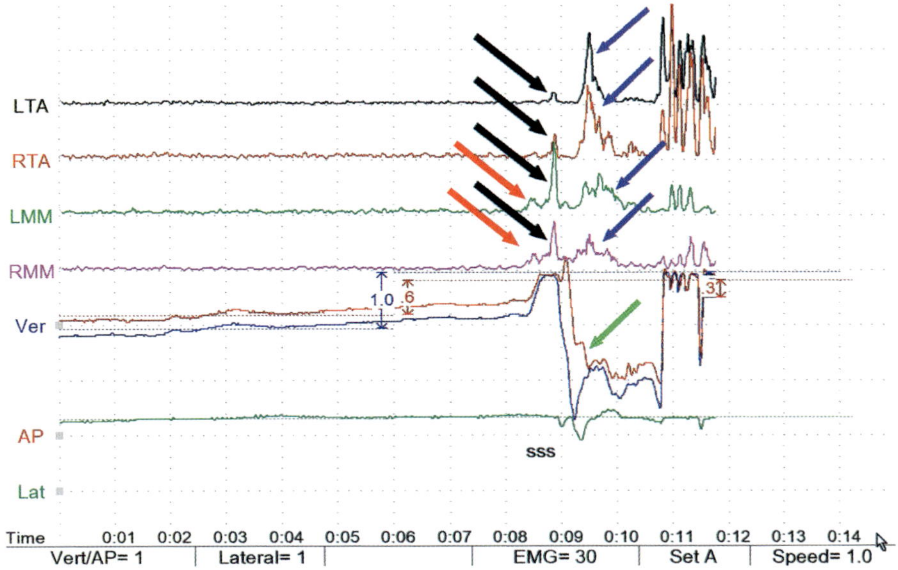

图12.69 多图扫描（扫描3+滤波表面肌电图，扫描21）（治疗后5年）显示SSS。蓝色垂直线表示吞咽开始时下颌闭合（向上）。最初激活的肌肉是咬肌（红色箭头），表明患者开始用舌头放在牙齿之间吞咽。ICP的持续时间仅持续0.25秒，在此期间咬肌和颞肌的激活良好（黑色箭头）。在吞咽序列中，蓝色（垂直）和红色（前/后）线显示开口运动（绿色箭头）。最强烈的肌反应是在吞咽序列的这一点：蓝色箭头表示努力避免由于舌活动导致的下颌移位。绿色箭头表示下颌最终闭合的确切时间（蓝色线向上），但红线表示（向下）下颌骨向后移动。LTA：左侧颞肌前部；RTA：右侧颞肌前部；LMM：左侧咬肌；RMM：右侧咬肌；Vert：垂直向；AP：前后向；Lateral：侧向；Time：时间；EMG：肌电图；Set：设置；Speed：速度。

号的丧失、舌功能异常，使下颌向远中移动。此分析显示，如果舌前部不存在低位，即使中度吐舌或许也不足以造成前牙开秴（图12.69）。

尽管患者已遵照指示进行了数次口面肌功能治疗（OMT）练习，旨在改善吞咽功能，但是成效并未如预期般显现。显然，这类习惯性问题的纠正需要更为紧密的医患合作方能奏效。

图12.70则展示了在45分钟电刺激后，肌肉静息时的输出量，显示扫描4/5结果具有较高的诊断价值。

图12.71以分屏形式呈现了扫描4/5的对比视图。当我们聚焦于扫描5，以评估正畸/矫形治疗的进展时，值得注意的是，CO与垂直V线现已移至RP（参考平面）之前，同时息止秴间隙也已缩减了约1.1mm。这种伸长效应是通过Ⅲ类牵引获得的。

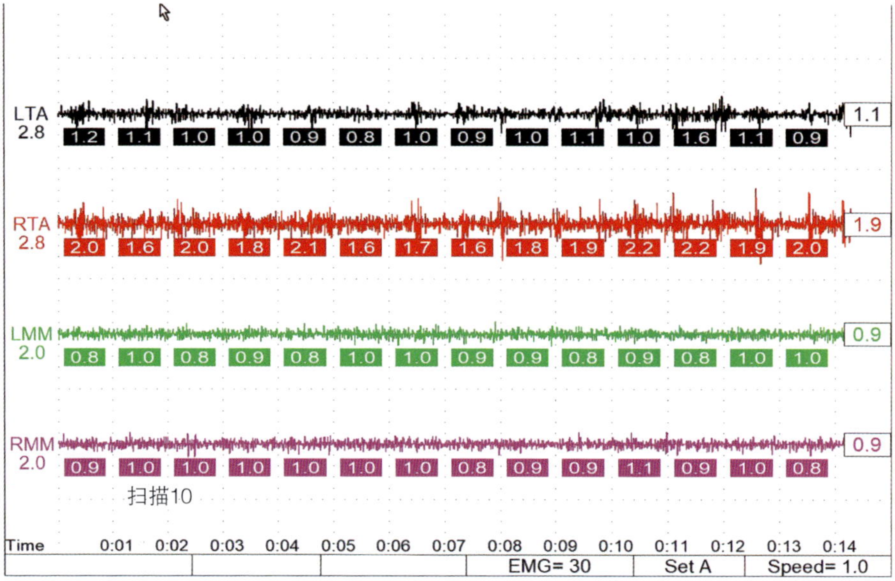

图12.70 扫描10（治疗后5年）显示肌肉放松（TENS后）。使用Aqualizer®以避免咬合接触，使CNS去程序化。LTA：左侧颞肌前部；RTA：右侧颞肌前部；LMM：左侧咬肌；RMM：右侧咬肌；Time：时间；EMG：肌电图；Set：设置；Speed：速度。

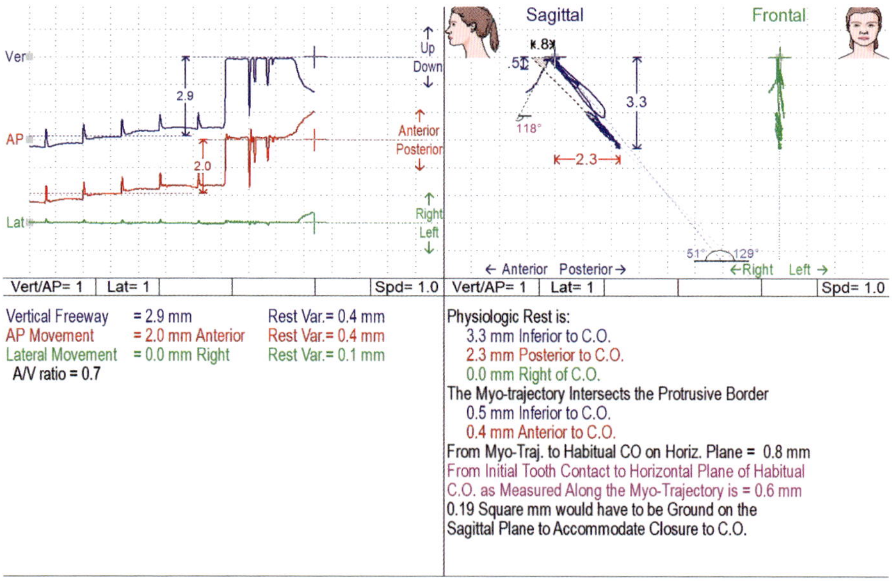

图12.71 扫描4/5（治疗后5年）分屏模式。左图：扫描模式下的下颌运动（垂直向、前后向和侧向）。指导患者将下颌保持在休息位，然后闭合至CO。注意V线和AP线上的TENS峰值。右图：相应的矢状/冠状面扫描5显示在水平殆平面（HP）上存在0.8mm的前后向（AP）不调。垂直息止殆间隙为3.3mm。Sagittal：矢状面；Frontal：冠状面；Ver(t)：垂直向；AP：前后向；Lat(eral)：侧向；Up：上；Down：下；Anterior：前；Posterior：后；Right：右；Left：左；Spd：速度。

这一力学方式所带来的又一积极效应在于使牙合平面[5]产生逆时针旋转。即便微小的逆时针调整也会产生生理性效果，因为模拟了上颌-下颌复合体[5]在生长和发育过程中的自然轨迹。

图12.72显示了治疗前和5年随访时的头颅侧位X线片。

图12.73显示了治疗前和5年随访时的曲面断层片。

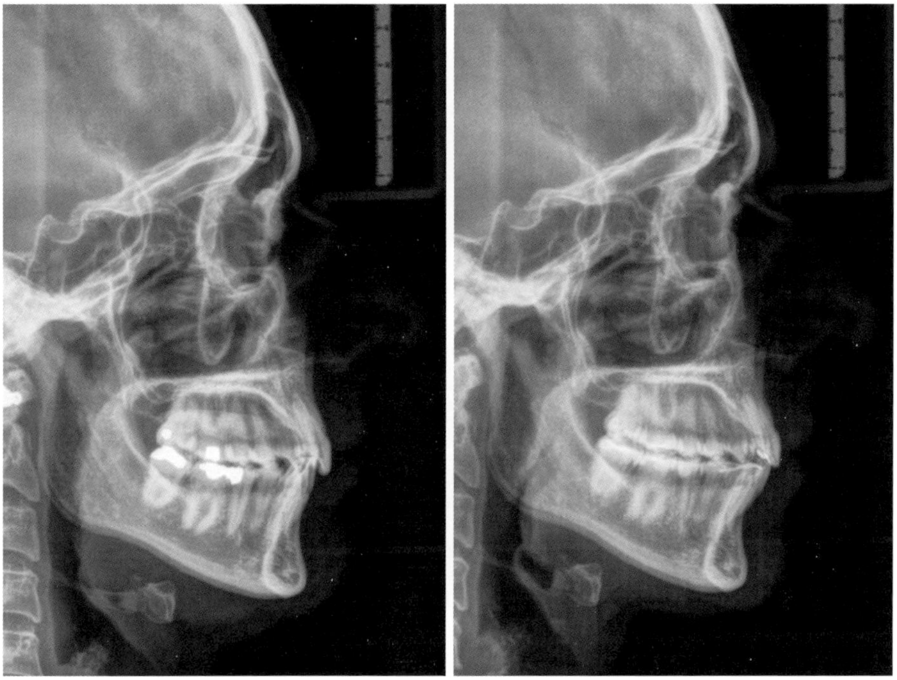

图12.72 头颅侧位X线片：治疗前（左图）和5年随访时（右图）。

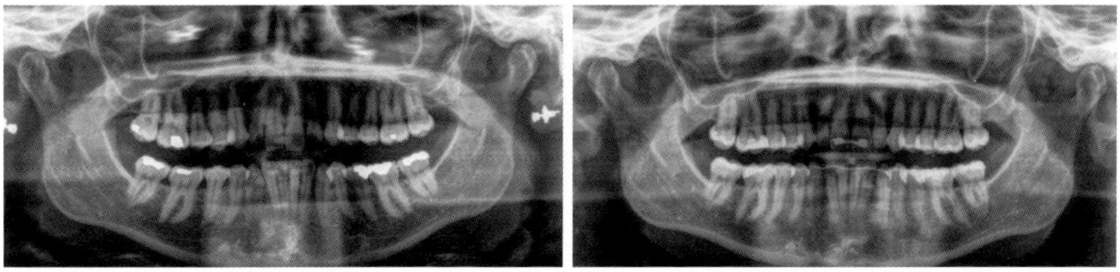

图12.73 曲面断层片：治疗前（左图）和5年随访时（右图）。

赵彦惠

病例12.5

安氏Ⅲ类错殆伴过大的息止殆间隙：从神经肌肉角度进行思考

摘要：一位10岁白人患者因牙齿排列不齐而就诊，并寻求正畸治疗。正畸咨询的主要原因是其母亲担心孩子的下颌前突。

治疗前	
口外分析（图12.74）	
侧貌	直面型
面高	减少
殆平面	正常
面部对称性	
唇	闭合良好
下颌姿势	
头部姿势	
口内分析（图12.74）	
牙齿	
磨牙关系	Ⅲ
尖牙关系	Ⅲ
覆盖	正
覆殆	3mm
口腔卫生	一般
旋转	
反殆	
间隙	上侧切牙、下侧切牙/尖牙
拥挤	
发育不全	
缺失牙齿	
功能分析（图12.74）	
吞咽	舌前伸
舌系带	无
舌位	低位
口齿不清	
神经肌肉诊断	
息止殆间隙	增大
骨性分类	Ⅲ
前牙闭锁	有
左侧TMJ	
右侧TMJ	

问题列表 • 下颌被前壁（前牙闭锁殆）阻挡在后方 • 下牙间隙是下颌姿势的结果	
神经肌肉治疗目标 • 恢复下颌自由活动 • 减少矢状功能差异 • 减少息止殆间隙 • 纠正舌位和吞咽	

引言

Ⅲ类错殆畸形在功能和面部美学上都可能引发特别的关注。从面部美学的视角来看，这种畸形会导致面部外观的显著变化。具体而言，Ⅲ类错殆畸形常伴随上颌发育不足，这会削弱颧骨区域的凸出度，从而使面部上半部分显得更为平坦。这种变化对面部整体的和谐性，尤其是在侧面轮廓上，造成了显著影响，破坏了原本应有的立体感和美感。

此外，面部的下半部分会根据垂直生长的类型展现出不同的特征。特别是那些具有深覆殆的个体，更容易注意到矢状向的不协调，这种不协调会导致面部的下半部分在视觉上显得更短、更宽。这种变化会对面部美学产生进一步的影响，尤其是在正面观察时更为明显。

此病例患者是一位年轻女性，她面临的是同时包含骨性和牙性因素的Ⅲ类错殆问题。值得注意的是，尽管她并未展现出明显的下颌压迫症状，但在开口过程中偶尔会伴随关节的咔嚓声，虽然这在当前阶段可能不是一个严重的问题，却预示着未来可能出现更复杂的问题，这凸显了早期解决Ⅲ类错殆的重要性。

图12.74显示了治疗前的口内照和口外照。

图12.75显示了治疗前的头颅侧位X线片和曲面断层片。

在临床评估中，我们注意到该患者的息止殆间隙显著偏大。针对这一情况，治疗计划于2014年11月正式启动，治疗方案结合了RPE与面罩前牵引的使用。面罩由患者在家中自行佩戴，并施加了总计400g的牵引力，以促进上颌发育。这一治疗过程持续至2015年9月。随后，2016年3月，我们拍摄了患者的口内照及口外照，以便全面评估矫形治疗所取得的成效（图12.76和图12.77）。

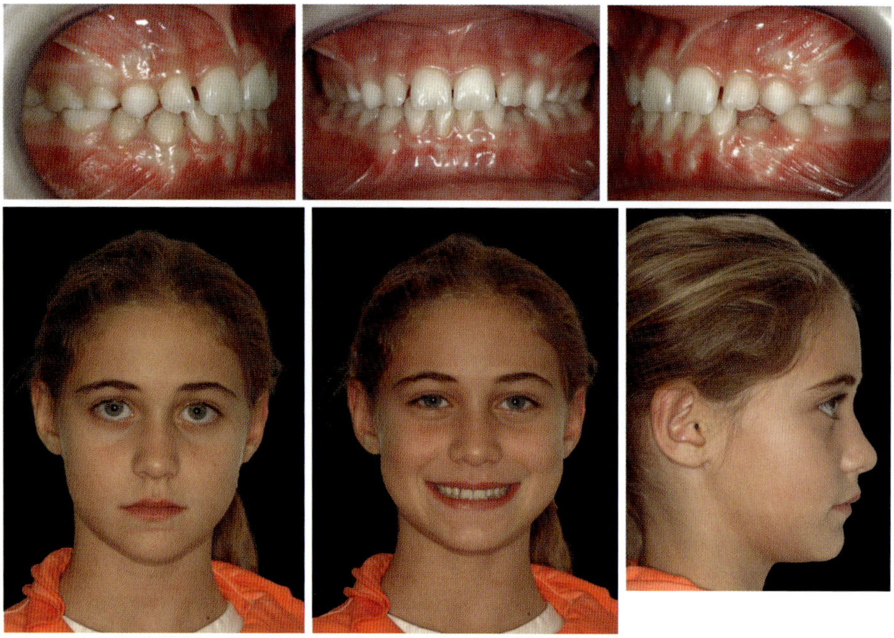

图12.74 治疗前的口内照和口外照。

我们进行了全面的K7®功能分析，以评估垂直向和矢状向的生理需求，并制订神经肌肉正畸治疗方案；扫描结果的一部分如图12.78～图12.81所示。

讨论

生物电分析的结果极具启发性。鉴于患者年幼，以及在操作过程中引入经皮电神经刺激（TENS）可能引起的恐惧反应和肌肉收缩，扫描4/5也许未能真实反映患者的息止𬌗间隙状态。尽管如此，骨骼形态学观察揭示了息止𬌗间隙的增大，这归因于下颌在发育过程中的逆时针旋转，该现象进而导致了生长发育期深覆𬌗（以及息止𬌗间隙）的增加。扫描11则显示出对当前咬合状态的某种不适感，这很可能是由错𬌗畸形和/或过大的息止𬌗间隙导致肌肉输出减少所引发的。其他多图扫描则显示在吞咽起始时咬肌的正常激活模式，表明患者在吞咽过程中舌头位于牙齿之间。这种舌位很可能已成为一种习惯，进而解释了治疗前口内照中所观察到的下颌牙列间隙现象。

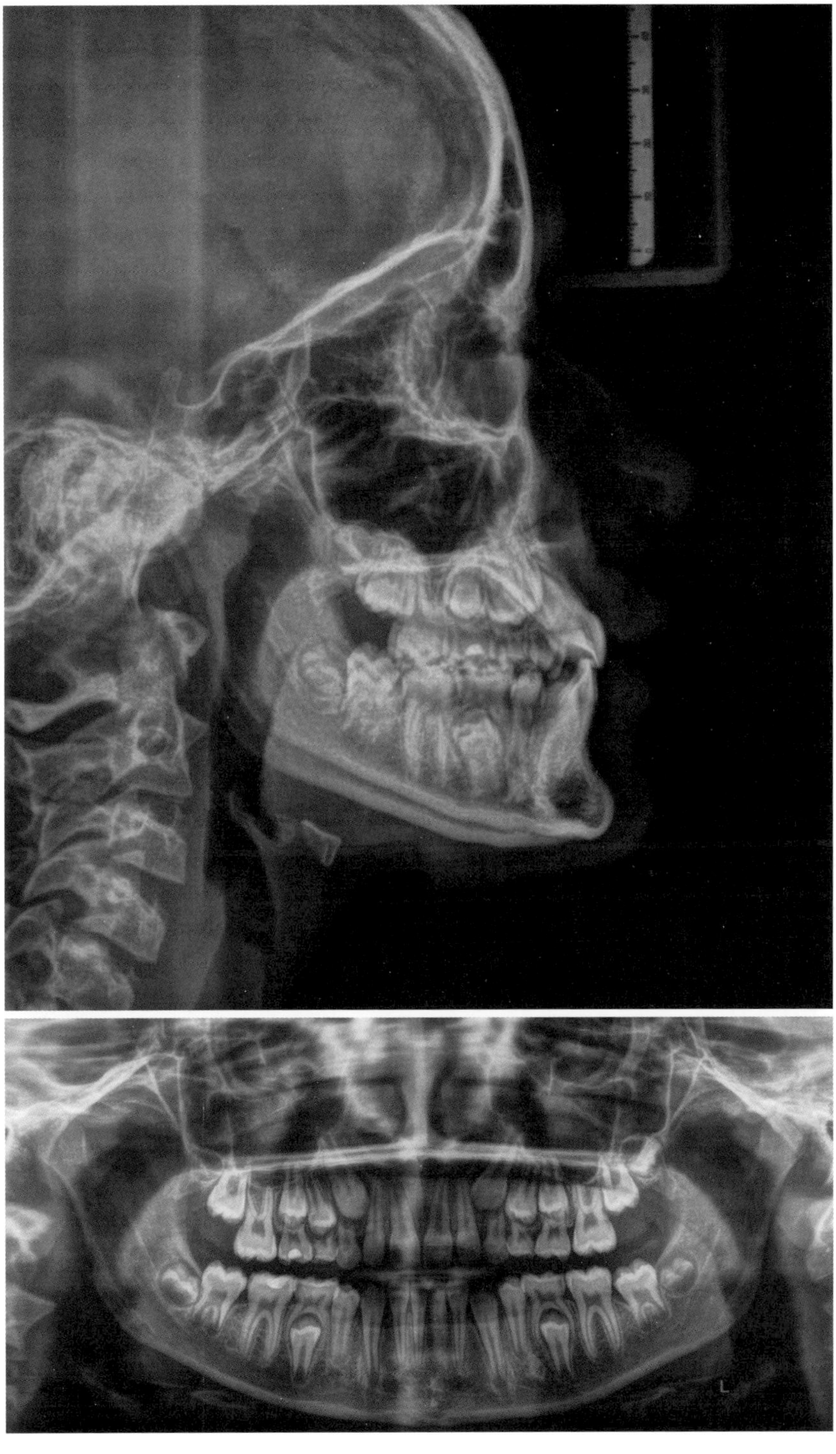

图12.75 治疗前的头颅侧位X线片和曲面断层片。

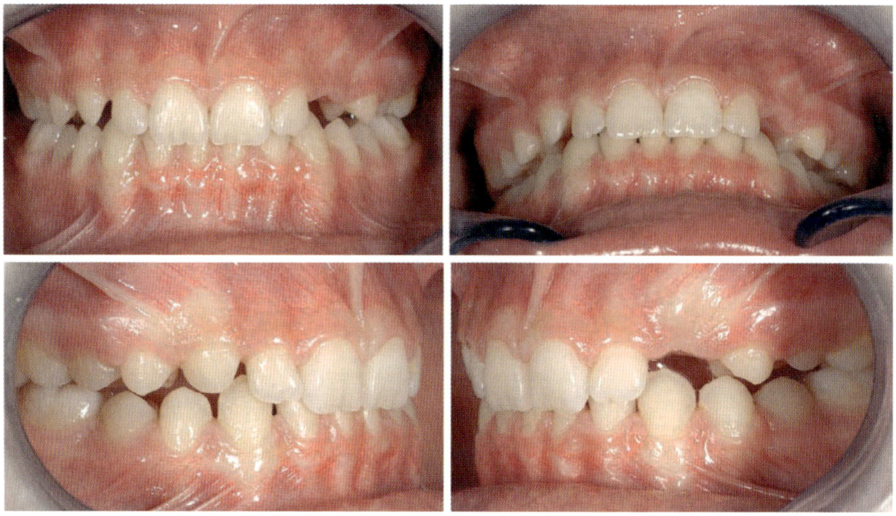

图12.76 RPE和面罩前牵引治疗后的口内照（2016年3月）。

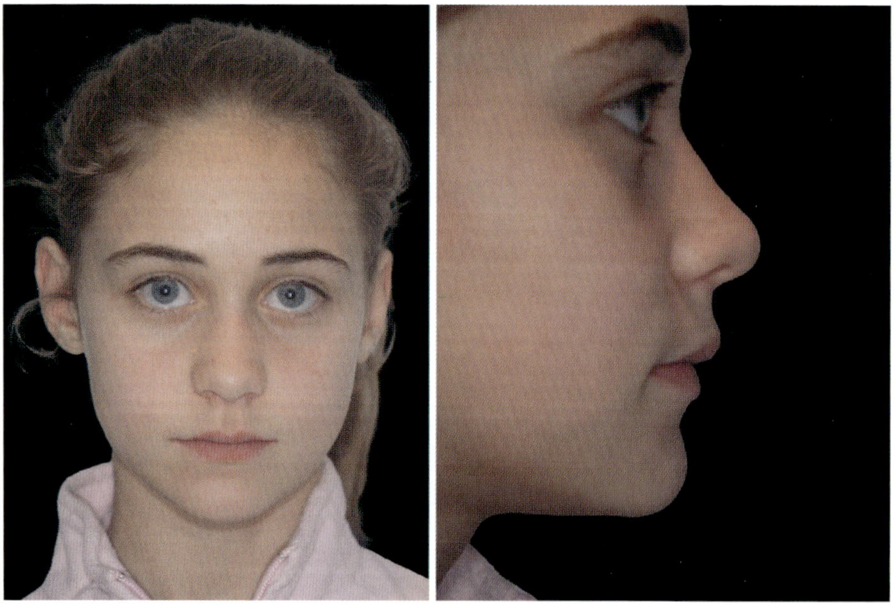

图12.77 RPE和面罩前牵引治疗后的口外照（2016年3月）。

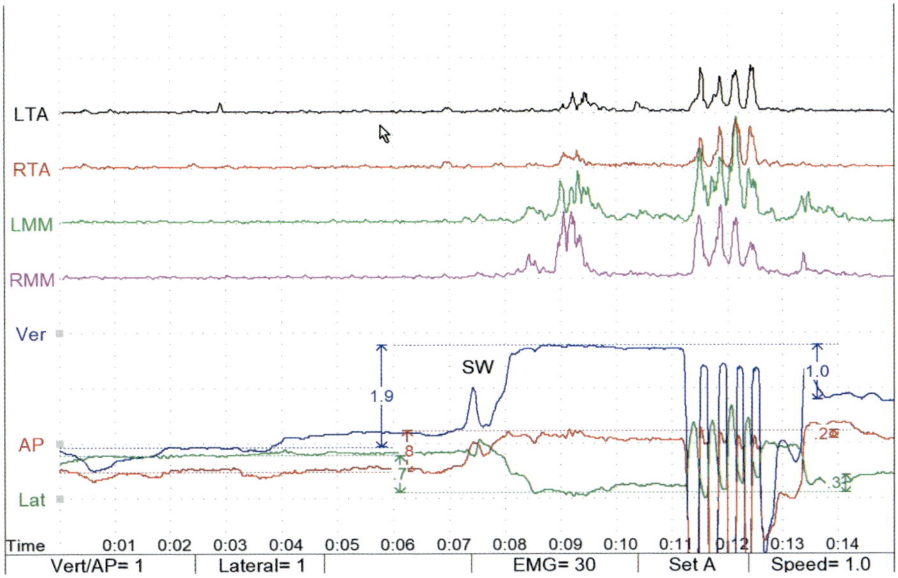

图12.78 多图扫描（扫描3+s-EMG滤波，扫描21）显示阻断性治疗后的VSS（以SW表示）。蓝色垂直线表示吞咽开始时下颌的闭合（向上移动）。在吞咽动作开始时，咬肌出现提前激活，表明患者在吞咽时舌头位于牙齿之间。LTA：左侧颞肌前部；RTA：右侧颞肌前部；LMM：左侧咬肌；RMM：右侧咬肌；Ver(t)：垂直向；AP：前后向；Lat(eral)：侧向；Time：时间；EMG：肌电图；Set：设置；Speed：速度。

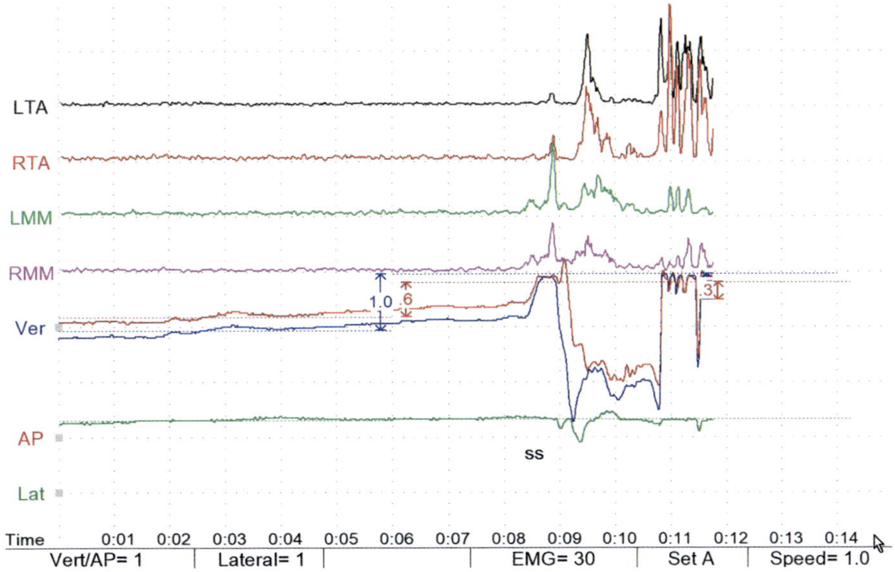

图12.79 多图记录扫描（包含扫描3+s-EMG滤波处理，扫描21）显示接受阻断性治疗后患者的SSS（以ss表示）的过程。蓝色垂直线表示吞咽起始时下颌的闭合（向上移动）。值得注意的是，在吞咽序列的初期阶段，观察到咬肌的提前激活现象，这暗示患者在吞咽时舌头位于牙齿之间。LTA：左侧颞肌前部；RTA：右侧颞肌前部；LMM：左侧咬肌；RMM：右侧咬肌；Ver(t)：垂直向；AP：前后向；Lat(eral)：侧向；Time：时间；EMG：肌电图；Set：设置；Speed：速度。

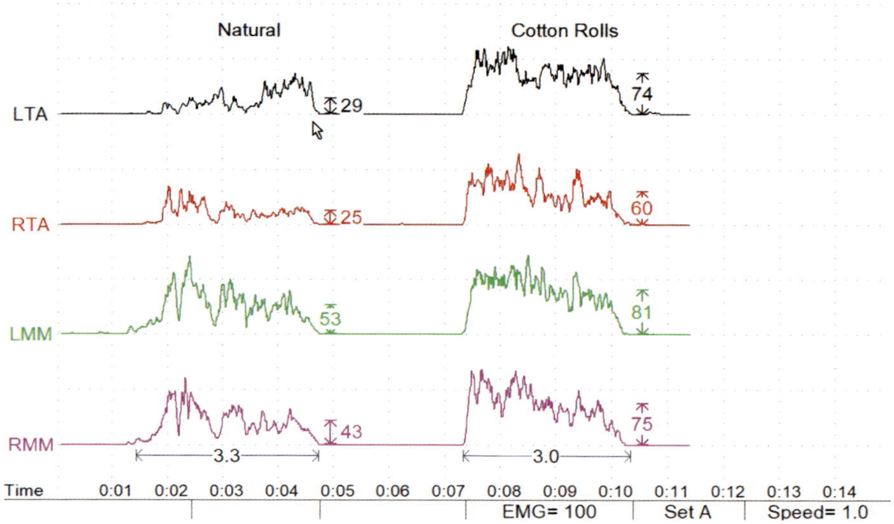

图12.80 扫描11的结果，该扫描记录了正畸阻断性治疗后进行的s-EMG扫描模式。在测试过程中，患者首先被要求在CO（最大咬合力量，即第一次峰值）时紧咬，随后在牙齿之间放置棉球以暂时阻止咬合，从而引发第二次咬合力量的爆发。观察到的s-EMG输出较低，这一结果可能显示肌肉疲劳或存在错秴畸形的状况。Natural：自然；Cotton Rolls：棉卷；LTA：左侧颞肌前部；RTA：右侧颞肌前部；LMM：左侧咬肌；RMM：右侧咬肌；Time：时间；EMG：肌电图；Set：设置；Speed：速度。

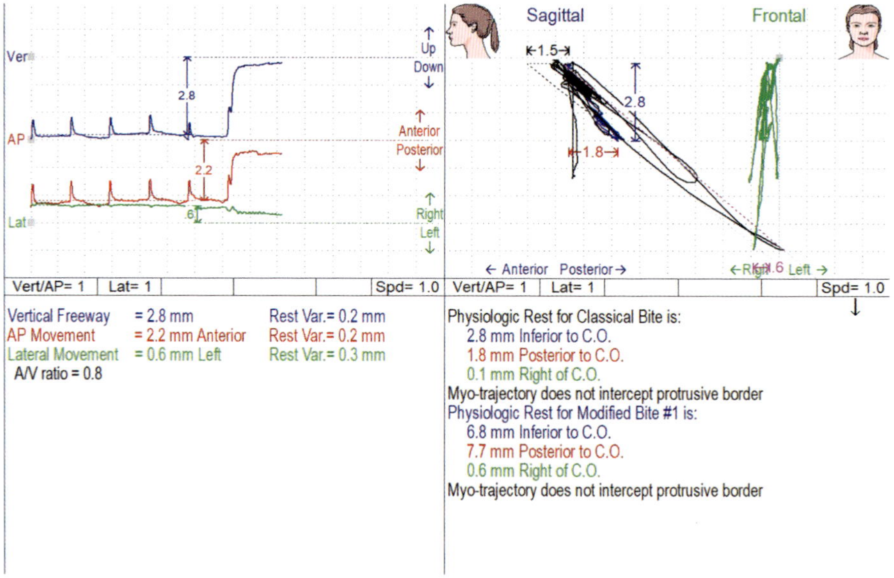

图12.81 正畸阻断性治疗后的分屏模式扫描结果，具体为扫描4/5的详细图像。左图：扫描模式下的下颌运动（垂直向、前后向和侧向）。在此过程中，指导患者将下颌保持在休息位，然后闭合至CO。值得注意的是，在V线和AP线上观察到了TENS（肌肉张力或电信号）的峰值。右图：对应着扫描5的矢状面与冠状面图像，其中特别指出了在水平秴平面（HP）上存在1.5mm的前后向不调。垂直息止秴间隙为2.8mm。Sagittal：矢状面；Frontal：冠状面；Ver(t)：垂直向；AP：前后向；Lat(eral)：侧向；Up：上；Down：下；Anterior：前；Posterior：后；Right：右；Left：左；Spd：速度。

基于这些原因，计划从上颌前磨牙区开始，通过牙齿伸长的方式来减少息止殆间隙，以期达到减少矢状向不调的目的。2016年3月，我们为上颌安装了固定矫治器，并经过一段时间的调整，逐渐实现了牙齿的排齐。随后，2016年8月，为下颌安装了固定矫治器，以进一步改善咬合关系。

2017年5月，上下牙弓均已完成多托槽固定矫治器的安装。具体而言，上牙弓选用了0.017英寸×0.025英寸的镍钛弓丝，而下牙弓则配置了0.018英寸×0.025英寸的不锈钢弓丝。此外，为了进一步优化治疗效果，上前牙区域安装了平面导板，并如图12.82所示，应用口内垂直牵引橡皮圈。

治疗于2017年10月结束，治疗结果如图12.83和图12.84所示。

为了验证是否已成功达成既定的神经肌肉治疗目标，于2018年2月进行了一次全面的K7®评估。此次评估的部分关键扫描结果如图12.85和图12.86所示，以供进一步分析与参考。

图12.85显示了扫描11的测试结果，肌肉总输出增加。

经过长期的随访观察，我们确认了神经肌肉正畸治疗的持续正面效果。结果如图12.87和图12.88所示，这些图像直观展示了治疗后5年的随访状况。

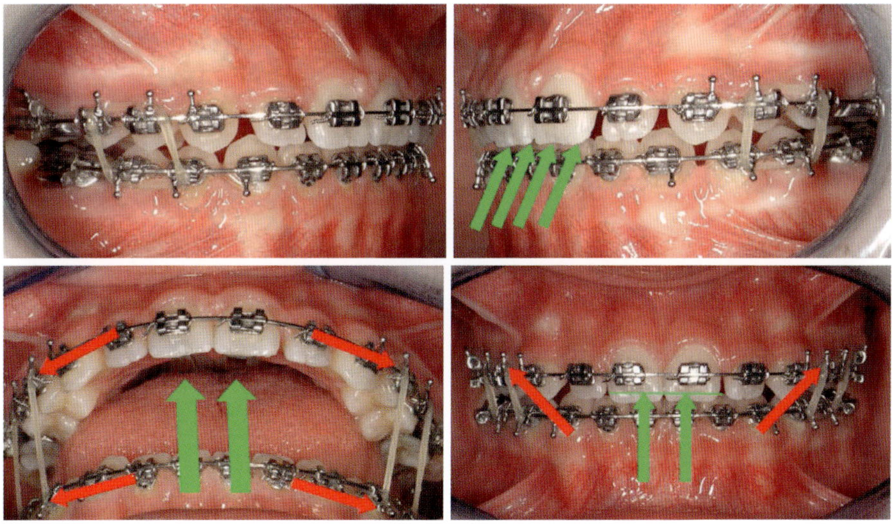

图12.82 治疗期间的口内照（2017年5月）。两侧垂直“箱形”的橡皮圈牵引应用于上下颌前磨牙之间，双侧用红色箭头表示。前牙舌侧平面导板用于增加垂直距离（VD）并允许后牙伸长，用绿色箭头表示。

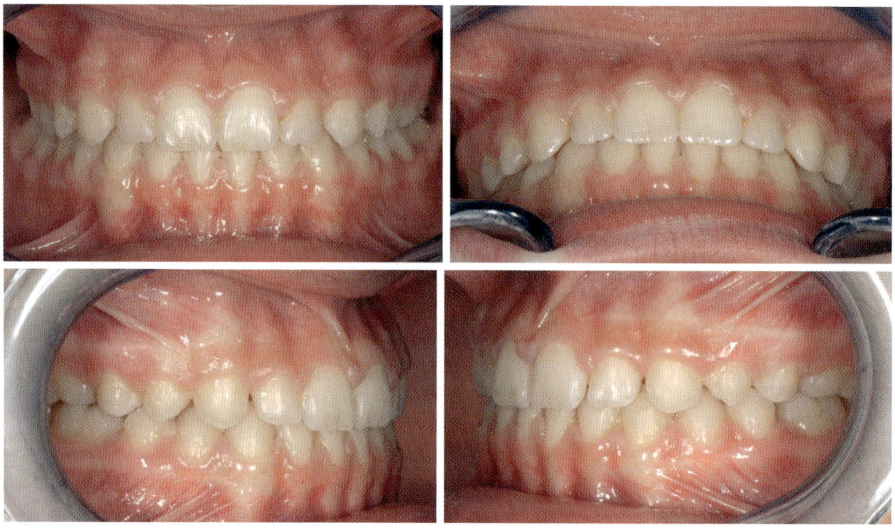

图12.83　治疗结束的口内照。

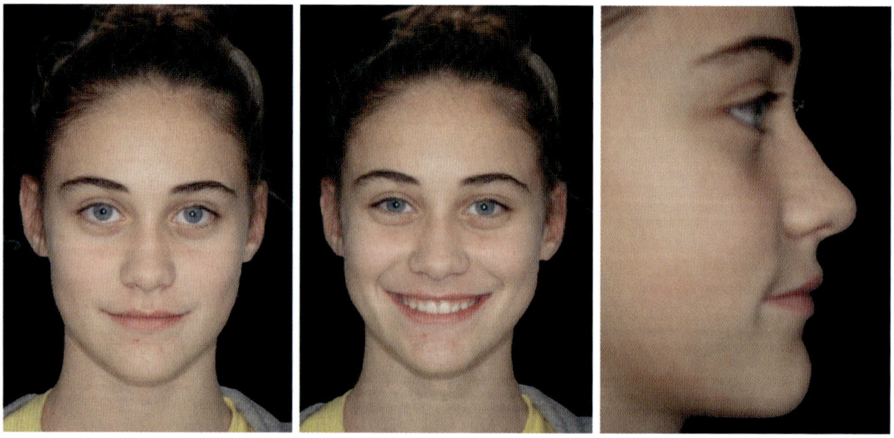

图12.84　治疗结束的口外照。

根据既定的神经肌肉正畸治疗方案，完整的扫描工作已于2023年3月完成。图12.89～图12.91显示了扫描11、扫描10及扫描4/5的结果。

图12.92显示了治疗前和治疗后的头颅侧位X线片。

头颅侧位X线片清晰展示了成功达成并维持稳定的生理目标所具备的结构性特征。值得注意的是，正畸治疗虽已完成牙齿排列与颌骨调整的主要任务，但肌功能的全面康复尚需一段时间。因此，在此期间，s-EMG的评估结果可能会受到一

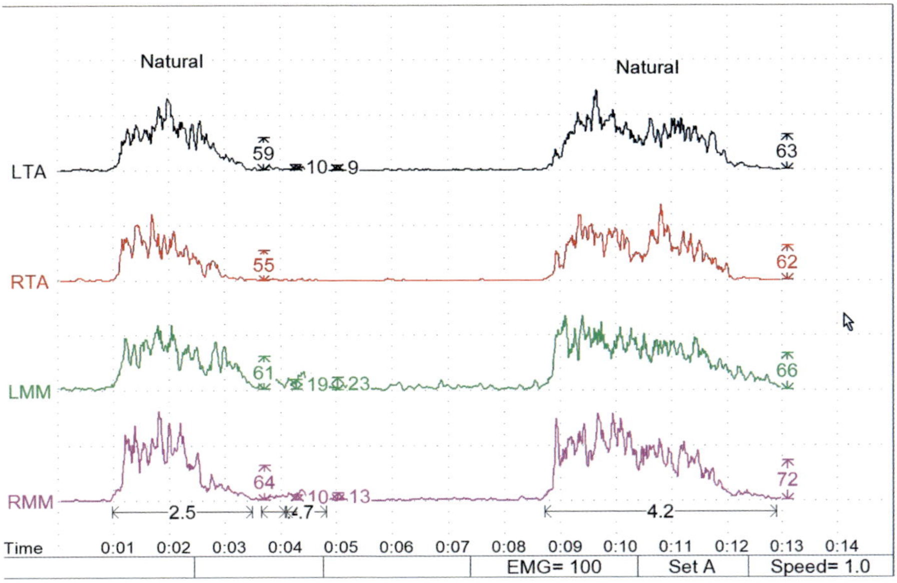

图12.85 扫描11（治疗后），扫描模式下的s-EMG记录。在测试中，指导患者在CO进行两次紧咬牙的动作（首次与再次）。尽管s-EMG的输出值仍处于较低水平，但这表明与治疗初期相比，患者的肌肉活动已经有了明显改善。Natural：自然；LTA：左侧颞肌前部；RTA：右侧颞肌前部；LMM：左侧咬肌；RMM：右侧咬肌；Time：时间；EMG：肌电图；Set：设置；Speed：速度。

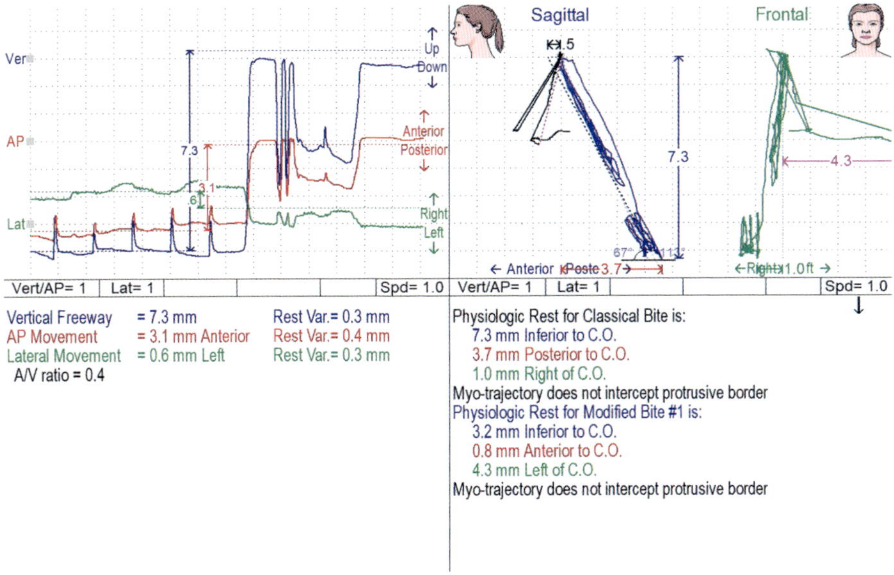

图12.86 分屏模式下的扫描4/5（治疗后）。左图：扫描模式下的下颌运动（垂直向、前后向和侧向）。指导患者将下颌保持在休息位，然后闭合至CO。注意垂直（Ver）和前后（AP）线的TENS峰值。右图：相应的矢状/冠状面扫描5显示在水平殆平面（HP）上存在0.5mm的前后向（AP）不调。垂直息止殆间隙为7.3mm。Sagittal：矢状面；Frontal：冠状面；Ver(t)：垂直向；AP：前后向；Lat：侧向；Up：上；Down：下；Anterior：前；Posterior：后；Right：右；Left：左；Spd：速度。

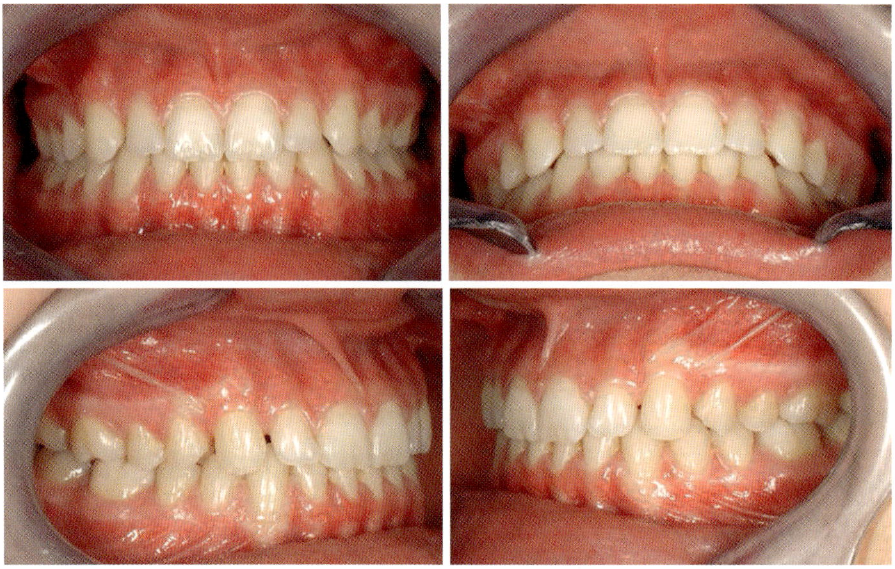

图12.87　治疗结束5.5年后的口内照。

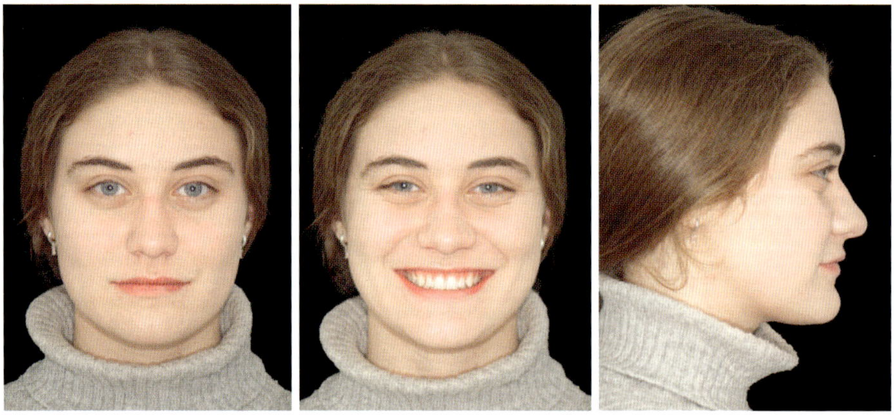

图12.88　治疗结束5.5年后的口外照。

定影响，直至肌肉适应新的咬合关系并恢复其最佳功能状态，才能获得更为满意和准确的评估结果。

保持阶段是伴有过多息止𬌗间隙的骨性Ⅲ类错𬌗畸形患者在正畸治疗结束后至关重要的康复过程，此阶段应以适当允许后牙伸长为目标。对于骨骼发育已成熟的患者而言，这一点尤为重要，因为他们已经具备了所有可能导致深覆𬌗的解剖特征。值得注意的是，在生长发育完全停止之前，息止𬌗间隙会持续稳定地增长，因此保持阶段的策略需充分考虑到这一点。

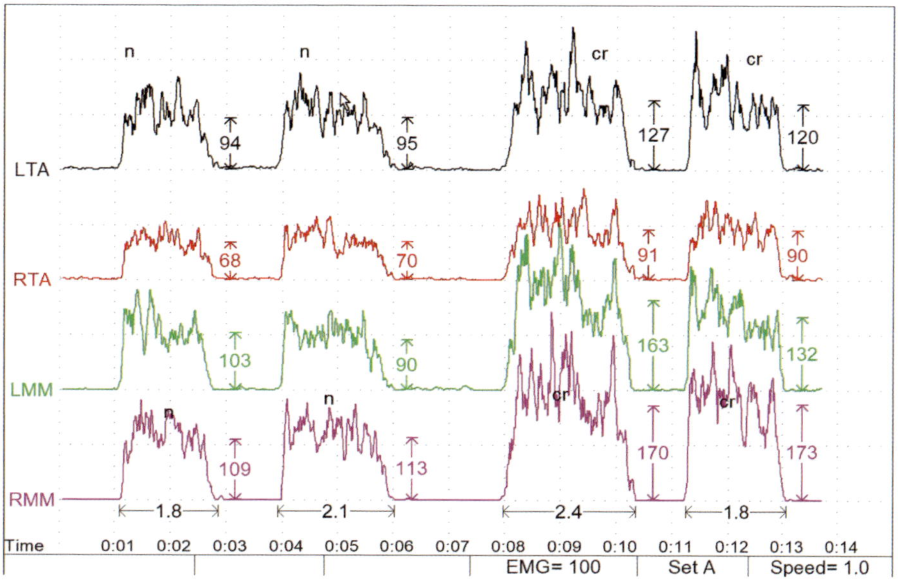

图12.89 扫描11（治疗后5.5年随访）显示了扫描模式下的s-EMG结果。指导患者在CO紧咬牙（第一次和第二次峰值），然后在牙齿之间放置棉卷以暂时阻止咬合（第三次和第四次峰值）。现在s-EMG的输出良好，表明肌肉疲劳/错殆问题已解决，肌功能已恢复。注意咬肌的活动多于颞肌，平衡良好。n：自然；cr：棉卷；LTA：左侧颞肌前部；RTA：右侧颞肌前部；LMM：左侧咬肌；RMM：右侧咬肌；Time：时间；EMG：肌电图；Set：设置；Speed：速度。

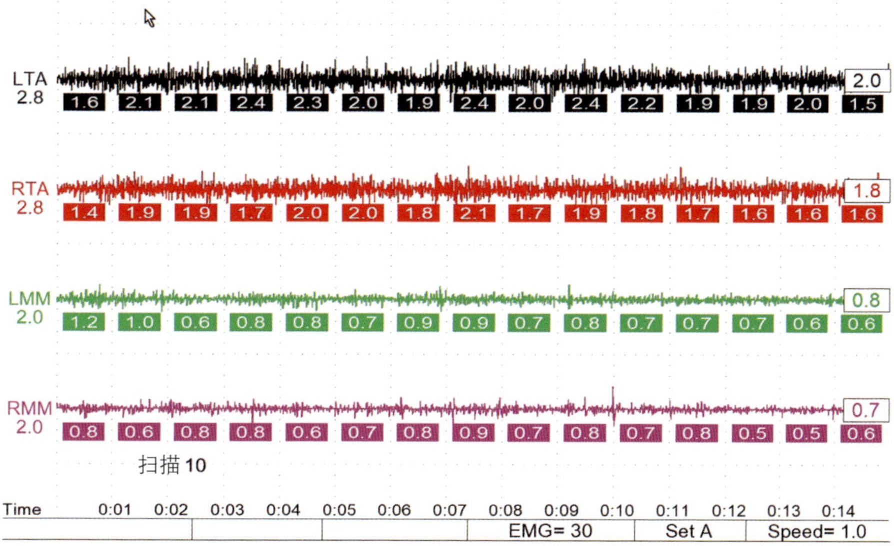

图12.90 扫描10显示，肌肉处于放松状态（TENS后）。使用Aqualizer®避免牙齿接触，以进行中枢神经系统（CNS）的去适应训练。LTA：左侧颞肌前部；RTA：右侧颞肌前部；LMM：左侧咬肌；RMM：右侧咬肌；Time：时间；EMG：肌电图；Set：设置；Speed：速度。

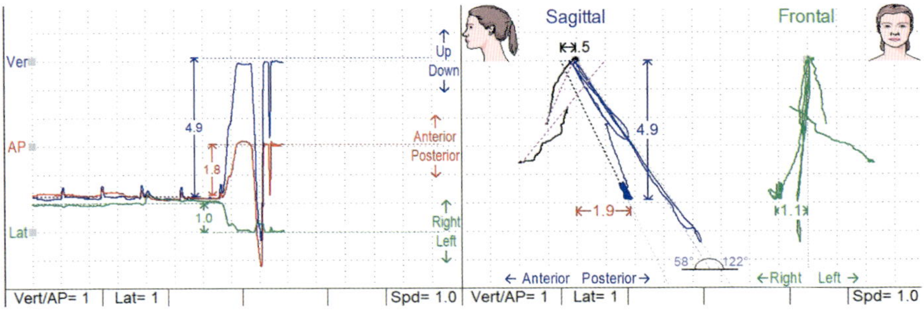

图12.91 扫描4/5（治疗后5.5年随访）分屏模式。左图：显示扫描模式下的下颌运动（垂直向、前后向和侧向）。指导患者将下颌保持在休息位，然后闭合至CO。注意垂直和前后向曲线上的TENS峰值。右图：相应的矢状/冠状面扫描5显示在水平殆平面（HP）上存在0.5mm的前后向（AP）不调。垂直息止殆间隙为4.9mm。Sagittal：矢状面；Frontal：冠状面；Ver(t)：垂直向；AP：前后向；Lat：侧向；Up：上；Down：下；Anterior：前；Posterior：后；Right：右；Left：左；Spd：速度。

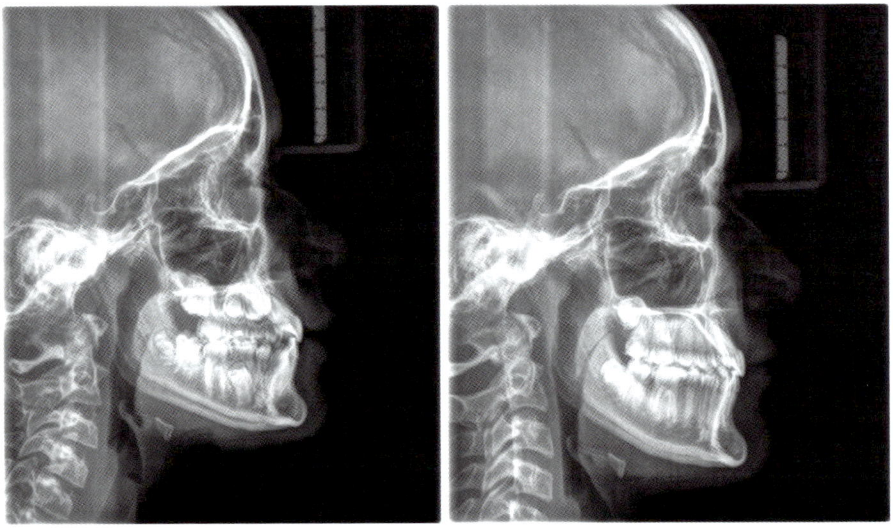

图12.92 初始（2014年）头颅侧位X线片和治疗结束（2017年）的头颅侧位X线片。垂直向发育在骨性Ⅲ类错殆治疗中至关重要，有助于减少矢状向的不调并提高美观效果。

在治疗伴有上牙弓散在间隙的Ⅲ类患者时，必须采取极为谨慎的态度。尝试强行关闭这些间隙可能会意外地导致髁突后移，从而干扰最佳治疗效果的达成。因此，针对此类情况，应深入评估并慎重选择最为合适的处理策略。

王拯

病例12.6

安氏Ⅱ类错殆伴息止殆间隙增大和轻度功能性不对称

摘要：一位8岁白人患者因牙列不齐寻求矫正。正畸咨询是定期牙科检查的一部分。

治疗前	
口外分析	
侧貌	直面型
面高	
殆平面	正常
面部对称性	右侧偏斜
唇	功能正常
下颌姿势	
头部姿势	无明显偏斜
口内检查（图12.96）	
牙齿	
磨牙关系	右Ⅱ，左Ⅰ
尖牙关系	右Ⅱ，左Ⅰ
覆盖	深
覆殆	3mm
口腔卫生	一般
旋转	
反殆	右侧第一磨牙
间隙	
拥挤	
发育不全	
缺失牙齿	
功能分析（图12.97）	
吞咽	正常
舌系带	无
舌位	
口齿不清	
神经肌肉学诊断	
息止殆间隙	增加
骨性分类	Ⅰ
前牙闭锁	是
TMJ	无症状和体征

问题列表 • 前牙闭锁殆，下颌前伸受阻 • 右侧工作侧功能性偏斜	
神经肌肉治疗目标 • 下颌自由/释放 • 增加右侧垂直距离，改善功能性不调	

引言

在临床正畸工作中，处理功能性不对称时，尤其是涉及单侧咀嚼等习惯的情况下，需要谨慎对待。使用Frankel等功能性矫治器可进行下颌再定位，改善功能性偏斜，但在临床实践中还应考虑左右侧髁突的解剖形态差异。在这种情况下，增加患侧（工作侧）的垂直距离可能会促进髁突形态的部分修复。

必须认识到，治疗的目标不应仅限于改善形态，还应包括调整或重新适应功能，以使下颌骨的对称性得到改善。然而，要实现这一目标可能具有挑战性，并需要患者的高度配合，因为在**功能康复**过程中，患者的配合至关重要，患者如果不配合就无法进行功能康复。

此病例旨在尝试减少总体上的息止殆间隙，特别关注右侧。图12.93显示右侧髁突的长度偏短，正位X线片显示面部不对称，颈椎及其排列受累。这种姿势问题可能类似于“上升性”问题（Ascending-like Problem），限制了理想的颈椎/头部姿势，进一步体现了此病例的复杂性（图12.94和图12.95）。

口内照（图12.96）显示患侧（右侧）Ⅱ类磨牙关系，平衡侧（左侧）为Ⅰ类磨牙关系。口外照（图12.97）显示面下部1/3明显右偏，该患者微笑时这一点会更加明显。

2016年11月，开始进行快速扩弓，扩弓持续约21天。2017年10月，佩戴上颌固定矫治器（图12.98）。

上牙弓矫治继续进行，下牙弓固定矫治延迟。2018年11月，进行初步K7®评估。然而，这位年轻患者无法忍受TENS治疗，但从扫描中获得了一些有价值的信息。图12.99和图12.100显示了习惯性休息位（HRP）及扫描3中吞咽时的矢状/冠状面图。

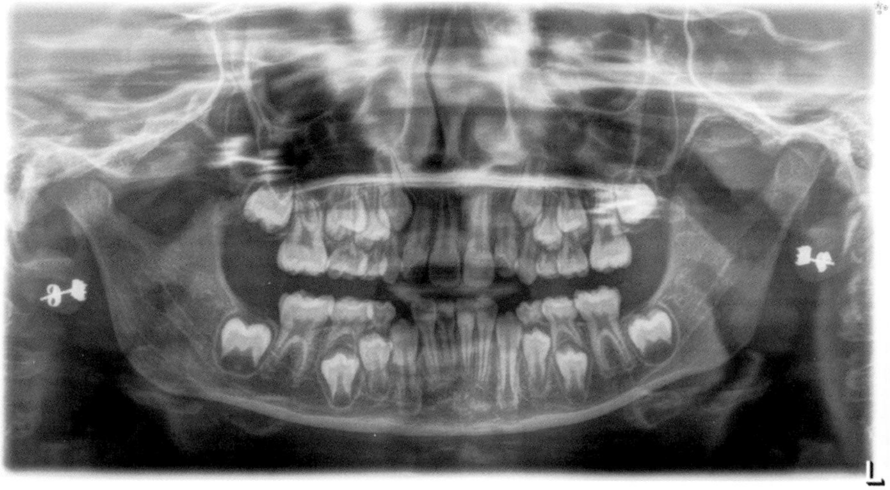

图12.93 治疗前的曲面断层片。

图12.94 治疗前的头颅侧位X线片。

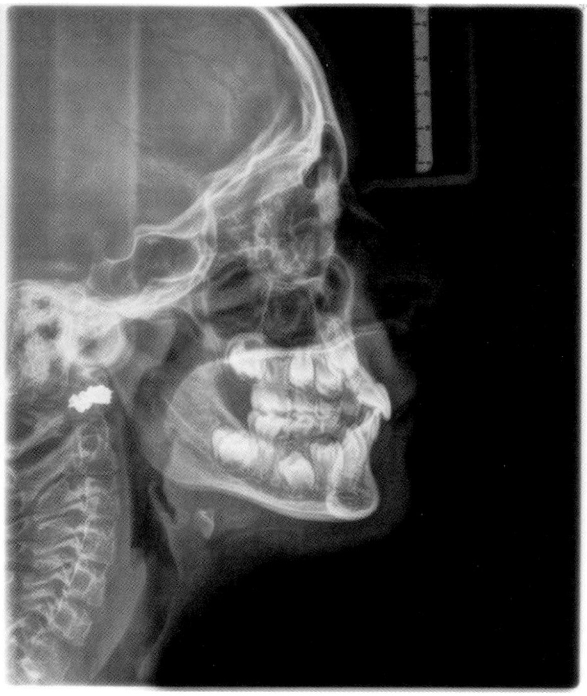

图12.95 治疗前的头颅正位X线片。

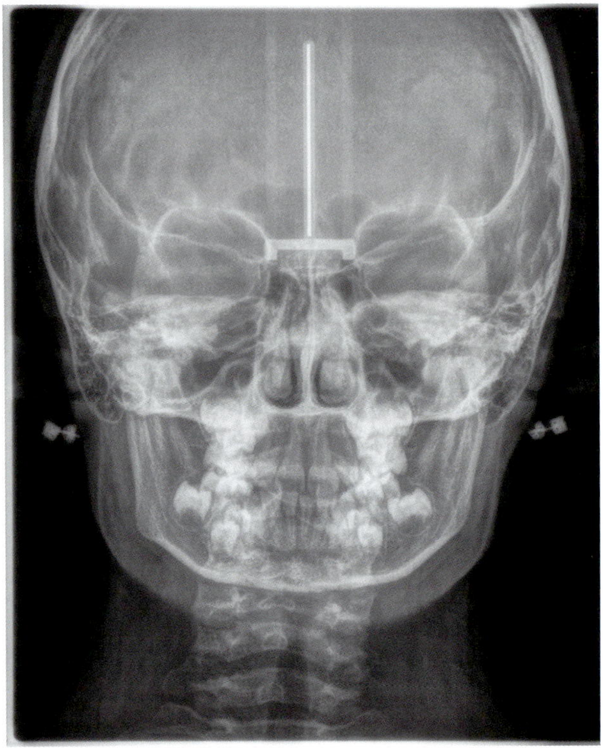

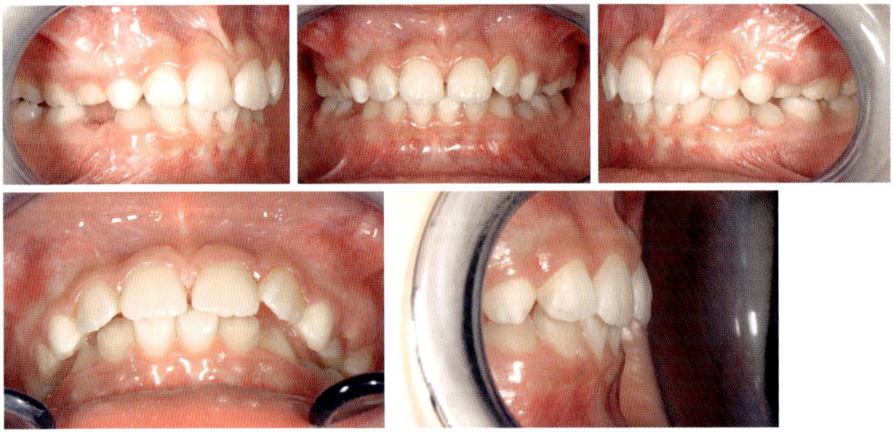

图12.96 治疗前的口内照（2016年10月）。注意下颌中线右偏。

如图12.99所示，HRP在V线稍前方。这是非常重要的信息，因为我们假设，除非肌肉**自然地**使下颌垂直运动至CO（这是不可能的），否则明显的前牙舌倾会阻碍下颌的前移。当吞咽开始时（红色箭头），下颌垂直向移动的同时向前移动（红色AP线，横扫模式）。这一过程会持续到吞咽动作在特定的下颌位置和水平

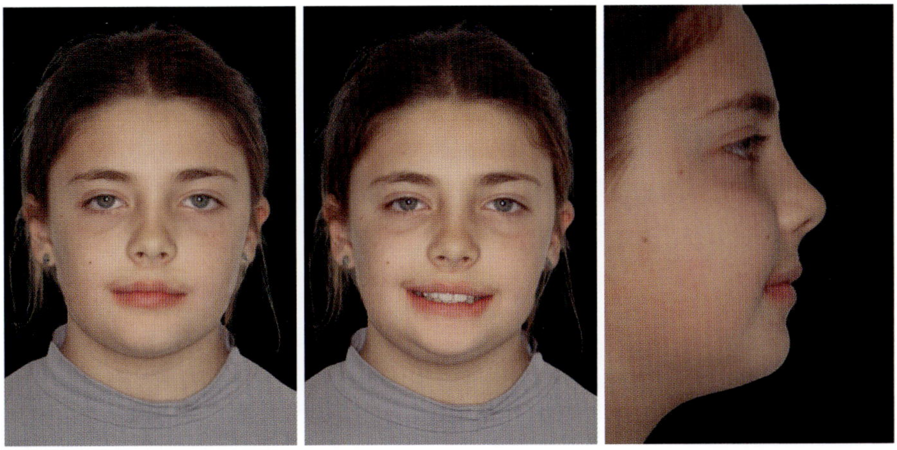

图12.97 治疗前的口外照（2016年10月）。注意微笑时上颌偏斜。

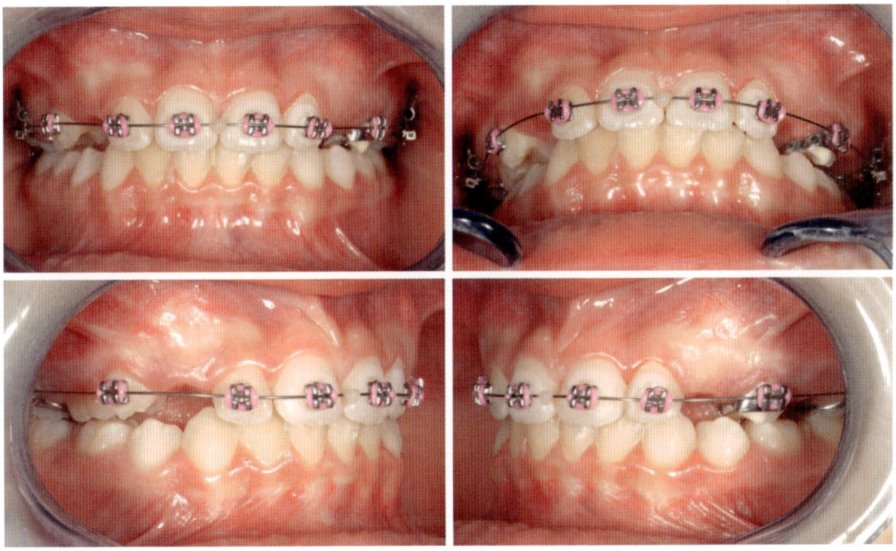

图12.98 RPE和上颌固定矫治器佩戴后的口内照（2017年10月）。

（绿色方框）开始为止。最后，指示患者在CO“轻叩”，接触点首先位于前牙；最终向后和向上滑动到CO。

如果HRP位于V线或略在其前方，我们的神经肌肉目标是将扫描5中的CO向前移动，并通过牙齿伸长来消耗息止𬌗间隙，以减少矢状面的调整需求。显然，此时垂直息止𬌗间隙实际上是未知的，但由于依从性问题，TENS无法应用，因此临床判断至关重要。

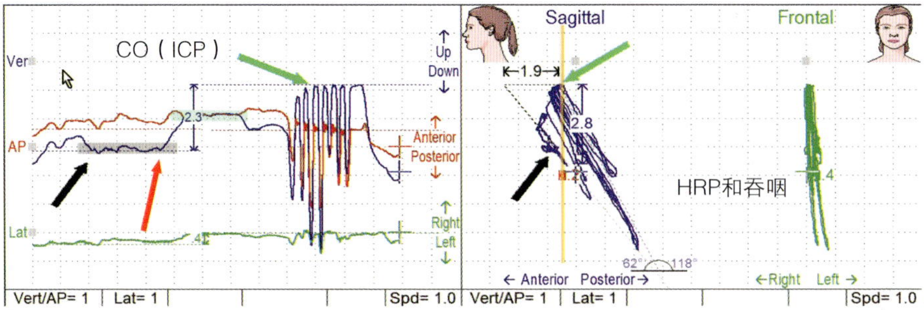

图12.99　随访（2018年11月）。**从HRP进行吞咽**的横扫及矢状/冠状面扫描图。黑色箭头表示HRP，灰色方框表示HRP在横断面上的位置，绿色方框表示吞咽时的垂直高度。红色箭头表示VSS的起点，绿色箭头表示CO，橙色线条表示通过CO的垂直V线。Sagittal：矢状面；Frontal：冠状面；Ver(t)：垂直向；AP：前后向；Lat(eral)：侧向；Up：上；Down：下；Anterior：前；Posterior：后；Right：右；Left：左；Spd：速度。

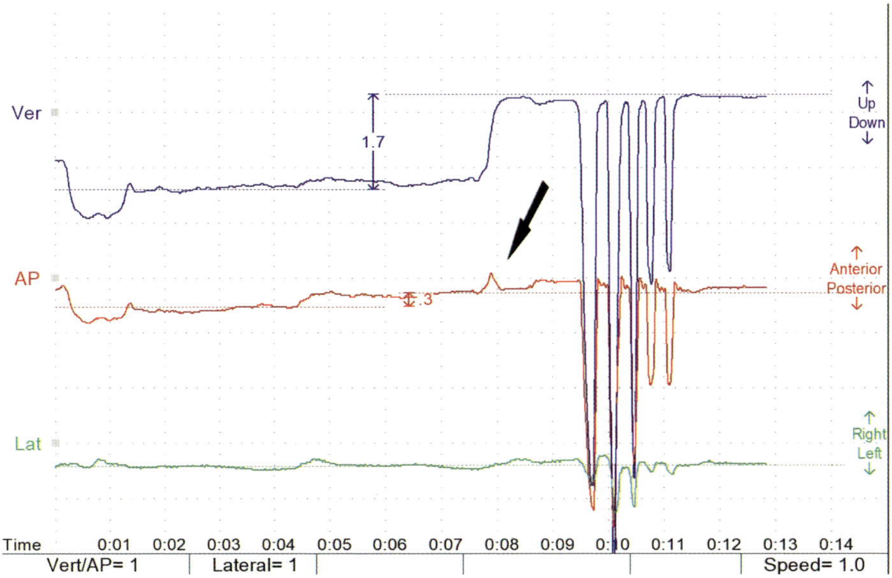

图12.100　随访。第三次扫描。黑色箭头示RP约在V线上。第三次扫描（治疗后）使用扫动模式描记下颌的垂直向、前后向和侧向运动。指导患者将下颌保持在休息位，然后闭合至CO。息止𬌗间隙正常（1.7mm）。下颌闭合时，未见明显的前后向移动，但在闭合时有轻微的向前移动［随后立即转变为向后移动（黑色箭头）］。Ver(t)：垂直向；AP：前后向；Lat(eral)：侧向；Up：上；Down：下；Anterior：前；Posterior：后；Right：右；Left：左；Time：时间；Speed：速度。

使用复合材料在下颌第一磨牙进行不均匀的垫高，工作侧垫高较低，从而允许工作侧比平衡侧磨牙伸长得更多。牙齿接触时，工作侧受影响区域的牙齿伸长会更明显。这应该可以减少或消除右侧上颌牙槽骨的偏斜，并垂直向牵张受影响侧的髁突。

由于不对称情况并不严重，可能只需要对受影响一侧进行快速正畸治疗以纠正垂直向问题即可。其他正畸治疗目标还包括通过上前牙转矩控制、牙弓中后段的牙齿伸长来减少矢状向不调。牙弓中段的积极伸长有利于右侧工作侧。2019年9月，在完成最后一颗切牙的前移和转矩矫正后，治疗终止。最终的X线片、口内照及口外照如图12.101～图12.103所示。

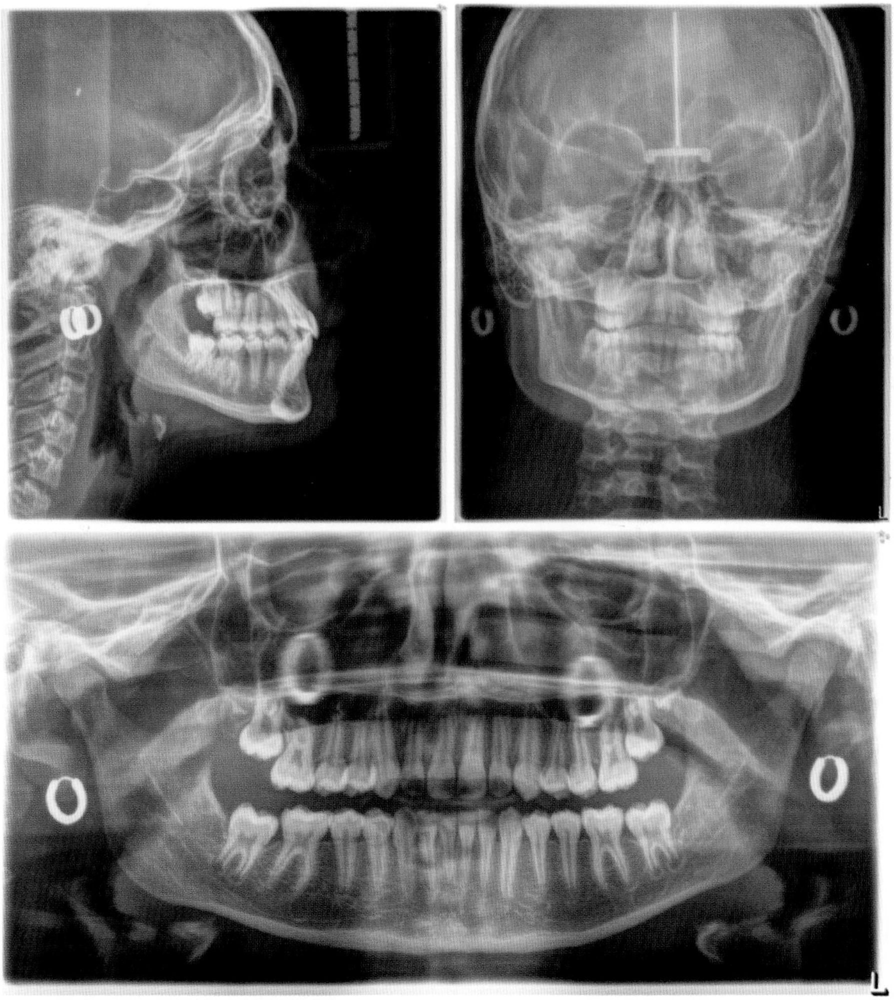

图12.101 治疗后的头颅侧位X线片、正位X线片及曲面断层片。

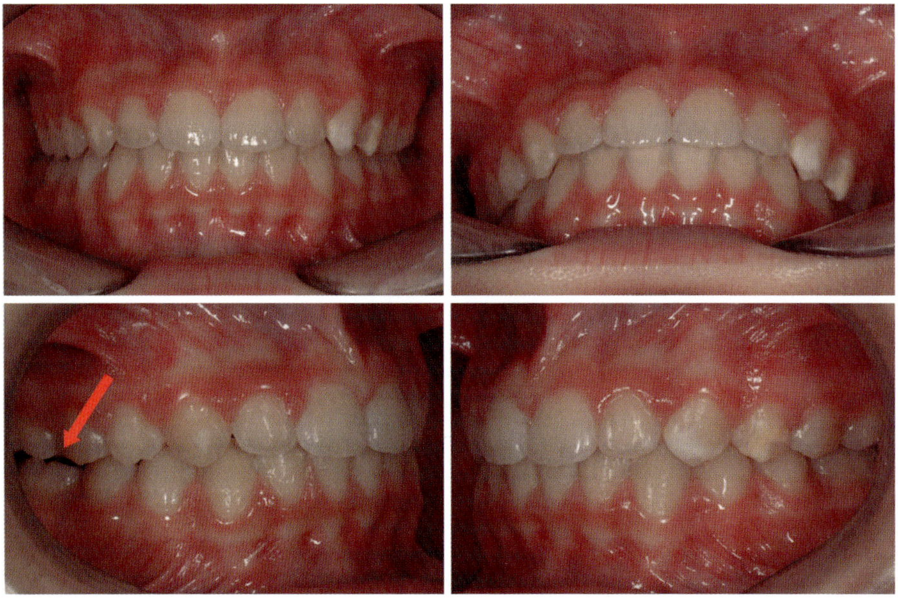

图12.102 治疗后的口内照。注意右侧上颌磨牙的垂直间隙，主要是由于右侧上颌前磨牙的伸长（红色箭头）。

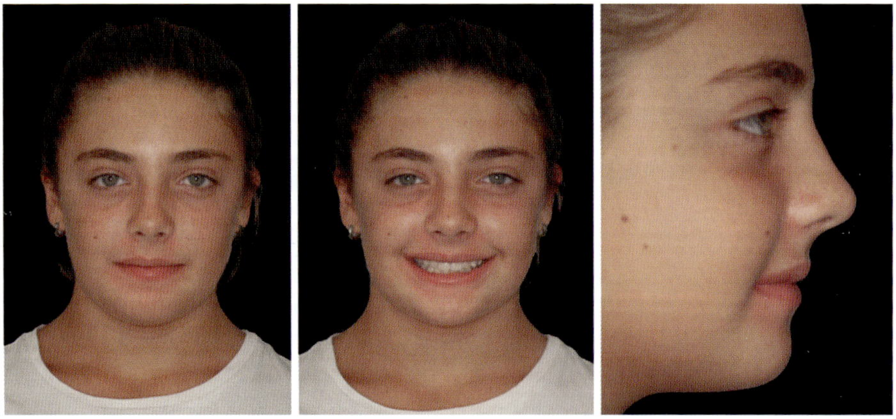

图12.103 治疗后的口外照。

讨论

治疗结束时拍摄的头颅正位X线片证实了正畸治疗期间未解决的体位问题。患者无症状，总体健康状况良好。她是一名狂热的骑马爱好者，曾因骑马受伤。虽然没有在CO拍摄曲面断层片（图12.101），但显示右侧髁突长度有所改善，尽管曲面断层片并不是测量髁突长度的理想方法。

治疗结束时的口内照（图12.102）显示咬合对称性总体上得到了改善，更重要的是，右侧第一磨牙的咬合面之间出现了垂直间隙。这是由于治疗结束时前磨牙区的积极伸长和后牙垫高的磨除，需要一段时间才能关闭后牙间隙。此外，保持器不能限制这种自然的牙齿伸长。使用预制的正位器/保持器进行保持，日间佩戴12小时（睡眠8小时，日间活动4小时，并进行多次MVC练习）。

截至2019年12月（治疗后3个月），完成了第一次完整的K7®扫描，患者配合良好。可以按照上述指示应用TENS，最终正畸治疗后的K7®结果如图12.104～图12.107所示。

扫描图（图12.104）确认患者在CO时能够正常吞咽，虽然存在轻微的咬肌提前激活，这表明舌头在HRP时可能略微处于牙弓之间。然而，AP线仍然表明CO时存在垂直或几乎垂直的运动。理想的前后向运动与垂直向运动的比例应为50%，即2mm左右。

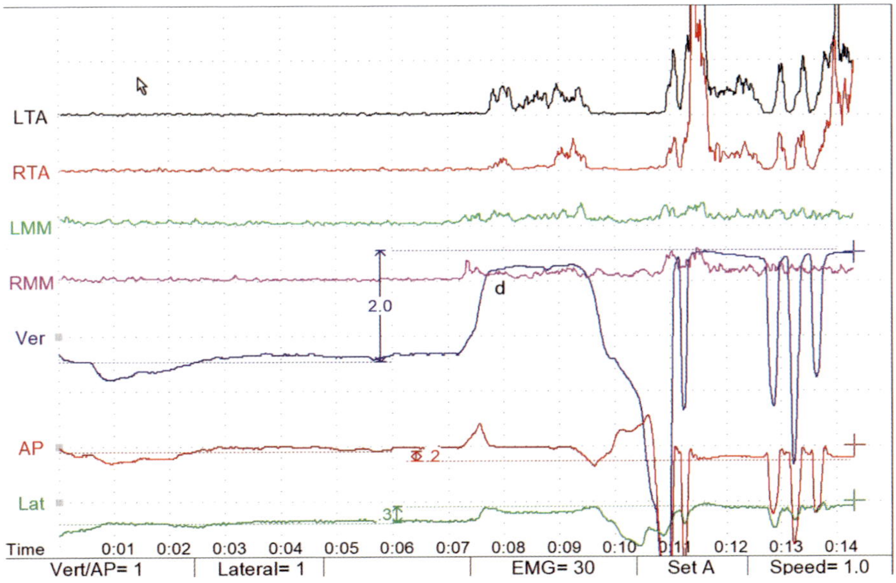

图12.104 多导扫描图（扫描3+s-EMG滤波，扫描21）治疗后的VSS（显示在d点）。蓝色垂直线表示下颌在吞咽开始时的闭合运动（向上）。在吞咽序列开始时咬肌提前激活，表明患者最初将舌头放在牙齿之间进行吞咽，但随后在吞咽过程中维持ICP。未观察到前后向移动。LTA：左侧颞肌前部；RTA：右侧颞肌前部；LMM：左侧咬肌；RMM：右侧咬肌；Ver(t)：垂直向；AP：前后向；Lat(eral)：侧向；Time：时间；EMG：肌电图；Set：设置；Speed：速度。

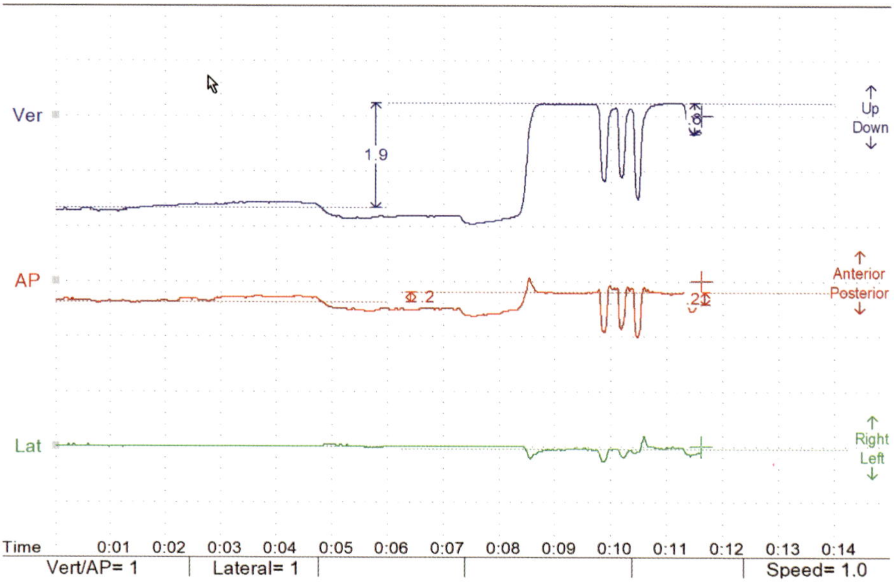

图12.105　扫描3（治疗后）显示扫描模式下的下颌运动（垂直向、前后向和侧向）。指导患者将下颌保持在休息位，然后闭合至CO。息止殆间隙正常（1.9mm）。闭合时无明显的前后向移动，轻微向前移动（0.2mm），以及初始向左侧移动0.2mm。Ver(t)：垂直向；AP：前后向；Lat(eral)：侧向；Up：上；Down：下；Anterior：前；Posterior：后；Right：右；Left：左；Time：时间；Speed：速度。

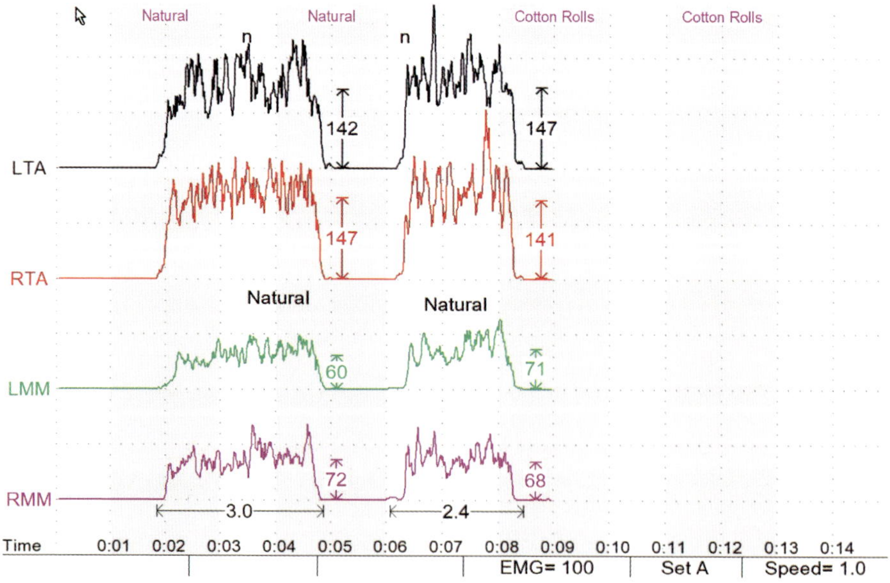

图12.106　扫描11（治疗后）显示了横扫模式下的s-EMG结果。指导患者在CO紧咬牙（第一次和第二次峰值）。咬肌的s-EMG输出效果不佳，并且存在对称性平衡问题。颞肌在紧咬时的输出比咬肌更强。Natural：自然；Cotton Rolls：棉卷；LTA：左侧颞肌前部；RTA：右侧颞肌前部；LMM：左侧咬肌；RMM：右侧咬肌；Time：时间；EMG：肌电图；Set：设置；Speed：速度。

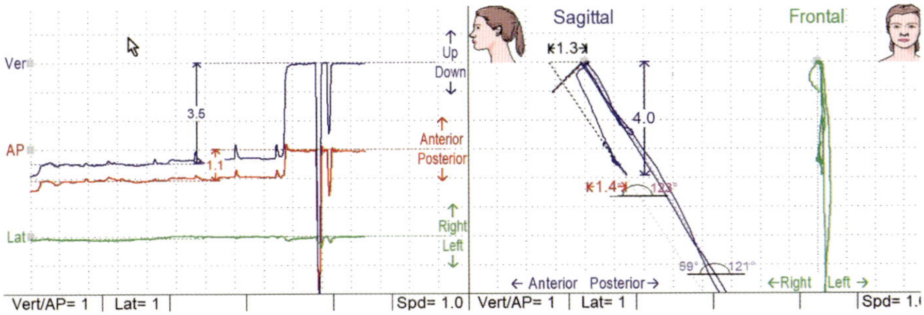

图12.107 分屏扫描4/5（治疗后）。左图：扫描模式下的下颌运动（垂直向、前后向和侧向）。指导患者将下颌保持在休息位，然后闭合至CO。注意V线和AP线上的TENS峰值。右图：相应的矢状/冠状面扫描（即扫描5）显示在水平殆平面（HP）上存在1.3mm的前后向（AP）不调。垂直息止殆间隙为4mm。Sagittal：矢状面；Frontal：冠状面；Ver(t)：垂直向；AP：前后向；Lat(eral)：侧向；Up：上；Down：下；Anterior：前；Posterior：后；Right：右；Left：左；Spd：速度。

同样的情况在图12.105的扫描3中也可以看到，而且出现了多次。图12.106则从功能上确认了仍有咬合问题需要解决。事实上，尽管平衡输出有利于纠正不对称，但在最大自主收缩（MVC）时，咬肌相对于颞肌的输出较少，表明存在后牙区的咬合问题。图12.107中的扫描4/5进一步证实了这一点，此处水平向上AP差异为1.3mm。此外，息止殆间隙在垂直向上略有增加（4mm）。

因此，我们除了因第一次K7®评估没有获得好消息而沮丧，应找到问题：到底发生了什么？采用生物电仪器（敏锐的眼睛）可以比临床评估获得更多的信息。再次重申，过度使用正位器会导致咬合产生负面且不可预测的影响。牙龈正位器引起的**牙齿普遍压低**会产生以下后果：

1. 息止殆间隙增加。这是上下牙列普遍压低的直接后果。
2. 前牙咬合加深。扫描5中，由于压低的影响，CO点（和HP线）升高（HP垂直向增加），这与我们治疗Ⅲ类错殆所期望的完全相反。在Ⅲ类错殆治疗中，牙齿伸长有利于降低HP和CO，从而改善矢状向不调。因此，1.3mm的HP增加可以通过相反的方式进行治疗，即采用牙伸长来纠正。
3. 有时会出现肌肉疲劳。牙龈正位器还可以作为一种刺激物，使肌肉变得紧张。除了肌肉疲劳，这种刺激有时也具有积极作用，有助于增强低张力面部肌肉的功能。
4. 有时会出现颞下颌关节疼痛。这意味着预制正位器的标准开口位并不适合所有人。为制造更复杂的正位器而记录的个体开口位也不适用。最佳开口位可能是采用神经肌肉技术获取的生理性休息位（PRP）。

完全中断正位器作为保持器的使用必然会有益处。如果是这样，后续随访检查时的扫描必将显示出一些改善。这种改善不会立即出现，而是需要在咬合自然形成的过程中逐渐显现。在停止使用正位器后，制作一个上颌3–3的可摘义齿来限制后牙的咬合接触，从而允许后牙自然伸长。

口内照和口外照拍摄于2022年2月（治疗后3.5年，图12.108）。

图12.108证实了由骨骼/功能不对称引起的视觉差异。已经让患者尽可能用左侧咀嚼，并暂停戴用上颌保持器。之前就诊已经佩戴下颌固定矫治器。2022年11月，我们需要使用新的K7®评估来估算进展情况。最重要扫描结果的摘要如图12.109 ~ 图12.113所示。

图12.109和图12.110显示扫描21，患者VSS期间在CO吞咽。与之前看到的情况不同，没有出现咬肌的提前激活。这两次扫描是相同的，但增益不同，以验证即使在下颌最初提升时吞咽过程中的轻微肌肉激活。图12.111显示扫描11的结果。与之前的结果相比，这些结果是非常积极的。最后，咬肌开始发挥其功能。值得注意的是，右侧咬肌的增强与患者的不对称性成正比，即工作侧的肌肉更强壮。

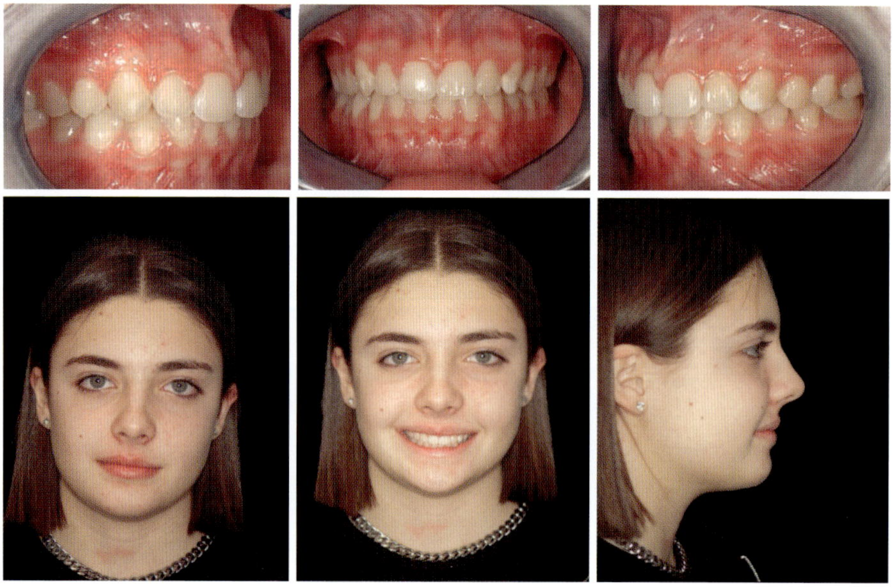

图12.108 治疗后3.5年拍摄的口内照及口外照。

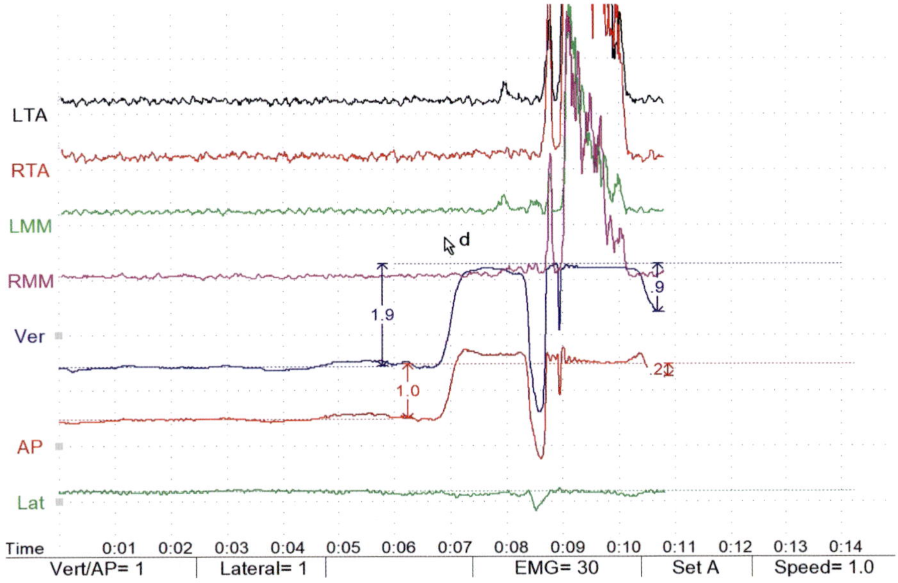

图12.109 多导扫描图（扫描3+s-EMG滤波，扫描21）显示治疗后4年的VSS（起点用d表示）。蓝色垂直线表示吞咽开始时下颌向上闭合。开始吞咽序列时没有提早激活咬肌，表明患者在CO吞咽正常。AP红色线表示吞咽过程中下颌向前运动。LTA：左侧颞肌前部；RTA：右侧颞肌前部；LMM：左侧咬肌；RMM：右侧咬肌；Ver(t)：垂直向；AP：前后向；Lat(eral)：侧向；Time：时间；EMG：肌电图；Set：设置；Speed：速度。

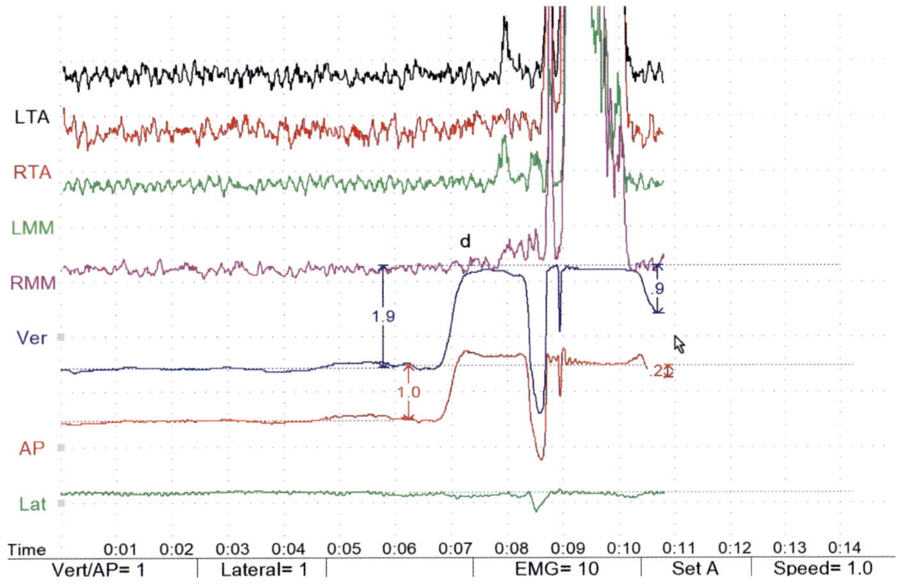

图12.110 与先前相同的扫描，为治疗后4年，但增益不同（EMG= 10μV）。LTA：左侧颞肌前部；RTA：右侧颞肌前部；LMM：左侧咬肌；RMM：右侧咬肌；Ver(t)：垂直向；AP：前后向；Lat(eral)：侧向；Time：时间；EMG：肌电图；Set：设置；Speed：速度。

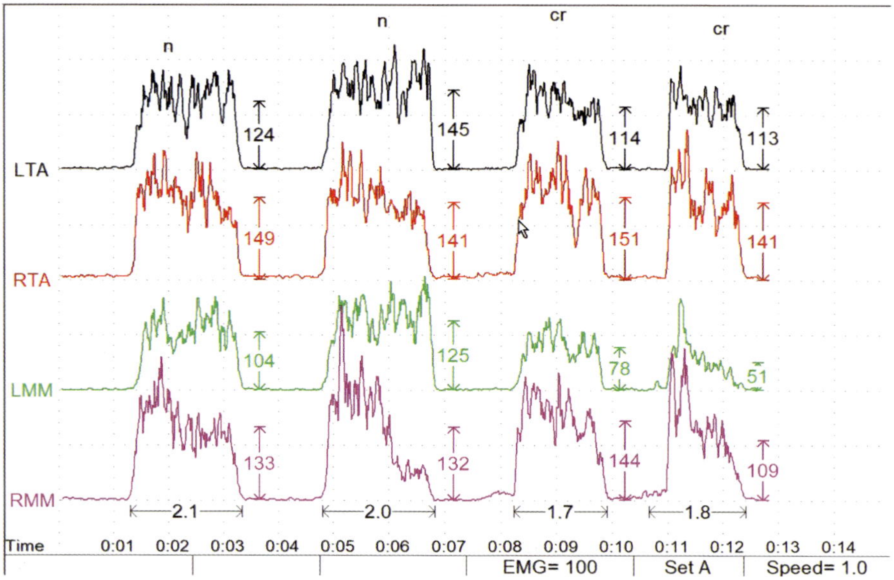

图12.111 扫描11（治疗后4年）显示横扫模式下的s-EMG结果。指导患者在CO紧咬牙（第一次和第二次峰值），然后在牙齿之间放置棉卷紧咬，暂时阻止咬合（第三次和第四次峰值）。输出结果令人满意，整体而言，左右两侧的咬肌对称平衡，但右侧咬肌略微高于左侧。在咬合动作中，颞肌的输出略强于咬肌。n：自然；cr：棉卷；LTA：左侧颞肌前部；RTA：右侧颞肌前部；LMM：左侧咬肌；RMM：右侧咬肌；Time：时间；EMG：肌电图；Set：设置；Speed：速度。

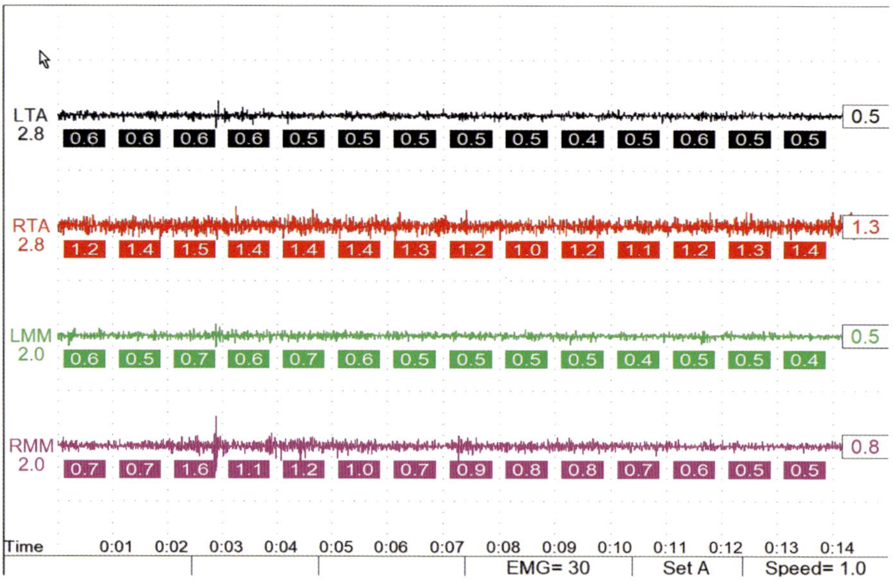

图12.112 扫描10（治疗后4年）显示肌肉放松（TENS后）。使用Aqualizer®以避免牙齿接触，进行中枢神经系统去适应训练。LTA：左侧颞肌前部；RTA：右侧颞肌前部；LMM：左侧咬肌；RMM：右侧咬肌；Time：时间；EMG：肌电图；Set：设置；Speed：速度。

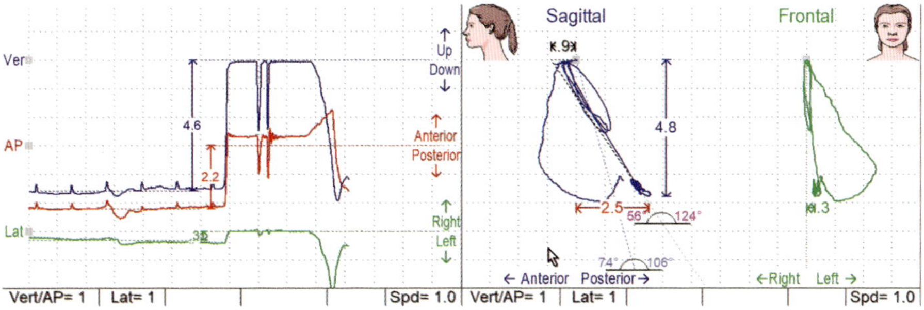

图12.113 分屏扫描4/5（治疗后4年）。左图：扫描模式下的下颌运动（垂直向、前后向和侧向）。指示患者将下颌保持在休息位，然后闭合至CO。注意V线和AP线上的TENS峰值。右图：相应的矢状/冠状面扫描5显示在水平殆平面（HP）上存在0.9mm的前后向（AP）不调。垂直息止殆间隙为4.8mm。Sagittal：矢状面；Frontal：冠状面；Ver(t)：垂直向；AP：前后向；Lat(eral)：侧向；Up：上；Down：下；Anterior：前；Posterior：后；Right：右；Left：左；Spd：速度。

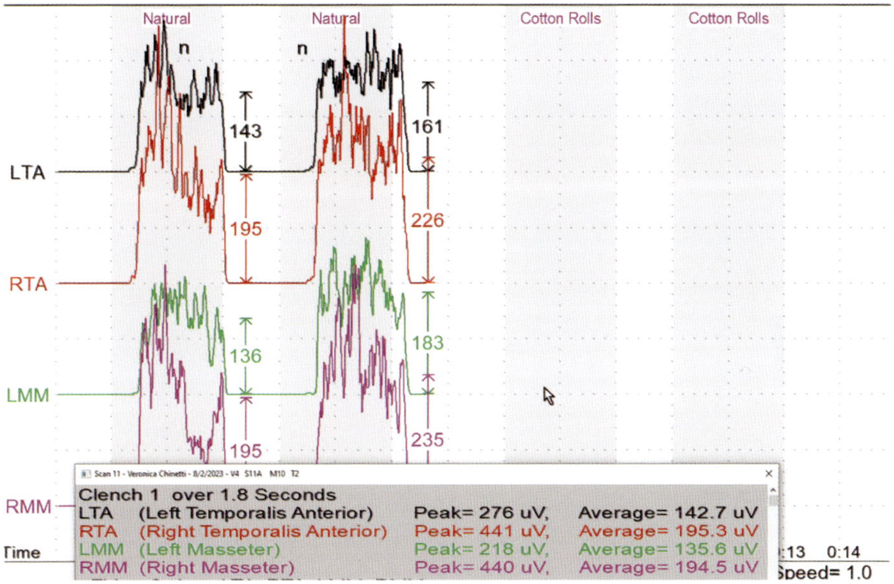

图12.114 扫描11（治疗后随访4.3年）显示横扫模式下的s-EMG结果。指示患者在CO紧咬牙（第一次和第二次峰值）。输出s-EMG令人满意，整体输出情况有所改善。与咬肌相比，颞肌在咬合时的力量输出没有增强。Natural：自然；Cotton Rolls：棉卷；LTA：左侧颞肌前部；RTA：右侧颞肌前部；LMM：左侧咬肌；RMM：右侧咬肌；Time：时间；Speed：速度。

图12.113显示使用Aqualizer®进行45秒肌肉收缩训练（Tensing）后的扫描4/5。息止殆间隙增加（4.8mm），而AP差异减小；这一结果令人满意，随着时间的推移会变得更好。因此，我们决定每隔4个月左右进行一次扫描11的随访，以评估肌功能的进展。重新进行功能性平衡训练（在平衡侧咀嚼）可能会保持积极的效果。

这些最新的扫描（图12.114，2023年2月）显示，肌肉激活程序已经稳定且持续增强、平衡和改善，符合神经肌肉标准的要求。图12.114显示紧咬1和紧咬2的激活顺序是正确的，颞肌先于咬肌激活。纠正不对称的过程是困难和缓慢的，需要进一步的研究来评估功能性自主康复在不对称发生、发展方面的长期有效性。我们已告知该患者主要使用左侧咀嚼，以促进肌肉代偿。这些扫描结果表明，自主地重新平衡口颌系统的肌功能是可能实现的。

乔亚南

病例12.7

‖ 类长脸综合征伴息止𬌗间隙丧失和深覆盖

摘要：一位8岁白人患者因牙齿排列不齐和面部发育问题前来就诊。

治疗前	
口外分析	
侧貌	凸面型
面高	过长
𬌗平面	正常
面部对称性	
唇	闭合不全
下颌姿势	
头部姿势	延伸
口内检查（图12.12）	
牙齿	
磨牙关系	右Ⅱ，左Ⅰ
尖牙关系	右Ⅱ，左Ⅰ
覆盖	9mm
覆𬌗	3mm
口腔卫生	良好
旋转	
反𬌗	
间隙	
拥挤	下牙拥挤

发育不全	
缺失牙齿	
功能分析（图12.13）	
吞咽	偏离
舌系带	无
舌位	正常
口齿不清	无
神经肌肉诊断	
息止殆间隙减少或缺失	
骨性分类	Ⅱ
前牙闭锁	无
TMJ	无症状或体征
问题列表 • 息止殆间隙缺失引起头部伸展 • 深覆盖和下牙拥挤 • 开殆	
神经肌肉治疗目标 • 创造息止殆间隙释放下颌 • 纠正下颌平面来达到长期稳定	

引言

由于受限于骨骼形态，牙齿代偿空间有限，开殆被公认为是正畸治疗中最具有挑战性的病例。为了实现稳定的咬合，同时避免髁突吸收和关节病的风险，在儿童的生长发育期对开殆进行阻断治疗至关重要。这种骨骼形态往往会导致正畸治疗失败，为了减少日后手术的必要性，阻断治疗显得尤为重要。与正畸学中的其他诊断或评估技术相比，利用生物电仪器的神经肌肉方法可能更具优势。测量息止殆间隙的能力是解决垂直不调的关键因素。尽管髁突与关节窝的复杂解剖结构时常为治疗带来挑战，但实现髁突精准复位的最佳途径，在于利用并依赖周围肌肉组织的协调与力量。

图12.115和图12.116显示治疗前的口内照和口外照。图12.117显示头颅侧位X线片和曲面断层片。

2003年底拍摄了头颅侧位X线片和曲面断层片（图12.117）。

此病例具有重要意义，因为它展示了生物电仪器在评估神经肌肉治疗目标方面的作用。像此病例这样的开殆病例通常缺乏息止殆间隙，即使在儿童中也会引起症状性问题，如颈痛和颞下颌关节摩擦音。在这种情况下，由于没有息止殆间隙，就没有必要使用TENS去测量息止殆间隙了，只有一个治疗方向。Teuscher矫治

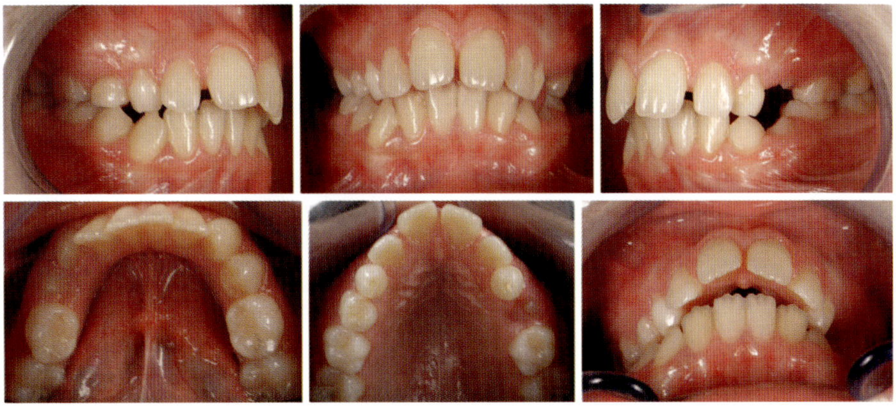

图12.115 治疗前的口内照（2006年12月）。

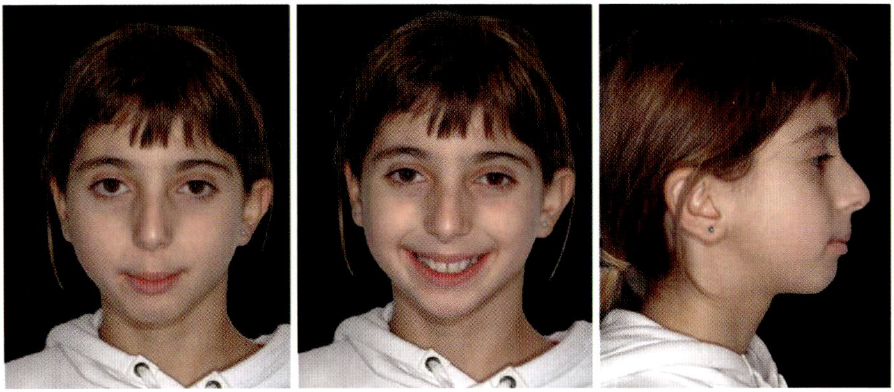

图12.116 治疗前的口外照（2006年12月）。

器可以证明在对上颌骨施加矫形力、减少垂直向不调方面非常有效。如果能有效应用治疗力学，就能通过上颌压低和减少垂直向生长来创造息止殆间隙，从而达到积极的功能效果。这样就可以实现稳定的咬合，通过增加下颌闭合实现下颌前移，并且不会出现颈椎代偿。

以下步骤说明了牙齿矫正的过程：

1. 2007年1月，应用Teuscher矫治器，500g拉力。
2. 2007年7月，RPE。
3. 2008年3月，拆除扩弓器。
4. 2008年4月，拍摄口内照（图12.118），上颌使用固定矫治器。

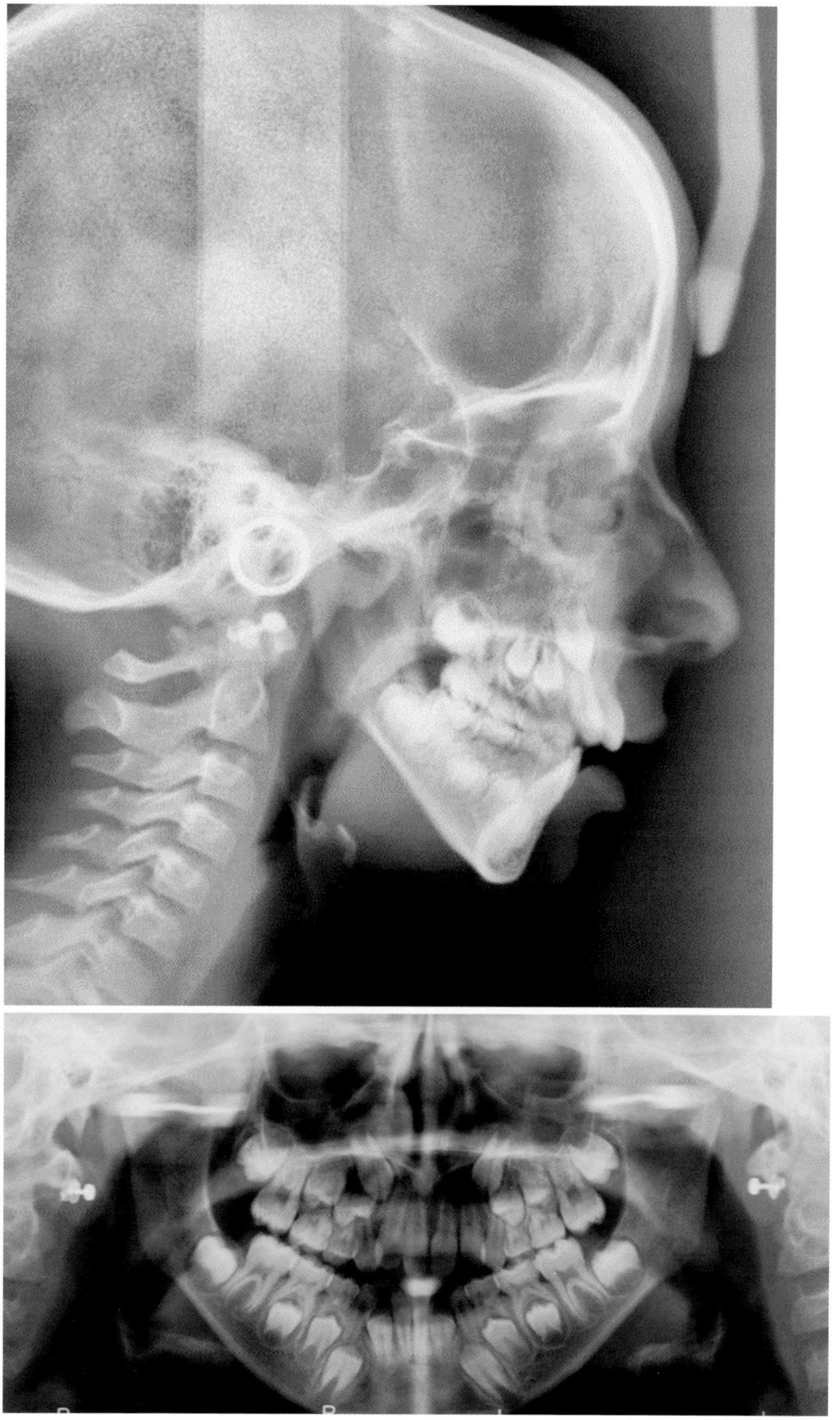

图12.117 治疗前拍摄的头颅侧位X线片和曲面断层片（2003年12月）。

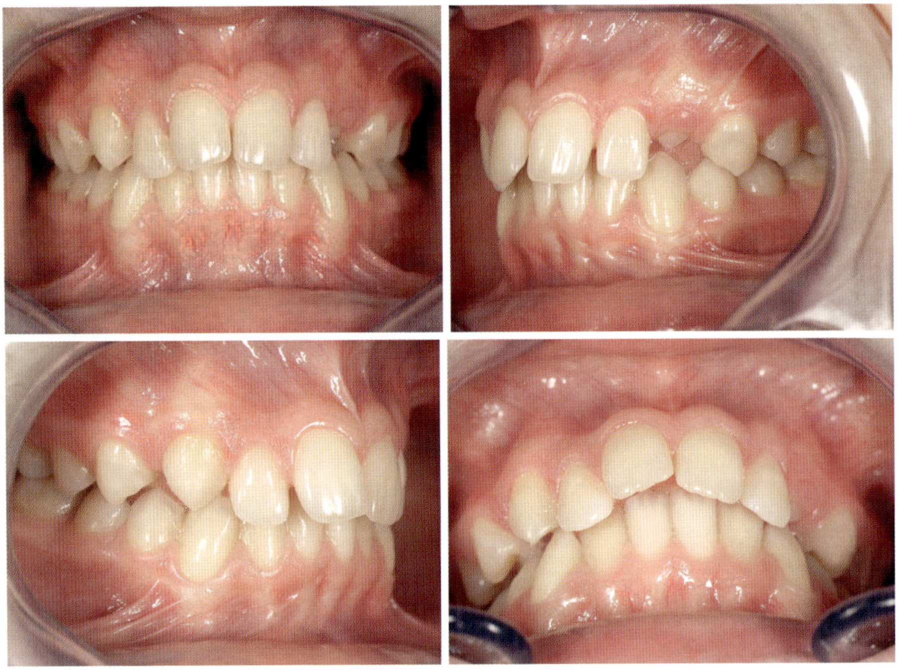

图12.118　Teuscher矫治器和RPE治疗后的口内照（2008年4月）。左侧为Ⅰ类咬合，右侧为Ⅲ类咬合。由于下颌闭合增加，深覆盖得到了缓解。

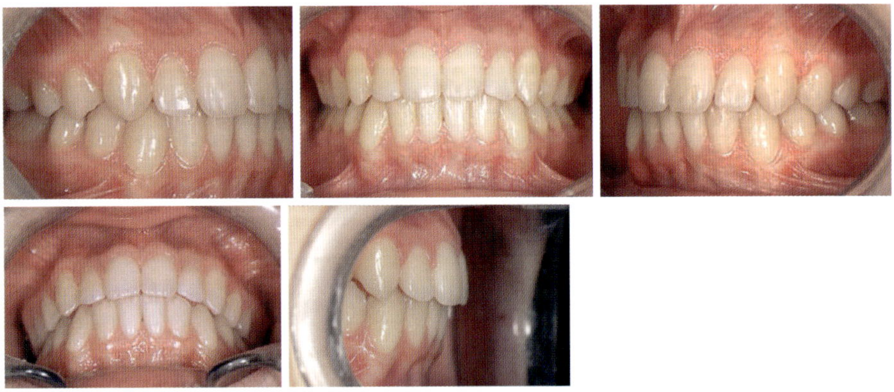

图12.119　治疗后的口内照（2009年5月）。

5. 2008年6月，下颌使用固定矫治器。
6. 2009年5月，治疗结束（图12.119～图12.122），使用预先制作的正位器进行保持，并指导每天使用12小时（夜间8小时，日间4小时），持续3个月。2009年5月下颌使用了3–3舌侧保持器。

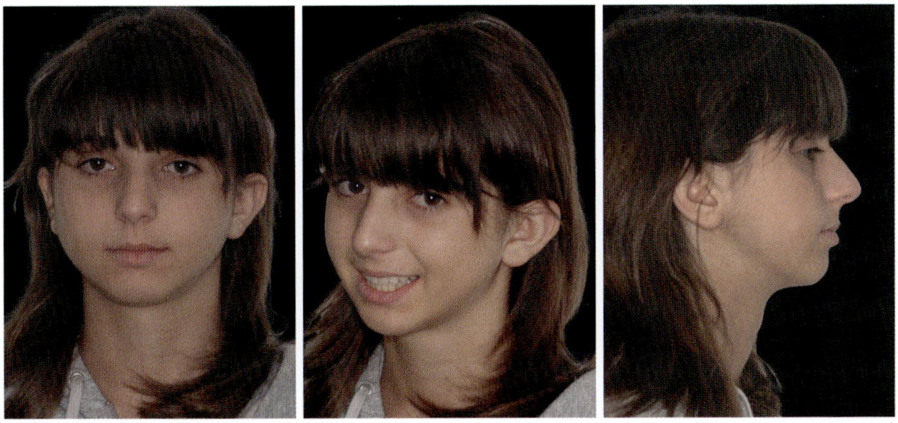

图12.120 治疗后的口外照（2009年5月）。

图12.121 治疗后的头颅侧位X线片（2009年5月）。

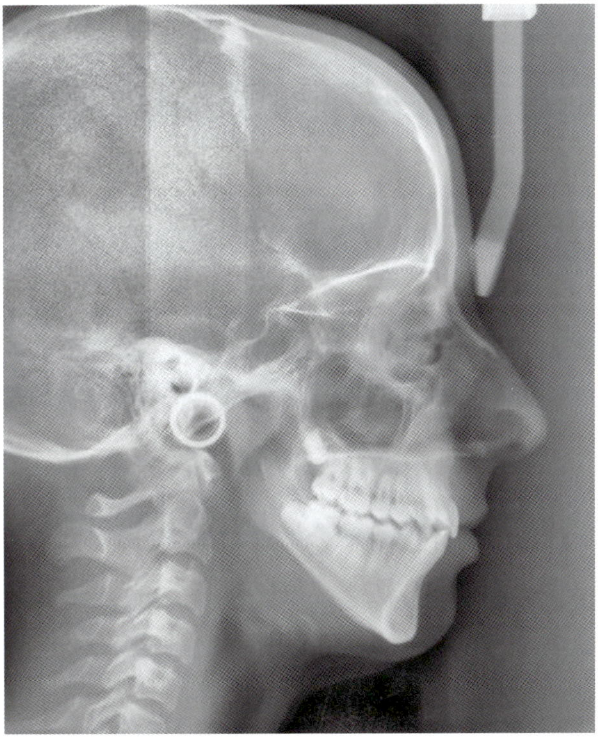

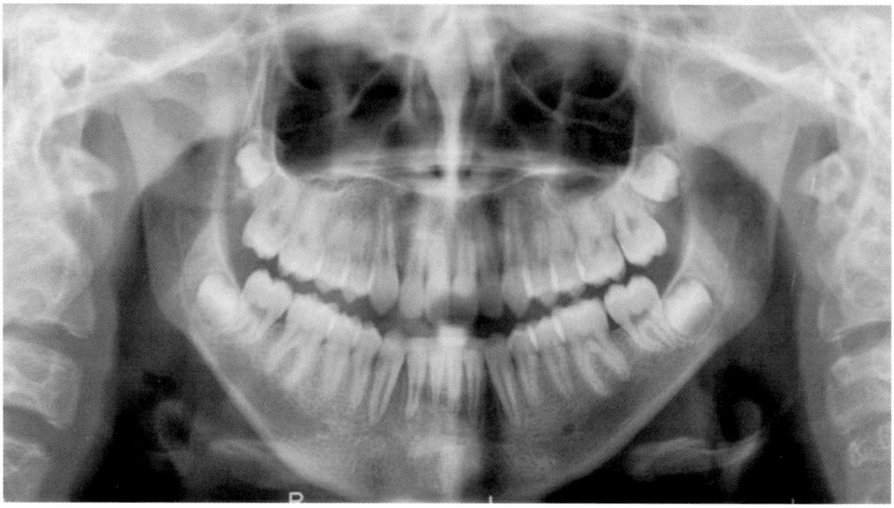

图12.122 治疗后的曲面断层片（2009年5月）。

讨论

除了改善牙齿的咬合和面部特征的美观外，解决神经肌肉的问题也至关重要。从神经肌肉的角度来看，严重开𬌗病例的主要目标是利用矫形力来对抗负面的自动反馈循环，这种循环会使磨牙持续萌出，从而使开𬌗在牙齿和骨骼两方面都加重。治疗目的应该是创造息止𬌗间隙，不完全是头部伸展的结果，而是恢复颅颌面复合体的正常姿态。从理论上讲，息止𬌗间隙对下颌升支的生长至关重要，由于减少了对解剖结构（即牙齿与骨骼）所承受的压力，会进一步减轻对张力结构（肌肉与筋膜）的张力负担，从而防止它们产生可能阻碍下颌升支垂直发育的拉力。

骨性开𬌗的发育是一个复杂的过程，受到多种因素的影响，包括来自环境的表观遗传因素，如正畸。由于慢性口呼吸已被证明会对面部发育产生负面影响，因此认识到正畸和矫形治疗对面部发育的潜在影响至关重要。但是，这种疗法无法贯穿儿童成长的全过程，因此在任何年龄段都有必要进行干预，阻断任何阻碍面部发育或保持口腔功能障碍的表观遗传学影响。因此，这位患者在治疗期间接受了耳鼻喉科专家的多次会诊，以改善呼吸状况。

图12.123～图12.125显示了治疗前后的头颅侧位X线片，其中的一些测量值显示了治疗和生长所带来的变化。图12.124和图12.125显示了SN平面和上颌平面上两种不同的重叠。

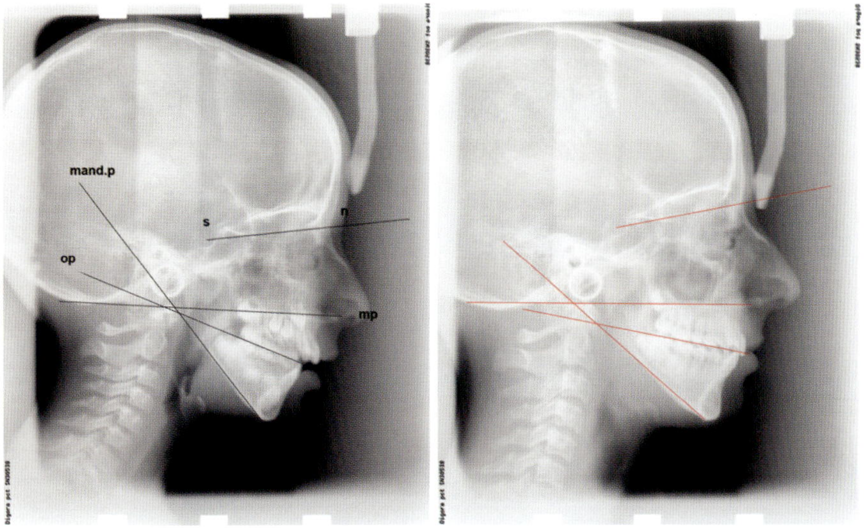

图12.123 治疗前（左）和治疗后（右）的头颅侧位X线片。治疗前描记为黑色，治疗后描记为红色。mand.p：下颌平面；s：蝶鞍点；n：鼻根点；op：殆平面；mp：上颌平面。

这种重叠（图12.124）从头影测量的角度显示了重要的变化。下面总结了治疗前后的对比结果：

1. 下颌平面逆时针旋转。
2. 殆平面逆时针旋转。
3. 两个上颌平面之间的夹角打开，这意味着后牙顺时针旋转伴随着垂直向限制。

下图为在上颌平面上进行重叠，突出面部骨骼下1/3处的变化（图12.125）。

殆平面与下颌平面相对于上颌平面所产生的逆时针旋转，揭示了后牙列高度相较于前牙列高度的提升。这一变化，是患者积极参与并遵循精心设计的治疗程序所带来的积极成果。

随访检查每年进行一次。患者在治疗2年后停止保持。治疗后14年的随访记录如图12.126和图12.127所示。

在治疗后14年的检查中，进行了一次完整的K7®研究，以评估长期稳定性和效果。图12.128～图12.131显示了K7®系统评估中的一些选定轨迹。

治疗14年后，这位患者称没有颈椎或颞下颌关节疼痛。唯一的偶发症状是右侧头痛。图12.128显示，静止时肌肉没有完全放松，右侧颞前肌略高于静止极限。

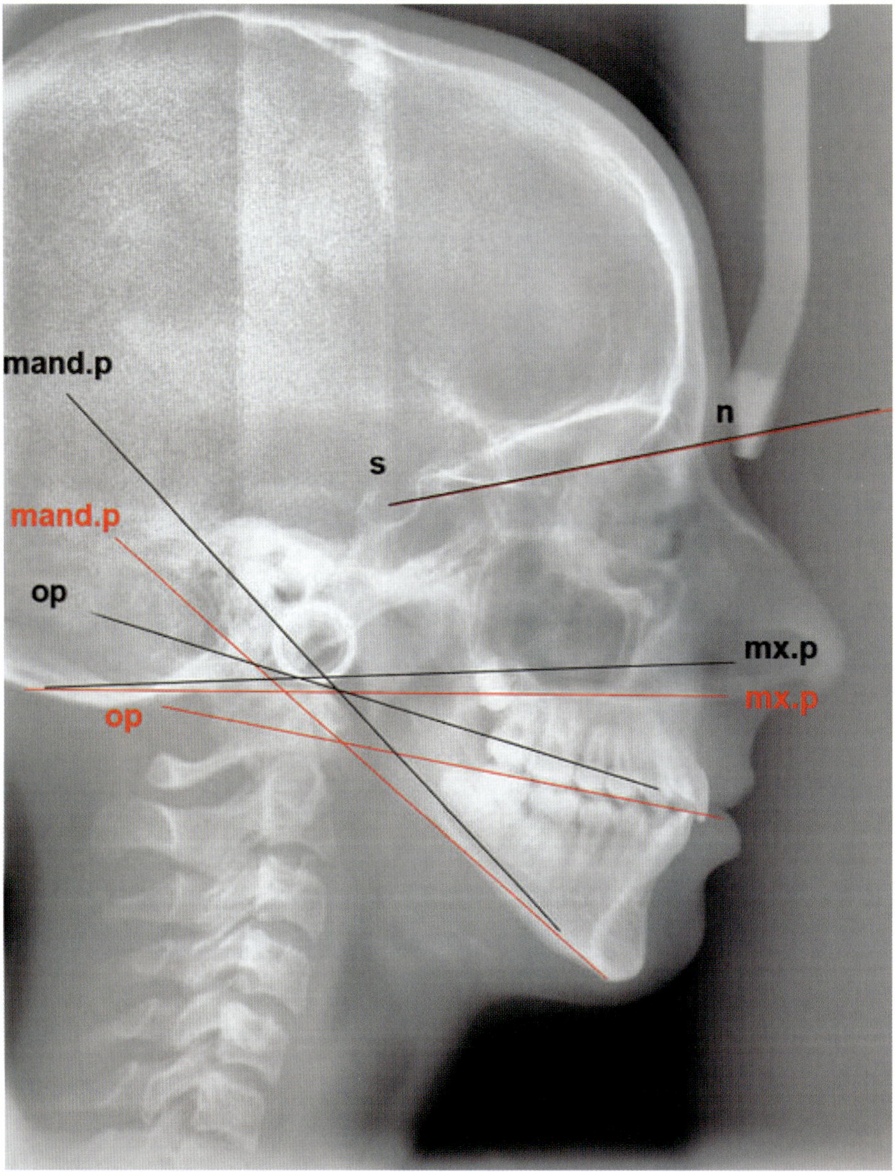

图12.124　在SN平面（蝶鞍点-鼻根点）上将治疗前头颅侧位X线片的描记（黑色）与治疗后头颅侧位X线片的描记（红色）重叠，并显示治疗后的头颅侧位X线片。mand.p：下颌平面；s：蝶鞍点；n：鼻根点；op：殆平面；mx.p：上颌平面。

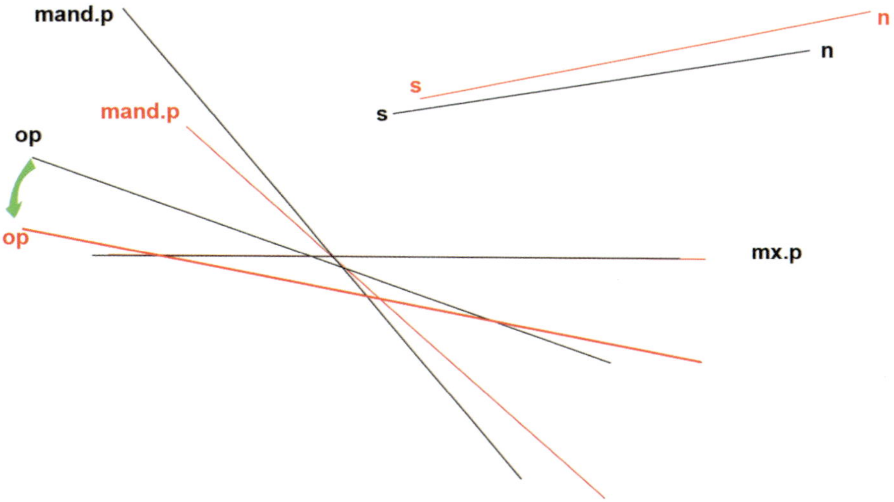

图12.125 上颌平面上治疗前后描记的重叠。绿色箭头表示殆平面逆时针正向旋转。黑色：治疗前；红色：治疗后；mand.p：下颌平面；s：蝶鞍点；n：鼻根点；op：殆平面；mp：下颌平面；mx.p：上颌平面。

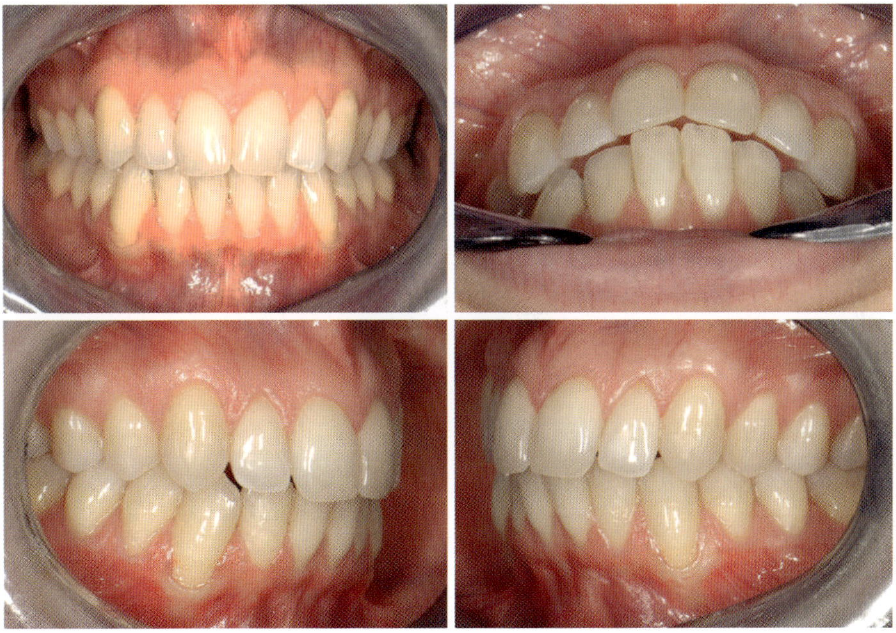

图12.126 治疗后14年的口内照。

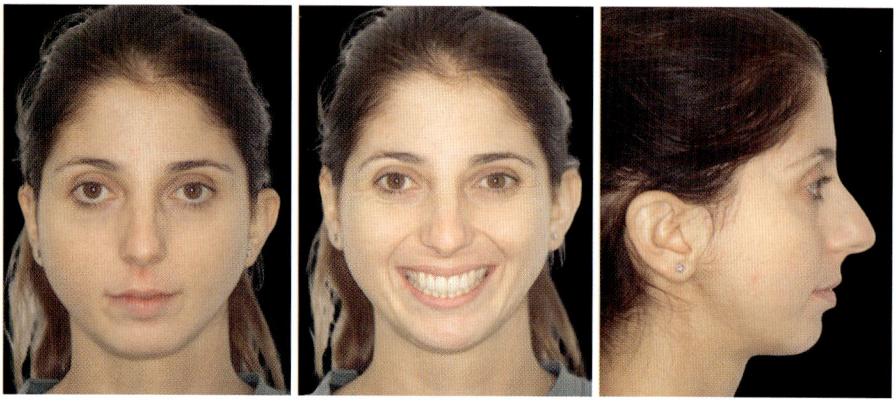

图12.127 治疗后14年的口外照。

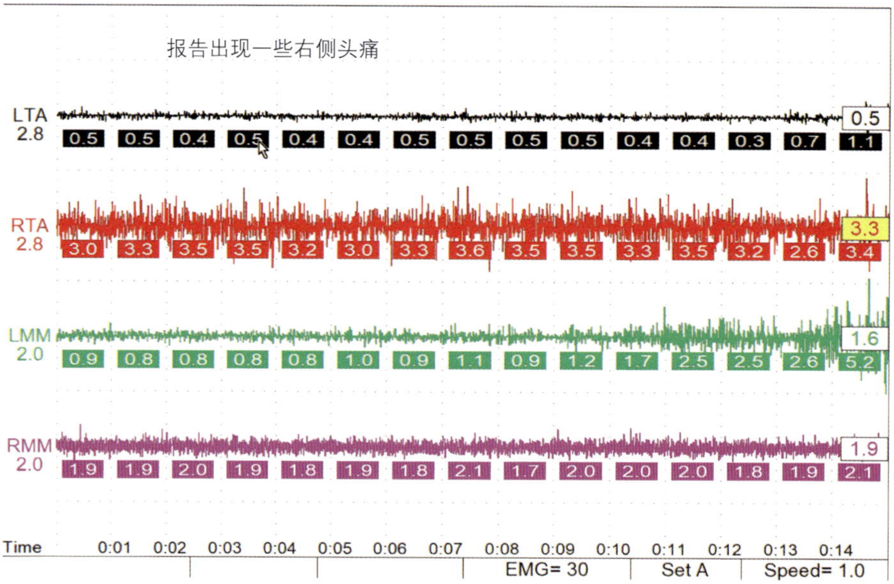

图12.128 扫描9（治疗后14年的随访）显示了LTA、RTA、LMM和RMM的s-EMG结果。除了RTA稍微超出正常值外，其余肌肉在静息状态下的输出量均在正常范围内。LTA：左侧颞肌前部；RTA：右侧颞肌前部；LMM：左侧咬肌；RMM：右侧咬肌；Time：时间；EMG：肌电图；Set：设置；Speed：速度。

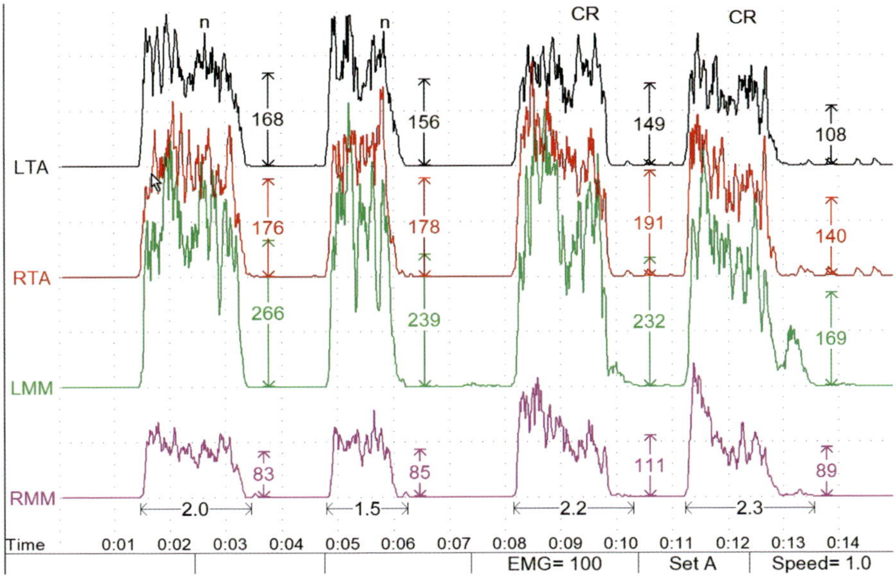

图12.129 扫描11（治疗后14年的随访）显示扫描模式下的s-EMG结果。指导患者在CO紧咬牙（第一次和第二次峰值），然后在牙齿之间放置棉卷紧咬牙，暂时阻止咬合（第三次和第四次峰值）。s-EMG输出非常适合开殆形态，表明没有出现肌肉疲劳。RMM输出较低，与LMM不平衡。n：自然；CR：棉卷；LTA：左侧颞肌前部；RTA：右侧颞肌前部；LMM：左侧咬肌；RMM：右侧咬肌；Time：时间；EMG：肌电图；Set：设置；Speed：速度。

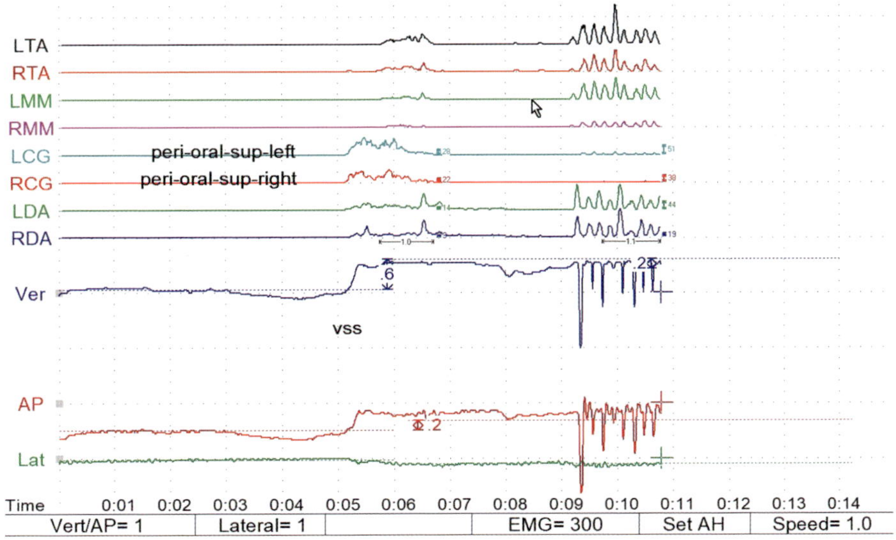

图12.130 多导扫描（扫描3+s-EMG 闪烁，扫描21）（治疗后14年的随访）显示VSS。蓝色垂直线（Ver）显示吞咽开始时下颌闭合（向上）。在开始吞咽时，咀嚼肌预先激活，这表明患者在CO时吞咽正确，没有将舌头放在牙齿之间。口周肌肉与颏下肌肉一起激活。LTA：左侧颞肌前部；RTA：右侧颞肌前部；LMM：左侧咬肌；RMM：右侧咬肌；LCG：左下口周肌；RCG：右下口周肌；LDA：左侧二腹肌前部；RDA：右侧二腹肌前部；Ver(t)：垂直向；AP：前后向；Lat(eral)：侧向；Time：时间；EMG：肌电图；Set：设置；Speed：速度。

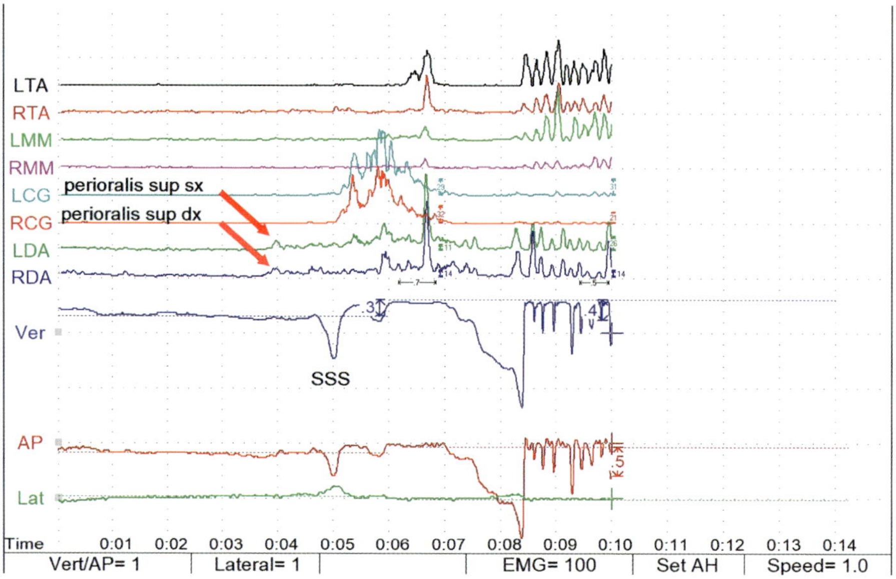

图12.131 多导扫描（扫描3+s-EMG 闪烁，扫描21）（治疗后14年的随访）显示SSS。蓝色垂直线显示吞咽开始时下颌闭合（向上）。在开始吞咽时，咀嚼肌没有预先激活，这表明患者在CO时吞咽正确，没有将舌头放在牙齿之间。口周肌肉组织在颏下肌肉组织之后被激活（红色箭头）。LTA：左侧颞肌前部；RTA：右侧颞肌前部；LMM：左侧咬肌；RMM：右侧咬肌；LCG：左下口周肌；RCG：右下口周肌；LDA：左侧二腹肌前部；RDA：右侧二腹肌前部；Ver(t)：垂直向；AP：前后向；Lat(eral)：侧向；Time：时间；EMG：肌电图；Set：设置；Speed：速度。

图12.129显示在MVC时，右侧肌肉的输出有限。因此，进行了一些咬合调整（冠部成形术），但未包含在本报告中。冠部成形术后，神经肌肉系统需要相当长的时间来对牙齿结构变化进行适应、反应和稳定咬合。就像正畸治疗后咬合的变化和稳定需要几个月的时间一样。图12.130显示在VSS期间口周肌群有一些激活，但不是很强（这在开牙合病例中很常见）。图12.131显示了SSS扫描21的结果。值得注意的是，在口周肌群被激活之前，颏下肌群也被激活了，这表明口周肌群只是由于继发舌习惯而被激活（笔者的假设）。

从图12.132中可以看到扫描4/5，显示有0.9mm的息止牙合间隙，下颌前移至正中牙合。即使息止牙合间隙很小，这些扫描结果也是可以接受的。

图12.133显示了正畸治疗前和治疗后14年咬合情况的差异。

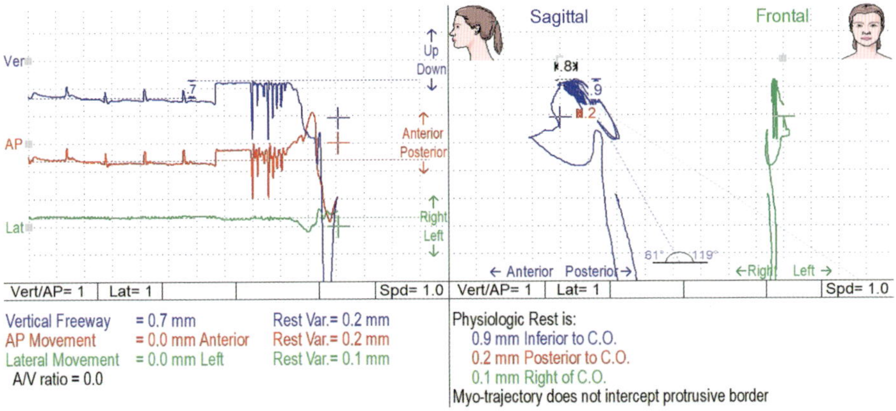

图12.132 分屏模式下的扫描4/5（治疗后14年的随访）。左图：扫描模式下的下颌运动（垂直向、前后向和侧向）。指导患者将下颌保持在休息位，然后闭合至CO。注意V线和AP线上的TENS峰值。右图：相应的矢状/冠状面扫描5显示在水平殆平面（HP）上存在0.8mm的前后向（AP）不调。Sagittal：矢状面；Frontal：冠状面；Ver(t)：垂直向；AP：前后向；Lat(eral)：侧向；Up：上；Down：下；Anterior：前；Posterior：后；Right：右；Left：左；Spd：速度。

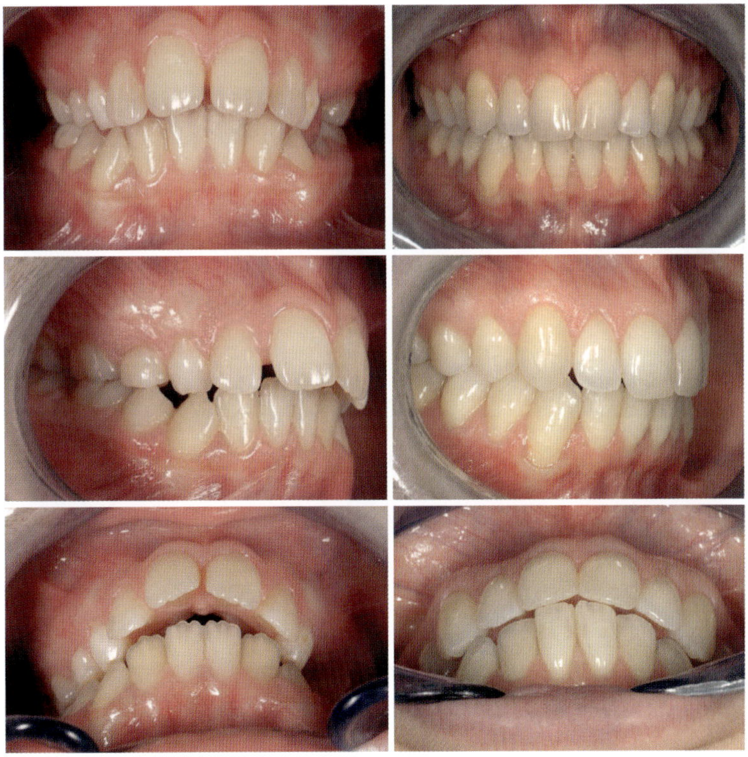

图12.133 治疗前和治疗后14年的口内照。左图：治疗前；右图：治疗后14年。

韩高峰

病例12.8

骨性Ⅰ类牙性Ⅱ类：远中错殆伴前牙闭锁殆

摘要：一位12岁高加索女性患者，主诉深覆殆，同时有肩部及颈部疼痛。

治疗前	
口外分析	
侧貌	直面型
面部高度	正常
殆平面	正常
面部对称性	
唇	功能正常
下颌姿势	
头部姿势	
口内分析（图12.134）	
牙齿	
磨牙关系	Ⅰ
尖牙关系	Ⅰ
覆盖	0mm
覆殆	4mm
口腔卫生	良好
旋转	
反殆	
间隙	
下颌拥挤	
发育不全	
缺失牙齿	
功能分析（图12.134）	
吞咽	不佳
舌系带	无
舌位	良好
口齿不清	无
神经肌肉临床诊断	
息止殆间隙	
骨性分类	Ⅰ
前牙闭锁	有
TMJ	
初始TMD相关症状：颈痛和肩痛	

问题列表

- 前牙闭锁殆致远中错殆
- 前牙咬合接触，覆盖0mm

神经肌肉治疗目标

- 通过消除前牙锁殆释放下颌
- 垂直息止殆间隙矫正和下颌重新定位

引言

从学术上讲，专业运动员对解剖学变化、姿势不稳定和周围环境变化表现出高度的敏感性。与普通人群相比，他们通常具有更高的疼痛阈值，并表现出更高程度的疼痛耐受性[6-7]。此病例患者是一位年轻的排球运动员，她最近对突然出现的颈部和肩部疼痛非常担忧。虽然对大多数正畸医生来说，对患者牙齿咬合的初步检查可能未发现明显异常，但更仔细的检查可能会揭示潜在的功能障碍，这些功能障碍有可能发展成更复杂的病理情况，如TMD。医疗保健专业人员必须重视儿童的颈部和肩部疼痛等症状，因为它们可能预示着更严重的问题。

图12.134和图12.135显示了治疗前（2018年11月）的口内照和口外照。

由于这位年轻患者有症状，有必要定量验证前牙锁殆的程度。如果扫描5显示有过多的息止殆间隙，那么这个病例预后良好，因为在下颌被释放后的前伸将能够达到Ⅰ类咬合关系。2018年11月进行了完整的功能分析，一些选定的扫描如图12.136～图12.138所示。

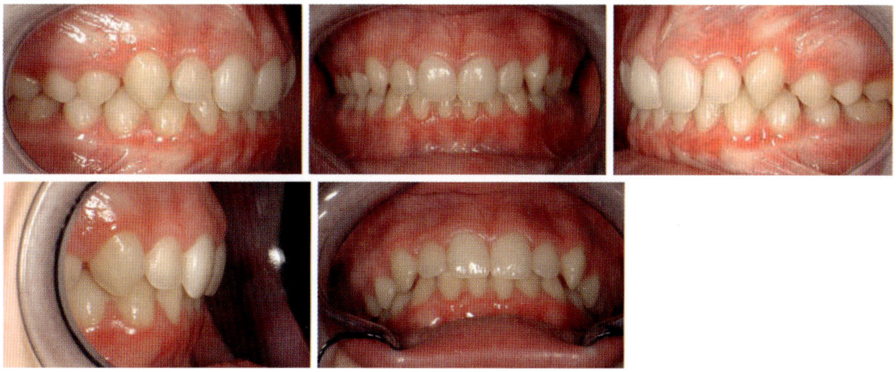

图12.134 治疗前的口内照。

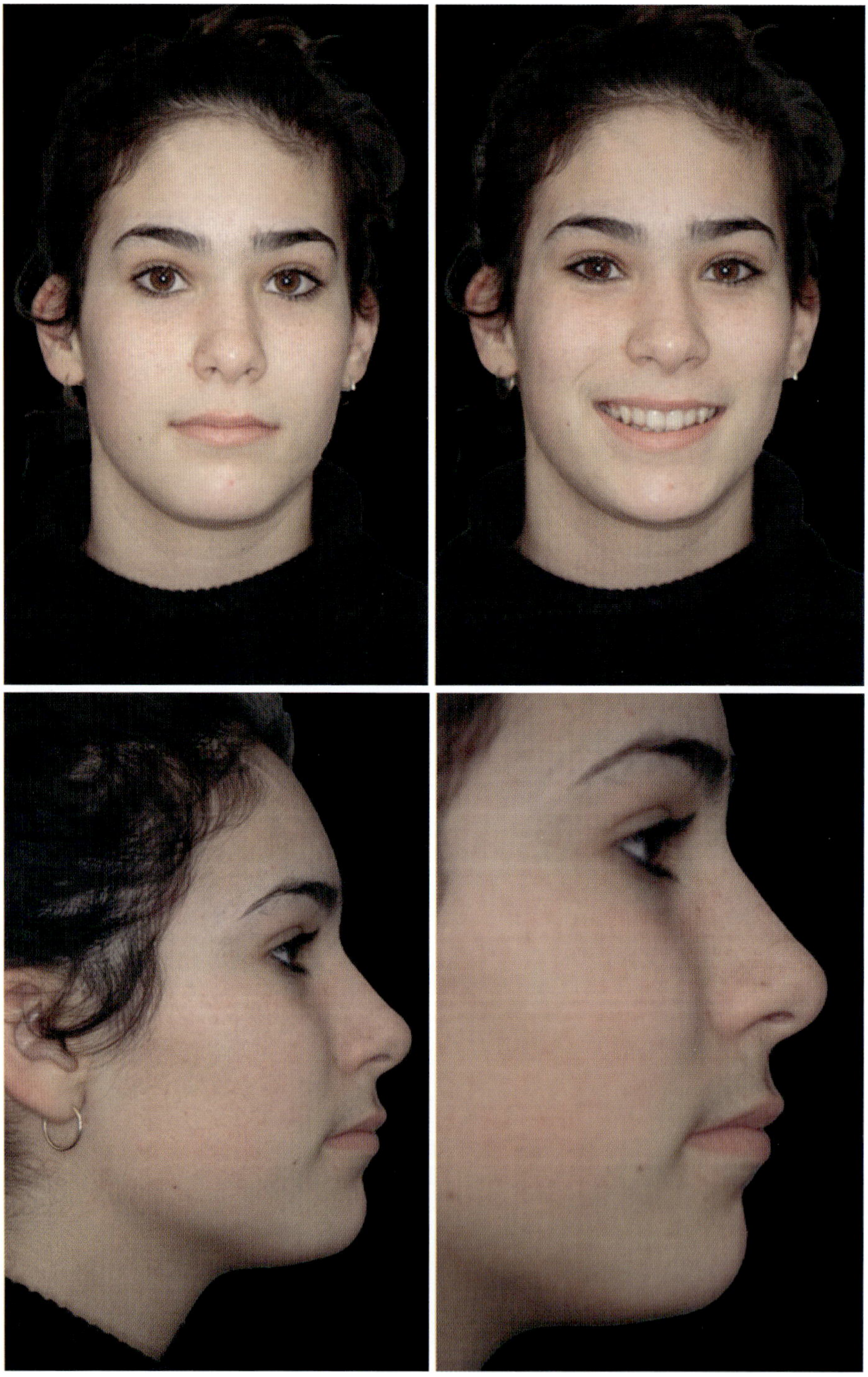

图12.135 治疗前的口外照。

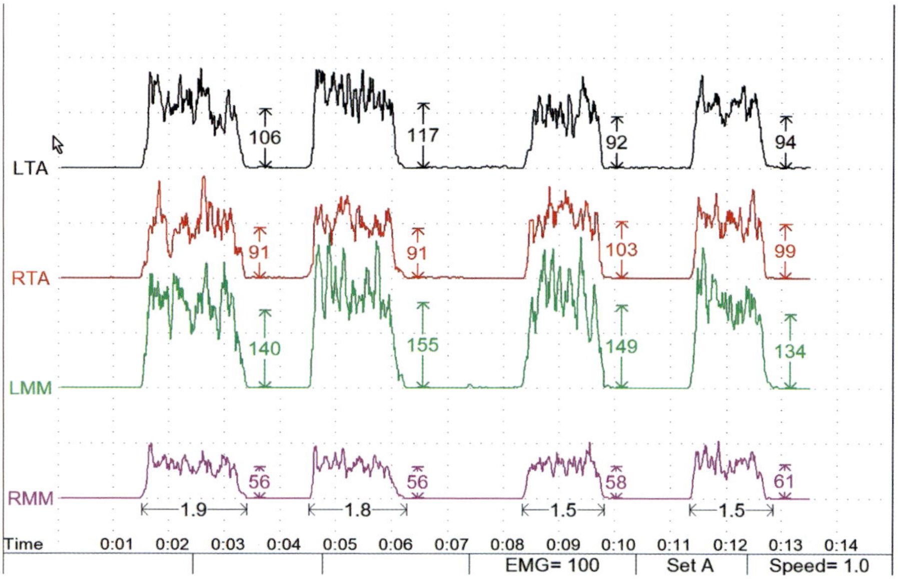

图12.136 扫描11（2021年7月，治疗前）显示扫描模式下的s-EMG结果。指导患者在CO（第一次和第二次峰值）紧咬，然后在牙齿之间放置棉卷，暂时阻止咬合（第三次和第四次峰值）。s-EMG的输出结果并不理想，总体输出较低。只有颞肌的输出有明确的平衡；在最大自主收缩（MVC）期间，右侧咬肌（RMM）似乎激活不足。LTA：左侧颞肌前部；RTA：右侧颞肌前部；LMM：左侧咬肌；RMM：右侧咬肌；Time：时间；EMG：肌电图；Set：设置；Speed：速度。

讨论

扫描11（图12.136）显示右侧咬肌的整体输出相较于对侧咬肌较低，而颞肌看起来更加平衡。图12.137显示在吞咽开始时咬肌肌肉被激活。咬肌活动发生在颞肌之前，表明患者在吞咽时舌头位于牙齿之间。

另一个表明舌头在吞咽过程中占据牙弓空间的迹象由蓝色垂直线表示，该线从未达到CO水平（通过上下叩齿确定）。然而，扫描5显示，在肌肉对理想中心（肌中心）的要求与实际CO（图12.138）之间存在明显的矢状向和垂直向不调。这种高强度的施加在下颌骨上使矢状向后缩的力能够在髁突水平上反映出来，造成TMJ处关节盘受到压缩。扫描21（图12.137）的结果反映了口颌系统的保护特性：为了避免在吞咽过程中到达CO（ICP），舌头被用来充当“咬合板”以避免牙齿咬合在一起。舌头夹在牙弓之间的吞咽也起到一定的作用，但是一定程度上，在吞咽过程中的某一个点上，当下颌骨尝试垂直向上到达ICP时，舌头会不可避免

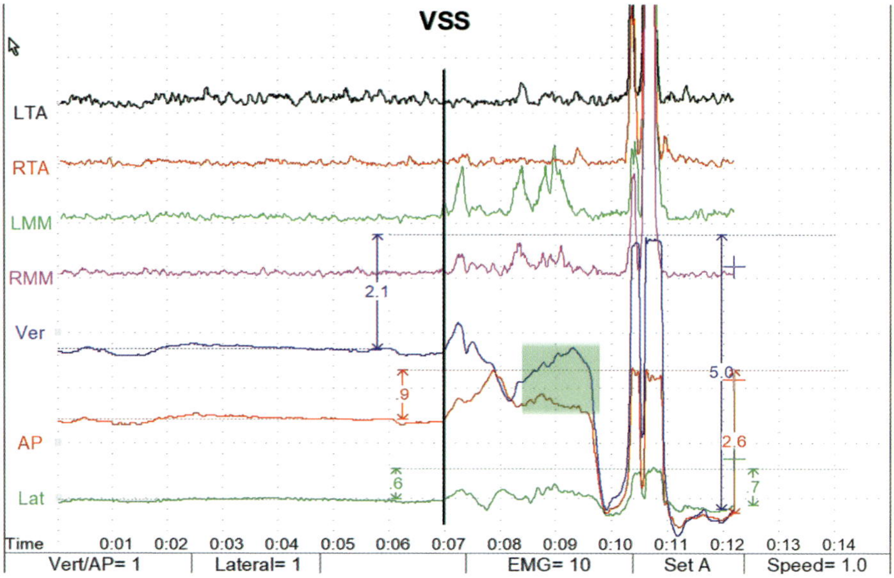

图12.137 多导睡眠图扫描（扫描3+过滤的s-EMG，扫描21）（治疗前）显示了一次VSS。蓝色垂直线显示了开始吞咽时下颌闭合的起始点（向上）。在吞咽序列开始时，咬肌肌肉的激活表明患者吞咽时舌头位于牙齿之间。黑色垂直线：吞咽序列的开始；绿色框：见正文说明。LTA：左侧颞肌前部；RTA：右侧颞肌前部；LMM：左侧咬肌；RMM：右侧咬肌；Ver(t)：垂直向；AP：前后向；Lat(eral)：侧向；Time：时间；EMG：肌电图；Set：设置；Speed：速度。

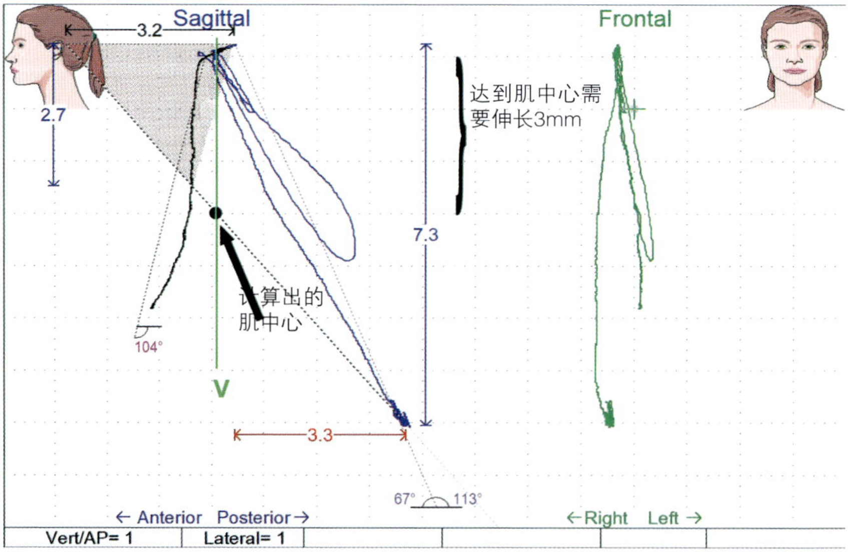

图12.138 在矢状/冠状面模式下的扫描5。指导患者将下颌保持在休息位，然后闭合至CO。矢状/冠状面扫描5显示在水平殆平面（HP）上存在3.2mm的前后向（AP）不调。垂直息止殆间隙为7.3mm。绿色垂直V线通过CO。Sagittal：矢状面；Frontal：冠状面；Anterior：前；Posterior：后；Right：右；Left：左；Vert：垂直向；AP：前后向；Lateral：侧向。

地对下颌骨（以及髁突）施加一个使其远中后退的作用，因为它必须要达到吸力和前部开口的闭合（图12.137中绿色框）。然而，髁突的位置仍然受到保护，尽管有轻微的远中后退：如果吞咽时在CO咬合，髁突的位置会更加后退。

运动图和神经肌肉的目标是将CO向前并垂直向下移动。垂直移动是通过牙齿伸长降低HP平面，而矢状向矫正则是通过轻微扩弓和纠正上前牙在治疗前存在的冠舌向转矩实现的。如图12.138所示，可以在肌轨迹（Myotrajectory）上与V线（绿色）相交来计算肌中心（Myocentric）。通过纠正前牙转矩并伸长3mm，可以很容易处理这个病例。应注意排齐因上前牙舌倾而阻挡的下前牙。Ⅲ类牵引在这类病例中效果比较好。磨牙伸长的同时伴有下前牙舌倾。矫治中应该施加温和、持久的力。

2019年2月，上颌安装了固定矫治器，并使用轻力镍钛丝开始整平。2019年12月，下颌用0.016英寸镍钛丝开始治疗，而上颌用0.017英寸×0.025英寸镍钛丝进行治疗。如图12.139所示，上颌殆垫高有利于牙弓中段（前磨牙区域）的伸长。

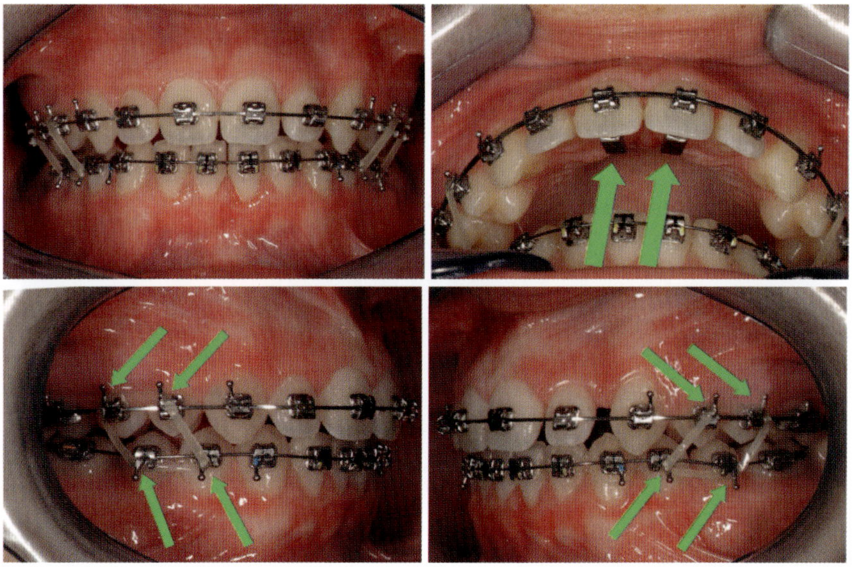

图12.139 随访的口内照显示了用于前磨牙伸长的前磨牙区垂直牵引（3/16英寸、4oz）。绿色箭头显示了垂直牵引是如何穿过托槽牵引钩的（下图），而上图中的绿色箭头显示了殆垫高。注意，上颌扩弓/排齐使上牙弓出现间隙。

治疗在2020年8月结束。2021年1月拍摄的口内照及口外照如图12.140和图12.141所示。

在之后的24个月中，我们进行了一系列K7®功能性评估来监测治疗效果。这些评估如图12.142～图12.150所示。

2023年4月，随访的口内照和口外照如图12.151和图12.152所示。

运动图扫描显示，患者是功能性深覆殆伴过大的息止殆间隙。通常所有的错殆畸形都伴随舌功能障碍，换句话说，只有平衡良好的咬合和良好的下颌姿势才能保证正确的舌功能。在肌轨迹上纠正习惯性闭合路径（可接受0.7mmHP差异）有时并不足以立即恢复正确的吞咽（图12.143），尽管在VSS（图12.142）中看到的改善是舌功能逐渐恢复到理想功能的积极迹象。这一小但显著的问题在SSS中得以体现，这明显与皮层下机制有关；在SSS期间吞咽纠正的延迟可能是因为舌姿势仍在适应新的咬合。

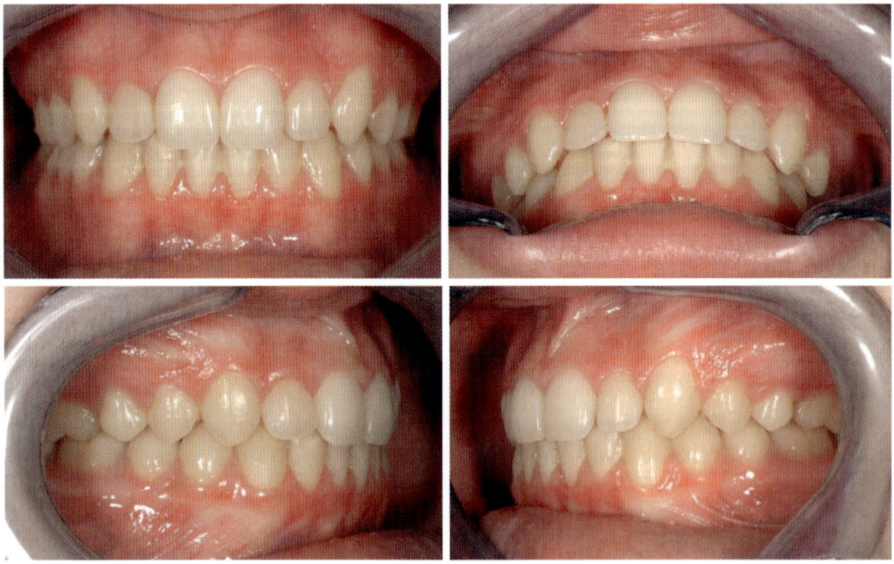

图12.140 治疗后的口内照（2021年1月）。

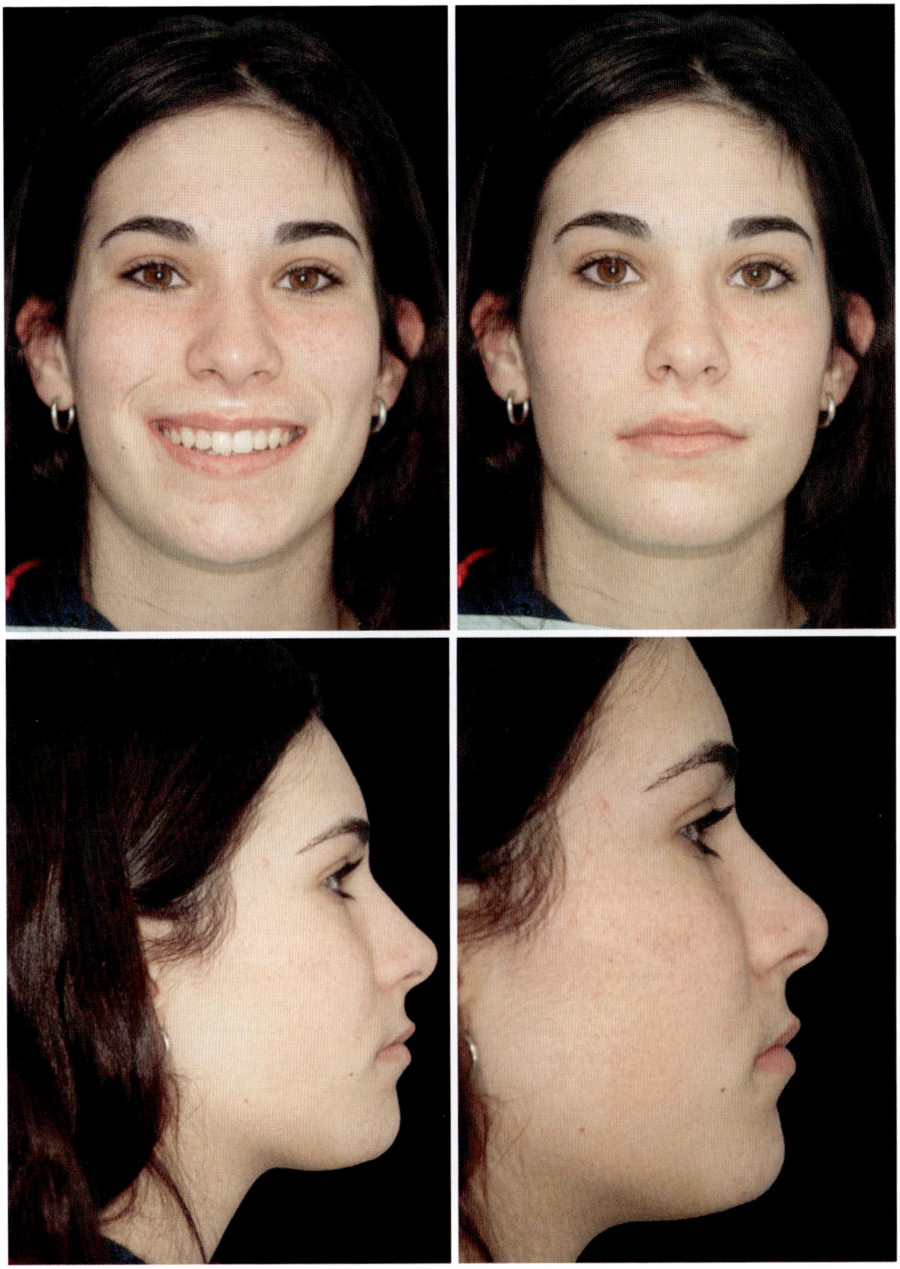

图12.141 治疗后的口外照（2021年1月）。

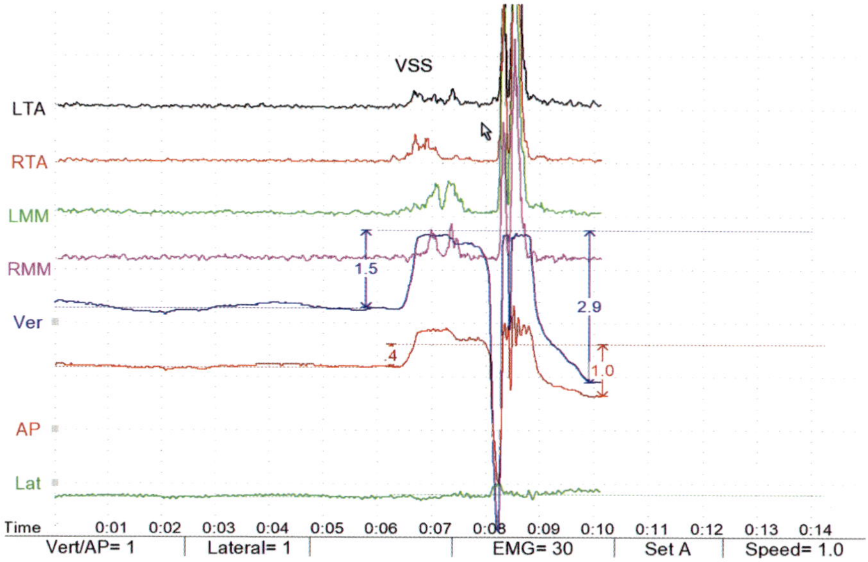

图12.142　多导睡眠图扫描（扫描3+过滤的s-EMG，扫描21）（2021年7月，治疗后随访）显示一次VSS。蓝色垂直线显示开始吞咽时的下颌闭合（向上）。在吞咽过程开始时，没有咬肌肌肉过早激活的迹象，表明患者在CO正确吞咽。LTA：左侧颞肌前部；RTA：右侧颞肌前部；LMM：左侧咬肌；RMM：右侧咬肌；Ver(t)：垂直向；AP：前后向；Lat(eral)：侧向；Time：时间；EMG：肌电图；Set：设置；Speed：速度。

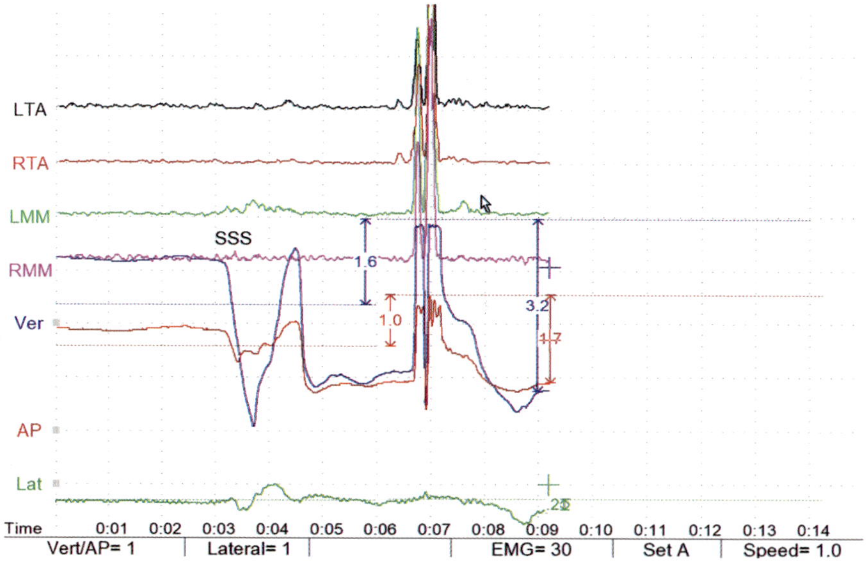

图12.143　多导睡眠图扫描（扫描3+过滤的s-EMG，扫描21）（2021年7月，治疗后随访）显示一次SSS。蓝色垂直线显示开始吞咽时的下颌张开（向下）。在吞咽开始时，咬肌肌肉有轻微的过早激活，表明患者在CO吞咽不正确。垂直线和前后线（AP线）没有达到CO。LTA：左侧颞肌前部；RTA：右侧颞肌前部；LMM：左侧咬肌；RMM：右侧咬肌；Ver(t)：垂直向；AP：前后向；Lat(eral)：侧向；Time：时间；EMG：肌电图；Set：设置；Speed：速度。

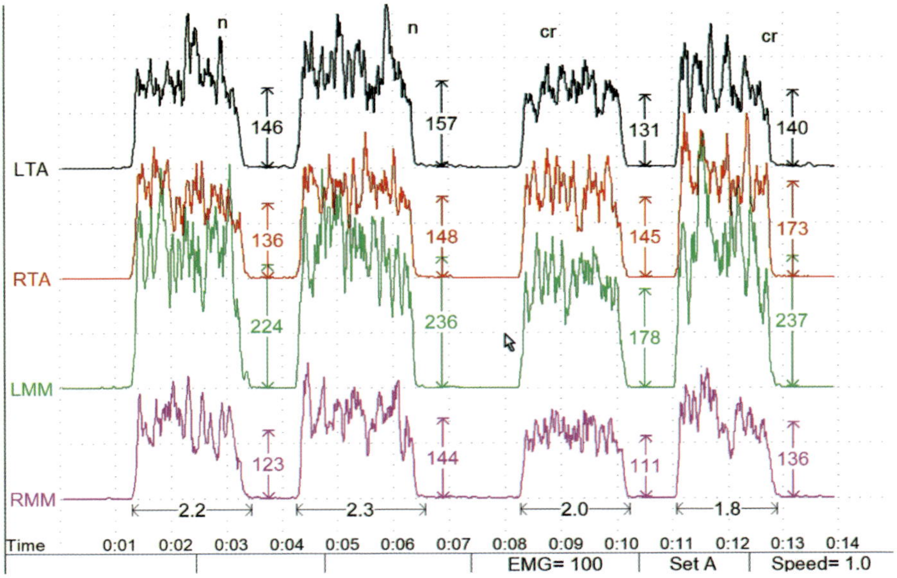

图12.144 扫描11（2021年7月，治疗后随访）显示扫描模式下的s-EMG结果。指导患者在CO紧咬（第一次和第二次峰值），然后在牙齿之间放置棉卷，暂时阻止咬合（第三次和第四次峰值）。输出的s-EMG结果令人满意，总体输出较高。只有颞肌的输出是平衡的；在最大自主收缩（MVC）期间，右侧咬肌（RMM）似乎激活不足。n：自然；cr：棉卷；LTA：左侧颞肌前部；RTA：右侧颞肌前部；LMM：左侧咬肌；RMM：右侧咬肌；Time：时间；EMG：肌电图；Set：设置；Speed：速度。

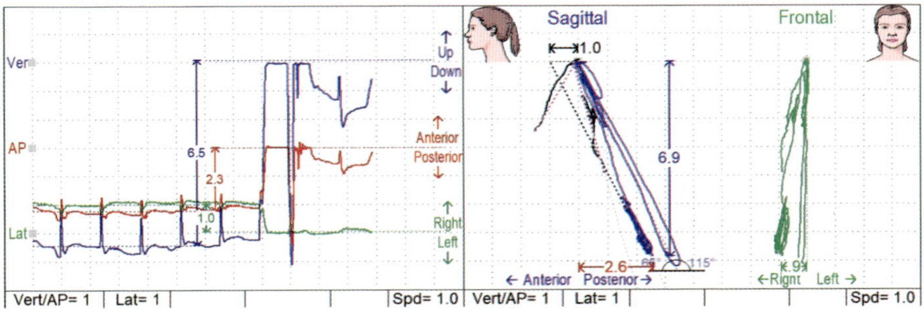

图12.145 分屏模式下的扫描4/5（2021年7月）。左图：扫描模式下的下颌运动（垂直向、前后向和侧向）。指导患者将下颌保持在休息位，然后闭合至CO。注意V线和AP线上的TENS峰值。右图：相应的矢状/冠状面扫描5显示在水平秴平面（HP）上存在1.0mm的前后向（AP）不调。Sagittal：矢状面；Frontal：冠状面；Ver(t)：垂直向；AP：前后向；Lat(eral)：侧向；Up：上；Down：下；Anterior：前；Posterior：后；Right：右；Left：左；Spd：速度。

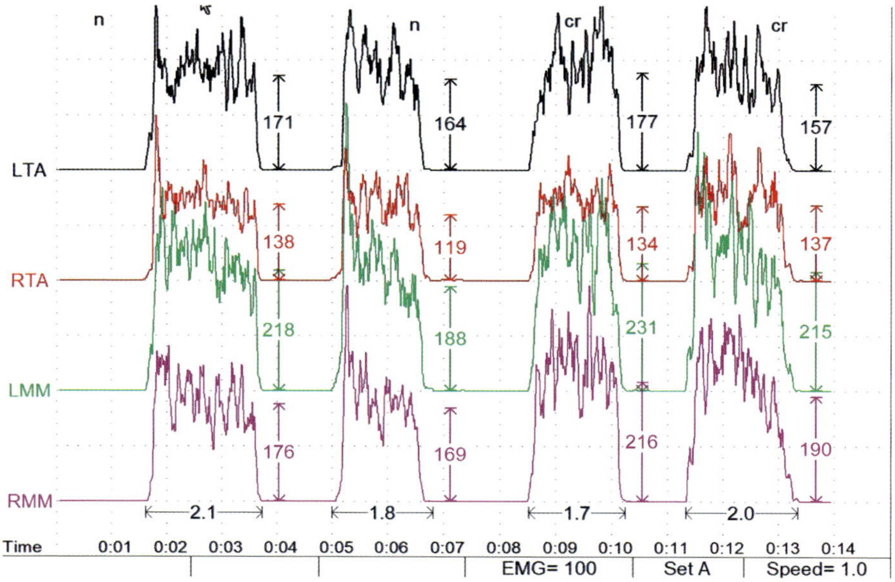

图12.146 扫描11（2022年8月，治疗后）显示扫描模式下的s-EMG结果。指导患者在CO紧咬（第一次和第二次峰值），然后在牙齿之间放置棉卷，暂时阻止咬合（第三次和第四次峰值）。输出的s-EMG结果令人满意，总体输出较高。之前输出较低的右侧咬肌（RMM）已逐渐恢复正常输出。n：自然；cr：棉卷；LTA：左侧颞肌前部；RTA：右侧颞肌前部；LMM：左侧咬肌；RMM：右侧咬肌；Time：时间；EMG：肌电图；Set：设置；Speed：速度。

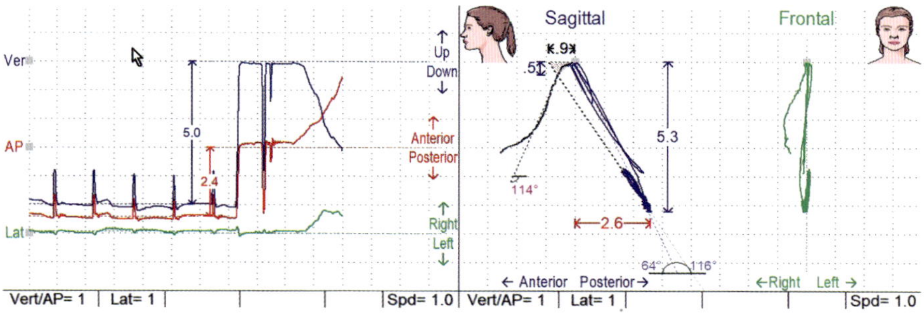

图12.147 分屏模式下的扫描4/5。左图：V线、AP线和Lat线的扫描。指导患者将下颌保持在休息位，然后闭合至CO。注意V线和AP线上的TENS峰值。右图：相应的矢状/冠状面扫描5显示在水平殆平面（HP）上存在0.9mm的前后向（AP）不调。垂直息止殆间隙为5.3mm。Sagittal：矢状面；Frontal：冠状面；Ver(t)：垂直向；AP：前后向；Lat(eral)：侧向；Up：上；Down：下；Anterior：前；Posterior：后；Right：右；Left：左；Spd：速度。

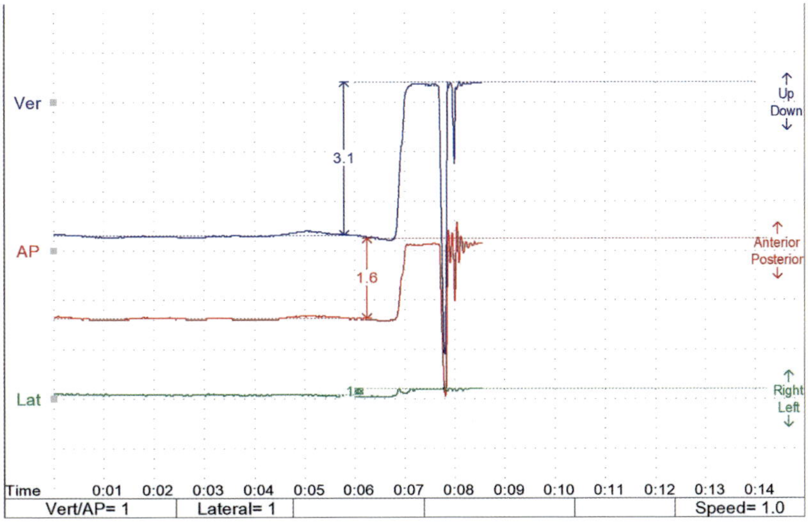

图12.148 扫描3（2023年4月，治疗后）显示息止殆间隙为3.1mm，下颌在闭合过程中向前移动（前后/垂直比率：0.5），侧向移动为向右0.1mm。Ver(t)：垂直向；AP：前后向；Lat(eral)：侧向；Up：上；Down：下；Anterior：前；Posterior：后；Right：右；Left：左；Time：时间；Speed：速度。

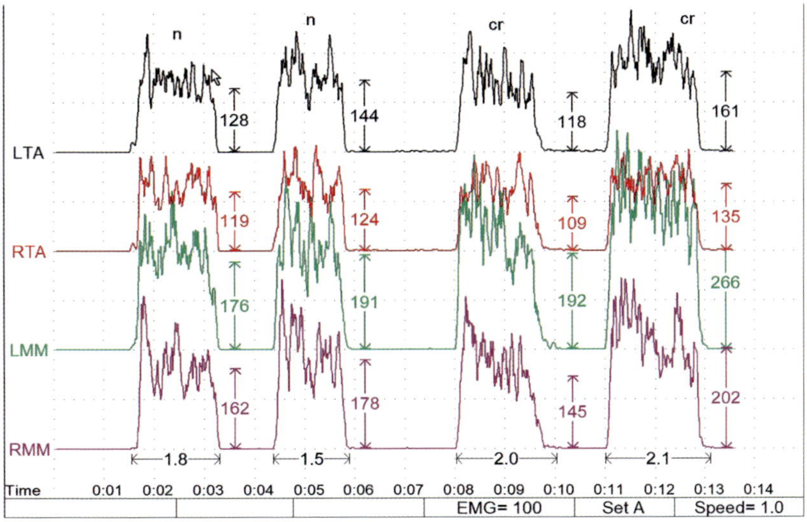

图12.149 扫描11（2023年4月，治疗后随访）显示了扫描模式下的s-EMG结果。指导患者在CO紧咬（第一次和第二次峰值），然后在牙齿之间放置棉卷，暂时阻止咬合（第三次和第四次峰值）。输出的s-EMG结果令人满意，总体输出较高。**之前输出较低的右侧咬肌（RMM）已逐渐恢复正常输出**。所有肌肉平衡，咬肌的输出大于颞肌。注意在定期复查中，如图12.136、图12.144和图146所示，**肌肉输出和平衡有所增加**。n：自然；cr：棉卷；LTA：左侧颞肌前部；RTA：右侧颞肌前部；LMM：左侧咬肌；RMM：右侧咬肌；Time：时间；EMG：肌电图；Set：设置；Speed：速度。

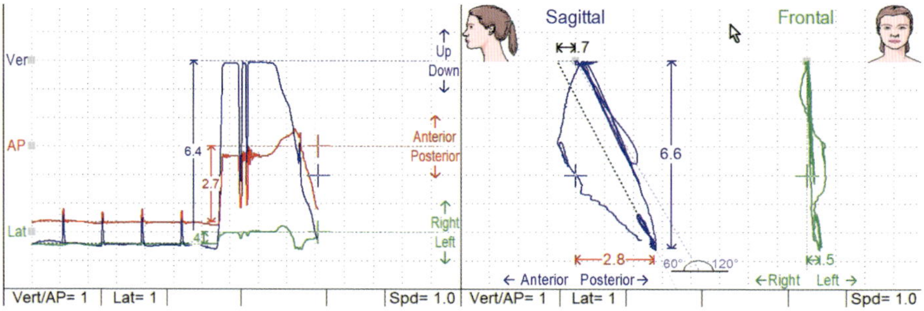

图12.150 在分屏模式下的扫描4/5（2023年4月）。左图：扫描模式下的下颌运动（垂直向、前后向和侧向）。指导患者将下颌保持在休息位，然后闭合至CO。注意V线和AP线上的TENS峰值。右图：相应的矢状/冠状面扫描5显示在水平殆平面（HP）上存在0.7mm的前后向（AP）不调。垂直息止殆间隙为6.6mm。Sagittal：矢状面；Frontal：冠状面；Ver(t)：垂直向；AP：前后向；Lat(eral)：侧向；Up：上；Down：下；Anterior：前；Posterior：后；Right：右；Left：左；Spd：速度。

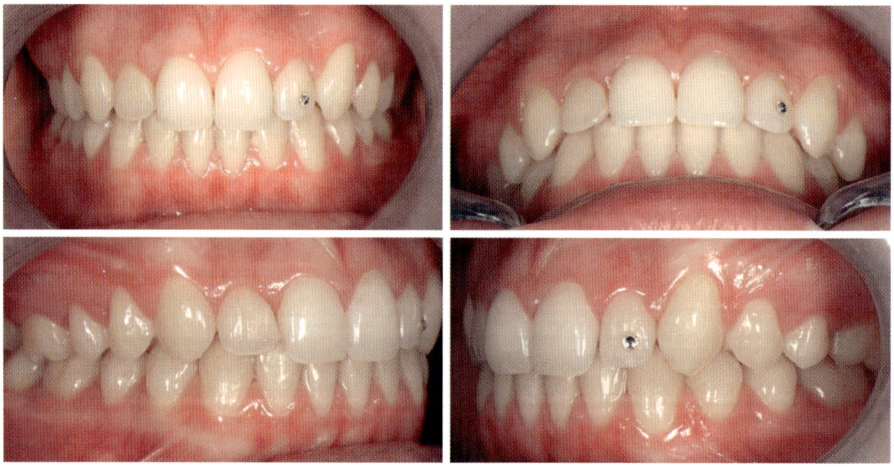

图12.151 治疗结束后28个月的口内照（2023年4月）。

矢状关系从这种治疗中受益最大。前磨牙区域的伸长会占用一些息止殆间隙，但可能不足以达到理想状态。如果分析图12.150中的扫描4/5，理想的息止殆间隙和肌中心应该在垂直V线后方。这意味着为了达到理想的肌中心，治疗应该使上颌磨牙远移并伸长约5mm。换句话说，在图12.150的扫描4/5中，理想的肌中心并没有进行神经肌肉正畸矫正。最佳的结果应该是伸长约1.8mm，使得肌中心在肌轨迹上（图12.153）。

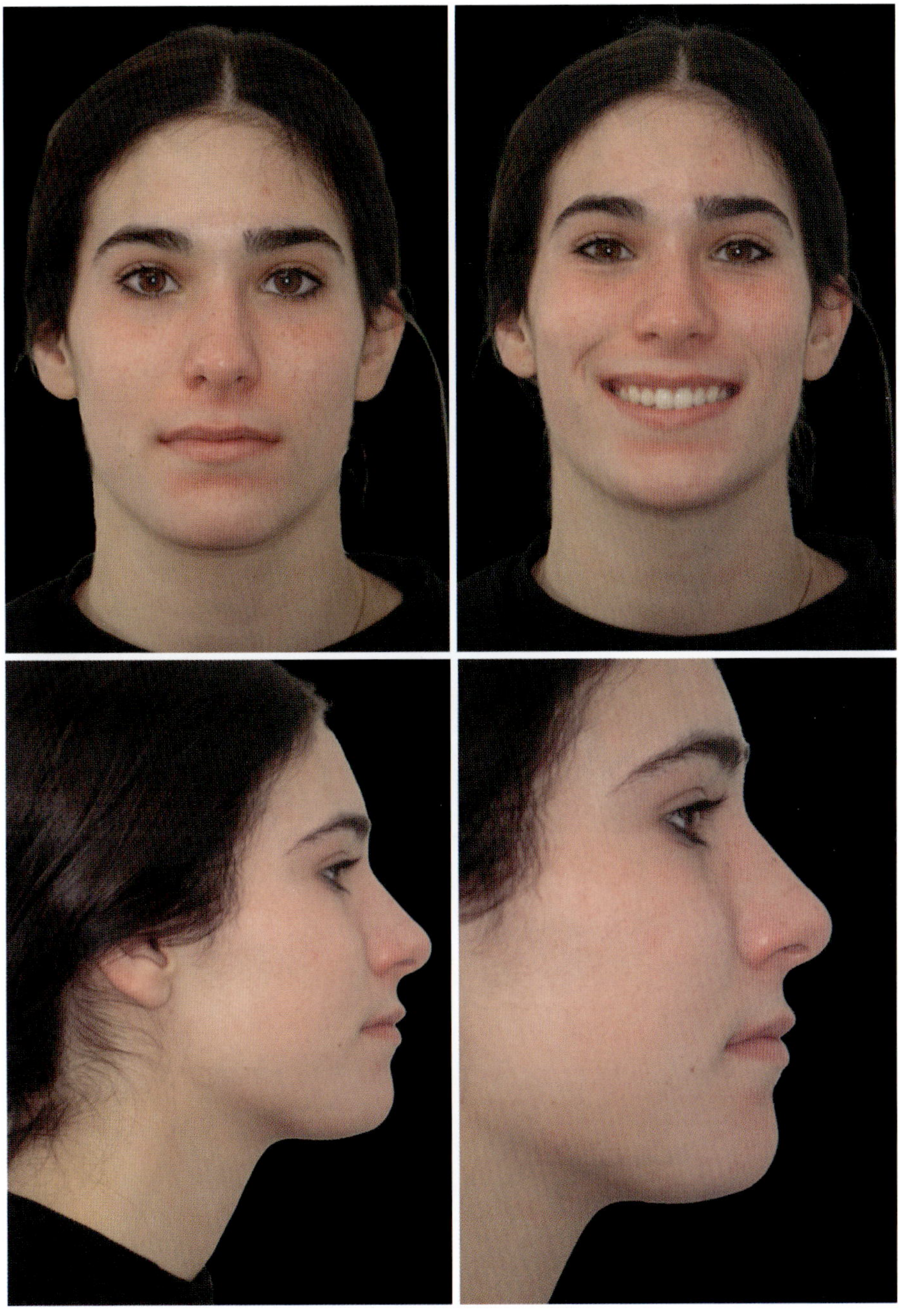

图12.152 治疗结束后28个月的口外照（2023年4月）。

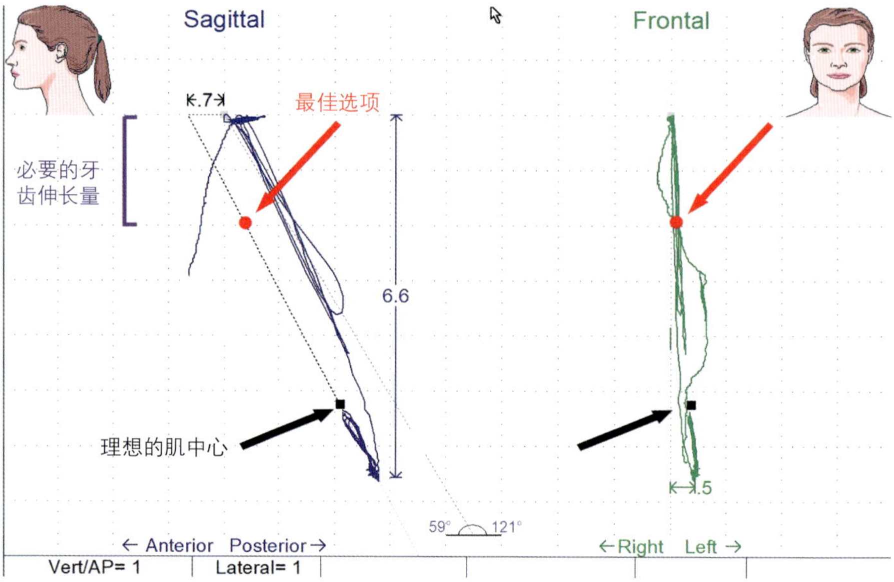

图12.153　扫描5在矢状/冠状面模式下。黑色箭头和黑色点表示理想的肌中心。红色箭头和红色点表示在肌轨迹上最佳选项。紫色显示了降低水平殆平面2mm所需的必要的牙齿伸长量，以调整肌轨迹至最佳肌中心（红色点）。仅通过正畸治疗实现理想的肌中心几乎是不可能的任务，它将需要额外伸长近5mm，并且需要约1.8mm的正畸后退。Sagittal：矢状面；Frontal：冠状面；Vert：垂直向；AP：前后向；Lateral：侧向；Anterior：前；Posterior：后；Right：右；Left：左。

图12.154～图12.156展示了最终的头颅侧位X线片，以及沿SN平面的头影重叠。值得注意的是，面下1/3的垂直距离有所增加。头颅侧位X线片并不是评估这类问题的最佳诊断方法，但下颌前移可能改善了气道通畅性。自2019年1月以来，患者没有疼痛，没有其他明显的口腔功能障碍迹象。目前，使用上颌可摘式矫治器进行保持。

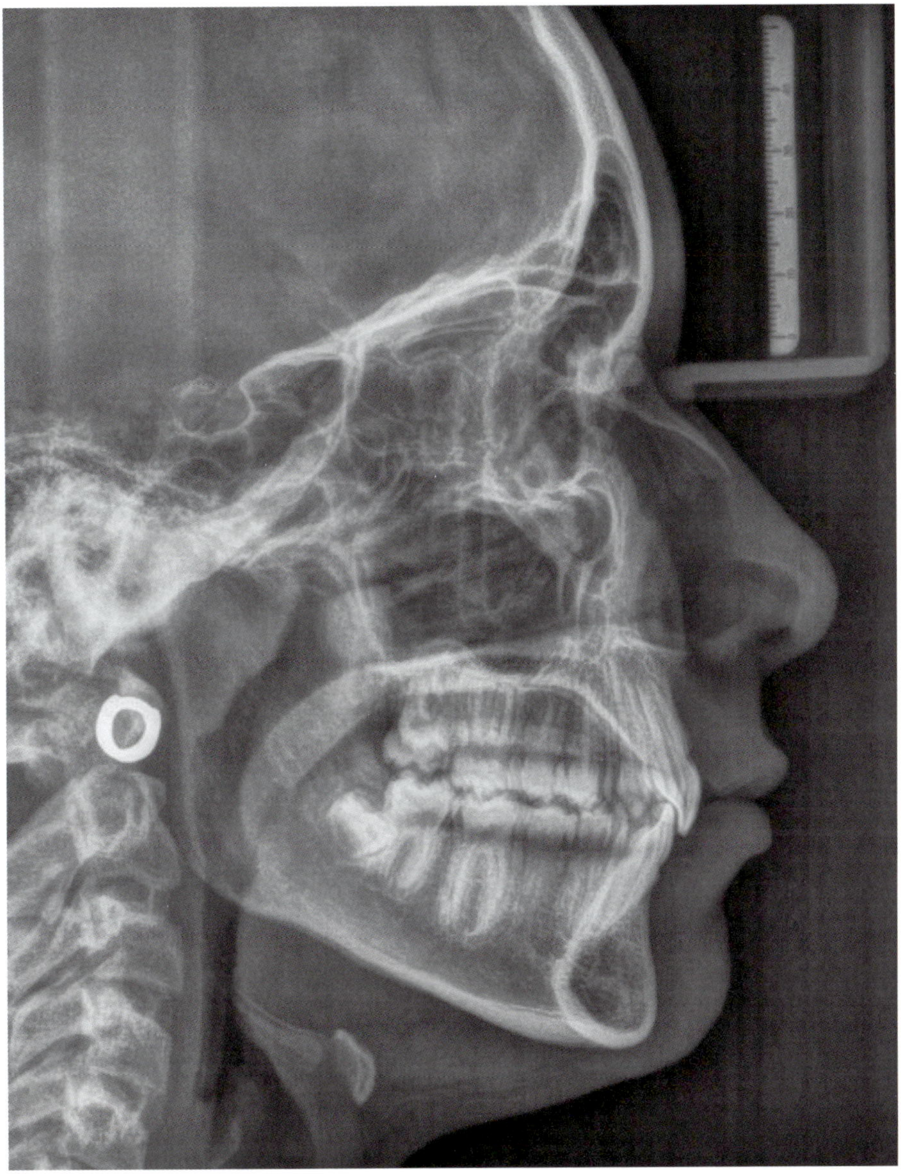

图12.154 治疗前的头颅侧位X线片。

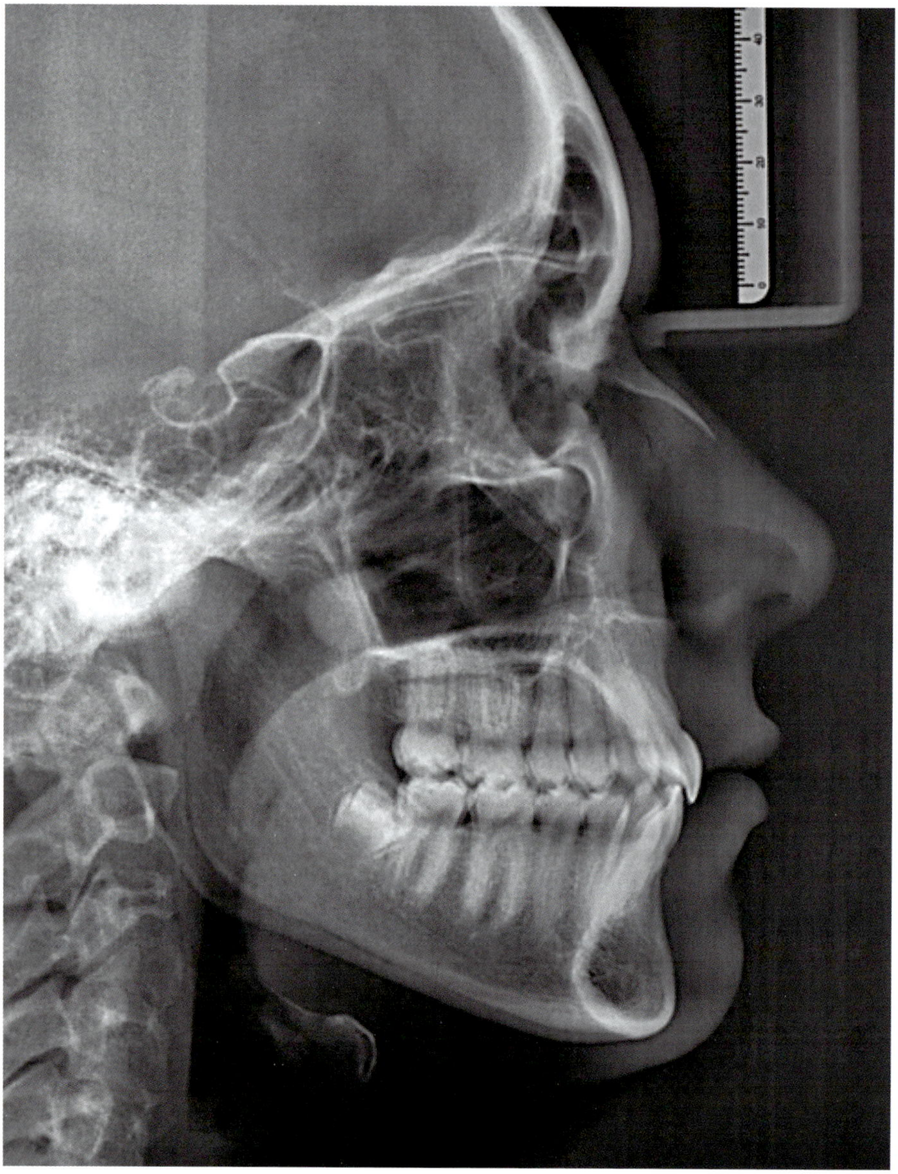

图12.155 治疗后的头颅侧位X线片。

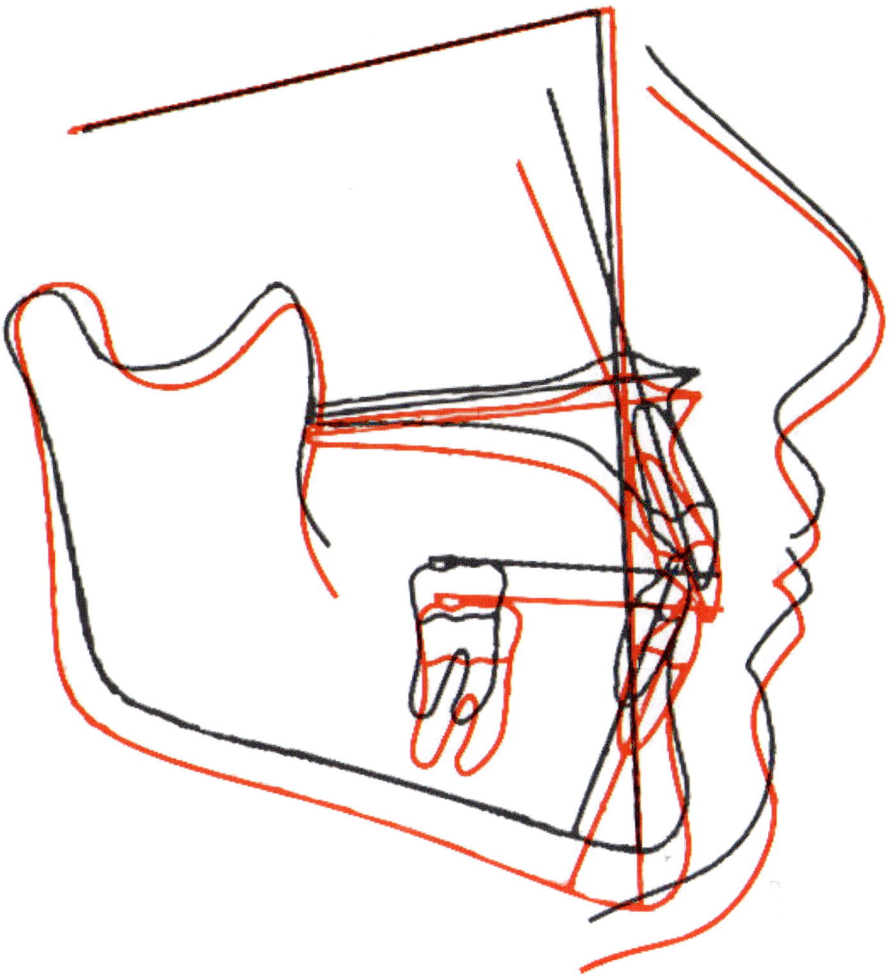

图12.156 治疗前（黑色）和治疗后（红色）沿SN平面的头影重叠。

董长春